FUKE ZHONGLIU LINCHUANG SHOUCE

妇科肿瘤临床手册

赵龙军　卢潭敏　李凤立　主编

上海交通大学出版社
SHANGHAI JIAO TONG UNIVERSITY PRESS

内容提要

本书紧密结合临床，以女性生殖系统解剖与生理为起点，简单讲述了肿瘤的筛查与预防、肿瘤的治疗方法，重点介绍了子宫肿瘤、子宫颈肿瘤、卵巢肿瘤、输卵管肿瘤等的病因病机、临床表现、诊断方法、鉴别诊断、治疗方法、患者预后等。本书逻辑缜密，重点突出，具有科学性与实用性，可以帮助各级妇科医师提高临床思维能力，巩固疾病基础知识，适合其在临床中遇到困难或有疑问时翻阅使用，也适合医学生及社会各界有兴趣者阅读。

图书在版编目（CIP）数据

妇科肿瘤临床手册 / 赵龙军，卢潭敏，李凤立主编
. --上海 ： 上海交通大学出版社，2022.10
ISBN 978-7-313-25894-6

Ⅰ．①妇…　Ⅱ．①赵…　②卢…　③李…　Ⅲ．①妇科病—肿瘤—诊疗—手册　Ⅳ．①R737.3-62

中国版本图书馆CIP数据核字（2021）第233197号

妇科肿瘤临床手册
FUKE ZHONGLIU LINCHUANG SHOUCE

主　　编：赵龙军　卢潭敏　李凤立
出版发行：上海交通大学出版社
邮政编码：200030
印　　制：广东虎彩云印刷有限公司
开　　本：787mm×1092mm 1/16
字　　数：430千字
版　　次：2023年1月第1版
书　　号：ISBN 978-7-313-25894-6
定　　价：198.00元

地　　址：上海市番禺路951号
电　　话：021-64071208
经　　销：全国新华书店
印　　张：17.25
插　　页：2
印　　次：2023年1月第1次印刷

编委会
BIANWEIHUI

◎ 主　编

　　赵龙军（聊城市人民医院）

　　卢潭敏（聊城市人民医院）

　　李凤立（聊城市人民医院）

◎ 副主编

　　张　娅（聊城市人民医院）

　　张　磊（聊城市人民医院）

　　黄　群（聊城市人民医院）

前　言

　　妇科肿瘤是女性的常见病、多发病,其种类繁多,病因不甚明确,临床表现及病情发展情况也不完全相同,是目前仍未攻克的全球性妇科疾病之一。妇科肿瘤中的恶性肿瘤更是威胁女性生命健康安全的一大杀手,每年都有无数女性因此而丧生。积极研究妇科肿瘤的有效防治方法,提高疾病的治愈率和患者的生命质量,降低患者的病死率,是妇科医师的重要研究课题之一。随着医学模式的转变和不断更新,妇科肿瘤的许多诊疗技术和原则也发生了翻天覆地的变化。科学技术的发展加快了临床诊疗仪器研究的步伐,先进仪器的投入使用使得许多肿瘤的诊断愈发明确。同时,随着更多新型的治疗方案应用到临床中,医师们在肿瘤治疗过程中也有了更为灵活的选择,治疗效果不断提升,患者的生活质量也有所改善。

　　正如我们所知道的,有发展、有机遇的地方就会有挑战,医疗技术快速发展的背景对现代妇科医师所提出了更高的要求:如何提高妇科肿瘤诊断的准确性,减少漏诊、误诊的发生;如何搭配更合适的治疗方法,提升患者的生活质量;如何选择最佳的治疗时间,提高疾病的治愈率。为了帮助妇科医师掌握最新的肿瘤基础知识和诊疗技术,提升自身的诊疗能力,更好地满足患者的医疗需求,我们特别组织了一批具有丰富临床工作经验的妇科肿瘤专家,精心编写了《妇科肿瘤临床手册》一书。

　　本书共有 10 章,首先简单介绍了女性生殖系统解剖与生理这一基础知识;然后叙述了肿瘤的筛查与预防及肿瘤的治疗方法;最后详细讲述了不同部位的妇科肿瘤的病因、临床表现、诊断、鉴别诊断、治疗方法、预后等,这些肿瘤包括子宫肿瘤、子宫颈肿瘤、卵巢肿瘤等。本书资料内容翔实,思维严谨,专业性、针对性强。书中部分章节应用图片与文字相结合,语言灵活鲜明、简洁有序,注重科学性、实用性、前沿性、新颖性的统一,尽可能将国内外的新技术、新进展、新成果展现在读者的面前。本书适合妇科肿瘤相关研究人员及各级医院妇科医师阅读使用,同时也适合医学院校师生在日常学习、生活中翻阅。

在本书编写过程中,编者们精益求精,对书中内容反复斟酌、修改,但由于编写水平有限、编写经验不足,书中可能会存在疏漏和错误,还望广大同仁和读者批评指正,以使我们能够更好地进步。

《妇科肿瘤临床手册》编委会

2021 年 9 月

目 录

第一章

女性生殖系统解剖与生理

第一节　女性生殖系统解剖

一、骨盆

女性骨盆除具有支持躯干、联系下肢、保护内脏脏器的功能外,还是自然分娩的骨性产道。其大小、形态与胎儿的适应关系是能否完成经阴道分娩的先决条件。

(一)骨盆的构成

骨盆由骶骨、尾骨和左右两髋骨所构成。骶骨由 5 块骶椎融合而成,形似三角形,前面凹陷成骶窝,底的中部前缘凸出,形成骶岬,是产科骨盆内测量对角径的重要据点。尾骨由 4 块退化的椎骨融合而成,略可活动,分娩时下降的胎头可使尾骨向后翘。髋骨由髂骨、耻骨及坐骨融合而成。坐骨的后侧方有坐骨棘突出,为产科检查的重要标志之一;耻骨弓顶端为耻骨联合下缘,两侧耻骨坐骨支形成耻骨弓,生理情况下,其角度近于直角;坐骨结节位于骨盆出口的两下端,此结节为一个椭圆形的实体结构,可分为前端、中部及后端。前端可作为临床测量骨盆出口横径的前据点,后端为解剖上骨盆出口最大横径的后据点。

(二)骨盆的关节及韧带

骶骨借骶髂关节与髋骨相连合,经骶尾关节与尾骨相连合,两髋骨在前方依耻骨联合相连合。骶结节韧带为骶、尾骨与坐骨结节之间的韧带,骶棘韧带为骶、尾骨与坐骨棘之间的韧带。骶棘韧带的宽度即为坐骨切迹宽度,是判断骨盆是否狭窄的重要指标。

(三)骨盆的分界及骨盆轴

以前面的耻骨联合上缘、后面的骶岬上缘及两侧的髂耻线为界,髂耻线下为真骨盆,髂耻线上为假骨盆。真骨盆是娩出胎儿的骨产道,分为骨盆入口、骨盆腔及骨盆出口,后侧为骶岬及两骶翼,两侧为髂耻线,前为耻骨联合上缘。真骨盆的结构及径线尺度对分娩至关重要,其前壁为 4.5~5 cm,后壁为 10 cm,呈弯曲筒状,上段与骨盆入口垂直。胎头下降即沿此线下降到盆腔最宽阔部位,此线达坐骨棘平面时,即开始弯曲指向出口方向;胎头下降达此平面时,即行旋转,沿骨盆轴向骨盆出口娩出。假骨盆与分娩虽无直接关系,但其某些径线的长短关系到真骨盆的大小,测量假骨盆的径线可作为了解真骨盆的参考。

(四)骨盆平面

从产科学角度一般将骨盆分为4个平面。

(1)第一个平面为骨盆入口平面,即真假骨盆交界面,系指耻骨联合上缘至骶岬间的平面。

(2)第二个平面为阔部平面,系指盆腔最宽阔部位的平面,以耻骨联合内缘的中部至第2~3骶椎关节间的平面,此平面为盆腔最大的平面。

(3)第三个平面为中骨盆平面,前界为耻骨联合下缘,后界为第4、5骶椎之间,两侧为坐骨棘。两侧坐骨棘连线是产程中了解胎头下降的重要标志。

(4)第四个平面为骨盆出口平面,出口平面实际上是由前后两个三角形平面所组成。前三角形的顶端是耻骨联合下缘,侧边是两侧耻骨的降支;后三角形的顶端是骶尾关节,侧边是两侧骶结节韧带,坐骨结节间径为共同的底边。

(五)骨盆径线

1.入口前后径

入口前后径又称真结合径,为耻骨联合上缘中点至骶岬上缘正中间的距离。正常值平均为11 cm。

2.骶耻内径

骶耻内径又称对角径,为骶岬上缘中点到耻骨联合下缘的距离,正常值为12.5~13 cm。

3.入口横径

入口横径是左右髂耻缘线间最大距离。正常值平均为13 cm。

4.入口后矢状径

入口后矢状径系横径中央点至骶岬上缘正中间的距离。

5.入口斜径

入口斜径系一侧骶髂关节至对侧髂耻隆突的距离,左右斜径应相等。正常值平均为12.75 cm。

6.中骨盆前后径

中骨盆前后径系耻骨联合下缘至第4~5骶椎关节的距离。正常值平均为11.5 cm。

7.中骨盆横径

中骨盆横径系两坐骨棘间的距离。正常值平均为10 cm。

8.中骨盆后矢状径

中骨盆后矢状径系横径中央点至第4~5骶椎关节的距离,此径线指明中段后骨盆的容积大小,故其临床意义重大。

9.出口横径

坐骨结节为一长椭圆形结构,前端与耻骨坐骨支移行处有一突出点,为临床测量出口的前据点,后端与坐骨支移行处为一弯曲,为 X 线测量出口的后据点,两坐骨结节后端的距离为解剖上骨盆出口横径,骨盆出口横径与耻骨坐骨支的长短成直接比例。正常值平均为9 cm。

10.出口前后径

出口前后径系指耻骨联合下缘至骶尾关节的距离。正常值平均为11.5 cm。

11.出口后矢状径

出口横径中央点至骶尾关节前表面的距离为出口后矢状径。正常值平均为8.5 cm。出口横径稍短,当出口横径与出口后矢状径之和>15 cm 时,正常大小的胎头可通过后三角区经阴道娩出。

12.耻骨弓角度

耻骨弓由两耻骨坐骨支形成,其顶端形成的角度为耻骨弓角度,正常约为90°。

13.耻骨联合高度

耻骨上韧带至耻骨弓状韧带的距离为耻骨联合高度,是估计骨盆深浅的指标。

14.骶骨长度

骶岬至骶骨末端的垂直距离称为骶骨长度,可作为估计骨盆深浅的指标。

15.骶骨弯度

骶骨弯度以第3骶椎体中央为界,分为上下两段。骶骨上段指第3骶椎体中央以上部分,其两侧依骶髂关节与髋骨联合固定;骶骨下段指第3骶椎体中央以下部分,其两侧游离。由于骶骨上下段倾斜度不同,形成骶骨弯曲角。

(六)骨盆形态的分类

1.根据骨盆入口分类

1937年,Thomas提出按骨盆入口前后径与横径的比例关系,将骨盆入口分为4型。

(1)长骨盆:骨盆入口前后径大于入口横径。

(2)圆骨盆:骨盆入口前后径等于入口横径或骨盆入口前后径稍大于入口横径,但不得超过1 cm。

(3)短骨盆:骨盆入口横径比入口前后径长1~3 cm。

(4)扁骨盆:骨盆入口横径大于入口前后径3 cm。

2.根据骨盆入口的形态及骨盆全部结构的不同特点分类

1933年,Caldwell-Moloy利用X线立体镜法,根据骨盆的形态及结构提出X线骨盆分类法,依据骨盆入口的形态及骨盆全部结构的不同特点进行分类。

(1)标准型。①女型:骨盆入口呈横椭圆形,骨盆入口横径远于骶岬近于中央,等于或稍大于前后径。骶骨较宽,骶前表面有适当弧度。坐骨切迹底部中等宽,可容三指,坐骨棘突出不明显。耻骨联合中等高度,耻骨弓角度近于90°。骨盆侧壁直立,出口宽阔,骨盆前部中等高度,骨盆较浅。②扁平型:骨盆入口呈扁椭圆形,入口横径几近于骨盆入口中央,大于入口前后径。骨盆前、后部均较窄,但曲度较大,骶骨较宽,骶前表面有适当弧度。坐骨切迹底部狭窄,坐骨棘中度突出。耻骨联合中等高度,耻骨弓角度大。骨盆侧壁直立,骨盆前部中等高度,出口横径宽阔,前后径狭窄,骨盆较浅。③类人猿型:骨盆入口呈长椭圆形,入口横径几近于中央,小于入口前后径,骨盆后矢状径较深。骨盆入口前后两部均较长,入口形态类似于猿类骨盆。骶骨宽度较窄、较长,常由6节骶椎构成,故后骨盆较深。坐骨切迹底部宽阔,耻骨联合中等高度,耻骨弓角度较锐,小于90°。骨盆侧壁可直立、内聚或外展,骨盆前部中等高度。④男型:骨盆入口呈楔形或心脏形,骨盆入口横径近于骶岬,骨盆后部狭窄,前部呈三角形。骶骨较宽,前倾。坐骨切迹底部狭窄,坐骨棘突出明显。耻骨联合较高,耻骨弓角度狭窄。骨盆侧壁内聚,呈漏斗形。骨盆前部较深,骨质较重,骨盆前后、左右均向内倾斜,因而使骨盆呈漏斗形。

(2)混合型:完全符合上述4个标准形态的骨盆较为少见,从而增加了混合形态。混合形态以其入口最大横径将骨盆入口分为后部及前部,后部的形态名称定为混合型骨盆的首位名称,前部的形态名称定为混合型骨盆的第二位名称,如后部为女型骨盆、前部为类人猿型骨盆,其形态应定名为女猿型骨盆。

二、内生殖器官

女性内生殖器官包括阴道、子宫、输卵管及卵巢,后两者合称为子宫附件。

(一)阴道

阴道位于真骨盆下部中央,向后上方走行,呈S形弯曲,为上宽下窄的管道。阴道前壁长7~9 cm,前壁上2/3与膀胱之间为疏松的膀胱阴道间隙,由静脉丛和结缔组织组成;前壁下1/3与尿道之间为致密的尿道阴道隔,连接紧密。后壁长10~12 cm,与直肠贴近。阴道的横径由上向下逐渐变窄,上端包绕子宫颈,下端开口于阴道前庭后部。环绕子宫颈周围的部分称阴道穹隆,按其位置分为前、后穹隆和两个侧穹隆,其中后穹隆最深,可达1~2 cm,与直肠子宫陷凹紧紧相邻,仅相隔阴道壁和一层菲薄的腹膜,为盆腹腔最低部位,临床上可经此处穿刺或引流。

阴道壁由弹力纤维、肌层和黏膜组成。阴道表面有许多横行的皱襞,在阴道下部较为密集,并在阴道前、后壁中线处形成纵行的皱褶柱,使阴道壁有较大的伸缩性。阴道肌层由外纵与内环形的两层平滑肌构成,肌层外覆显微组织膜,其弹力纤维成分多于平滑肌纤维。阴道黏膜为复层鳞状上皮,无腺体,阴道上端1/3处黏膜受性激素影响而有周期性变化。幼女或绝经后阴道黏膜变薄,皱褶少,伸缩性弱,局部抵抗力差,容易受感染。阴道壁富有静脉丛,受创伤后易出血或形成血肿。

(二)子宫

子宫位于骨盆腔中央,呈倒梨形,为空腔器官及单一的肌性器官,是胚胎生长发育的场所,其形状、大小、位置及结构随年龄的不同而异,并受月经周期和妊娠的影响而发生变化。成年女性子宫长7~8 cm,宽4~5 cm,厚2~3 cm,宫腔容量约为5 mL。子宫的活动度较大,位置受体位、膀胱与直肠充盈程度的影响,正常的子宫在站立位时呈轻度前倾、前屈位。子宫分为子宫体及子宫颈两部分。子宫体是子宫最宽大的部分,上宽下窄,前面较平,后面凸隆,其顶部称宫底部,圆凸而游离,宫底两侧为宫角,与输卵管相通。子宫体与子宫颈相连部狭小,称子宫峡部,在非孕期长0.6~1 cm,妊娠晚期可伸展至7~10 cm。子宫体与子宫颈之比在婴儿期为1:2,成年期为2:1。

1.子宫解剖组织学

子宫可分为子宫体和子宫颈,两者组织结构不同。

(1)子宫体:子宫体由浆膜层、肌层与子宫内膜层构成。

1)浆膜层:为覆盖子宫体的盆腔腹膜,与肌层紧连不能分离。在子宫峡部处,两者结合较松弛,腹膜向前反折覆盖膀胱底部,形成膀胱子宫陷凹,反折处腹膜称膀胱子宫反折腹膜。在子宫后面,子宫体浆膜层向下延伸,覆盖子宫颈后方及阴道后穹隆再折向直肠,形成直肠子宫陷凹(亦称道格拉斯陷凹)。

2)肌层:由成束或成片的平滑肌组织、少量弹力纤维与胶原纤维组成,非孕期厚约0.8 cm。子宫体肌层可分3层。①外层:肌纤维纵形排列,较薄,是子宫收缩的起始点;②中层:占肌层大部分,内环形与外斜形交叉排列,以环形肌为主,在血管周围呈8字形围绕血管;③黏膜下层:肌纤维以纵形排列为主,其中杂有少量斜行和环形肌纤维,至输卵管子宫部,形成明显的一层环形膜。子宫体肌层内有血管穿行,肌纤维收缩可压迫血管,能有效地制止血管充血。

3)子宫内膜层:子宫内膜由单层柱状上皮组成,与肌层直接相贴,其间没有内膜下层组织。内膜可分3层:致密层、海绵层及基底层。致密层与海绵层又称功能层,对性激素敏感,在卵巢激素影响下发生周期性剥脱出血,即月经。其基底层紧贴肌层,对卵巢激素不敏感,无周期性变化,不参与月经形成,但在月经后能增生修复功能层。

(2)子宫颈:子宫颈呈圆柱状,上端经子宫峡部与子宫体相连,因解剖上狭窄,又称解剖学内口。在其稍下方,宫腔内膜开始转变为子宫颈黏膜,称组织学内口。颈管下端为子宫颈外口,子宫颈经子宫颈外口与阴道相通。未产妇的子宫颈外口呈圆形;已产妇受到分娩影响,子宫颈外口可见大小不等的横裂,分为前唇及后唇。子宫颈伸入阴道内的部分称子宫颈阴道部,阴道以上的部分称子宫颈阴道上部。子宫颈腔呈梭形,称子宫颈管,未生育女性子宫颈管长 2.5~3.0 cm,最宽点为 7 mm。

子宫颈主要由结缔组织构成,含少量弹力纤维及平滑肌。子宫颈管黏膜为单层高柱状上皮,受卵巢激素影响发生周期性变化,在月经周期的增生期,黏膜层腺体可分泌碱性黏液,形成子宫颈管内黏液栓,堵于子宫颈外口。子宫颈阴道部被覆复层鳞状上皮,子宫颈外口柱状上皮与鳞状上皮交界处是子宫颈癌及其癌前病变的好发部位。

2.子宫韧带

子宫韧带主要由结缔组织增厚而成,有的含平滑肌,具有维持子宫位置的功能。子宫韧带共有 4 对。

(1)阔韧带:子宫两侧翼形腹膜皱褶,由子宫前后面的腹膜自子宫侧缘向两侧延伸,止于两侧盆壁,呈冠状位,分为前、后叶。阔韧带上缘游离,内 2/3 包绕部分输卵管,形成输卵管系膜;外 1/3 包绕卵巢血管,形成骨盆漏斗韧带,又称卵巢悬韧带;下端与盆底腹膜相连。阔韧带其间的结缔组织构成疏松,易分离,内有丰富的血管、神经及淋巴管,统称为子宫旁组织,前、后叶间还有卵巢、卵巢冠、囊状附件、卵巢旁体、卵巢固有韧带、子宫圆韧带、结缔组织及子宫动静脉、淋巴管、神经和输尿管。

(2)圆韧带:圆形条状韧带,由平滑肌和结缔组织构成,长 12~14 cm。起自双侧子宫体的上外侧、宫角的下边,穿行于阔韧带与腹股沟内,止于大阴唇前端。子宫圆韧带是维持子宫前倾位的主要结构,有淋巴管分布。

(3)主韧带:主韧带又称子宫颈横韧带,位于子宫两侧阔韧带基底部,横行于子宫颈阴道上部与子宫体下部侧缘达盆壁之间。它由结缔组织和少量肌纤维组成,与子宫颈紧密相连,是固定子宫颈位置的主要力量,子宫血管和输尿管下段均穿越主韧带的上缘到达终末器官。

(4)宫骶韧带:子宫骶韧带自子宫颈后面的上侧方伸向两旁,绕过直肠终止在第 2、3 骶骨前筋膜上。它由结缔组织及平滑肌纤维组织组成,表面覆盖腹膜,短厚坚韧,作用是将子宫颈向后、向上牵引,使子宫保持前倾位置。

上述 4 对子宫韧带的牵拉与盆底组织的支托作用,使子宫维持在轻度前倾前屈位。

(三)输卵管

输卵管为卵子与精子结合场所及运送受精卵的管道。

1.形态

输卵管左右各一,为细长、弯曲、圆形、自两侧子宫角向外伸展的管道,长 8~14 cm。输卵管内侧与宫角相连,走行于输卵管系膜上端,外侧呈伞状游离。输卵管系膜宽敞,活动度较大,因此,输卵管可随子宫位置的变化而上下左右游动和进行蠕动性收缩,以便捕捉和输送卵子。根据形态不同,可将输卵管分为 4 部分。①间质部:潜行于子宫壁内的部分,短而腔窄,长 1~1.5 cm。②峡部:紧接间质部外侧,细而直,长 2~3 cm,管腔直径约为 2 mm。③壶腹部:峡部外侧,长 5~

8 cm,管壁菲薄,管腔宽大并弯曲,管腔直径为 6～8 mm,是精卵结合的部位。④伞部:输卵管的最外侧端,游离,呈漏斗状开口于腹腔,管口为许多须状组织,呈伞状,故名伞部。伞部长短不一,常为 1～1.5 cm,有"拾卵"作用。

2.解剖组织学

输卵管由浆膜层、肌层及黏膜层组成。

(1)浆膜层:浆膜层即阔韧带上缘腹膜延伸包绕输卵管而成。

(2)肌层:肌层为平滑肌,分外、中及内 3 层。外层纵行排列;中层环行排列,与环绕输卵管的血管平行;内层又称固有层,从间质部向外伸展 1 cm 后,内层便呈螺旋状。肌层有节奏地收缩可引起输卵管由远端向近端的蠕动。

(3)黏膜层:黏膜层由单层高柱状上皮组成。上皮细胞可分为纤毛细胞、无纤毛细胞、楔状细胞及未分化细胞。4 种细胞具有不同的功能:纤毛细胞的纤毛摆动有助于输送卵子;无纤毛细胞可分泌对过碘酸希夫反应阳性的物质(糖原或中性黏多糖),又称分泌细胞;楔形细胞可能为无纤毛细胞的前身;未分化细胞又称游走细胞,为上皮的储备细胞。

输卵管肌肉的收缩和黏膜上皮细胞的形态、分泌及纤毛摆动均受卵巢激素影响,有周期性变化。

(四)卵巢

卵巢是产生、排出卵子并分泌甾体激素的性器官。

1.形态

卵巢左右各一,呈灰红色,质地柔韧,呈扁椭圆形,位于腹腔卵巢窝内,输卵管的后下方。性成熟女性的卵巢分为上下两端、内外两面、前后两缘。卵巢的上端钝圆,与输卵管相连接,成为输卵管端;下端略尖,朝向子宫,成为子宫端,以卵巢固有韧带与子宫相连;内面与回肠相邻,称为肠面;外面与盆壁相邻,以卵巢悬韧带(骨盆漏斗韧带)与盆壁相连;前缘有卵巢系膜附着,成为卵巢系膜缘,以卵巢系膜连接于阔韧带后叶的部位称卵巢门,卵巢血管与神经由此出入卵巢。青春期以前,卵巢表面光滑;青春期开始排卵后,表面逐渐凹凸不平,表面呈灰白色。体积随年龄不同而变异较大,生殖年龄女性卵巢约为 4 cm×3 cm×1 cm 大小,重 5～6 g,绝经后卵巢逐渐萎缩变小变硬。

2.解剖组织学

卵巢的表面无腹膜覆盖。卵巢表层为单层立方上皮,即表面上皮,其下为一层纤维组织,称卵巢白膜。白膜下的卵巢组织分为皮质与髓质 2 部分:外层为皮质,其中含有数以万计的始基卵泡和发育程度不同的囊状卵泡,年龄越大,卵泡数越少,皮质层也越薄;髓质是卵巢的中心部,无卵泡,与卵巢门相连,含有疏松的结缔组织与丰富的血管与神经,并有少量平滑肌纤维与卵巢韧带相连接。

三、外生殖器官

女性外生殖器官是指生殖器官外露的部分,又称外阴,位于两股内侧间,前为耻骨联合,后为会阴。女性外生殖器官包括阴阜、大小阴唇、阴蒂、阴道前庭和会阴。

(一)阴阜

阴阜是指耻骨联合前方的皮肤隆起,富有皮脂腺和汗腺,皮下衬以脂肪组织。青春期发育时,其上的皮肤开始生长卷曲的阴毛,呈尖端向下三角形分布,底部两侧阴毛向下延伸至大阴唇外侧面。阴毛的疏密与色泽因个体和种族不同而异。阴毛为第二性征之一。阴阜的下部向两侧延续至大阴唇。

（二）大阴唇

大阴唇为自阴阜向下、向后止于会阴的一对隆起的皮肤皱襞。外侧面为皮肤，皮层内有皮脂腺和汗腺，多数女性的大阴唇皮肤有色素沉着；内侧面湿润似黏膜。大阴唇皮下组织松弛，脂肪中有丰富的静脉、神经与淋巴管，若受外伤，容易形成血肿，疼痛较甚。

大阴唇之间的裂隙称为阴裂。大阴唇的前部较厚，并相连形成唇前连合，向上移行于阴阜。两侧大阴唇的后端平行向后，与邻近的皮肤相延续，它们之间相连的皮肤形成较低的嵴，称为唇后连合。唇后连合覆盖会阴体，形成女性外阴的后界。大阴唇分内、外两面，内面似黏膜，呈粉红色，光滑，有大量的皮脂腺；外面与皮肤相同，含有汗腺、皮脂腺和色素，并生有稀疏的阴毛。内外面之间的皮下组织较疏松，有丰富的脂肪，并含有弹力纤维、少量平滑肌以及血管、淋巴管、神经和腺体。子宫圆韧带经腹股沟管穿出后，止于大阴唇前上部的脂肪组织或皮肤上。先天性腹股沟斜疝患者的疝内容物可经腹股沟管下滑至大阴唇的皮下。

（三）小阴唇

小阴唇为位于大阴唇内侧的一对薄皱襞，位于大阴唇内侧，和大阴唇在后方融合。小阴唇大小、形状因人而异。有的小阴唇被大阴唇遮盖，有的则可伸展至大阴唇外。两侧小阴唇前端在靠近阴蒂的部位分为两个皱襞，前方皱襞互相融合，形成阴蒂包皮或阴蒂冠，后叶与对侧结合在阴蒂表面形成阴蒂系带。两侧小阴唇后方与大阴唇后端相结合，在正中线形成阴唇系带。小阴唇表面光滑、湿润、微红，为复层鳞状上皮，无阴毛皮肤覆盖，富含皮脂腺，极少汗腺。神经末梢丰富，故非常敏感。两侧小阴唇后部之间区域形成阴道前庭。有时在一侧或两侧小阴唇与大阴唇之间有另一阴唇皱襞，称为第三阴唇皱襞。

（四）阴蒂

阴蒂位于两侧小阴唇顶端下、唇前联合的后下方，为与男性阴茎相似的海绵样组织，具有勃起性，内含两个阴蒂海绵体。阴蒂海绵体分阴蒂头、阴蒂体及两个阴蒂脚3部分。阴蒂头为圆形的小结节，直径为6～8 mm，被阴蒂包皮包绕。阴蒂脚呈圆柱形，附于两侧耻骨支上，表面覆以坐骨海绵体肌，在耻骨联合下缘附近，两侧阴蒂脚相连构成阴蒂体。阴蒂体背侧与耻骨联合之间有浅、深两条结缔组织索，浅索称阴蒂系韧带，深索为阴蒂悬韧带。阴蒂头神经末梢丰富，极敏感，易受刺激引起勃起，是性反应的重要结构。

（五）阴道前庭

阴道前庭为两侧小阴唇之间的菱形区域，前为阴蒂，后方以阴唇系带为界。前庭区域内有尿道口、阴道口、两个前庭大腺及其许多黏液性前庭小腺的开口。阴道口与阴唇系带之间一浅窝称舟状窝（又称阴道前庭窝），经产妇受分娩影响，此窝消失。

1.尿道口

尿道口位于阴蒂下方。尿道口为圆形，但其边缘折叠而合拢。两侧后方有尿道旁腺，开口极小，为细菌潜伏处。

2.前庭大腺

前庭大腺又称巴多林腺，与男性的尿道球腺同源，位于大阴唇后部、前庭球后方，其深部依附于会阴深横肌，表面被球海绵体肌覆盖，如黄豆大小，左右各一。其腺管细长（1～2 cm），开口于前庭后方小阴唇与处女膜之间的沟内。在性刺激下，腺体可分泌清澈或白色的黏液，起润滑阴道口的作用。正常情况下不能触及此腺。若腺管口闭塞,可形成囊肿或脓肿。

3.前庭小腺

前庭小腺是许多小黏液腺,与男性的尿道腺相当,位于阴道前庭后部、阴道口附近的皮下,其排泄管开口于阴道前庭,阴道口和尿道外口附近。

4.前庭球

前庭球又称海绵体球,位于前唇两侧,由具有勃起性的静脉丛组成。其前端与阴蒂相接,后端膨大,与同侧前庭大腺相邻,表面覆有球海绵体肌。

5.阴道口和处女膜

阴道口位于尿道外口后下方的矢状裂隙,位于前庭后半部。阴道口的后外侧、两侧各有一个前庭大腺排泄管的开口,前庭小腺的开口则位于尿道外口和阴道口附近。覆盖阴道口的一层有孔薄膜,称处女膜,其孔一般呈圆形或新月形,较小,可通指尖,少数膜孔极小或呈筛状,或有中隔、伞状,后者易误认为处女膜已破。其两面覆以复层扁平上皮,其中含有结缔组织、血管和神经末梢。处女膜的形状、厚度和位置变化很大。极少数处女膜组织坚韧或无孔闭锁,如出现无孔处女膜,则在初潮后经血不能排除,形成阴道、子宫和输卵管积血,需手术切开。初次性交可使处女膜破裂,受分娩影响,产后仅留有处女膜痕。

四、邻近器官

女性生殖器官与盆腔其他脏器在位置上相互邻接,血管、淋巴及神经也相互联系,当某一些器官增大、收缩、充盈或排空,可影响周围器官的位置;如果某一器官发生感染、肿瘤、创伤,可造成邻近器官的解剖变异和损伤,从而增加诊断与治疗上的困难,反之亦然。女性生殖器官的起始与泌尿系统相同,故女性生殖器官发育异常时,也可能伴有泌尿系统异常。了解这些毗邻器官对鉴别诊断和妇产科手术极其重要。邻近器官主要包括尿道、膀胱、输尿管、直肠和阑尾。

(一)尿道

女性尿道为一肌性管道,始于膀胱的三角尖端,在阴道前面、耻骨联合后方,穿过泌尿生殖膈,终于阴道前庭部的尿道外口,长2～5 cm(平均直径为0.6～0.7 cm),下1/3埋藏在阴道前壁内,只有排尿功能。女性尿道较男性尿道直而短,且易于扩张,因此女性易患应力性尿失禁,更易患泌尿系统感染。

尿道肌肉由薄的纵形内层及厚的环形外层平滑肌及弹力纤维构成,由随意肌构成尿道外口括约肌。外口括约肌经阴道侧壁与会阴深横肌的纤维联合。尿道内衬面有纵形上皮皱襞黏膜,上2/3尿道上皮为移行上皮,下1/3为扁平上皮,其增生与萎缩与阴道上皮同样受到性激素的影响。故绝经后,尿道上皮萎缩,能加重尿失禁的症状。尿道黏膜下有丰富的静脉丛,当环肌收缩时,静脉丛充血可增加尿道的阻力。

膀胱尿道括约肌包括肛提肌、尿道膜部括约肌、膀胱颈和尿道平滑肌,应当保持良好的功能才能产生有效的尿道阻力。当膀胱内压增高时,最大静水压作用于膀胱底,尿道阻力足以阻止尿液外流。若分娩损伤或绝经后尿道黏膜萎缩,尿道过短(站立时不足3 cm)或盆底肌松弛伴有阴道脱垂、尿道平滑肌张力减低、膀胱尿道后角消失(如膀胱膨出)、尿道硬度增大、膀胱内最大静水压直接作用于膀胱颈,在这些情况下,可形成压力性尿失禁。

女性尿道在泌尿生殖膈以上部分,前面有阴部静脉丛;在泌尿生殖膈以下部分,前面与阴蒂脚汇合处相接触,后为阴道,两者间有结缔组织隔,即尿道阴道隔。在分娩时,因胎头在阴道内滞留时间过长,胎头嵌压在耻骨联合下,软产道组织因长时间受压,可发生缺血性坏死,于产后 1 周左右,坏死组织脱落形成尿瘘,尿液自阴道排出。

（二）膀胱

膀胱为一肌性空腔器官,位于耻骨联合后、子宫之前。其大小、形状、位置及壁厚可因其盈虚及邻近器官的情况而变化。成人平均容量为 400 mL(350～500 mL)。妊娠晚期,尤以临产出现宫缩后,膀胱被子宫下段牵拉,位置上移,膀胱上界的高度与子宫缩复环的高度成正比。滞产时,充盈的膀胱可平脐,尿潴留者达脐上。膀胱两侧后上角部有输尿管开口,前方最低点为尿道开口。膀胱三角区由开口于膀胱底部的两个输尿管开口与尿道内口形成。妊娠期特别是分娩的过程中,当产程延长时,因胎先露的压迫,子宫下段牵拉,可使膀胱底部和三角区的膀胱壁出现黏膜充血、水肿甚至坏死,严重时可波及膀胱壁全层。故临床上常出现血尿、尿瘘及泌尿系统感染。若膀胱受压时间过长,水肿严重时,在剖宫产术中下推或游离膀胱时,极易受损伤,故手术操作中应格外小心。

（三）输尿管

输尿管为一对肌性圆索状长管,输尿管在腹膜后,起至肾盂,终于膀胱,长约 30 cm,粗细不一。输尿管壁厚约 1 mm,分为黏膜、肌层及外膜 3 层,由肾动脉、肾下级动脉、腹主动脉、骶中动脉、卵巢动脉、髂总动脉、髂内动脉、膀胱上动脉、膀胱下动脉、子宫动脉分支在输尿管周围吻合形成丰富的血管丛而进入输尿管内,故手术时勿损伤输尿管外膜,以免影响输尿管血供而造成坏死性瘘管。输尿管一般是从膀胱向上向外方走行,但也有向下、向内走行等变异。子宫脱垂者,输尿管亦伴随子宫向下延伸,可降至穹隆处。故在手术时应特别注意防止损伤。

输尿管下段随子宫右旋及子宫下段的伸展而升高,向前移位,个别产妇输尿管可向子宫下段左前方移位而位置变浅。由于解剖学位置的改变,在行子宫下段剖宫产时,特别是出血多时,很容易误伤输尿管,如:①行腹膜内或腹膜外剖宫产时,由于膀胱游离及下推不充分,横切口撕裂延长波及输尿管与膀胱;②如遇到撕裂伤口及大出血,为抢救母婴性命,常因需要快速止血,缝合子宫切口时误将输尿管与子宫肌层缝合在一起;③术野较深,病变暴露困难,术者对输尿管解剖关系不熟悉,手术操作粗暴,过度自信,盲目求快,亦容易造成输尿管损伤;④胎先露低,手术时误把子宫颈或穹隆当成子宫下段,波及膀胱或输尿管。因此,为避免在剖宫产术时损伤输尿管,应注意以下几点:首先,勿使横切口过小而使子宫肌层撕裂;其次,要充分游离膀胱及下推两侧膀胱角,使膀胱及前移位的输尿管远离手术野;再次,子宫右旋不宜扶正者,可将手术台向左倾斜,避免切口偏向左侧;最后,在手术结束后最好检查一下输卵管是否蠕动、增粗及断裂,以便及时修补。此外,由于妊娠晚期孕激素影响输尿管扩张,蠕动慢,加上长大子宫和增粗卵巢血管压迫,使输尿管越加扩张,尿液潴留易引发尿路感染,故术后特别要注意导尿管通畅,及时排尿,并使用抗生素。

（四）直肠

直肠向上于第 3 骶椎平面接乙状结肠,向下穿盆膈延续为肛管。女性直肠下段的前方有阴道。因此,分娩时处置不当可导致会阴Ⅲ度裂伤,较重者破裂可伸展到直肠壁,引发大便及气体失禁。

（五）阑尾

阑尾是附着于盲肠后内侧的一条管形器官,一般长 6～8 cm。阑尾通常位于右髂窝内,但其位置变化颇大,有的下端可达右侧输卵管及卵巢部位,妊娠期阑尾的位置又可随妊娠月份的增加而逐渐向外上方移位。女性患阑尾炎时有可能累及子宫附件,因此,当妊娠女性出现右中上腹疼痛时,应考虑阑尾炎的可能性。

五、盆底组织

女性盆底解剖是一个复杂的三维解剖结构,由多层肌肉和筋膜组成,其主要作用包括:封闭骨盆出口;承托盆腔脏器的正常位置;协助控制排尿、阴道收缩及排便等生理活动。若盆底组织结构和功能发生缺陷,可导致盆腔脏器膨出、脱垂或引起分娩障碍。它通常可分为浅层、中层和深层3部分结构。

（一）浅层

浅层位于外生殖器、会阴皮肤和皮下组织深面,由会阴浅筋膜及其深部的3对肌肉和肛门外括约肌组成。此层肌肉的肌腱会合于阴道外口和肛门口之间,形成中心腱。盆底浅层结构构成了盆底支持系统的远端结构。

1.球海绵体肌

球海绵体肌位于阴道两侧,覆盖前庭球及前庭大腺的表面,向后与肛门外括约肌互相交叉混合。此肌收缩时能紧缩阴道,又称阴道缩肌。

2.坐骨海绵体肌

坐骨海绵体肌指从坐骨结节内侧沿坐骨升支内侧与耻骨降支向上,最终集合于阴蒂海绵体（阴蒂脚处）的肌肉。女性此肌薄弱,又称为阴蒂勃起肌。

3.会阴浅横肌

会阴浅横肌是起自两侧坐骨结节内侧面中线会合于会阴中心腱的肌肉。此肌肉相对薄弱,具有固定会阴中心腱的作用。

4.肛门外括约肌

肛门外括约肌为围绕肛门的环形骨骼肌,按其位置可分为皮下部、浅部和深部。皮下部位于肛门的皮下,是表浅环形肌束;浅部位于皮下部的深面,为椭圆形肌肉,其前后方分别附着于会阴中心腱和尾骨尖;深部位于浅部的上方,为较厚的翼状肌肉。深部和浅部与直肠纵行肌、肛门内括约肌和部分肛提肌共同围绕肛管增厚形成肌环,称为肛门直肠环,对肛管起着重要的括约作用。该肌环通常处于收缩状态,在排便时松弛。当重度损伤（如撕裂等）时,可导致大便失禁。

行会阴侧切术时,剪开的组织为舟状窝、处女膜、阴道黏膜、阴道皮下组织及皮肤,切断的肌肉有球海绵体肌、会阴浅横肌、会阴深横肌,过深过大的侧切口还会损伤部分肛提肌。因此在缝合会阴侧切口时,应使上述部分肌肉尽可能地对齐缝合,以免影响盆底功能。

（二）中层

中层即泌尿生殖膈,由上下两层坚韧筋膜及一薄层肌肉组成,覆盖于有耻骨弓与两坐骨结节所形成的骨盆出口前部三角形平面上,故又称三角韧带。其上有尿道和阴道穿过。在两层筋膜间有尿道周围括约肌穿过。

尿道括约肌环绕尿道膜部和阴道,为随意肌,又称为尿道阴道括约肌,收缩时可紧缩尿道和阴道。其肌纤维损伤可导致尿失禁的发生。

（三）深层

深层即盆膈,为骨盆底最里面、最坚韧层,由肛提肌,尾骨肌及其上、下表面覆盖的筋膜组成,亦为尿道、阴道及直肠贯通。盆膈对承托盆腔脏器起重要作用。

肛提肌是位于骨盆底的成对扁平肌,向下向内汇合而成。在尸体解剖中,其形态呈漏斗状,在活体女性中呈穹隆状结构。在静息状态下,肌肉保持紧张状态,收缩肛提肌裂孔,起到承托盆腔脏器的作用。肛提肌自前内向后外由3部分组成。①耻尾肌:又称为耻骨内脏肌,为肛提肌主要部分,位于最内侧,肌纤维从耻骨降支内面沿阴道、直肠向后,终止于尾骨,其中有小部分肌纤维终止于阴道和直肠周围,经产妇此层组织易受损伤而导致膀胱、直肠膨出;②髂尾肌:为居上外侧部分,从腱弓(即闭孔内肌表面筋膜的增厚部分)后部开始,向中间及向后走行,与耻尾肌会合,再经肛门两侧至尾骨;③耻骨直肠肌:为一条起自耻骨联合后方,向后近似水平包绕直肠的U形肌肉。

尾骨肌位于肛提肌的后方,贴附在骶棘韧带表面,它起自坐骨棘,呈扇形止于骶、尾骨的两侧,参与构成盆底和承托盆腔器官。

未妊娠女性盆底部位所受压力主要集中于骶骨上。在妊娠时,首先由于雌、孕激素的影响,使平滑肌的张力改变;其次,身体重心改变,盆腹腔压力增加,胎儿及子宫逐渐增大,重量逐渐增加,盆底部位压力将转移至盆腔韧带及盆底肌肉;最后,在活动、慢性咳嗽及重体力活的影响下,盆腔韧带及盆底肌肉因压力的反复冲击而向下作用,盆底肌肉纤维拉伸。上述原因诱发了盆腔脏器的脱垂。

在阴道分娩过程中,由于胎头下降及腹压增加,会对盆底肌肉及筋膜在过度拉伸的基础上造成机械性损伤,导致盆底肌弹力强度下降,使其对盆腔器官支撑减弱。分娩时,肛提肌中部的耻尾肌经受最大程度的扩张,并与胎头的直径成比例,是最易受损的盆底肌。难产能不同程度地损伤会阴神经、肛提肌及盆内筋膜等盆腔支持组织,导致生殖道脱垂、压力性尿失禁和大便失禁,且随着阴道分娩次数的增加而增加,经产妇存在不同程度的生殖道脱垂。此外,第二产程延长,巨大儿,器械助产如胎吸、产钳使用不当,粗暴、强制性地剥离胎盘等,均能对盆底组织造成伤害,发生会阴裂伤或伸展,致盆腔内筋膜和肛提肌撕裂,盆底组织被削弱或缺损,尿生殖裂孔变宽而敞开,在过高的腹压下,可将子宫推向阴道而发生子宫脱垂。当然,急产时的产力过强,盆底软组织不能及时充分扩张,也可造成盆底损伤。

六、血管、淋巴及神经

(一)血管

女性内外生殖器官的血液供应主要来自卵巢动脉、子宫动脉、阴道动脉及阴部内动脉。静脉与同名动脉相伴行,但数目比其动脉多,并在相应器官及其周围形成静脉丛,且相互吻合,所以盆腔感染易于蔓延扩散。以下介绍女性内外生殖器官的主要动脉。

1.卵巢动脉

右卵巢动脉平右肾动脉的下方,起自腹主动脉,沿腰大肌前面斜向外下,于盆缘处跨过输尿管与髂总动脉下段,随骨盆漏斗韧带向内横行,再穿过卵巢系膜经卵巢门进入卵巢内,并发出分支供应输卵管,内达子宫角旁,其末梢与子宫动脉上行的卵巢支相吻合。左卵巢动脉起自腹主动脉,其走行基本与右卵巢动脉相同。

2.子宫动脉

子宫动脉为髂内动脉较大的前干分支,沿骨盆侧壁向前内下行,并转向内侧进入子宫阔韧带基底部,于此韧带两层腹膜间内行,穿越阔韧带基底部、宫旁组织到达子宫外侧(距子宫峡部水平)约2 cm处,自前方横向越过输尿管盆部,与输尿管交叉,继续向内至子宫颈侧缘。仰位时,动脉在上输尿管在下,故称此交叉为"小桥流水"。因产后出血行子宫动脉结扎术或子宫切除术,于此附近结扎子宫动脉时,需准确分辨两者,以免误伤输尿管。子宫动脉主干在近子宫颈内口水平发出升支及降支,升支沿子宫侧缘迂曲上行到子宫底,沿途发出许多迂曲的弓状动脉,分布于子宫体的前后面,向子宫中轴线走行,最终形成螺旋动脉并相互吻合。子宫动脉在近宫角处发出宫底支、卵巢支及输卵管支。降支则发出子宫颈支、子宫颈-阴道支及子宫圆韧带支。

3.阴道动脉

阴道动脉为髂内动脉前干分支,有许多小分支分布于阴道中、下段前后壁及膀胱顶、膀胱颈。阴道动脉与子宫颈-阴道支和阴部内动脉分支相吻合,因此,阴道上段由子宫动脉的子宫颈-阴道支供血,而中段由阴道动脉供血,下段主要由阴部内动脉和痔中动脉供血。

4.阴部内动脉

阴部内动脉为髂内动脉前干终支,经坐骨大孔的梨状肌下孔穿出骨盆腔,绕过坐骨棘背面,再经坐骨小孔到达会阴及肛门,后分4支。①痔下动脉:供应直肠下段及肛门部;②会阴动脉:分布于会阴浅部;③阴唇动脉:分布于大小阴唇;④阴蒂动脉:分布于阴蒂及前庭球。

(二)淋巴

女性内外生殖器官和盆腔组织具有丰富的淋巴系统。淋巴结一般沿相应的血管排列,其数目、大小和位置均不恒定。

1.卵巢淋巴回流

(1)右侧卵巢的集合淋巴管,注入主动脉和下腔静脉之间的淋巴结、下腔静脉外侧淋巴结和下腔静脉前淋巴结。

(2)左侧卵巢的集合淋巴管,向上注入主动脉外侧淋巴结和主动脉前淋巴结。

(3)一部分淋巴可经阔韧带至闭孔淋巴结,或者通过子宫及子宫骶韧带至髂内淋巴结,或经子宫圆韧带至髂外淋巴结和腹股沟淋巴结。

2.子宫淋巴回流

子宫淋巴回流有5条通路:①宫底部淋巴常沿阔韧带上部淋巴网,经骨盆漏斗韧带至卵巢,向上至腹主动脉旁淋巴结;②子宫前壁上部或沿圆韧带回流到腹股沟淋巴结;③子宫下段淋巴回流至宫旁、闭孔、髂内外及髂总淋巴结;④子宫后壁淋巴可沿宫骶韧带回流至直肠淋巴结;⑤子宫前壁也可回流至膀胱淋巴结。子宫体与子宫颈的淋巴管在阔韧带的基部与膀胱底、体周围的淋巴管及直肠周围的淋巴管丛形成了广泛的吻合。

3.子宫颈淋巴回流

子宫颈淋巴回流可分为3个主干,即侧、后、前主干。侧主干又分为上、中、下3支,分别收集子宫颈上、中、下部淋巴。子宫颈淋巴主要沿宫旁、闭孔、髂内、髂外及髂总淋巴结,然后可回流至腹主动脉旁淋巴结和(或)骶前淋巴结。

4.阴道淋巴回流

阴道上部淋巴管起自阴道前壁,沿子宫动脉阴道支上行,一部分经子宫旁淋巴结或阴道旁淋巴结,一部分沿子宫动脉直接注入髂外、髂内淋巴结和髂总淋巴结。起自阴道后壁的淋巴管,沿子宫骶韧带向后注入骶淋巴管和主动脉下淋巴结。

5.外阴淋巴回流

会阴浅淋巴管沿阴部外浅血管汇入腹股沟浅淋巴结;会阴深淋巴管大部分汇入腹股沟深淋巴结,小部分汇入腹股沟浅淋巴结。阴道下部和阴唇的淋巴管大部分汇入骶淋巴结和髂总淋巴结,部分汇入腹股沟淋巴结。

（三）神经

1.卵巢的神经

卵巢的神经来自卵巢神经丛和子宫神经丛,与卵巢动脉一同经卵巢门进入髓质,并在髓质内形成神经丛。然后再由该神经丛发出神经纤维进入卵巢皮质内,多分布于血管壁上。

2.子宫的神经

子宫的神经来自下腹下神经丛,即盆丛,含有交感神经、副交感神经纤维及感觉神经纤维。自此丛发出神经支,于阔韧带基底部两层之间,子宫颈及阴道上部的两侧,形成子宫阴道丛。交感神经可引起子宫壁内血管收缩、妊娠子宫的平滑肌收缩、非妊娠子宫平滑肌舒张,其低级中枢位于 $T_{11} \sim L_2$ 节。副交感神经则使子宫血管舒张,而对子宫平滑肌作用尚不明显,其低级中枢则位于 $S_2 \sim S_4$ 节。子宫平滑肌有自主节律活动,完全切除其神经后仍有节律收缩,还能完成分娩活动,临床上可见低位截瘫的产妇仍能顺利自然分娩。

3.子宫颈的神经

子宫颈的神经来自骨盆交感神经系统,即髂内上、中和下神经丛,分布于子宫颈管内膜和子宫颈阴道部的边缘深部,因此子宫颈痛觉不敏感。

4.阴道的神经

阴道的神经由子宫阴道丛支配,其中副交感神经(盆内脏神经)来自骶3、4脊髓节段,交感神经来自上腹下神经丛和骶交感干。另外,阴道下部由阴部神经分支支配。

5.外阴的神经

外阴的神经主要是阴部神经及其分支,阴部神经由第Ⅱ、Ⅲ及Ⅳ骶神经的分支组成,其中有运动支、感觉支和至会阴的交感神经节后纤维。在坐骨结节内侧下方,阴部神经又分成3支,即会阴神经、阴蒂背神经及肛门神经(又称痔下神经),分布于会阴、阴唇、阴蒂、肛门周围。会阴部的神经分布主要是阴部神经,分娩过程中行会阴侧切术时,主要是对该神经作阻滞麻醉,缝合时若缝针过深,则可能引起阴部神经损伤,造成会阴部疼痛。

（赵龙军）

第二节　女性各阶段生理特点

女性从胚胎形成到衰老是一个渐进的生理过程,它体现了下丘脑-垂体-卵巢轴功能发育、成熟和衰退的变化过程。根据年龄和生理特征可将女性一生分为 7 个阶段,但其并没有明确界限,可因遗传、环境、营养等因素的影响存在个体差异。

一、胎儿期

胎儿期是指从卵子受精至出生,共 266 天(从末次月经算起是 280 天)。受精卵是由父系和母系来源的 23 对(46 条)染色体组成的新个体,其中 1 对染色体在性发育中起决定性作用,称性染色体。性染色体 X 与 Y 决定着胎儿的性别,即 XY 合子发育为男性,XX 合子发育为女性。胚胎 6 周后原始性腺开始分化,若胚胎细胞不含 Y 染色体,或 Y 染色体短臂上缺少决定男性性别的睾丸决定因子基因时,性腺分化缓慢,至胚胎 8～10 周性腺组织出现卵巢的结构。卵巢形成后,因无雄激素,无副中肾管抑制因子,所以中肾管退化,两条副中肾管发育成为女性生殖道。

二、新生儿期

出生后 4 周内称新生儿期。女性胎儿由于受胎盘及母体性腺产生的女性激素影响,其外阴较丰满,子宫、卵巢有一定程度的发育,乳房略隆起或有少许泌乳。出生后脱离母体环境,血中女性激素水平迅速下降,可出现少量阴道流血。这些均属生理现象,短期内即可消退。

三、儿童期

从出生 4 周到 12 岁左右称儿童期。儿童早期(8 岁之前)下丘脑-垂体-卵巢轴功能处于抑制状态,这与下丘脑、垂体对低水平雌激素(≤10 pg/mL)的负反馈及中枢性抑制因素高度敏感有关。此期生殖器为幼稚型。外阴和阴道上皮很薄,阴道狭长,无皱襞,细胞内缺乏糖原,阴道酸度低,抵抗力弱,易发生炎症;宫体较小,而宫颈较长,两者比例为 1∶2,子宫肌层薄,输卵管弯曲而细长;卵巢长而窄,卵泡虽能大量自主生长,但仅发育到窦前期即萎缩、退化。子宫、输卵管及卵巢均位于腹腔内。儿童后期(约 8 岁起)下丘脑促性腺激素释放激素抑制状态解除,卵巢内卵泡受促性腺激素的影响有一定发育并分泌性激素,但仍达不到成熟阶段。卵巢形态逐步变为扁卵圆形。子宫、输卵管及卵巢逐渐降至盆腔。皮下脂肪在胸、髋、肩部及外阴部堆积,乳房开始发育,初显女性特征。

四、青春期

青春期是由儿童期向性成熟期过渡的一段快速生长时期,是内分泌、生殖、体格、心理等逐渐发育成熟的过程。世界卫生组织(World Health Organization,WHO)规定青春期为 10～19 岁。

青春期的发动通常始于 8～10 岁,此时中枢性负反馈抑制状态解除,促性腺激素释放激素开始呈脉冲式释放,继而引起促性腺激素和卵巢性激素水平升高、第二性征出现,并最终获得成熟的生殖功能。青春期发动的时间主要取决于遗传因素,此外尚与地理位置、体质、营养状况以及心理精神因素有关。

女性青春期第一性征的变化是在促性腺激素作用下,卵巢增大,卵泡开始发育和分泌雌激素,生殖器从幼稚型变为成人型。阴阜隆起,大、小阴唇变肥厚并有色素沉着;阴道长度及宽度增加,阴道黏膜变厚并出现皱襞;子宫增大,尤其宫体明显增大,宫体与宫颈的比例为 2∶1;输卵管变粗,弯曲度减小,黏膜出现许多皱襞与纤毛;卵巢增大,皮质内有不同发育阶段的卵泡,致使卵巢表面稍呈凹凸不平。此时虽已初步具有生育能力,但整个生殖系统的功能尚未完善。

除生殖器官以外,其他女性特有的性征即第二性征,包括音调变高,乳房发育,出现阴毛及腋毛,骨盆横径发育大于前后径,胸、肩部皮下脂肪增多等,这些变化呈现女性特征。

青春期按照顺序先后经历以下 4 个不同的阶段,各阶段有重叠,共需要 4～5 年的时间。

(一)乳房萌发

乳房萌发是女性第二性征的最初特征。一般女孩接近 10 岁时乳房开始发育,经过 3～5 年时间发育为成熟型。

(二)肾上腺功能初现

青春期肾上腺雄激素分泌增加引起阴毛和腋毛的生长,称为肾上腺功能初现。阴毛首先发育,约 2 年后腋毛开始发育。该阶段肾上腺皮质功能逐渐增强,血液循环中脱氢表雄酮、硫酸脱氢表雄酮和雄烯二酮升高,肾上腺 17α-羟化酶和 $17,20$-裂解酶活性增强。肾上腺功能初现提示下丘脑-垂体-肾上腺雄性激素轴功能近趋完善。

（三）生长加速

$11\sim12$ 岁青春期少女体格生长呈直线加速,平均每年生长 9 cm,月经初潮后生长减缓。青春期生长加速是由于雌激素、生长激素和胰岛素样生长因子-1 分泌增加所致。

（四）月经初潮

女孩第一次月经来潮称月经初潮,为青春期的重要标志。月经初潮平均晚于乳房发育 2～5 年时间。月经来潮提示卵巢产生的雌激素足以使子宫内膜增殖,雌激素达到一定水平且有明显波动时,引起子宫内膜脱落即出现月经。由于此时中枢对雌激素的正反馈机制尚未成熟,有时即使卵泡发育成熟也不能排卵,故月经周期常不规律,经 5～7 年建立规律的周期性排卵后,月经才逐渐正常。

此外,青春期女孩发生较大心理变化,出现性别意识,对异性有好奇心,情绪和智力发生明显变化,容易激动,想象力和判断力明显增强。

五、性成熟期

卵巢功能成熟并有周期性性激素分泌及排卵的时期称为性成熟期,一般自 18 岁左右开始,历时约30 年。在性成熟期,生殖器官及乳房在卵巢分泌的性激素作用下发生周期性变化,此阶段是妇女生育功能最旺盛的时期,故亦称生育期。

六、绝经过渡期

绝经过渡期为卵巢功能开始衰退至最后一次月经的时期,可始于 40 岁,历时短至 1～2 年,长至10 余年。此期由于卵巢功能逐渐衰退,卵泡不能发育成熟及排卵,因而月经不规律,常为无排卵性月经。最终由于卵巢内卵泡自然耗竭,对垂体促性腺激素丧失反应,导致卵巢功能衰竭,月经永久性停止,称绝经。中国妇女平均绝经年龄在 50 岁左右。以往一直采用“更年期”一词来形容女性这一特殊生理变更时期。由于更年期概念模糊,1994 年,WHO 废除“更年期”这一术语,推荐采用“围绝经期”一词,将其定义为从卵巢功能开始衰退直至绝经后 1 年内的时期。女性在绝经前后由于雌激素水平降低,可出现血管舒缩障碍和精神神经症状,在机体自主神经系统的调节和代偿下,大多数妇女无明显症状,部分妇女可出现潮热、出汗、失眠、抑郁或烦躁等,称为绝经综合征。

七、绝经后期

绝经后期为绝经后的生命时期。在早期阶段,卵巢虽然停止分泌雌激素,但其间质仍能分泌少量雄激素,此期由雄激素在外周转化而来的雌酮成为循环中的主要雌激素。妇女 60 岁以后机体逐渐老化,进入老年期。此期卵巢功能已完全衰竭,除整个机体发生衰老改变外,生殖器官进一步萎缩老化,主要表现为雌激素水平低落,不足以维持女性第二性征,易感染发生老年性阴道炎,骨代谢失常引起骨质疏松,易发生骨折。

（赵龙军）

第三节 月经周期调节

生殖系统的周期性变化是女性的重要生理特点,月经是该变化的重要标志。月经周期的调节是一个复杂的过程,主要涉及下丘脑、垂体和卵巢。下丘脑分泌促性腺激素释放激素,通过调节垂体促性腺激素的分泌来调控卵巢功能。卵巢分泌的性激素对下丘脑-垂体又有反馈调节作用。下丘脑、垂体与卵巢之间相互调节、相互影响,形成一个完整而协调的神经内分泌系统,称为下丘脑-垂体-卵巢轴。除下丘脑、垂体和卵巢激素之间的相互调节外,抑制素-激活素-卵泡抑制素系统也参与下丘脑-垂体-卵巢轴对月经周期的调节。此外,下丘脑-垂体-卵巢轴的神经内分泌活动还受到大脑高级中枢的影响。

一、下丘脑促性腺激素释放激素

促性腺激素释放激素是下丘脑弓状核神经细胞分泌的一种十肽激素,通过垂体门脉系统输送到腺垂体,其生理功能是调节垂体促性腺激素的合成和分泌。其分泌特征是脉冲式释放,脉冲频率为 $60\sim120$ 分钟,其频率与月经周期时相有关。正常月经周期的生理功能和病理变化均伴有相应的促性腺激素释放激素脉冲式分泌模式变化。促性腺激素释放激素的脉冲式释放可调节黄体生成素/卵泡刺激素的比值。脉冲频率减慢时,血中卵泡刺激素水平升高,黄体生成素水平降低,黄体生成素/卵泡刺激素比值下降;频率增加时,黄体生成素/卵泡刺激素比值升高。

下丘脑是下丘脑-垂体-卵巢轴的启动中心,促性腺激素释放激素的分泌受垂体促性腺激素和卵巢性激素的反馈调节,包括起促进作用的正反馈和起抑制作用的负反馈调节。反馈调节包括长反馈、短反馈和超短反馈3种。长反馈指卵巢分泌到循环中的性激素对下丘脑的反馈作用;短反馈是指垂体激素对下丘脑促性腺激素释放激素分泌的负反馈调节;超短反馈是指促性腺激素释放激素对其本身合成的负反馈调节。这些激素反馈信号和来自神经系统高级中枢的神经信号一样,通过多种神经递质,包括去甲肾上腺素、多巴胺、内啡肽、5-羟色胺和降黑素等调节促性腺激素释放激素的分泌。去甲肾上腺素促进促性腺激素释放激素的释放,内源性鸦片肽抑制促性腺激素释放激素的释放,多巴胺对促性腺激素释放激素的释放则具有促进和抑制双重作用。

二、垂体生殖激素

腺垂体分泌的直接与生殖有关的激素有促性腺激素和催乳素。

(一)促性腺激素

腺垂体的促性腺激素细胞分泌卵泡刺激素和黄体生成素。它们对促性腺激素释放激素的脉冲式刺激起反应,自身亦呈脉冲式分泌,并受卵巢性激素和抑制素的调节。卵泡刺激素和黄体生成素均为糖蛋白激素,皆由 α 与 β 两个亚单位肽链以共价键结合而成。它们的 α 亚基结构相同,β 亚基结构不同。β 亚基是决定激素特异抗原性和特异功能的部分,但必须与 α 亚基结合成完整分子才具有生物活性。人类的促甲状腺激素和人绒毛膜促性腺激素(human chorionic gonadotropin,HCG)也均由 α 和 β 两个亚单位组成。这4种糖蛋白激素的 α 亚单位中的氨基酸组成及其序列基本相同,它们的免疫反应也基本相同,各激素的特异性均存在于 β 亚单位。

卵泡刺激素是卵泡发育必需的激素,其主要生理作用包括:①直接促进窦前卵泡及窦状卵泡颗粒细胞增殖与分化,分泌卵泡液,使卵泡生长发育;②激活颗粒细胞芳香化酶,合成与分泌雌二醇;③在前一周期的黄体晚期及卵泡早期,促使卵巢内窦状卵泡群的募集;④促使颗粒细胞合成分泌胰岛素样生长因子及其受体、抑制素、激活素等物质,并与这些物质协同作用,调节优势卵泡的选择与非优势卵泡的闭锁退化;⑤在卵泡期晚期与雌激素协同,诱导颗粒细胞生成黄体生成素受体,为排卵及黄素化做准备。

黄体生成素的生理作用包括:①在卵泡期刺激卵泡膜细胞合成雄激素,主要是雄烯二酮,为雌二醇的合成提供底物;②排卵前促使卵母细胞最终成熟及排卵;③在黄体期维持黄体功能,促进孕激素、雌二醇和抑制素 A 的合成与分泌。

(二)催乳素

催乳素是由腺垂体的催乳细胞分泌的由 198 个氨基酸组成的多肽激素,具有促进乳汁合成功能。其分泌具有节律性和脉冲式,主要受下丘脑释放入门脉循环的多巴胺(催乳素抑制因子)抑制性调节。

三、卵巢性激素的反馈调节

卵巢分泌的雌、孕激素对下丘脑-垂体具有反馈调节作用。

(一)雌激素

雌激素对下丘脑产生负反馈和正反馈两种作用。在卵泡期早期,一定水平的雌激素负反馈作用于下丘脑,抑制促性腺激素释放激素释放,并降低垂体对促性腺激素释放激素的反应性,从而实现对垂体促性腺激素脉冲式分泌的抑制。在卵泡期晚期,随着卵泡的发育成熟,当雌激素的分泌达到阈值(≥200 pg/mL)并维持 48 小时以上,雌激素即可发挥正反馈作用,刺激黄体生成素分泌至高峰。在黄体期,协同孕激素对下丘脑有负反馈作用。

(二)孕激素

在排卵前,低水平的孕激素可增强雌激素对促性腺激素的正反馈作用。在黄体期,高水平的孕激素对促性腺激素的脉冲式分泌产生负反馈抑制作用。

四、月经周期的调控过程

(一)卵泡期

月经周期的长短取决于卵泡生长发育的速率和质量,即卵泡期的长短。在一次月经周期的黄体萎缩后,雌、孕激素和抑制素 A 水平降至最低,对下丘脑和垂体的抑制解除,下丘脑又开始分泌促性腺激素释放激素,使垂体卵泡刺激素分泌增加,促进卵泡发育,分泌雌激素,子宫内膜发生增殖期变化。随着雌激素逐渐增加,其对下丘脑的负反馈增强,抑制下丘脑促性腺激素释放激素的分泌,加之抑制素 B 的作用,使垂体卵泡刺激素分泌减少。随着卵泡逐渐发育,接近成熟时,卵泡分泌的雌激素达到 200 pg/mL,并持续 48 小时以上,即对下丘脑和垂体产生正反馈作用,形成黄体生成素和卵泡刺激素高峰,两者协同作用,促使成熟卵泡排卵。

(二)黄体期

排卵后循环中黄体生成素和卵泡刺激素均急剧下降,在少量黄体生成素和卵泡刺激素作用下,黄体形成并逐渐发育成熟。黄体主要分泌孕激素,也分泌雌二醇,使子宫内膜发生分泌期变化。排卵后第 7～8 天循环中孕激素达到高峰,雌激素亦达到又一高峰。由于大量孕激素和雌激素以及抑制素 A 的共同负反馈作用,又使垂体黄体生成素和卵泡刺激素分泌相应减少,黄体开始萎缩,雌、孕激素分泌减少,子宫内膜失去性激素支持,发生剥脱而月经来潮。雌、孕激素和抑制素 A 的减少解除了对下丘脑和垂体的负反馈抑制,卵泡刺激素分泌增加,卵泡开始发育,下一个月经周期重新开始,如此周而复始。

月经周期主要受下丘脑-垂体-卵巢轴的神经内分泌调控,同时也受抑制素-激活素-卵泡抑制素系统的调节,此外,其他腺体内分泌激素对月经周期也有影响。下丘脑-垂体-卵巢轴的生理活动还受大脑皮层神经中枢的调节,如外界环境、精神因素等均可影响月经周期。大脑皮层、下丘脑、垂体和卵巢之间的任何一个环节发生障碍,都会引起卵巢功能紊乱,导致月经失调。

(卢潭敏)

第四节　卵巢周期调节

本部分将阐述卵巢内卵泡发育、排卵及黄体形成至退化的生理周期中变化及调节,以及垂体促性腺激素与卵巢激素相互作用关系;卵巢内激素关系与形态学和自分泌/旁分泌活动的关系使卵巢活动周而复始。

一、卵泡的发育

近年来,随着生殖医学的发展,人们对卵泡发育的过程有了进一步的了解。目前认为卵泡的发育成熟过程跨越的时间很长,仅从有膜的窦前卵泡发育至成熟卵泡就需要 85 天。

始基卵泡直径约为 30 μm,由一个卵母细胞和一层扁平颗粒细胞组成。新生儿两侧卵巢内共有 100 万～200 万个始基卵泡,青春期启动时有 20 万～40 万个始基卵泡。性成熟期每月有一个卵泡发育成熟,女性一生中共有 400～500 个始基卵泡最终发育成成熟卵泡。

初级卵泡是由始基卵泡发育而来的,直径＞60 μm,此期的卵母细胞增大,颗粒细胞也由扁平变为立方形,但仍为单层。初级卵泡的卵母细胞和颗粒细胞之间出现了一层含糖蛋白膜,称为透明带。透明带是由卵母细胞和颗粒细胞共同分泌形成的。

初级卵泡进一步发育,形成次级卵泡。次级卵泡的直径＜120 μm,由卵母细胞和多层颗粒细胞组成。

初级卵泡和次级卵泡均属窦前卵泡。随着次级卵泡的进一步发育,卵泡周围的间质细胞生长分化成卵泡膜,卵泡膜分为内泡膜层和外泡膜层两层。Gougen 根据卵泡膜内层细胞和颗粒细胞的生长,把有膜卵泡的生长分成 8 个等级。

次级卵泡在第 1 个月经周期的黄体期进入第 1 级,1 级卵泡仍为窦前卵泡。约 25 天后在第 2 个月经周期的卵泡期发育成 2 级卵泡,此时颗粒细胞间积聚的卵泡液增加融合成卵泡腔,因此,这种卵泡被称为窦腔卵泡,从此以后的卵泡均为窦腔卵泡。卵泡液中含有丰富的类固醇激素、促性腺激素和生长因子,它们对卵泡的发育具有极其重要的意义。20 天后在黄体期末转入第 3 级,14 天后转入第 4 级,4 级卵泡直径约为 2 mm。10 天后,在第 3 个月经周期的黄体晚期转入第 5 级。5 级卵泡为卵泡募集的对象,被募集的卵泡从此进入第 6、7、8 级,每级之间间隔 5 天。

（一）初始募集

静止的始基卵泡进入到卵泡生长轨道的过程称为初始募集,初始募集的具体机制尚不清楚。目前认为静止的始基卵泡在卵巢内同时受到抑制因素和刺激因素的影响,当刺激因素占上风时就会发生初始募集。卵泡刺激素水平升高可导致初始募集增加,这说明卵泡刺激素能刺激初始募集的发生。但是始基卵泡上没有卵泡刺激素受体,因此,卵泡刺激素对初始募集的影响可能仅仅是一种间接影响。

一些局部生长因子在初始募集的启动中可能起关键作用,如生长分化因子-9（growth differentiation factor-9,GDF-9）和 kit 配体等。GDF-9 是转化生长因子/激活素家族中的一员,它由卵母细胞分泌,对大鼠的初始募集至关重要。GDF-9 发生基因突变时,大鼠的始基卵泡很难发展到初级卵泡。kit 配体是由颗粒细胞分泌的,它能与卵母细胞和颗粒细胞上的 kit 受体结合。kit 配体是初始募集发生的关键因子之一。

（二）营养生长阶段

从次级卵泡到 4 级卵泡的生长过程很缓慢,次级卵泡及其以后各期卵泡的颗粒细胞上均有卵泡刺激素、雌激素和雄激素受体。泡膜层也是在次级卵泡期形成,泡膜细胞上有黄体生成素受体。由于卵泡上存在促性腺激素受体,所以促性腺激素对该阶段的卵泡生长也有促进作用。

不过促性腺激素对该阶段卵泡生长的影响较小。即使没有促性腺激素的影响,卵泡也可以发展成早期窦腔卵泡。与促性腺激素水平正常时的情况相比,缺乏促性腺激素时卵泡生长得更慢,生长的卵泡数更少。

由于该阶段卵泡的生长对促性腺激素的依赖性很小,可能更依赖卵巢的局部调节,如胰岛素样生长因子和转化生长因子 β 等,因此,Gougeon 称此阶段为营养生长阶段。

（三）周期募集

在黄体晚期,生长卵泡发育成直径为 2～5 mm 的 5 级卵泡。绝大部分 5 级卵泡将发生闭锁,只有少部分 5 级卵泡在促性腺激素（主要是卵泡刺激素）的作用下,可以继续生长发育并进入到下个月经周期的卵泡期。这种少部分 5 级卵泡被募集到继续生长轨道的过程,就称为周期募集。

4 级卵泡以后的各级卵泡生长对促性腺激素的依赖很大,如果促性腺激素水平比较低,这些卵泡将发生闭锁。另外,雌激素也能促进这些卵泡的生长,因此,雌激素有抗卵泡闭锁的作用。在青春期前也有卵泡生长,但是由于促性腺激素水平低,这些生长卵泡在周期募集发生前都闭锁了。在青春期启动后,下丘脑-垂体-卵巢轴被激活,促性腺激素分泌增加,周期募集才开始成为可能。

在黄体晚期,黄体功能减退,雌孕激素水平下降,促性腺激素水平轻度升高。在升高的促性腺激素的作用下,一部分 5 级卵泡被募集,从而可以继续生长。由此可见,周期募集的关键因素是促性腺激素。

（四）促性腺激素依赖生长阶段

周期募集后的卵泡生长依赖促性腺激素,目前认为 5 级以后卵泡的生长都需要一个最低水平的卵泡刺激素,即"阈值"。只有卵泡刺激素水平达到或超过阈值时,卵泡才能继续生长,否则卵泡将闭锁。因此,5 级及其以后的卵泡生长阶段被称为促性腺激素依赖生长阶段。雌激素对该阶段卵泡的生长也有促进作用,雌激素可使卵泡生长所需的卵泡刺激素阈值水平降低。

（五）优势卵泡的选择

周期募集的卵泡有多个，但是最终只有一个卵泡发育为成熟卵泡并发生排卵。这个将来能排卵的卵泡被称为优势卵泡，选择优势卵泡的过程称为优势卵泡的选择。

优势卵泡的选择发生在卵泡早期（月经周期的第5～7天）。目前认为优势卵泡的选择与雌激素的负反馈调节有关，优势卵泡分泌雌激素的能力强，其卵泡液中的雌激素水平高。一方面，雌激素能在卵泡局部协同卵泡刺激素，促进颗粒细胞的生长，提高卵泡对卵泡刺激素的敏感性。另一方面，雌激素对垂体卵泡刺激素的分泌具有负反馈抑制作用，使循环中的卵泡刺激素水平下降。卵泡中期，随着卵泡的发育和雌激素分泌的增加，卵泡刺激素分泌减少。优势卵泡分泌雌激素能力强，对卵泡刺激素敏感，因此，其生长对卵泡刺激素的依赖较小，可继续发育。分泌雌激素能力低的卵泡，其卵泡液中的雌激素水平低，对卵泡刺激素不敏感，生长依赖于高水平的卵泡刺激素，卵泡刺激素水平下降时它们将闭锁。

（六）排卵

成熟卵泡也被称为 Graffian 卵泡，直径可达 20 mm 以上。成熟卵泡破裂，卵母细胞排出，这个过程称为排卵。排卵发生在卵泡晚期，此时雌二醇水平迅速上升并达到峰值，该峰值水平可达 350 pg/mL 以上。高水平的雌二醇对下丘脑-垂体产生正反馈，诱发垂体黄体生成素峰性分泌，形成黄体生成素峰。黄体生成素峰诱发排卵，在黄体生成素峰出现 36 小时后发生排卵。

排卵需要黄体酮和前列腺素。排卵前的黄体生成素峰诱导颗粒细胞产生孕激素受体，孕激素受体缺陷者存在排卵障碍，这说明孕激素参与排卵的调节。排卵前的黄体生成素峰激活环氧合酶-2 的基因表达，环氧合酶-2 合成增加，前列腺素生成增多。前列腺素缺乏会导致排卵障碍，这说明前列腺素也参与排卵的调节。

排卵过程的具体机制尚不清楚，下面把目前的一些认识做一简介。黄体生成素峰激活卵丘细胞和颗粒细胞内的透明质酸酶的基因表达，透明质酸酶的增加使卵丘膨大，目前认为卵泡膨大是排卵的必要条件之一。黄体生成素峰还激活溶酶体酶，在溶酶体酶的作用下形成排卵斑。孕激素的作用是激活排卵相关基因的转录，前列腺素参与排卵斑的形成过程。排卵斑破裂是蛋白水解酶作用的结果，这些酶包括纤溶酶原激活物和基质金属蛋白酶等。

（七）卵泡闭锁

在每一个周期中都有许多卵泡生长发育。但是，最终每个月只有一个卵泡发育为成熟卵泡并排卵，其余的绝大多数（99.9%）卵泡都闭锁了。在卵泡发育的各个时期都可能发生卵泡闭锁。卵泡闭锁属于凋亡范畴，一些生长因子和促性腺激素参与其中。

二、卵母细胞的变化

在卵泡发育的过程中，卵母细胞也发生了重大变化。随着卵泡的增大，卵母细胞的体积也不断增大。始基卵泡的卵母细胞为处于减数分裂前期 I 的初级卵母细胞，黄体生成素峰出现后进入到减数分裂中期 I，排卵前迅速完成第一次减数分裂，形成 2 个子细胞，即次级卵母细胞和第一极体。次级卵母细胞很快进入到减数分裂中期 II，且停止于该期，直到受精后才会完成第二次减数分裂。

三、卵泡发育的调节

卵泡刺激素是促进卵泡发育的主要因子之一，窦前期卵泡和窦腔卵泡的颗粒细胞膜上均有卵泡刺激素受体,卵泡刺激素本身能上调卵泡刺激素受体的基因表达。卵泡刺激素能刺激颗粒细胞的增殖,激活颗粒细胞内的芳香化酶。另外卵泡刺激素还能上调颗粒细胞上黄体生成素受体的基因表达。黄体生成素受体分布于卵泡膜细胞和窦期卵泡的颗粒细胞上,它对卵泡的生长发育也很重要。黄体生成素的主要作用是促进卵泡膜细胞合成雄激素,后者是合成雌激素的前体。

　　雌激素参与卵泡生长发育各个环节的调节,颗粒细胞和卵泡膜细胞均为雌激素的靶细胞。雌激素能刺激颗粒细胞的有丝分裂,促进卵泡膜细胞上卵泡刺激素受体和黄体生成素受体的基因表达。雌激素在窦腔形成和优势卵泡选择的机制中居重要地位。雄激素在卵泡发育中的作用目前尚不清楚,但临床上有证据提示,雄激素过多可导致卵泡闭锁。

(张　磊)

第二章

肿瘤的筛查与预防

第一节 子宫颈癌的筛查与预防

高危型人乳头瘤病毒的感染和人乳头瘤病毒感染的持续存在是子宫颈癌发生的重要原因。子宫颈癌的发病率和病死率与是否进行筛查和参与人乳头瘤病毒疫苗接种有关。筛查可降低子宫颈癌的发病率和病死率,但关于筛查方法(巴氏涂片、人乳头瘤病毒检测、阴道镜检查或两者联合)、对象及频率仍存在争议。

一、筛查方法

子宫颈癌的筛查方法包括细胞学筛查和高危型人乳头瘤病毒的检测。子宫颈癌前病变或子宫颈癌的诊断需要组织学活检及病理确诊。

(一)细胞学筛查

1.巴氏涂片检查

巴氏涂片采集并检测宫颈移行带及宫颈管内外口交界处的异常细胞,而这些部位都是宫颈非典型增生和癌症的起源部位。半个多世纪以来,全世界一直应用巴氏涂片进行子宫颈癌的筛查,通过组织以人群为基础的高质量的巴氏涂片法筛查,可使子宫颈癌的发病率和病死率下降80%。然而巴氏涂片的敏感性和特异性变异很大,其结果解读在判读者间存在相当大的差异性,但是对于较严重的异常情况,检测结果的差异性会减小。

2.液基细胞学检查

液基细胞学检查是传统细胞学检查的改良,采用宫颈刷获取标本后立即洗入细胞保存液中,几乎保留了取材器上的所有细胞,在制片过程中去除血液、黏液及炎性细胞的干扰。液基细胞学检查所制备的单层细胞涂片效果清晰,增加了细胞学诊断的准确性,但其发现子宫颈癌前病变的敏感性、特异性与巴氏涂片接近。目前液基细胞学有 Thin Prep 法和 Auto-Cyte Prep 法 2 种。

无论是传统的巴氏涂片还是液基细胞学检查,均按 2001 年版 TBS 分类系统作出描述性诊断报告。子宫颈/阴道细胞学诊断的 TBS 系统于 1988 年 12 月问世,并于 1991 年 4 月和 2001 年 5 月先后两次进行修改和补充,报告方式根据鳞状上皮细胞的改变程度总体分类为未见上皮内病变细胞或恶性细胞和上皮细胞异常。上皮细胞的异常包括鳞状细胞异常和腺细胞异常。

（1）鳞状细胞异常：①非典型鳞状细胞，表示上皮细胞异常，提示鳞状上皮内病变，但在数量或质量上不足以确定诊断；无明确诊断意义的非典型鳞状细胞和不除外高度鳞状上皮内病变。②鳞状上皮内低度病变，包括核周挖空细胞和轻度非典型增生或宫颈上皮内瘤变Ⅰ级。③鳞状上皮高度病变，包括中、重度非典型增生（宫颈上皮内瘤变Ⅱ级和宫颈上皮内瘤变Ⅲ级）。④鳞状细胞癌。

（2）腺细胞异常：①非典型腺细胞，包括非典型颈管腺细胞和非典型宫内膜腺细胞；②非典型颈管腺细胞倾向瘤变；③颈管原位腺癌；④腺癌（颈管、宫内膜或不能明确来源）。

（二）人乳头瘤病毒检测

人乳头瘤病毒检测可检出大多数（但并非所有）高危型人乳头瘤病毒的病毒株。美国食品和药品监督管理局批准的人乳头瘤病毒检测方法有，第二代杂交捕获法高危型人乳头瘤病毒检测（2003年）、酶切信号放大法Cervista人乳头瘤病毒检测（2009年）及Cobas 4800人乳头瘤病毒检测（2011年）。人乳头瘤病毒检测通常在细胞学检测显示非典型细胞后进行（反馈性人乳头瘤病毒检测），或与细胞学检测同时进行（联合检测）。无论是单独应用还是联合检测，人乳头瘤病毒检测在宫颈组织病理学（包括腺癌）检测方面的敏感性均优于单独的宫颈细胞学检查结果。人乳头瘤病毒检测可减少子宫颈癌的总体发病率，但尚未证实其具有病死率获益。包含人乳头瘤病毒检测在内的筛查策略增加了阳性结果和所行阴道镜检查的数量，但长期预后尚不确定。

（三）阴道镜检查

阴道镜检查是利用放大镜发现肉眼不能识别的宫颈病变，指导活检，提高宫颈上皮内瘤变及早期子宫颈癌的检出率，因此，阴道镜检查在子宫颈癌筛查、早诊早治中具有举足轻重的作用，主要包括醋酸肉眼观察和碘染色肉眼观察。其缺点是对宫颈管病变和鳞柱交界内移观察时往往不全面，容易漏诊。该方法成本低，易掌握，凡子宫颈癌筛查异常者或临床可疑者均需转至阴道镜检查，以进一步评价，确定是否有病变及病变程度，该方法是提高子宫颈癌筛查灵敏度和特异度的有效方法。在一项双盲大样本人群的横断面研究中，阴道镜作为筛查方法诊断高于宫颈上皮内瘤变Ⅱ级宫颈病变的灵敏度和特异度，分别达到81.4%和76.5%，诊断如在阴道镜下不能见到全部鳞柱交界的转化区，或交界部位位于宫颈管内，应用刮匙搔刮取材，或宫颈椎切、电圈环切术取材，送病理学检查，以免漏诊。

（四）人乳头瘤病毒和液基细胞学检查联合检测

美国阴道镜检查与子宫颈病理学会在筛查指南中指出，对于30～65岁的女性最好的筛查方法是进行人乳头瘤病毒和液基细胞学检查联合检测，因为联合检测可以同时增加子宫颈癌筛查的灵敏度及特异度，故常规的筛查间隔由原来的3年延长至5年，而罹患子宫颈癌的概率却不会相应增加。

二、筛查策略

（一）宫颈完整且免疫功能正常的女性

各国家开始筛查的年龄可能各有不同（通常在20～25岁之间）。WHO提供了子宫颈癌癌前病变筛查、治疗以及预防子宫颈癌的指南，对于年龄＜30岁的女性，建议单行巴氏涂片筛查，每3年1次。对于年龄≥30岁的女性，建议通过以下任何一种方式进行筛查：单行巴氏涂片筛查，每3年1次；联合检测（巴氏涂片和人乳头瘤病毒检测），且如果初始两种检测结果均为阴性，可每5年1次。联合检测可能对宫颈异常情况的检出早于单独的巴氏涂片，也会使后续检出率增高。

（二）具有子宫颈癌特定危险因素的女性

公认的危险因素包括免疫功能受损、当前吸烟或有吸烟史、宫内暴露于已烯雌酚、高级别非典型增生或更严重病变史等。

1.免疫功能受损的女性

美国妇产科医师学会建议，在21岁开始进行巴氏涂片筛查，每年1次。对于这些女性，我们在其开始性行为后1年开始筛查，筛查方法为巴氏涂片和人乳头瘤病毒检测，每年1次。

2.当前吸烟或有吸烟史的患者

对于当前吸烟或有吸烟史的患者，需要在65岁后延长子宫颈癌的筛查。

3.妊娠期间使用过已烯雌酚女性所生的女儿

对于妊娠期间使用过已烯雌酚女性所生的女儿，应该增加筛查阴道癌和子宫颈癌的频率。妊娠期间使用过已烯雌酚女性的子宫颈癌筛查与一般风险人群一致。

4.具有宫颈上皮内瘤变病史

若处于宫颈上皮内瘤变锥切术后，美国阴道镜检查与子宫颈病理学会推荐每6个月进行宫颈细胞学检查和高危型人乳头瘤病毒检查。如果连续2年联合筛查阴性，检测间隔可延长至12个月。若因宫颈上皮内瘤变病史行全子宫切除术，则推荐在全子宫切除术前或术时诊断为宫颈上皮内瘤变Ⅱ～Ⅲ级的女性进行阴道细胞学检查以筛查阴道癌。美国妇产科医师学会推荐这些患者在治疗宫颈上皮内瘤变Ⅱ～Ⅲ级后持续筛查至少20年。波伊茨-耶格综合征女性属于子宫颈癌高发人群，其罹患子宫颈癌的风险约为10%。宫颈肿瘤主要为宫颈微偏腺癌，是具有高度侵袭性的高分化黏液性腺癌，占宫颈腺癌的1%，其分化程度较好，与正常宫颈腺体很难鉴别。宫颈微偏腺癌临床症状有异常阴道出血或黏液样阴道排液。推荐在21岁开始筛查，筛查方法为巴氏涂片和人乳头瘤病毒检测，每年1次。

（三）全子宫切除术且无子宫颈癌和宫颈上皮内瘤变病史

对于进行过全子宫切除术且无子宫颈癌和宫颈上皮内瘤变病史者，可以不进行筛查。

（四）人乳头瘤病毒疫苗接种者

人乳头瘤病毒疫苗接种者的最佳筛查方法不确定。疫苗并不会对所有人乳头瘤病毒亚型都有防护性免疫力，而且有些疫苗接种者可能已经感染高危型人乳头瘤病毒，因此，建议遵循标准的筛查推荐。

虽然妇科肿瘤严重威胁妇女健康，但其在普通人群中的发病率较低。假阳性筛查结果会增加健康女性的手术风险和经济成本，假阴性筛查结果则导致无法发现有危险因素人群的发病情况。因此，筛查的临床实践方法需基于女性个体癌症风险的评估，重点提高危险人群的筛查有助于降低该部分人群的患病率。

三、子宫颈癌的预防

（一）子宫颈癌的一级预防

一级预防包括安全性生活、应用屏障法预防病毒传染以及病毒疫苗的运用。而安全性生活的健康教育应和其他重要的全国健康活动（如控制性传播疾病及人口控制）结合起来。

从根本上预防子宫颈癌的方法是接种子宫颈癌疫苗，子宫颈癌疫苗包括预防性和治疗性疫苗。人乳头瘤病毒疫苗能激发机体的细胞和体液免疫应答，有效地预防和控制人乳头瘤病毒感染,在预防和治疗子宫颈癌上发挥重要作用。预防性疫苗主要是通过分子生物学方法获得病毒衣壳蛋白 L1 和 L2 的重组病毒颗粒,并将其作为靶疫苗刺激机体产生保护性中和抗体,阻断人乳头瘤病毒感染。目前已有两种人乳头瘤病毒预防性疫苗上市,分别是 Merck 公司的四价疫苗(6、11、16、18 型)"Gardasil"和 GSK 公司的二价疫苗(16、18 型)"Cervarix",现已在全球 100 多个国家批准应用,我国也完成了预防性疫苗的 III 期临床研究。部分国家根据免疫学桥接试验结果,已批准疫苗用于青春期女孩、年轻女性(9～26 岁)和青春期男孩(9～15 岁),甚至可用于中年女性(45 岁以下),并有近 30 个国家的公共财政将对人乳头瘤病毒疫苗进行支持,推广全民接种。美国及 WHO 认为能获得人乳头瘤病毒疫苗保护的人群年龄为 9～26 岁,而最适宜接种的年龄为 11～12 岁。

接种步骤:以接种四价疫苗为例,应于 6 个月内分 3 次注射。第一剂:自行选择日期;第二剂:第一剂后 2 个月;第三剂:第一剂后 6 个月。两种疫苗的多项临床试验结果显示:对尚未感染人乳头瘤病毒的妇女而言,两种疫苗在预防子宫颈癌癌前病变和子宫颈癌方面均显示出长期高度的有效性。四价疫苗对相关人乳头瘤病毒引起的生殖器病变也有很好的预防效果,对于已经感染目标类型的人乳头瘤病毒的妇女,疫苗可显著减少异常细胞学的发生率。对两种疫苗接种的后续分析结果均显示注射部位可出现轻度或一过性的局部红肿痛,但目前尚无接种人乳头瘤病毒疫苗后出现相关死亡病例的报告。虽然目前尚未观察到孕妇不慎接种任何一种人乳头瘤病毒疫苗后出现严重后果,并已证实四价人乳头瘤病毒疫苗可在哺乳期女性中接种,但鉴于数据的局限性,仍然不推荐在妊娠女性、人类免疫缺陷病毒阳性儿童和患有其他急性疾病的人群中接种人乳头瘤病毒疫苗。此外,由于监测到接种后晕厥和静脉血栓事件发生率稍高,建议青春期女性在接种疫苗后观察 15 分钟。因此,WHO、疾病控制中心、欧洲医学机构等多个部门均认为人乳头瘤病毒疫苗是安全有效的,应积极促进其在全球发达国家或发展中国家的接种。

治疗性疫苗主要是针对感染相关病变细胞中高水平蛋白且呈构成性表达的 E6 及 E7 蛋白而进行的,通过选用病毒的蛋白作为靶疫苗,诱导机体产生有效针对病毒抗原的细胞毒性 T 细胞。由于肿瘤免疫治疗的复杂性,目前尚无有效的人乳头瘤病毒治疗性疫苗问世。

已上市的两种人乳头瘤病毒预防性疫苗仅涵盖人乳头瘤病毒 16、18 型两种高危型人乳头瘤病毒,只对这两种型别感染阴性的人群有预防相应型别人乳头瘤病毒感染相关肿瘤的作用,所以接种子宫颈癌疫苗不能完全代替子宫颈癌的筛查。目前即使是接种了子宫颈癌疫苗仍然需要进行子宫颈癌筛查,因此,子宫颈癌疫苗虽然有效,但筛查仍然是预防子宫颈癌的有效手段。

(二)子宫颈癌的二级预防

随着子宫颈癌病因的明确,采用人乳头瘤病毒疫苗进行子宫颈癌的病因预防是最为理想且最根本的方法,但在人乳头瘤病毒疫苗尚未在人群中广泛应用之前,筛查仍然是预防和控制子宫颈癌的主要手段。目前有多种成熟的子宫颈癌筛查方法适用于不同经济发展的地区。对筛查结果异常的妇女进一步行阴道镜检查和病理组织学检查,以明确诊断并给予积极治疗,把病变阻断在癌前期或癌早期。

(张　磊)

第二节 子宫内膜癌的筛查与预防

近年来,随着经济的迅猛发展,人们的行为方式、饮食结构和价值观发生了变化。高血压、糖尿病和肥胖的发病率逐年上升,使子宫内膜癌的高危人群不断扩大,子宫内膜癌的发病率呈上升趋势且趋于年轻化,其筛查受到重新审视和日益重视。目前用于子宫内膜病变的检查手段主要有经阴道超声检查、子宫内膜细胞学检查和子宫内膜活检,筛查阳性者或临床高度可疑子宫内膜癌的患者应进一步行宫腔镜检查、组织病理学确诊。

一、经阴道超声检查

经阴道超声检查作为一种无创性影像学检查于 19 世纪 80 年代中期进入临床应用。经阴道超声检查对绝经后出血患者子宫内膜病变的诊断价值已被普遍认可。1998 年,Smith-Bindman 发表了一项根据经阴道超声检查子宫内膜厚度诊断绝经后出血患者子宫内膜病变的荟萃分析研究,该研究涉及 35 项研究、5 892 例患者,其结果显示:经阴道超声检查测量子宫内膜厚度 $\geqslant$4 mm 时,诊断子宫内膜癌的敏感性为 96%,特异性为 61%。综合分析近期的 5 项大规模多中心研究显示:当经阴道超声检查测量子宫内膜厚度 $\leqslant$4 mm 作为除外子宫内膜癌的标准时,2 752 例绝经后出血患者中,仅有 3 例漏诊子宫内膜癌。鉴于子宫内膜活检在子宫内膜厚度 $\leqslant$5 mm 时的取材满意率仅为 82%,提示子宫内膜活检不适宜应用于经阴道超声检查示内膜厚度 $\leqslant$4 mm 的绝经后出血患者。

然而,将经阴道超声检查用于子宫内膜癌的筛查却存在诸多问题:①当子宫内膜不均质、形态欠规则或存在局限的占位性病变时,很难准确测量子宫内膜的厚度。②由于子宫内膜厚度在整个月经周期内发生大幅度变化,难以确定诊断子宫内膜病变的内膜厚度界值。③目前尚缺乏关于绝经后无症状人群中经阴道超声检查对子宫内膜病变诊断价值的大样本多中心前瞻性研究。无症状性子宫内膜息肉存在于 10%~17% 的绝经后女性,而对绝经后无症状性内膜息肉癌变的风险和处理尚待探索。④经阴道超声检查对绝经后出血患者子宫内膜病变的诊断界值是否适用于绝经后激素替代治疗的患者尚缺乏证据。

二、子宫内膜细胞学检查

(一)子宫内膜细胞采集器研制

用于子宫内膜细胞学检查的子宫内膜细胞采集器出现于 1955 年,对子宫内膜细胞学检查评价子宫内膜状态及诊断子宫内膜病变的研究已长达 50 余年。20 世纪 80 年代,多种子宫内膜细胞采集器曾应用于临床,其取材满意率和诊断准确性存在较大差异。早期的子宫内膜细胞学检查并未获得妇科肿瘤医师和病理科医师的广泛认可,主要由于两方面原因:其一,取材器操作困难且无法避免宫颈和阴道细胞的污染;其二,早期的子宫内膜细胞学检查多采用传统的直接涂片法,由于标本保存和制片技术的限制,细胞学诊断重复性差。1993 年,美国印第安纳大学医学中心研发的 Tao Brush 被美国食品和药品监督管理局正式批准应用于临床,并同时被认可应用于欧洲的 11 个国家。由于 Tao Brush 的独特设计有效避免了宫腔以外细胞的污染并易于操作,逐渐被临床医师认可并得到广泛应用。1997年，液基细胞学制片技术应用于子宫内膜细胞学检查制片。

2003年，我国自主研发的子宫内膜细胞采集器SAP-1获得专利。2006年，中国生育健康研究所联合美国克里福兰大学、北京大学第一医院妇产科，在江苏、浙江等地区采用SAP-1开展了我国首次子宫内膜细胞学检查筛查子宫内膜癌的大规模研究，共获得子宫内膜细胞学检查标本2 979例。2006年，在北京大学第一医院妇产科建立了我国第一个宫腔细胞学检测中心，确立了子宫内膜细胞学诊断系统，此后，我国逐步开展了子宫内膜细胞学检查筛查子宫内膜癌的临床工作和研究。

SAP-1取材器的主要特点：①外套管外径≤2.8 mm，操作中不需扩张宫颈口，可直接进入宫腔，因而患者疼痛轻、出血少，无须麻醉或镇痛，在门诊诊室中即可进行，容易被医师和患者接受。②外套管表面自前端4 cm、7 cm、10 cm处有3条刻度线，为宫腔深度指示标志。③外套管形态弯曲符合女性生殖道解剖结构，取样操作简单易行。④采集环形态与子宫腔形态适型，可360°覆盖子宫内膜，采集环上有6个齿状刮片，可充分采集子宫内膜黏膜层和基底层组织，取材满意度高。

(二)子宫内膜细胞学检查的准确性与取材满意率

多项研究重新评估了子宫内膜细胞学检查在子宫内膜病变诊断中的意义，特别是子宫内膜细胞学检查对子宫内膜癌诊断的准确性，敏感性为78%～100%，特异性为66%～100%，与子宫内膜活检术相比无明显差异。已有多项研究证实，子宫内膜细胞学检查的取材满意率高于子宫内膜活检术。英国国家医疗保健服务的一项医疗保健技术评估报告中指出，采用Tao Brush行子宫内膜细胞学检查与采用Pipelle行子宫内膜活检术在绝经前女性中取材满意率无差异，而在绝经期女性中Tao Brush满意率高于Pipelle。此外，子宫内膜细胞学检查的性价比和患者耐受性均高于子宫内膜活检术。

北京大学第一医院妇产科在2009年采用SAP-1取材器获得子宫内膜细胞学检查标本1 946例，643例在1个月内接受了分段诊刮或宫腔镜下分段诊刮组织病理学确诊。结果显示子宫内膜细胞学检查的取材满意度优于诊刮，尤其是在绝经后人群中，子宫内膜细胞学检查筛查子宫内膜癌/癌前病变的准确性可达87.2%，敏感性是90.7%，特异性是86.8%，阳性预测值为49.6%，阴性预测值为98.4%。说明子宫内膜细胞学检查方法是筛查子宫内膜癌/癌前病变的适宜方法，尤其是绝经后人群。

(三)子宫内膜细胞学的制片方法

子宫内膜细胞学检查的制片方法主要有两种，传统巴氏涂片和液基制片，其中液基制片又分细胞离心制片法和液基薄层制片法。

鉴于子宫颈防癌检查的普及，细胞学制片方法对细胞学诊断的影响在宫颈细胞学筛查中得到了广泛而深入的研究。Norimatsu比较了传统涂片与液基制片在子宫内膜良性病变和子宫内膜癌中制片质量的差异：在对子宫内膜良性病变的研究中，各期子宫内膜液基制片的细胞团数量/单位面积、透明背景的百分比和具有诊断价值细胞量均高于传统涂片；在对子宫内膜癌的研究中，具有恶性特征的细胞团比例在两种制片方法中没有显著差异。Papaefthimiou证实了在液基制片中根据细胞形态学特征诊断子宫内膜病变的诊断一致性和可重复性良好。可见，不同制片方法的细胞特征没有差异，普片的子宫内膜细胞学检查诊断标准可能适用于液基；液基的制片质量优于普片，但两者子宫内膜病变诊断的准确性是否存在差异尚待进一步研究。

（四）子宫内膜细胞学的诊断标准

目前子宫内膜细胞学检查尚无统一的诊断体系。子宫内膜细胞学检查的诊断主要基于细胞团的三维立体形态和细胞核的特征，由于子宫内膜具有与激素水平相关的形态变化，使得子宫内膜细胞学检查的诊断较为困难。1992年出版的《子宫内膜细胞病理学》一书中提出了瑞士圣加仑州细胞病理诊断和癌症研究室在子宫内膜细胞学检查诊断报告中所采取的分类和诊断术语，将子宫内膜细胞学检查诊断分为5类。由Tao在1993年提出的子宫内膜细胞学检查诊断标准得到了较为广泛的认可和应用，Ishii和Norimatsu完善了癌前病变和子宫内膜癌诊断，Maksem在2007年系统总结了子宫内膜细胞学检查的形态学特征和分类诊断，包括正常子宫内膜、子宫内膜良性病变、癌前病变和子宫内膜癌4类。2009年，Yanoh基于Norimatsu前期的研究提出了新的子宫内膜细胞学检查诊断体系和报告，主要根据异常细胞团的比例、细胞非典型性和背景做出诊断。诊断报告系统包括标本满意度评价和分级诊断两部分，子宫内膜细胞学检查诊断分为4级：①阴性；②不能明确意义的非典型内膜细胞；③可疑癌前病变或癌的非典型内膜细胞；④阳性。

目前我国子宫内膜细胞学检查诊断主要根据赵健在2006年提出的子宫内膜细胞学诊断系统，子宫内膜细胞学检查诊断分为4类：①未见异常细胞和上皮内病变；②良性增生性改变；③子宫内膜非典型增生；④子宫内膜癌。

（五）子宫内膜细胞学的应用

虽然子宫内膜癌筛查的必要性和目标人群尚存争议，但已有研究将子宫内膜细胞学检查用于绝经后无症状人群和子宫内膜癌高危人群的筛查，并初步证实了子宫内膜细胞学检查作为子宫内膜癌筛查工具的可行性。

1.无症状人群的筛查

子宫内膜癌的筛查在日本推广较为普及，1987年，子宫内膜癌的筛查正式纳入了日本老年人保健法，在日本已有超过21万的女性接受了子宫内膜细胞学检查筛查。2002年，Nakagawa-Okamura回顾性分析了1989—1997年日本22家医院1 195例子宫内膜癌患者的资料，其中经子宫内膜细胞学检查筛查发现者126例，普通门诊就诊者1 069例。筛查组确诊为Ⅰ期子宫内膜癌的比例显著高于门诊组，筛查组的5年生存率也显著高于门诊组。研究表明，在绝经后的无症状人群中行子宫内膜癌筛查有助于早期发现子宫内膜癌并延长生存期。2005年，Minagawa在普通人群中对联合应用经阴道超声检查与子宫内膜细胞学检查对子宫内膜癌的诊断价值进行了评价，对入组的552例研究对象行经阴道超声检查，其中有不规则出血症状或经阴道超声检查发现异常者行子宫内膜细胞学检查，阳性者行宫腔镜＋子宫内膜活检术，经阴道超声检查或子宫内膜细胞学检查阴性者随访至12个月。经阴道超声检查联合子宫内膜细胞学检查检出子宫内膜癌13例、非典型增生1例，敏感性为100%，特异性为99.1%。

2.他莫昔芬治疗患者的监测

乳腺癌术后他莫昔芬治疗是子宫内膜癌的高危因素之一，Mathelin联合应用经阴道超声检查与子宫内膜细胞学检查对687例患者进行筛查，经阴道超声检查发现子宫内膜增厚＞8 mm者189例，行子宫内膜细胞学检查及宫腔镜＋宫颈扩张及刮宫术，术后病理证实4例子宫内膜癌及141例良性病变，子宫内膜细胞学检查诊断敏感性为100%，阴性的患者随访5年均未发现子宫内膜癌。Bucooliero对320例绝经后无症状但存在内膜增厚＞5 mm或他莫昔芬/激素替代治疗等高危因素的患者行子宫内膜细胞学检查及活检术，发现子宫内膜癌6例和非典型增生1例，子宫内膜细胞学检查诊断的敏感性为94%,特异性为95%。

3.绝经后经阴道超声检查异常无症状人群的随访

Bucooliero对670例绝经后经阴道超声检查发现子宫内膜厚度>4 mm的670例患者行子宫内膜细胞学检查及子宫内膜活检术,子宫内膜细胞学检查诊断子宫内膜病变的敏感性为95%,特异性为98%,与子宫内膜活检术无显著性差异,但子宫内膜细胞学检查取材满意率显著高于子宫内膜活检术,适宜作为绝经后女性子宫内膜癌的筛查工具。目前对绝经后女性偶然发现的无症状子宫内膜息肉的处理仍存在争议,Fambrini对359例绝经后无症状子宫内膜息肉行宫腔镜手术治疗的患者进行研究,术前行子宫内膜细胞学检查和子宫内膜活检术,子宫内膜细胞学检查取材满意率显著高于活检术,术后病理证实子宫内膜癌为8例,子宫内膜细胞学检查和活检术的诊断敏感性分别为87.5%和62%,提示子宫内膜细胞学检查可作为绝经后无症状内膜息肉的监测工具。

三、子宫内膜活检

20世纪70年代,得益于负压吸引内膜采集装置的问世,可在门诊无麻醉状态下进行的子宫内膜活检术开始应用于临床。当时普遍应用的Vabra抽吸器诊断子宫内膜癌的总符合度为86%。1984年,Cornier报道了Pipelle内膜采集器在子宫内膜活检术中的应用。Pipelle内膜采集器是一种内置活塞的负压吸引装置。Pipelle内膜采集器与Vabra抽吸器相比,对子宫内膜病变的诊断能力相似,但成本低,且操作过程中痛苦小,易被患者接受。子宫内膜活检术与宫颈扩张及刮宫术相比更为安全、操作简便、成本低且无须麻醉可在门诊进行。一项对39项研究涉及7 914例阴道不规则出血患者的荟萃分析显示,Pipelle内膜采集器诊断子宫内膜癌的敏感性在绝经前女性中为91%,绝经后女性中为99.6%。20世纪90年代,子宫内膜活检术作为诊断子宫内膜病变的一线检查方法普遍得到临床医师的认可。随着内置活塞的负压吸引内膜采集装置在临床的广泛应用,Pipelle内膜采集器成为了抽吸式子宫内膜活检术的代名词。Clark对11项(1 013例)因绝经后出血行子宫内膜活检术的研究进行分析,诊断子宫内膜癌的阳性预测值为81.7%,但阴性预测值仅为0.9%,提示对于反复绝经后出血但子宫内膜活检为阴性的患者应行进一步检查,此外诊断的敏感性和特异性在各研究中差异较大。

负压吸引内膜采集装置在取材代表性和取材满意率方面的局限性使子宫内膜活检术对内膜病变的诊断存在一定缺陷。Rodriguez对25例宫腔镜的内膜组织学标本进行研究,Pipelle内膜采集器和Vabra抽吸器对内膜标本的取材仅占宫腔面积的4%和41%。Guido对65例经宫腔镜确诊为子宫内膜癌的患者应用Pipelle行子宫内膜活检,取材满意率为97%,假阴性率为17%。11例漏诊的子宫内膜癌患者中,3例病变占宫腔面积≤5%;4例病变占宫腔面积为6%~25%;4例病变占宫腔面积为26%~50%;当病变占宫腔面积>50%时,子宫内膜癌无一漏诊。子宫内膜活检术更适用于弥漫性内膜病变的诊断,而对局限性病灶的诊断价值十分有限。Elsandabesee对97例绝经后出血患者行子宫内膜活检术,当经阴道超声检查测量子宫内膜厚度<5 mm时,Pipelle取材成功率为82%,其中仅27%足以做出病理学诊断。一项对39项研究包括7 914例子宫内膜活检术的荟萃分析显示,不同负压吸引内膜采集器的取材失败率为0~54%。子宫内膜厚度也是限制子宫内膜活检诊断准确性的重要因素。

由于子宫内膜活检术安全易行,患者耐受性好且具有较高的准确性,多项研究将其作为子宫内膜癌高危人群的内膜病变的评价工具。Archer对800例选择激素替代治疗的病例在治疗前行子宫内膜活检术评价子宫内膜状态,检出子宫内膜癌 1 例,子宫内膜非典型增生 4 例。Gronroos 在 600 名糖尿病和高血压患者中采用 Vabra 抽吸器筛查子宫内膜癌,内膜病变检出率分别为6.3%和1.3%。Berliere 对 264 例绝经后应用他莫昔芬治疗的患者进行了 3 年的随访,子宫内膜活检术检出子宫内膜非典型增生 4 例。对遗传性非息肉性结直肠癌患者的随访中,应用子宫内膜活检术进行子宫内膜癌筛查比仅应用经阴道超声检查准确性高。

四、分段诊断性刮宫

分段诊断性刮宫自 1843 年应用于临床以来,始终是全世界最为常见的妇科手术。在宫腔镜出现以前,刮宫术是绝经后阴道不规则出血的首选检查方法,也是诊断子宫内膜癌的金标准。然而,由于刮宫术是一种非直视下的盲操作,60%经刮宫术所获取的内膜标本不超过整个宫腔的50%。早期一项针对刮宫术诊断准确性的大样本研究显示,6 907 例刮宫术中漏诊内膜病变为10%,其中 80%为内膜息肉。刮宫术对局限性病灶的诊断能力有限,可能漏诊 58%的内膜息肉和 60%的上皮内瘤变。一项对于反复性绝经后出血的前瞻性研究显示,对刮宫术或子宫内膜活检阴性的患者进行随访,20%的患者在 5 年内诊断为子宫内膜癌或子宫内膜复杂性增生。近二十年来,刮宫术已不再作为绝经后出血的首选检查方法推荐使用,宫腔镜+子宫内膜活检术已经代替刮宫术成为子宫内膜癌诊断的金标准。但由于受限于经济水平和医疗服务水平,在不发达国家和地区,刮宫术仍然是绝经后出血的一线检查方法。

综上所述,由于我国子宫内膜癌发病率逐年上升,有必要在经济发达地区进行子宫内膜癌筛查试点研究,分段诊刮和子宫内膜活检术由于对局限性病灶的诊断能力有限,不适用于子宫内膜癌的筛查,经阴道超声检查的假阳性率高,常造成不必要的诊刮,不宜单独用于子宫内膜癌的筛查,子宫内膜细胞学方法具有取材满意、易于操作、疼痛轻、出血少、安全且准确度高的优势,推荐采用子宫内膜细胞学单独或联合经阴道超声进行子宫内膜癌的筛查。

五、子宫内膜癌的预防

子宫内膜癌的预防主要是监控高危人群,预防引起子宫内膜癌的高危疾病。

(一)子宫内膜癌的高危人群

年龄 40 岁以上、乳腺癌术后口服他莫昔芬、不孕不育、初潮早、晚绝经、多囊卵巢综合征、肥胖、高血压、糖尿病、外源性雌激素刺激,有肿瘤家族史,尤其是乳腺癌和结直肠癌家族史,盆腔放射治疗史,子宫内膜增生等人群。

(二)子宫内膜癌发病与年龄密切相关

子宫内膜癌 90%以上发生于 45 岁以上人群,95%以上发生于 40 岁以上人群,70%以上发生于绝经后人群。英国 Iram S 等回顾分析了自 1998 年 1 月至 2007 年 12 月间 3 006 例 30～50 岁阴道出血的病例,将这些病例分为 3 组:30～40 岁、40～45 岁和 45～50 岁。采用 logistic 回归统计,结果显示年龄 45～50 岁患者非典型增生和癌的发生率较年轻患者显著增加,而单纯性增生和复杂性增生的发生率在不同年龄组的患者中没有区别。北京大学第一医院妇产科资料表明,子宫内膜癌患者的年龄中位数为 55.5 岁,子宫内膜非典型增生患者的年龄中位数是 45 岁,多因素分析表明,绝经状态是患子宫内膜癌的独立危险因素。因此,对于 45 岁以上患者,尤其是绝经后患者,应该监测子宫内膜状况,及时发现子宫内膜增生性病变。

(三)肥胖和糖尿病增加子宫内膜癌发病风险

多项研究表明,糖尿病患者发生子宫内膜癌的风险是非糖尿病患者的 3 倍。挪威 3 万余人 15 年随访的结果表明,体重指数与子宫内膜癌的发病风险呈线性正相关,即体重指数越高,患子宫内膜癌的风险越高。因此,适当控制体重,及早发现和治疗糖尿病可能有助于减少子宫内膜癌的发病。值得注意的是,对亚洲人群来说,仅仅检查空腹血糖可能漏诊 80% 的糖尿病。因此,需要进行口服葡萄糖耐量试验及糖化血红蛋白来确诊或除外糖尿病。糖尿病和胰岛素抵抗还与多囊卵巢综合征具有一定的相关性,多囊卵巢综合征可导致不孕,月经稀发,从而增加子宫内膜癌的风险。对年轻患者子宫内膜癌的分析表明,其最大的高危因素是不孕。如广东省人民医院妇产科黄志宏等报道了 53 例年龄<45 岁的子宫内膜癌,结果发现年龄≤40 岁患者中有 57.1% 合并有不孕,而 40~45 岁患者多合并有肥胖、高血压、糖尿病等高危因素;上海王玲等报道了 13 例年龄<45 岁的子宫内膜癌,其中年龄最小者仅 30 岁,平均年龄 40 岁,病史特点为初潮延迟,接近 16 岁或更迟;有不同程度的月经失调史;不孕症发病率高,13 例中原发不孕 8 例,继发不孕 1 例。因此,对年轻的多囊卵巢综合征患者,应重视内膜监测,可采用超声联合细胞学方法监测子宫内膜,对此类月经稀发但暂无生育要求的患者,及时使用孕激素撤退出血,或使用去氧孕烯炔雌醇片、炔雌醇环丙孕酮片等避孕药治疗,并且积极鼓励生育,必要时接受辅助生殖技术,以减少内膜病变发生。

(四)子宫内膜癌与遗传性因素

子宫内膜癌是遗传性非息肉性结直肠癌最常见的肠道外肿瘤,这些患者一生患子宫内膜癌的风险是 40%~60%,推荐对这些患者自 30~35 岁开始,每年采用经阴道超声和子宫内膜活检进行子宫内膜癌的筛查。但我国尚未开始遗传性非息肉性结直肠癌的筛查工作,而难以确定遗传性非息肉性结直肠癌患者,因此对于有结直肠癌家族史或本人为结直肠癌患者时,应加强内膜监测,及时发现子宫内膜病变。

(五)子宫内膜增生与子宫内膜癌

单纯性增生和复杂性增生的患者,是子宫内膜癌的高危人群,目前对这些患者常采用孕激素治疗,但缺乏规范的随访和监控。对子宫内膜增生的患者,应重视孕激素治疗后疗效的判定,加强随访和子宫内膜监测,对年轻子宫内膜增生患者应鼓励生育。

(六)子宫内膜癌与药物

已知乳腺癌患者长期口服他莫昔芬增加子宫内膜癌发生的风险,建议每 6~12 个月评价子宫内膜状况,他莫昔芬可导致内膜息肉等子宫内膜良性病变发生的概率升高,此外他莫昔芬可致绝经后子宫内膜水肿增厚,已有多项研究表明,单独采用经阴道超声监测口服他莫昔芬后的患者子宫内膜其假阳性率较高,而将经阴道超声联合子宫内膜细胞学应用可达到较好的效果。Mathelin 联合应用经阴道超声与子宫内膜细胞学对 687 例乳腺癌术后患者进行筛查,超声发现子宫内膜增厚>8 mm 者共 189 例,行子宫内膜细胞学及宫腔镜检查+分段诊刮术,术后病理证实 4 例子宫内膜癌及 141 例良性病变,子宫内膜细胞学诊断敏感性为 100%,阴性的患者随访 5 年均未发现子宫内膜癌。Buccoliero AM 应用宫腔细胞学方法监测 168 例乳腺癌术后口服他莫昔芬患者的子宫内膜,细胞学与组织病理学的符合率为 100%。

(张　娅)

第三节　卵巢癌的筛查与预防

卵巢癌筛查的目的在于早期发现卵巢癌，提高治愈率，降低病死率。

一、筛查手段

有效的筛查手段必须满足敏感性＞75％，特异性＞99.6％，才能达到阳性预测值＞10％。目前所采用的筛查手段主要是血清肿瘤标志物、阴道超声及症状指数。

（一）血清肿瘤标志物

1.糖类抗原 125

糖类抗原 125（carbohydrate antigen125，CA125）是目前应用最为广泛的卵巢癌血清标志物，在卵巢癌的筛查、诊断、治疗评估及随访、预测复发中具有临床价值。大约有 90％的晚期卵巢癌患者出现血清 CA125 水平升高，而早期卵巢癌患者中出现血清 CA125 水平升高者不足50％，这令 CA125 用于卵巢癌早期诊断的灵敏性受到限制；血清 CA125 水平在排卵期、妊娠、子宫内膜异位症、盆腔炎性疾病、卵巢良性肿瘤、子宫肌瘤及非卵巢的恶性肿瘤（如肺癌、胃癌、乳腺癌等）中也会有升高，而且血清 CA125 水平在不同种族和是否吸烟人群中也不相同（近期吸烟和非白种女性相对低），这令血清 CA125 用于卵巢癌诊断的特异性受到限制。

临床上用 CA125 进行卵巢癌筛查的经典研究主要有来自瑞典和英国的 2 项试验。瑞典Sjovall 等进行的一项前瞻性研究中以 CA125＞30 U/mL 作为阳性界值，对 4 290 名 50 岁以上的女性进行卵巢癌筛查，CA125 的特异性为 97％，阳性预测值仅为 4.6％。英国 Jacobs 等人对＞45 岁的 22 000 名女性的卵巢癌筛查研究显示，CA125 用于绝经后女性筛查卵巢癌的特异性为 98.6％～99.4％，阳性预测值仅为 3％。在美国进行的前列腺癌、肺癌、结肠癌和卵巢癌筛查试验研究计划（PLCO）中，来自全美 10 个筛查中心的 78 216 名 55～74 岁健康女性随机分为筛查组和对照组，筛查组中的 39 105 名女性每年进行血清 CA125 和经阴道超声筛查，对照组中的39 111 名女性则不进行每年 CA125 或阴道超声检查，只进行常规医学查体。中位随访时间12.4 年（10.9～13.0 年），研究于 2010 年 2 月 28 日终止。在第一年的筛查中，完成筛查的 28 816 名女性有 436 人（1.5％）出现血清 CA125 水平升高，进一步检查则提示血清 CA125 对卵巢癌的阳性预测值仅为 3.7％，在随后 4 年随访中，其阳性预测值下降至 2.6％。

上述研究表明，血清 CA125 作为肿瘤标志物进行卵巢癌筛查历史久且应用广泛，但效果并不令人满意。美国的 Skates 等人认为：血清 CA125 水平在正常范围但有不断升高趋势的女性，其患卵巢癌的风险增加；卵巢癌患病风险随着年龄增长而增加，年龄＜50 岁女性患卵巢癌风险为 1/2 000，年龄≥50 岁女性患卵巢癌的风险则增至 1/1 000。因此，Skates 等认为筛查应考虑年龄、CA125 的绝对值及变化的差值，并于 1995 年发表文章提出通过线性回归方程进行对数转换得出卵巢癌危险度计算公式。运用卵巢癌危险度计算公式进行筛查的灵敏性是 83％，特异性是 99.7％，阳性预测值达到 16％，明显优于单一 CA125 水平的筛查。

此后，Skates 等人的研究团队在卵巢癌危险度计算公式用于卵巢癌筛查方面做了大量工作。1995—2001 年，Menon 及 Skates 等首次运用卵巢癌危险度计算公式对 50 岁以上的 14 000 名女性进行卵巢癌筛查。根据卵巢癌危险度计算公式结果将研究对象分为正常、中危及高危组,正常组每年进行一次血清 CA125 检测,中危组每 3 个月进行一次血清 CA125 检测,高危组则立即行阴道超声检查。2005 年发表的研究结果显示卵巢癌危险度计算公式的特异性为 99.8%,阳性预测值为 19%。Lu 及 Skates 等人于 2010 年、2012 年分别发表了运用卵巢癌危险度计算公式度量阴道超声对卵巢癌筛查的结果,认为此方法对美国 50 岁以上女性进行卵巢癌筛查是可行的。他们在 2010 年的美国临床肿瘤学会会议上对这一结果进行了报道,引起了广泛关注。

2.人附睾蛋白 4

人附睾蛋白 4 是近年最具有应用前景的新型卵巢癌标志物。人附睾蛋白 4 于 1991 年由 Kirchhoff 等在人附睾远端上皮细胞中发现并被成功克隆,属于小分子分泌性糖蛋白,分子量 25 kD。人附睾蛋白 4 在卵巢癌组织中高表达而在正常卵巢组织和癌旁组织不表达。2003 年,Hellstrom 等率先报道应用人附睾蛋白 4 检测卵巢癌的敏感性与 CA125 相当,且特异性更高。2008 年,Harrilesky 等检测了 200 名卵巢癌患者及 396 名正常对照人群的血清肿瘤标志物,结果显示包括人附睾蛋白 4 及 CA125 在内的 10 项肿瘤标志物中,人附睾蛋白 4 诊断早期卵巢癌的敏感性最高,为 62.4%～82.7%。2008 年,Moore 等通过检测 233 例卵巢肿瘤患者(恶性 67 例,良性 166 例)包括人附睾蛋白 4 和 CA125 在内的 9 种血清肿瘤标志物,发现当用这些肿瘤标志物鉴别良恶性肿瘤的特异性为 95% 时,人附睾蛋白 4 的灵敏度最高(72.9%),CA125 的灵敏性仅为 43.3%;人附睾蛋白 4 用于诊断 I 期的灵敏性为 45.9%,而 CA125 为 15.1%;当用 2 种肿瘤标志物联合进行检测,发现人附睾蛋白 4 与 CA125 联合检测的灵敏性最高,特异性为 95% 时灵敏性为 76.4%。此后,Nolen、Harrilesky 等也进行了多项这方面的研究。研究结果均表明以单一肿瘤标志物鉴别卵巢肿瘤良恶性及进行卵巢癌的早期诊断时,人附睾蛋白 4 最佳;而人附睾蛋白 4 与 CA125 联合进行检测优于单独应用人附睾蛋白 4;更多的肿瘤标志物联合并不能显著增加敏感性和特异性。一般认为筛查肿瘤标志物应建立在"Ⅲ期"标本检测的基础上,Ⅲ期标本指在未获临床诊断的无症状人群中获得的标本,Ⅱ期标本则来自已获诊断的人群。尽管众多研究均表明人附睾蛋白 4 用于卵巢癌早期诊断及鉴别诊断优于单一 CA125 检测,人附睾蛋白 4 与 CA125 联合则更有优势。但上述研究多为回顾性研究,检测结果来自Ⅱ期标本,且多用于鉴别卵巢肿物的良恶性。故人附睾蛋白 4 在卵巢癌的早期诊断方面似乎很有前景,但现有研究不能表明其在卵巢癌的筛查方面有突出表现。近期 Daniel 等从 PLCO 研究中获取Ⅲ期血清标本检测了包括 CA125、人附睾蛋白 4 等在内的 13 种肿瘤标志物,发现筛查卵巢癌的最佳单一肿瘤标志物仍是 CA125。

除了血清 CA125 和人附睾蛋白 4 外,近年还出现了一些新的卵巢癌标志物,包括人溶血磷脂酸、骨桥蛋白、可溶性间皮素相关蛋白等。Ova-Sure 筛查使用了包括瘦素、催乳素、骨桥蛋白、胰岛素样生长因子Ⅱ、巨噬细胞抑制因子、CA125 在内的 6 种标记物。尽管人附睾蛋白 4 联合 CA125 可能有助于发现卵巢癌,但最近的研究表明,多种标记物并不会在病程极早期出现升高以帮助我们发现早期卵巢癌。美国国家综合癌症网专家组认为 Ova-Sure 筛查不应该用于卵巢癌检测。OVA-1 检测使用了 5 种肿瘤标记物来评估哪些患者应当由有经验的妇科肿瘤医师实施手术,哪些患者可以在社区接受手术。但是,由于已有研究证实由妇科肿瘤专科医师实施手术时,卵巢癌患者的生存会得到改善,因此,美国国家综合癌症网专家组认为所有卵巢癌患者均应由有经验的妇科肿瘤医师施以手术(1 类证据)。美国妇产科学协会以及美国食品和药品监督管理局已经指出不应将 OVA-1 检测作为筛查卵巢癌的方法。总之,目前获得美国食品和药品监督管理局批准作为卵巢癌监测标志物的仅有 CA125 和人附睾蛋白 4,而且美国商业用途的人附睾蛋白 4 测定仅用于卵巢癌复发和预后的监测,尚不能用于卵巢癌的筛查。虽然 CA125 的主要作用仍在于卵巢癌治疗后的评估及监测,其作为筛查手段的灵敏性及特异性不高,但 CA125 仍是目前卵巢癌筛查的首选肿瘤标志物。因此,美国国家综合癌症网指南在肿瘤标志物方面的提法是"CA125 或其他肿瘤标志物检测"。

(二)经阴道超声检查

经阴道超声检查不仅精确测量卵巢肿物体积,并可通过肿物包膜、分隔、血流信号等判断肿物的良恶性,加之此项检查经济无创,故临床应用广泛。较为经典的研究有 2 项,一项是某大学的研究者应用每年 1 次经阴道超声对 25 327 名女性人群进行卵巢癌筛查,发现经阴道超声检查的敏感性为 85%,特异性为 98.9%,阳性预测值为 14.01%。另一项研究是英国卵巢癌筛查合作计划针对 202 638 名女性人群进行的卵巢癌筛查项目,其中经阴道超声筛查组发现卵巢癌的敏感性为 75%,特异性为 98.2%,阳性预测值仅 2.8%。因此,单以阴道超声检查作为卵巢癌的筛查手段并不理想,更多的研究将血清 CA125 与经阴道超声检查联合或序贯作为筛查手段,以提高筛查效率。

有 2 项多中心大样本前瞻性随机对照研究引人关注。一项是在美国进行的 PLCO 研究,来自全美 10 个筛查中心的 78 216 名 50~74 岁的女性人群随机分为筛查组和对照组。筛查组每年进行血清 CA125 和经阴道超声联合筛查,共纳入 39 105 名女性;对照组是每年进行医学查体(不含 CA125 和经阴道超声检查),共 39 111 名女性。中位随访时间 12.4 年(10.9~13.0 年),研究于 2010 年 2 月 28 天终止。研究显示:筛查组发现了 212 例卵巢癌,Ⅲ~Ⅳ期者占 77%;对照组发现了 176 例卵巢癌,Ⅲ~Ⅳ期者占 78%;筛查组中有 3 285 人出现了假阳性,其中 1 080 人进行了手术探查,而 166 人(15%)出现了严重的手术并发症;两组人群中卵巢癌患者的病死率无差别。这项研究的结果表明采用血清 CA125 检测与经阴道超声检查联合筛查的方法并不能降低卵巢癌患者的病死率。Pinsky 等采用卵巢癌风险算法对 PLCO 低危组的人群进行卵巢癌筛查,于今年 5 月发表文章表明:卵巢癌风险算法的筛查方法在降低卵巢癌病死率方面也无获益。但是,PLCO 研究中筛查组人群的依从性并不理想,可能会影响研究结果。

相比而言,英国卵巢癌筛查合作计划的结果令 CA125 序贯经阴道超声联合筛查卵巢癌充满希望。英国卵巢癌筛查合作计划也是迄今为止规模最大的卵巢癌筛查研究,从 2001—2005 年共202 638 名 50~74 岁绝经后女性按 2:1:1 的比例被随机分为观察组、经阴道超声筛查组和联合筛查组。联合筛查组发现原发性卵巢或输卵管癌共 42 例(其中 8 例为交界性肿瘤),16 例发现时为早期,筛查的敏感性、特异性、阳性预测值分别为 89.4%、99.8% 和 43.4%;经阴道超声组发现原发性卵巢癌或输卵管癌共 45 例(其中 20 例为交界性肿瘤),12 例发现时为早期,筛查的敏感性、特异性、阳性预测值分别为 84.9%、98.2% 和 5.3%。两组的敏感性无显著差别,联合筛查组的特异性显著优于经阴道超声组,筛查发现的早期患者占全部患者的 48.3%,两者间无差别。血清 CA125 序贯经阴道超声联合筛查明显优于单一经阴道超声筛查,阳性预测值高,为卵巢癌的早期筛查带来希望。

(三)症状指数

卵巢癌因其出现症状时多已为晚期,故一直被称为"silence tumor"。但近年的临床研究显示卵巢癌早期会出现一些症状,应用这些症状进行卵巢癌筛查具有一定潜力。这方面的临床研究中以 2007 年 Goff 等人提出的症状指数应用最为广泛。症状指数阳性是指在一年之内出现包括盆腔痛、腹痛、腹围增加、腹胀、早饱感及食欲下降在内的 6 个症状中的任一症状,且一个月内出现 12 次以上者。Goff 等人研究显示,早期卵巢癌患者中 56.7% 出现症状指数阳性,约 79.5% 的晚期卵巢癌患者症状指数为阳性。对于年龄<50 岁的女性,症状指数诊断卵巢癌的敏感性为 86.7%,特异性为 86.7%;对于年龄≥50 岁的女性,症状指数诊断卵巢癌的敏感性为 66.7%,特异性为 90%。

由于症状指数的敏感性和特异性几乎可以与 CA125 匹敌,加之症状指数无创且经济,因此,已有多项研究将症状指数与 CA125、人附睾蛋白 4 联合运用于卵巢癌的筛查。Anderson 及 Goff 等人进行了系列研究,分别于 2008 年及 2010 年发表了其研究结果:将症状指数联合血清 CA125 用于卵巢癌筛查,CA125 正常的卵巢癌患者中有 50% 为症状指数阳性,53% 的卵巢癌患者 CA125 及症状指数均为阳性;将症状指数联合 CA125、人附睾蛋白 4 用于预测卵巢癌,症状指数单一阳性的敏感性、特异性分别为 64%、88%,症状指数阳性者进一步行血清 CA125、人附睾蛋白 4 检测,敏感性、特异性分别为 58%、98.5%。近年 Kim、Rossing、Jordan 及 Anita W 等人也分别进行了 4 项应用症状指数以期早期发现卵巢癌的临床研究,研究结果显示敏感性及特异性与 Goff 等人结果相似。2011 年,美国癌症协会关于卵巢癌症状共识声明以及英国卵巢癌共识声明中已推荐使用症状指数用于早期发现卵巢癌。

二、筛查人群的确定

(一)高危人群

10% 的卵巢癌源于遗传综合征。BRCA 1 基因突变者发生卵巢癌的危险性为 39%~46%,BRCA 2 基因突变者的危险性为 10%~20%,遗传性非息肉性结直肠癌综合征患者的危险性为 9%~12%。尽管这些人群中的卵巢癌发病率较高,却仍然没有可用的有效筛查方法。在荷兰进行的"高危人群筛查项目"对 BRCA 1 及 BRCA 2 突变者每半年行一次筛查,其他高危人群则一年行一次筛查,联合 CA125 和经阴道超声检查的敏感性为 40%,特异性为 99%,阳性预测值为 40%。然而,80% 行预防性输卵管卵巢切除时被诊断为卵巢癌的患者,在手术之前筛查均为阴性。此外,通过筛查发现的卵巢癌患者中有 3/4 已为晚期,不太可能影响总体病死率。虽然迄今为止尚无确定的面向高危人群的卵巢癌筛查方法,美国国家综合癌症网还是建议临床医师考虑对高危患者每半年监测一次 CA125 水平、经阴道超声及盆腔检查,监测应从 35 岁或家族最早疾病诊断年龄之前的 5~10 年开始。但同时也承认该策略的有效性尚不确定,CA125 和超声能否降低高危人群卵巢癌相关的病死率目前尚待证实。

(二)普通人群

卵巢癌如能早期发现将大大改善患者的预后,因此,临床医师一直致力于发现有效的筛查手段。但是,由于卵巢癌本身发病率低,筛查的经济成本大,目前仍缺乏真正有效的筛查手段。假阳性结果不仅带来巨大的心理压力,更可能因实施手术带来负面损伤,目前随机试验的结论不支持在普通人群中对卵巢癌进行筛查,目前也没有任何专业团体推荐进行常规卵巢癌筛查。

三、卵巢癌的预防

(一)卵巢癌高危因素

卵巢癌的发病原因尚未明确,通过流行病学调查发现了几种相关的高危因素,如持续性排卵可导致卵巢上皮损伤,诱导上皮细胞恶性转化。基于此理论,未产妇及初潮过早、绝经延迟的女性在其一生中由于排卵次数过多,卵巢癌风险增加。相反,妊娠与哺乳期卵巢长期无排卵,为卵巢癌的保护性因素;环境因素中滑石粉是卵巢癌的潜在危险因素;饮食因素中高脂肪饮食以及肥胖为卵巢癌高危因素,多进食蔬菜以及水果等素食的人群患卵巢癌风险降低。发达国家饮食结构中肉食较多,其卵巢癌发病率较发展中国家高。

我国学者的研究结果表明:初潮年龄早、行经期及月经周期短者发生卵巢癌的危险性大,而共妊娠数、自然流产、人工流产等是卵巢癌的保护因素。患卵巢癌的危险性分别为,共妊娠数2是共妊娠数<2的0.432倍,人工流产次数1是无人工流产的0.456倍,初潮年龄13岁是初潮年龄>13岁的3.039倍,行经期4天是行经期>4天的2.363倍,月经周期30天是月经周期>30天的2.849倍。另一病例对照研究表明:月经周期延长、孕次多、多食蔬菜水果和性格温和是卵巢癌发病的保护因素,而使用宫内节育器时间长、多食肉类和精神创伤是卵巢癌发病的危险因素。冯丹等的研究共纳入9个病例对照试验,包括3 169例患者,其中病例组1 320例,对照组1 849例。Meta分析结果显示,初潮年龄、初产年龄、痛经史、不孕史、恶性肿瘤家族史、大便不规律史及负性生活事件是卵巢癌发病的危险因素;足月妊娠史、多孕史、多产史、哺乳史、多次流产史、多次结婚史、避孕药服用史及宫内节育史是卵巢癌发病的保护性因素。由此可见,卵巢癌的发病并非由单一因素所致,而是多因素参与卵巢癌的发生发展过程。

(二)卵巢癌的遗传因素

遗传因素与卵巢上皮性癌的风险较为确切,普通人群女性一生中罹患卵巢癌的风险为1.4%,而如其一级亲属中1人曾患卵巢癌,其罹患卵巢癌风险增加为5%,如一级亲属中2~3人曾患卵巢癌,其风险增加为7.2%。5%~10%的卵巢上皮性癌患者具有遗传性,其中,80%~90%伴有易感基因*BRCA*1、2的突变,为常染色体显性遗传,与遗传性卵巢癌综合征密切相关。遗传性卵巢癌综合征家族成员发生卵巢癌的危险概率增至20%~59%。卵巢癌的发生还与遗传性非息肉性结直肠癌综合征有关,卵巢癌和子宫内膜癌都是此综合征的肠外表现,此家族成员患卵巢癌的风险较普通人群增加3.5~8倍,占所有家族性卵巢癌患者的2%,其发生主要与*MSH*2基因突变有关。

(三)预防与干预措施

针对以上已知的高危因素,目前可采取的预防措施如下。

1.预防性手术

鉴于遗传性卵巢癌综合征家族成员的卵巢癌高风险,对其进行评估、筛选,通过检测明确有*BRCA*1、2基因突变的家族成员,目前认为预防性卵巢切除术是最有效的降低卵巢癌风险的措施。对于诊断为*BRCA*1、2阳性的人群,在其生育后适时行预防性双侧卵巢切除术,可显著降低卵巢癌风险(85%~100%)和乳腺癌风险(46%~68%),且有报道其可降低总病死率。目前数据显示40岁前行预防性卵巢切除术的女性其癌症风险降低最显著,因此,建议35岁以上高危女性生育后即可行预防性卵巢切除术。术后可短期使用激素替代治疗,治疗雌激素缺乏引起的相关症状。但单纯行双侧卵巢切除,残留输卵管仍可发生癌症,且有研究认为卵巢癌及腹膜癌可原发于输卵管组织,因此,推荐行预防性输卵管卵巢切除术。即便如此,行输卵管卵巢切除术后仍有3%~4%女性发生原发性腹膜癌。此外,*BRCA*1、2基因突变者其他部位恶性肿瘤如直肠癌、胰腺癌、食管癌以及胃癌等发病风险均显著高于普通人群。因此,预防性卵巢切除术后患者仍需密切监测。对于同时患有生殖系统良性肿瘤而卵巢癌仅为一般风险者,特别是对于绝经前女性,不提倡子宫切除的同时行预防性卵巢切除术,绝经后女性因良性病变切除子宫时是否行预防性卵巢切除术,要个体化,并要充分告知。近期一项 Meta 分析表明输卵管结扎术可降低 34％上皮性卵巢癌的风险,在术后 10～14 年仍有保护作用,这一作用主要针对卵巢浆液性癌和子宫内膜样癌,黏液性癌不包括在内。其可能的机制包括:①术中对输卵管的检查作用;②卵巢发生变化,如血运改变;③致癌因素上行的屏障;④防止子宫内膜细胞和近端输卵管细胞进入腹腔。上述机制还需进一步证实。

2.预防性用药

口服避孕药可抑制排卵,其对卵巢癌的保护作用已被大量研究所证实。几乎所有病例对照研究和前瞻性研究结果均支持口服避孕药可降低女性卵巢癌患病风险。口服避孕药预防卵巢癌的作用机制一般认为有以下两个方面:①关于卵巢癌发病的"持续排卵"学说认为,妇女排卵量增加,会不断损伤卵巢上皮,增加卵巢癌的发病风险,而口服避孕药可以抑制排卵;②另一"垂体产生过多促性腺激素"学说认为,血浆促性腺激素水平升高,刺激卵巢上皮过度增生,从而导致卵巢癌发生。因此,使用口服避孕药妇女血浆中促性腺激素水平降低,可减少刺激卵巢细胞生长的作用。口服避孕药对卵巢癌的保护作用仅限于浆液性癌,对其他类型如黏液性癌并无保护作用。一般而言,使用口服避孕药时间越长,其卵巢癌保护作用亦越强。在停用口服避孕药后其保护作用仍持续存在,20 项研究结果表明,用过口服避孕药妇女的卵巢癌发病率降低 36％,每年下降 10％～12％,5 年下降 50％,停药后其预期的保护性效应仍可至少维持 15 年。"卵巢癌流行病学研究协作组"对 45 项流行病学调查结果进行分析,结果认为口服避孕药可显著降低卵巢癌发病风险,其应用预防了卵巢癌发生,避免了患者死亡,预计未来其每年可预防 3 万例卵巢癌新发病例。该研究结论发表于 *Lancet* 杂志。

3.饮食调整

提倡减少高脂肪饮食,多进食蔬菜以及水果等素食以降低卵巢癌风险。澳洲学者的研究表明:食用肉类较多增加卵巢癌的风险,食用鱼类和禽类可降低患卵巢癌的风险。建议女性在饮食中增加鱼类和禽类的摄入,减少肉类摄入。

(黄　群)

第三章

肿瘤的治疗方法

第一节 化 学 治 疗

化学治疗已成为妇科恶性肿瘤重要的辅助治疗,可有效地控制肿瘤生长和转移,提高肿瘤患者的生存率,甚至对滋养细胞肿瘤达到治愈的效果,但化学治疗具有双重性和非靶向性,在治疗肿瘤的同时,会产生不良反应并引发耐药。因此,如何规范地进行化学治疗具有重要的临床意义。

一、细胞生物学

化学治疗药物是基于正常细胞与恶性肿瘤细胞生长方式的差异,达到杀伤肿瘤的目的。鉴于肿瘤间和肿瘤内存在异质性,相同的化学治疗方案对同一类型肿瘤反应存在差异。因此,要选择适当的药物并降低其毒副作用,首先要了解细胞的生长特点及肿瘤细胞的动力学特征。

（一）细胞周期

体内所有分裂细胞都遵循相同的复制程序。细胞周期指连续分裂细胞从一次有丝分裂结束到下一次有丝分裂结束经历整个过程所需要的时间,包括间期和有丝分裂期（M 期）,其中间期指从一次有丝分裂结束到下一次有丝分裂开始的时期,包括 DNA 合成前期（G_1 期）、DNA 合成期（S 期）与 DNA 合成后期（G_2 期）。当该期延长时,通常认为细胞进入 G_0 期或者静止期。M 期发生有丝分裂和染色体分离。

临床上根据细胞周期与化学治疗药物作用的机制,将化学治疗药物分为周期特异性药物和周期非特异性药物。周期特异性药物仅对细胞周期中的某一时相有较强的作用,且其作用呈时间相关性,如抗代谢类药对 S 期细胞作用显著,植物碱类药物主要作用于 M 期;而周期非特异性药物对增殖细胞群中各期细胞均发挥作用,且其作用呈剂量相关性,如烷化剂类药物。

一般人体内正常组织细胞分为 3 类:①增殖细胞群,如造血干细胞等;②不再增殖细胞群,又称终末细胞,如成熟的红细胞等;③暂不增殖细胞群,又称 G_0 期细胞,如肝细胞等。人体内肿瘤细胞多处于细胞复制活跃期,故对化学治疗药物敏感,而处于 G_0 期的正常细胞则不敏感,在化学治疗期间得到保护。这种生长方式的差异是化学治疗药物发挥作用的基础。

（二）肿瘤的倍增生长方式

倍增时间指肿瘤体积增大一倍所需要的时间。不同肿瘤的倍增时间差异很大,一般来说转移性肿瘤较原发肿瘤的倍增时间快。肿瘤生长及倍增速度受活跃分裂细胞数量的调节,通常肿瘤中仅有少数细胞的快速增殖,即生长组分,其他细胞都处于G_0静止期。一般化学治疗可治愈的肿瘤是生长组分比例高的肿瘤,如妊娠滋养细胞肿瘤。

倍增生长方式为肿瘤生长的另一特征,表现为在肿瘤早期体积很小时呈指数生长,但随着肿瘤生长,肿瘤倍增时间随着肿瘤体积的增大而逐渐延长,生长速度减慢,即冈伯兹生长方式。人类肿瘤倍增时间有限,一般胚胎性肿瘤的倍增时间较短(20~40天),腺癌和鳞状细胞癌的倍增时间相对较长(50~150天)。鉴于肿瘤处于Gompertzian生长的指数增殖期,大量细胞处于细胞周期的活跃期,此时进行化学治疗,多数都很敏感。因此,利用这种指数生长方式,晚期卵巢癌多进行肿瘤细胞减灭术联合化学治疗的治疗方案,且手术后肿瘤残留灶越小,理论上会促进更多剩余的肿瘤细胞进入细胞周期活跃期,从而增加化学治疗的敏感性。

(三)肿瘤细胞动力学

化学治疗药物作用方式遵循一级反应动力学,即化学治疗药物通常以一定比例杀灭肿瘤细胞,而不是杀灭一定数量的细胞。如某个剂量的化学治疗药物可杀灭几个对数的细胞(10^2~10^4),故并不能治愈肿瘤,因为肿瘤负荷通常为10^{12}或更多个细胞。因此,通常须联合应用细胞周期特异性与细胞周期非特异性化学治疗药物,作用于细胞周期不同时相,并进行间断的多疗程治疗,以提高肿瘤的疗效。

一级反应动力学理论也为手术联合术后辅助化学治疗的治疗方案提供了依据。因肿瘤治疗的疗效与初始化学治疗时的肿瘤细胞负荷成反比,故通过初始肿瘤手术治疗时,尽可能切除原发肿瘤,残留灶越小,越利于辅助化学治疗。临床上卵巢上皮癌肿瘤细胞减灭术后残留灶越小,即肿瘤负荷越少,化学治疗疗效和预后可能就越好。另外,基于一级动力学理论,即使肿瘤负荷较小,化学治疗时药物的剂量也不应减低。

(四)肿瘤细胞的化学治疗耐药

化学治疗耐药是肿瘤治疗失败的原因之一。根据耐药的发生机制,分为先天性和获得性耐药2类,目前发生机制尚不清。初步研究显示,耐药可能与肿瘤细胞动力学、生物化学因素和药理学等因素相关,其中细胞动力学耐药可能与细胞周期的时相特异性、细胞生长比例及用药时机等因素相关;生物化学因素与细胞内靶物质水平和结构的改变等有关;药理学因素包括药物吸收、排泄或分解代谢增加及药物的相互作用等。

二、常用化学治疗药物分类

(一)根据抗肿瘤药物的来源、化学结构和作用机制分类

根据抗肿瘤药物来源分为烷化剂、抗代谢类、抗生素类、植物类、激素类和其他类,如生物调节剂和基因治疗等。

(二)根据抗肿瘤药物作用机制分类

(1)作用于DNA化学结构的药物:主要是烷化剂、蒽环类和铂类。

(2)影响核酸合成药物:主要是代谢类。

(3)影响蛋白质合成药物:主要是长春新碱和三尖杉酯碱等。

(4)改变机体激素平衡,发挥抗肿瘤作用药物:主要是雌激素、雄激素和孕激素等。

(5)其他作用机制,如生物反应调节剂和单克隆抗体类等。

由于目前药物发展很快,许多药物作用是多靶点药物,以上分类已经不能概括所有药物及新

研发的药物。

三、化学治疗的目标

(1)治愈性化学治疗。

(2)姑息性化学治疗,旨在控制肿瘤,延长生存期或缓解症状。

临床初始化学治疗前应明确治疗的目标。对滋养细胞肿瘤和卵巢生殖细胞肿瘤,如果初始治疗目标为治愈,且治愈可能性很大,即使有再严重不良反应的化学治疗方案也可以考虑接受。若化学治疗目的是姑息治疗,临床应权衡各种因素,选择不良反应小的治疗方案,避免产生严重不良毒副作用,以提高患者生活质量为主。

四、化学治疗的分类及作用

(一)根治性化学治疗

根治性化学治疗用于对化学治疗高度敏感的妇科恶性肿瘤,如滋养细胞肿瘤和卵巢生殖细胞肿瘤,通过化学治疗可根治或治愈肿瘤。

(二)辅助化学治疗

辅助化学治疗多用于术后,以消灭残留的微小瘤灶或亚临床瘤灶,求得缓解,延缓复发,提高生存。如卵巢上皮癌肿瘤细胞减灭术后的辅助化学治疗。

(三)巩固性化学治疗

巩固性化学治疗为肿瘤达到临床或病理完全缓解后的补充化学治疗,目的是强化化学治疗疗效,预防复发。如子宫颈癌放射治疗后的巩固性化学治疗。

(四)新辅助化学治疗

术前或放射治疗前缩小恶性肿瘤的范围和体积,为后续治疗创造条件。如局部晚期子宫颈癌和晚期卵巢上皮癌等术前的新辅助化学治疗。

(五)姑息性化学治疗

姑息性化学治疗主要用于治疗复发性或初始治疗发生耐药的肿瘤,目的是控制肿瘤生长,改善肿瘤患者的生活质量,延长生存期。

五、化学治疗的常用途径

妇科恶性肿瘤化学治疗途径分为全身性化学治疗和区域性化学治疗,其中区域性化学治疗指将药物直接输注到肿瘤所在的区域,旨在利用药物所在区域的腔隙清除速度比全身血液循环中慢这一特点,以高浓度的活性药物与瘤细胞接触更长时间而发挥抗肿瘤作用,包括腹腔化学治疗、胸腔内化学治疗、瘤体区域性介入化学治疗、瘤内间质注射化学治疗和鞘内注射化学治疗等。临床上根据患者病情,采用多种用药途径联合治疗,如静脉化学治疗联合腹腔化学治疗等,疗效更好。临床上妇科恶性肿瘤常用的化学治疗途径如下。

(一)静脉全身化学治疗

静脉全身化学治疗是最常用的化学治疗途径,适用于所有妇科恶性肿瘤患者。

(二)口服给药

口服给药多用于肿瘤患者术后辅助治疗或晚期肿瘤患者姑息治疗。

（三）肌内注射

肌内注射多用于肿瘤辅助治疗，常用药物如甲氨蝶呤和博来霉素等。

（四）腹腔化学治疗

腹腔化学治疗多用于治疗晚期卵巢癌腹水、横膈转移瘤和腹腔弥漫转移灶等。

（五）动脉介入化学治疗

动脉介入化学治疗多用于局部脏器内有大块瘤灶且血运丰富的肿瘤。如滋养细胞肿瘤的盆腔病灶、妇科恶性肿瘤肝转移、局部晚期子宫颈癌等。

（六）鞘内注射化学治疗

鞘内注射化学治疗多用于绒毛膜癌患者脑转移，如甲氨蝶呤鞘内注射等。

六、化学治疗的适应证和禁忌证

（一）化学治疗适应证

（1）对化学治疗敏感、通过化学治疗可期望治愈的妇科恶性肿瘤，如恶性滋养细胞肿瘤、部分生殖道恶性生殖细胞肿瘤。

（2）有化学治疗指征、需采用包括化学治疗在内的综合治疗，以期望提高治疗效果，减缓复发的妇科恶性肿瘤患者，如卵巢上皮癌手术前后的辅助化学治疗。

（3）已无手术或放射治疗指征的晚期肿瘤患者，或术后、放射治疗后复发转移的患者，进行姑息治疗，以改善生活质量或延长生存。

（二）化学治疗相对禁忌证

（1）骨髓储备差。

（2）中-重度肝肾功能异常（轻度异常慎用）。

（3）心功能障碍者，不选用蒽环类抗癌类药物。

（4）一般状况衰竭者。

（5）伴严重感染者。

（6）精神疾病患者不能合作者。

（7）过敏体质者慎用，对所用抗癌药物过敏者忌用。

七、化学治疗的基本原则

（一）肿瘤确诊原则

除滋养细胞肿瘤外，原发妇科恶性肿瘤必须在病理学确诊后进行化学治疗；首次复发肿瘤最好能获得细胞学或组织学证据（理想的情况下，疾病复发应取得细胞学最好是组织学证据）。

（二）化学治疗知情同意原则

化学治疗实施前须请患者或其授权的家属签署化学治疗知情同意书，医师要向患者或其家属说明化学治疗的目的、化学治疗药物可能引起的不良反应等，患者或家属同意后方可实施化学治疗，尤其是妊娠合并恶性肿瘤患者。

（三）化学治疗方案规范化应用原则

化学治疗药物规范应用取决于多种因素，化学治疗前应确定药物的种类、单药或联合用药、药物剂量、给药途径或方式、给药时间、顺序及疗程间隔、辅助用药等。总的来说，治疗效果取决于肿瘤灶内的药物浓度和作用时间。

1.药物剂量

有效剂量和最大剂量耐受性是影响化学治疗疗效的主要因素,通常化学治疗药物的治疗剂量比较窄。因此,化学治疗前需准确计算药物剂量,以取得最佳疗效,避免严重不良反应发生。通常多数药物的剂量依据患者体表面积进行计算,在每个疗程开始前应准确测定其身高和体重指数。此种计算是将患者躯体标准化,以保证每个患者按比例接受相同的药物剂量,但对肥胖和消瘦患者应个体化。卡铂剂量计算是基于患者的肾小球滤过率,采用 Calvert 公式进行计算,但在老年或营养不良患者中,血清肌酐水平低并不能准确反映其肾功能。因此,对这类患者进行卡铂计算,应选择预定肌酐水平(70.72 $\mu mol/L$ 或 88.4 $\mu mol/L$),以保证安全的用药剂量。氟尿嘧啶的剂量则是依据患者体质量进行计算,而对于超过体质量 65 kg 患者,则不再参照体质量计算。

2.剂量强度

剂量强度指单位时间内应用的药物剂量。其主要用于对化学治疗高度敏感的肿瘤,对化学治疗不敏感的肿瘤不可能通过增加药物剂量获得疗效,且产生剂量限制性毒性。

3.化学治疗间隔

根据不同肿瘤生物学特性和药物反应决定。间隔延长影响疗效或易出现耐药,而缩短间隔易出现不良反应,故不能随意变更。

4.给药途径

应根据肿瘤部位、转移方式等,采取全身和(或)局域性给药途径。如腹腔化学治疗多用于残留病灶小的患者。

5.按照正确的给药顺序、速度和时间进行化学治疗

根据细胞周期、药物作用机制、不良反应决定用药顺序和速度,以提高疗效,减少不良反应和耐药。

6.药物浓度与配制

为保证药物的疗效及药物稳定性,须严格按照药物说明书,采用不同液体准确配制所需药物浓度并妥善保存,否则可能降低药物效价。

(四)化学治疗个体化原则

个体化治疗指根据肿瘤患者的期别、年龄、性别、病理类型、患者的耐受性及个体化体质差异等,制订个体化给药方案。由于肿瘤异质性和肿瘤内异质性存在,化学治疗药物的敏感性存在明显的个体差异,相同方案即使对同一病理类型的肿瘤,疗效差异也可以很大。因此,实施化学治疗遵循规范化原则的同时,需与个体化治疗原则相结合,以保证患者最大受益,尤其是儿童期肿瘤患者、妊娠期合并肿瘤患者和老年肿瘤患者。

(五)联合化学治疗用药原则

鉴于肿瘤异质性,除少数情况外,单一化学治疗药物在临床上通常难以治愈肿瘤。因此,原则上恶性肿瘤化学治疗多采用联合化学治疗,给药方法多采用序贯疗法,其中联合用药原则如下:①所用药物需单独应用时确有效果,或已经验证联合应用有效;②选用的药物抗癌机制/作用位点应有所差异,常应用周期非特异性药物与周期特异性药物联合;③每种药物的不良反应不完全相同,避免毒性叠加;④不同作用机制的多种化学治疗药物联合应用时,肿瘤耐药性不一致。

(六)综合治疗原则

根据患者的机体状况、肿瘤病理类型、期别等,有计划、合理地进行包括化学治疗在内的各种综合治疗,如手术、放射治疗和生物治疗等综合治疗策略,以期提高疗效、预防和延缓复发。如子宫颈癌化学治疗的综合应用方式主要包括同步放化学治疗、化学治疗与放射治疗的序贯联合、新辅助化学治疗、术后辅助化学治疗等。

（七）临床试验研究原则

恶性肿瘤治疗目前尚不能达到治愈目标。因此,需不断研发新的化学治疗药物,进行临床试验研究,并鼓励患者积极参加新药临床研究,以改善患者的预后。但进行新药临床研究时,须严格遵守药品临床试验管理规范。

（八）卫生经济学原则

化学治疗除严格掌握适应证外,还应同时遵循疗效和风险、最大收益和最小风险原则。

八、化学治疗方案选择

选择有效的化学治疗方案是保障肿瘤合理治疗的前提。化学治疗方案选择原则上以疗效肯定而毒副作用轻微为首选,建议选择经前瞻性、大样本、多中心、随机临床试验研究证实或国际妇产科联盟(International Federation of Gynecology and Obstetrics,FIGO)或美国国立癌症综合网络肿瘤诊治规范推荐的化学治疗方案和我国妇科恶性肿瘤诊治指南推荐方案。目前无规范化治疗方案者,建议采用参加药物临床试验确立的方案。

九、化学治疗效果评估、监测与毒性作用防治

（一）化学治疗效果的评价方法

准确评价化学治疗疗效是妇科恶性肿瘤治疗的关键,在化学治疗期间,其评估是一个动态过程。目前实体瘤疗效评价标准是基于肿瘤靶病灶大小一维测定评价标准。根据结果将近期疗效分为完全缓解、部分缓解、疾病稳定和疾病进展,计算有效率,其中最重要的是完全缓解率。对无可测量靶病灶,也可采用肿瘤标志物水平测定以评价疗效。目前卵巢恶性肿瘤多参照 Rustin 等提出 CA125 下降水平的评价标准。远期疗效评价指标包括无疾病生存期、总生存期及生活质量等。

（二）化学治疗疗效的监测

在每个化学治疗疗程开始前,化学治疗期间和化学治疗间期都应评估和记录不良反应、患者体能状态的改变和基本的实验室检查结果,以便对化学治疗的疗效和不良反应进行动态评估。其中药物不良反应分类多参照 WHO 的毒性反应的分类标准及美国国家癌症研究所通用不良反应事件术语。对患者进行药物不良反应及其干预治疗的教育也应作为治疗的一部分。

1.化学治疗前

（1）核对诊断:组织病理学确诊的妇科恶性肿瘤并具有化学治疗适应证(滋养细胞肿瘤除外)。

（2）患者一般体能状态评估:目前国际上多采用卡诺夫斯基活动状态评分和美国东部肿瘤协作组 Zubrod-ECOG-WHO(ZPS)的简化活动状态评分。卡诺夫斯基评分≤40 分或 ZPS 评分≥3 分,一般不宜化学治疗。对老年妇科肿瘤患者则采用老年综合评估体系。

（3）完善病史记录和进行体格及专科检查。

（4）必要的血清肿瘤标志物水平检测。

（5）影像学检查:评估肿瘤部位及大小。

（6）全身脏器功能评估:某些药物需重点检查特殊的脏器功能,如蒽环类药物需评估心脏情况,顺铂需评估肾功能情况,博来霉素需评估肺功能等。

2.化学治疗期间

(1)应用化学治疗药物前,合理使用止吐、预防过敏及铂类药物;化学治疗时,合理使用水化利尿等辅助药物。

(2)生命体征监测,警惕过敏发生等。

(3)建立静脉通道,多疗程化学治疗时建议经外周深静脉置入中心导管,以防止药物渗漏,一旦发生尽早处理。

(4)应根据病情变化和药物毒性反应,尤其是骨髓抑制程度,调整下一个疗程药物的剂量。

3.化学治疗间期

(1)监测血常规、肝肾功能、电解质等,异常时对症治疗。

(2)询问并记录化学治疗毒性反应,Ⅲ度以上不良反应需采取临床干预措施,出现Ⅳ度反应后应立即停药并给予对症处理。如出现以下毒性反应,应停药观察。①呕吐频繁而剧烈,电解质紊乱,难以纠正;②腹泻每天超过4次或出现血性腹泻;③血小板计数$<50 \times 10^9/L$;④感染性发热,体温在38 ℃以上;⑤胃肠道出血或穿孔,肺部大量咯血等并发症。

(3)因严重毒副反应不能恢复,导致下一个疗程延期者,需下调化学治疗药物剂量。

(4)每个疗程前须核对各项检查及肿瘤标志物。

(5)每2~3个疗程后,从症状、体征、肿瘤标记物及影像学肿瘤病灶大小变化、药物毒副反应程度等,全面评估化学治疗疗效和毒性反应,以决定后续治疗方案是否继续、更换或何时终止治疗等。

(三)化学治疗常见毒副反应的防治

1.骨髓抑制

化学治疗引起骨髓抑制最常见,根据WHO分级分为0~Ⅳ度,以白细胞减少症出现早且常见,多在化学治疗后7~10天发生。其次血小板减少症和贫血出现相对晚。发生特点呈剂量限制性和药物累积性特点,与药物种类、剂量、多药联合和用药时间等有关。骨髓抑制有增加感染和诱发出血等风险,严重者危及患者生命,可行延期化学治疗,减少化学治疗药物剂量,对骨髓抑制较明显的药物包括卡铂、依托泊苷、多柔比星、异环磷酰胺等。少数药物如丝裂霉素、放线菌素D对血小板影响明显。

防治:白细胞减少症过早或白细胞数过低时,应预防性用粒细胞集落刺激因子升白细胞数或适当减少化学治疗药物剂量;伴有发热时,同时采用抗感染治疗,药物多选择碳青霉素或第三/四代头孢菌素(可加氨基糖苷类)。对持续发热72小时者,应除外真菌感染。促红细胞生成素可用于化学治疗相关性贫血,最好同时补充铁剂。注射用促血小板生成素或注射用重组人白介素-11可用于血小板减少症的治疗。重度血小板减少症或出血倾向者,需及时输注血小板。

2.消化系统反应

(1)食欲缺乏、恶心与呕吐:为常见不良反应,与药物种类和剂量、用药途径和时间、既往化学治疗史和心理等因素有关。不同药物机制有所差异,且恶心和呕吐的程度不同。化学治疗药物引起的恶心、呕吐分为急性和迟发性。急性呕吐发生于给药后数分钟到几小时,一般在给药24小时内。迟发性呕吐常发生于化学治疗24小时后,通常在48~72小时达到高峰,取决于所用药物,可持续7天。目前将化学治疗药物致吐性分为4类:高致吐性药物、中致吐性药物、低致吐性药物和极低致吐性药物。以铂类药物、异环磷酰胺、多柔比星等发生早,且症状明显,而抗代谢类药物因刺激胃肠黏膜轻,发生晚。

防治:止吐的目的是预防恶心、呕吐。一般化学治疗前30分钟,对急性高度致吐化学治疗药物,最新美国临床肿瘤学会指南推荐神经激肽 1 拮抗药、5-羟色胺受体拮抗药和地塞米松止吐三药联合应用。必要时给予镇静剂,适当补液或静脉营养对症治疗。中致吐性药物推荐帕洛诺司琼和糖皮质激素联合,或 5-羟色胺受体拮抗药和糖皮质激素联合;低致吐化学治疗药物建议化学治疗前仅用 8 mg 地塞米松;极低致吐药物化学治疗前可不常规应用任何止吐药。对于预期可能发生的胃肠道反应,可采用神经精神治疗,如系统脱敏治疗,配合应用苯二氮䓬类(地西泮)。

(2)口腔黏膜溃疡及胃肠道黏膜反应:口腔黏膜溃疡部位、发生时间与化学治疗药物种类有关。如甲氨蝶呤和放线菌素 D 引发口腔黏膜溃疡常见,氟尿嘧啶次之。氟尿嘧啶引起的溃疡多发生在面颊黏膜和口唇,多在停药后 3～7 天反应高峰发生,往往伴肠黏膜损伤,严重时出现黏膜剥脱性肠炎和腹泻。放线菌素 D 多发生舌边、舌根及咽喉溃疡,严重者可累及整个胃肠道。脂质体多柔比星药物发生口腔溃疡较晚。

防治:口腔溃疡时一般保持口腔清洁,用生理盐水漱口,也可用 0.05% 过氧化氢漱口,溃疡处用青黛散和锡类散等涂抹,也可使用氢氧化镁和黏膜表面保护剂及表面麻醉。其他促进黏膜愈合的措施,如应用维生素 E、海藻酸钠和激光等。甲氨蝶呤化学治疗致口腔溃疡,局部用四氢叶酸涂抹或漱口。顽固口腔溃疡,也可用粒细胞集落刺激因子等局部涂抹。

(3)药物性肝损害:化学治疗药物如放线菌素 D、吉西他滨、依托泊苷和甲氨蝶呤等均可引起不同程度的肝功能损害,多发生在化学治疗后 7～14 天,表现为各种血清转氨酶升高,停药或给予保肝治疗后可恢复。少数药物如甲氨蝶呤等,可致中毒性重症肝炎和慢性肝纤维化。当血清转氨酶升高时,注意应与病毒性、免疫性等潜在的基础性肝脏疾病进行鉴别诊断。

防治:Ⅰ～Ⅱ度药物性肝损害保肝治疗后,应慎用或酌情减少药物剂量,必要时调整化学治疗方案。对严重肝损害,总胆红素 >85.50 μmol/L,尤其是发生药物性黄疸者,应停止化学治疗,进行保肝治疗,积极促进有害药物的代谢和排除。

3.泌尿系统损害

导致肾功能损害的化学治疗药物以顺铂、甲氨蝶呤和异环磷酰胺多见。常发生用药 24 小时后,3～7 天明显。顺铂主要引起急性肾衰竭、肾小管酸中毒和低镁血症等;甲氨蝶呤引起非少尿型肾衰竭等;异环磷酰胺引起范科尼综合征、肾小管酸中毒和出血性膀胱炎等。

防治:①顺铂为基础的化学治疗。化学治疗前 1 天晚开始水化,至化学治疗后 2～3 天,每天输液 2 000～3 500 mL,并使用利尿药,保证 24 小时尿量 >2 500 mL。必要时,化学治疗前给予细胞保护剂,如硫代硫酸钠和氨磷汀等。②碱化尿液。大剂量甲氨蝶呤化学治疗前,既要水化还要碱化尿液,即输注或口服碳酸氢钠,保持尿 pH>6.5,每天测尿 pH 2～3 次。③预防甲氨蝶呤肾毒性,需给予四氢叶酸解救,其中四氢叶酸用量为甲氨蝶呤剂量的 10%～15%。④预防异环磷酰胺导致的膀胱性出血。在化学治疗的同时和用药后 4 小时和 8 小时,静脉应用美司钠,剂量为异环磷酰胺用量的 10%～30%。

4.心脏毒性反应

化学治疗引起心脏毒性类型分为急性或亚急性心脏毒性、慢性心脏毒性和迟发性心脏毒性。导致心脏毒性药物主要是蒽环类药物,如多柔比星和表柔比星等,其次为丝裂霉素、氟尿嘧啶、紫杉醇和异环磷酰胺等。蒽环类药物毒性反应呈药物剂量依赖性和药物协同性,非蒽环类心脏毒性呈多态性和不易预测性。

防治:目前尚无特异治疗措施,关键在预防。对有心脏病史的高危患者应密切监测,必要时,化学治疗前使用心肌保护剂,如右雷佐生等,同时使用对心脏影响小的药物,如表柔比星或脂质体多柔比星等,控制药物剂量,多柔比星单药剂量<550 mg/m²,联合化学治疗时剂量<400 mg/m²。

5.肺毒性反应

化学治疗相关性肺毒性包括药物直接损害,如肺炎/肺纤维化、急性变态反应、非心源性肺水肿,其他包括感染和呼吸道出血等。与剂量有关的药物包括博来霉素和苯丁酸氮芥等,其中博来霉素终身累积剂量<250 mg/m²。高危因素如年龄、吸烟史、放射治疗、吸氧和给药方式及其他肺毒药物合用时,增加肺毒性。

防治:尚无特效的治疗措施。化学治疗期间定期监测症状、体征及肺功能和进行影像学检查,及早发现并停药。降低博来霉素的累积剂量<250 mg/m²或总量不超过360 mg/m²,减少高危因素。

6.皮肤毒性反应

皮肤毒性反应分为局部性和全身性毒性反应2类。前者多系药物外渗/外漏等引起局部毒性反应,常用药物包括蒽环类、丝裂霉素、异环磷酰胺及长春碱类等。全身性药物毒性反应包括脱发、皮疹、皮炎、瘙痒等。皮疹多见于甲氨蝶呤,严重者可致剥脱性皮炎。有些药物如蒽环类,类似糜烂剂的作用,外溢严重者会引起组织坏死,需请外科处理。

防治:提高药物穿刺和输注技术,严密监测,及时处理药物外渗/外漏等。

7.神经系统的毒性反应

神经毒性分为外周神经毒性和中枢神经毒性。导致外周神经毒性的药物包括顺铂、奥沙利铂和长春碱类等,呈剂量限制性毒性不良反应,发生在化学治疗期间或化学治疗结束后,典型周围神经病变发生率为$30\%\sim40\%$,症状包括疼痛、麻木/刺痛、感觉丧失和功能障碍等。导致中枢神经毒性药物如异环磷酰胺和甲氨蝶呤,其中异环磷酰胺可引起可逆性脑病等,发生率较高;甲氨蝶呤鞘内注射可引起无菌性脑膜炎、横贯性脊髓病、急性和亚急性脑病和脑白质病。

防治:目前缺乏有效预防和治疗措施,主要是密切观察,积极预防和对症处理。

8.变态反应

许多化学治疗药物可引起轻微的变态反应,如表现为皮肤潮热、皮疹和背痛等,严重时引起过敏性休克,如呼吸急促、水肿、血压改变,甚至伴血管性虚脱等危及生命,其中以紫杉醇、铂类和脂质体多柔比星较常见。紫杉醇引起的变态反应多在化学治疗开始15~30分钟内发生,铂类引起的发生晚,多在化学治疗几个疗程后或再次使用时出现,且表现为皮疹、瘙痒、哮鸣和呼吸困难较重等,博来霉素可能引起高热、休克甚至死亡。

防治:每次化学治疗前都应做好抗变态反应的准备,根据不同药物和不良反应个体化处理。如紫杉醇化学治疗前,先给予地塞米松进行脱敏处理,化学治疗时进行抗过敏及心电监护,并做好急性过敏的抢救准备。铂类引起的超敏反应须脱敏处理等。

9.其他毒副反应

妇科恶性肿瘤化学治疗期间还出现认知功能障碍、疲劳,化学治疗对胚胎存在潜在的致突变、致畸和致肿瘤作用,性功能障碍,化学治疗相关性闭经,化学治疗诱发的卵巢功能不全、不孕等。对年轻肿瘤患者,化学治疗期间及化学治疗结束后应避孕1年。

鉴于所有抗肿瘤药物的毒性反应,临床须了解药物的药效学和药代动力学特点等,在规范化和个体化的原则下合理用药,及时评估和防治不良反应,同时对患者及家属进行化学治疗急性和迟发性毒副反应的教育,避免发生严重不良反应。

(卢潭敏)

第二节　放　射　治　疗

一、概述

妇科恶性肿瘤在以前采用以镭疗为主的肿瘤组织内(插植)或天然体腔内(如宫腔内)放射治疗方式,之后开始采用钴(^{60}Co)、铯(^{137}Cs)和铱(^{192}Ir)等放射源的后装腔内放射治疗方式,而同步放化学的应用使放射治疗疗效进一步提高。近 20 余年,随着放射物理、剂量学和计算机及影像诊断等进展,放射治疗从传统的二维放射治疗过渡到了三维适形和调强放射治疗及立体定向放射治疗的精确定位、精确计划和精确治疗的时代,提高了肿瘤靶区的放射剂量,减少了周围正常组织照射和不良反应发生。因此,手术和(或)放射治疗已成为子宫颈癌、外阴癌和阴道癌等主要治疗措施,放射治疗也可作为上述三种器官肿瘤的首选治疗或辅助治疗或姑息治疗手段。

目前用于妇科恶性肿瘤近距离放射治疗的核素包括^{60}Co、^{192}Ir 和^{137}Cs 等,其中^{60}Co 也可用于远距离外照射,腹腔内灌注治疗多用磷(^{32}P),骨转移瘤放射治疗多用锶(^{89}Sr)。

妇科恶性肿瘤放射治疗常用设备包括:①外照射设备,电子直线加速器是最常用的放射治疗设备。现代直线加速器可产生高能和低能 X 射线及多种能量的电子线。还包括许多特殊附件,如非对称光栏、多叶准直器及射野成像系统等,可进行更加精细治疗。其他包括^{60}Co 治疗机、X线治疗机和质子加速机,其中后者比较昂贵。②内照射设备,包括近距离后装治疗机和放射粒子植入设备。③放射治疗辅助设备,包括常规模拟机、模拟计算机断层扫描机,治疗计划设备包括二维治疗计划、三维治疗计划、三维逆向治疗计划及剂量测量设备。

二、放射技术和方法

目前放射治疗技术方法包括:①体外照射(如常规技术、三维适形技术和调强技术);②近距离照射(如腔内照射);③体内灌注核素溶液。

(一)外照射或体外放射治疗

放射源与身体保持一定距离,集中照射人体某一部位的放射治疗技术。现代多使用直线加速器、CT 及 MRI 模拟定位机、治疗计划系统(三维)、体位固定设施、治疗计划和体位验证系统即影像引导的放射治疗等,进行精确定位、精确计划和精确摆位,即三维适形和调强放射治疗。放射治疗高剂量区分布的形状在三维方向上与病变(靶区)的形状一致为三维适形放射治疗,在适形放射治疗的基础上再对每一射野内诸点的射线强度能按要求进行调整即为调强适形放射治疗。

盆腔体外照射一般分为盆腔常规外照射和盆腔三维适形或调强照射。盆腔常规外照射主要采用箱式四野照射或前后对穿照射,在模拟机下定位,依据骨性标志定位照射野范围。盆腔三维适形或调强照射是基于 CT 技术的治疗计划和应用适形挡块、子野照射等多种技术的外照射方法。MRI 是目前评价晚期肿瘤患者软组织和宫旁累及范围的推荐检查方式。对未行手术分期的患者,PET-CT 扫描有助于明确淋巴结转移状况。

肿瘤放射治疗医师放射治疗前需勾画靶区和正确组织,以便确定照射剂量。靶区指肿瘤区。

以子宫颈癌为例,子宫颈癌的肿瘤区包括累及的宫颈、扩展到的宫旁、阴道壁、宫体和(或)淋巴结。子宫颈癌术后的盆腔临床靶区包括阴道残端、上端阴道、阴道旁及盆腔淋巴引流区。近年还提出子宫颈癌淋巴结/淋巴管临床靶区的放射治疗指南。子宫颈癌的计划靶区包括上述临床靶区上方的适当边缘。目前勾画子宫颈癌的正常组织包括膀胱、直肠、乙状结肠、大肠、小肠和骨髓。临床需注意正常组织移位的潜在问题。

目前多采用剂量分割照射模式,其中分次照射剂量、每次照射时间间隔和总治疗时间是影响疗效的关键因素。一般盆腔外照射剂量为 45 Gy(40～50 Gy),分割剂量常规为每天 1.8～2 Gy。若存在局限大块瘤灶,则需要再追加或同步增加高度适形放射治疗剂量 10～15 Gy。对腹主动脉旁淋巴结阳性患者,须进行盆腔及腹主动脉旁淋巴结引流区照射,即扩大野(或延伸野)照射。下 1/3 阴道受侵时,靶区还包括全阴道、腹股沟淋巴结引流区。

(二)近距离照射或腔内放射治疗

近距离照射是将放射源密封,直接放入肿瘤组织内(插植)或天然体腔内(如宫腔内)进行放射治疗,包括腔内和组织间照射两种方式。目前临床主要采用后装腔内放射治疗,即先将空载的施源器置于体腔内病变部位,然后在有防护屏蔽的条件下远距离地将放射源通过管道传输到容器内进行治疗,放射源包括^{60}Co、^{137}Cs 和^{192}Ir 等,采用的后装治疗机分高、中、低剂量率后装治疗机。

妇科恶性肿瘤近距离放射治疗应根据阴道及宫颈局部肿瘤情况选择适合的施源器。通常阴道内施源器包括卵圆体、环或圆柱体,与宫腔管联合使用。与外照射联合应用时,近距离照射通常于外照射治疗后期阶段开始使用,此时原发肿瘤已充分消退,以满足近距离剂量几何分布要求。对肿瘤外形不规则、单纯腔内放射治疗难以实施者,最好采用联合组织间插植放射治疗方式。对子宫切除术后患者,可采用阴道施源器的近距离放射治疗作为外照射补充。对子宫颈未切除且伴有中心性病变的患者,不推荐将单纯调强放射治疗及适形技术作为首选,应选择近距离放射治疗和(或)联合体外放射治疗作为主要方式。

近距离放射治疗最常用的剂量参数系统多为 Mancheter 系统,常将处方剂量定位于"A"点。A 点根据施源器的位置设定。此外,不同肿瘤再依据解剖学特点,计算"B"点或"F"点、膀胱点和(或)直肠点接受的放射剂量。

以往近距离放射治疗为低剂量率,其中 A 点通过低剂量率给予,假定剂量为每小时 40～70 Gy。美国国立癌症综合网络推荐 A 点剂量系统是以低剂量率分割为基础,外照射时推荐放射治疗分割方案为每天给予 1.8～2 Gy。近几十年采用后装治疗机进行高剂量率每小时＞12 Gy 的近距离放射治疗。此时需通过线性二次方模型公式将高剂量率额定 A 点剂量转换为 A 点低剂量率生物学等价剂量。因为两种剂量率的生物学效应存在差异,即随着剂量率增加,损伤修复减少,肿瘤和早发反应正常细胞存活减少;晚发反应正常组织损伤增加,不良反应增加。目前,越来越多证据证明高剂量率治疗并发症较少,局部控制率较好,逐渐优先采用近距离放射治疗技术。

目前外照射联合近距离放射治疗的方法有多种,其中最常用的高剂量率给予 5 次剂量分割,包括宫腔内管及阴道施源器,每次分割 A 点剂量为 6 Gy,A 点总剂量为 30 Gy。

随着图像引导近距离放射治疗的临床应用,美国近距离治疗协会和欧洲放射治疗协会推荐处方为靶区剂量,而不是点剂量,以限制正常组织的照射剂量,提高靶区治疗强度,显示良好局部控制,且毒性反应可接受。

(三)放射治疗联合化学治疗和同步放化学

同步放化学指在放射治疗的同时应用小剂量化学治疗,以增加瘤组织对放射的敏感性。其机制可能系同步应用化学治疗能干扰细胞周期,使肿瘤细胞周期同步化,更多的 G_0 期细胞进入增殖周期(放射敏感期);再者通过改善肿瘤细胞的氧合状态及微循环来增加放射敏感性等。目前同步放化学已经成为妇科恶性肿瘤标准治疗,应用于子宫颈癌、子宫内膜癌和外阴癌等,常用化学治疗药物包括铂类、紫杉烷类和抗代谢类如氟尿嘧啶。

鉴于放射治疗仅对局部的病灶进行控制,而化学治疗可对放射野外的亚临床病灶及转移病灶均发挥作用。因此,放射治疗和化学治疗序贯联合应用,可增加肿瘤局部控制率,降低远处转移的发生。

(四)放射治疗联合手术

放射治疗联合手术是在手术前、术中及手术后进行放射治疗,旨在减少手术切除范围和相对并发症的发生,提高肿瘤局部控制。

1.术前放射治疗

术前放射治疗旨在减少肿瘤局部和远处转移,避免手术切缘阳性。一般每 4～5 周须照射剂量为 40～50 Gy。多在完成放射治疗后 4～6 周进行手术。对于ⅠB2 或ⅡA2 期子宫颈癌,术前还可针对肿瘤局部进行 1～3 次近距离照射,肿瘤表面给予 12～20 Gy,待 1～2 周、肿瘤缩小后再进行手术。此方法的优点是缩小肿瘤易于手术进行、局部放射治疗不良反应小、不延误手术时间。

2.术中放射治疗

术中放射治疗指在对术中存在复发风险高的残留病灶或无法切除的孤立灶进行的单次、靶向、大剂量放射治疗,包括组织间埋置粒子、电子线照射或近距离放射治疗等。常用单剂量照射为 10～20 Gy。目前妇科临床应用少。

3.术后放射治疗

对一些高危因素患者,如淋巴结阳性、切缘阳性和有残留病灶等进行术后辅助放射治疗。一般多在 6 周内开始放射治疗,治疗方案应根据高危因素个体化。

三、放射治疗分类

妇科恶性肿瘤放射治疗的目的是最大限度地杀灭肿瘤细胞,并尽可能减少其对正常组织的损伤。根据放射治疗的目的分为如下几种:①根治性放射治疗,如早期子宫颈癌、外阴癌和阴道癌;②术后辅助性放射治疗,如中期子宫颈癌、外阴癌和阴道癌和子宫恶性肿瘤等;③姑息性放射治疗,如转移瘤症状控制,包括出血、疼痛和梗阻等。

四、子宫颈癌放射治疗

子宫颈癌病理类型以鳞癌为主,其次为腺癌,其他类型少见。早期子宫颈癌以手术为主,除Ⅰ$_{A1}$ 期外,其他所有期别的子宫颈癌均可采用放射治疗。子宫颈癌根治性放射治疗包括盆腔外照射联合近距离照射,并行同步增敏化学治疗,是子宫颈癌标准的治疗方法,且建议同步放化学在 8 周内完成。

(一)放射治疗适应证

1.Ⅰ$_A$ 期

首选手术。对不能耐受手术者,也可选择单纯近距离放射治疗,A 点剂量为低剂量率 60～

75 Gy/2 f或高剂量率 45 Gy/(6～8)f。一般不进行盆腔外照射。

2.Ⅰ_B～Ⅱ_A期

可行根治性手术或根治性放射治疗，必要时依据病理等因素，采用联合化学治疗等综合治疗。

(1)子宫颈癌根治术后辅助放射治疗适应证：术后高危因素如淋巴结转移阳性、手术切缘阳性、宫旁组织浸润者，具备其中一个高危因素，术后补充盆腔外照射放射治疗＋顺铂同步化学治疗，或盆腔外照射±阴道腔内放射治疗。具备中危因素如原发病灶＞4 cm、大于1/3宫颈间质浸润和(或)淋巴脉管间隙浸润。一般认为具备2个或以上中危因素者进行辅助放射治疗，其中盆腔外照射 45 Gy，阴道残端切缘阳性者补充腔内照射 10～20 Gy。髂总淋巴结阳性、腹主动脉旁淋巴结阳性者，需行延伸野外照射放射治疗。高危因素患者可采用铂类药物为基础的同步放化学增敏(单药顺铂或顺铂＋氟尿嘧啶)。对子宫切除及腹主动脉旁淋巴结放射治疗者，可采用调强放射治疗及高度适形放射治疗技术，减少肠管及其他器官接受放射治疗剂量。

(2)根治性放射治疗适应证：未手术切除的患者需针对原发肿瘤，包括肉眼可见病灶、宫旁组织、宫骶韧带、骶前淋巴结及其他可能发生转移的淋巴结，同时还要保证覆盖一定范围正常阴道组织(至少在病灶外 3 cm)进行根治性放射治疗，即外照射和腔内照射联合放射治疗方案，并进行同步增敏化学治疗，目的是 A 点的剂量达到 80 Gy。计划中的根治性放射治疗/同步放化学应在 8 周内完成，延长时间会影响效果。

盆腔外照射剂量为 45～50 Gy(常规分割、三维适形技术需 30～40 Gy 时应屏蔽直肠及膀胱)，每次 1.8～2 Gy，其中在 20～30 Gy 时开始加用腔内照射。Ⅰ_{B1}、Ⅱ_{A1}期的 A 点等效总剂量为80～85 Gy，Ⅰ_{B2}、Ⅱ_{A2}期的 A 点等效总剂量≥85 Gy。靶区器官包括：肿瘤、子宫、宫旁组织、子宫骶骨韧带，盆腔淋巴结(髂内、髂外、闭孔和骶前淋巴结)及髂总较低部分淋巴结，微小转移病灶区域。对髂总淋巴结阳性、腹主动脉旁淋巴结阳性者，需行延伸野外照射，转移淋巴结区剂量增加 10～15 Gy。注意子宫颈未切除且伴有中心性病变的患者，不应将调强放射治疗及适形放射治疗技术作为唯一治疗手段，仍应选择近距离放射治疗联合外照射治疗。

盆腔内照射治疗覆盖宫颈、阴道上段及内侧宫旁组织，避免直肠、膀胱过量照射。可采用高剂量率或低剂量率照射方式。放射生物学证据显示高剂量率治疗并发症少，局部控制率高。因此，这是优先采用的近距离技术方法。目前联合盆腔外照射，A 点的总等效剂量应达到 80～85 Gy，采用高剂量率剂量/分割计划为 45 Gy。

(3)放射治疗后手术：如病理类型为腺癌或肿瘤对放射治疗不敏感，或放射治疗后仍有肿瘤残存，可考虑辅助行全子宫切除术。

3.Ⅱ_B～Ⅲ期

首选根治性放射治疗和同步增敏化学治疗，或放射治疗前腹腔镜切除淋巴结。A 点等效总剂量≥85 Gy。若髂总和(或)腹主动脉旁淋巴结阳性者，需行延伸野外照射，肿大淋巴结区剂量增加 10～15 Gy；若腹股沟淋巴结转移，照射野须包括腹股沟淋巴引流区；下 1/3 阴道受侵时，建议同时行腹股沟淋巴引流区预防性外照射 45～50 Gy 及阴道柱状施源器阴道补量。Ⅲ_B期建议宫旁补量 10～15 Gy。

4.Ⅳ期

Ⅳ_A期首选同步放化学，主要进行高剂量外照射，也可视情况加用腔内和(或)插植放射治疗。Ⅳ_B期子宫颈癌选用姑息治疗，包括行姑息性放射治疗。

5.单纯子宫切除术后辅助放射治疗

行单纯子宫切除术后,应根据术后组织分级、肌层浸润深度、病理类型等个体化制订方案。

(1)Ⅰ$_{A1}$期且无淋巴脉管间隙浸润,随访观察。

(2)超过Ⅰ$_{A2}$期或Ⅰ$_{A1}$期伴有淋巴脉管间隙浸润,已行二次手术根治且淋巴结阴性者,可观察。但若存在一个或更多的病理高危因素,如原发肿瘤大、间质浸润深或淋巴脉管间隙浸润,术后放射治疗多以盆腔外照射±阴道腔内放射治疗。

(3)超过Ⅰ$_{A2}$期或伴有淋巴脉管间隙浸润未行手术者,可行盆腔外照射联合腔内放射治疗,同步增敏化学治疗。

(4)阴道残端有癌者可行腔内放射治疗和同步增敏化学治疗。

(二)放射治疗方式

1.外照射

外照射包括常规技术和三维适形技术或调强技术。盆腔外照射一般靶区包括以下技术。

(1)常规技术:在模拟机下定位,依据骨性标记物确定照射野范围,一般上界在L$_4$~L$_5$间隙,下界在闭孔下缘,外界在真骨盆外1.5~2 cm处,侧野的前界包括耻骨联合,后界一般在S$_2$~S$_3$间隙(若骶骨韧带受累、子宫后位或肿瘤沿直肠扩展或盆腔淋巴结阳性时,建议包括整个骶骨),建议屏蔽保护直肠、部分小肠和膀胱。扩大野(或延伸野)放射治疗包括盆腔靶区和腹主动脉旁淋巴引流区。注意避让脊髓和保护肾。下1/3阴道受侵时,照射靶区还包括盆腔、双侧腹股沟淋巴引流区和全部阴道。

(2)调强技术或三维适形技术:目前应用增多,采用CT模拟机定位后进行。①子宫颈癌术后盆腔照射靶区如下:可见病灶(如果存在)、阴道残端、上段阴道(至少3 cm)、阴道旁及盆腔淋巴引流区(髂内、髂外、髂总、闭孔和骶前);②未手术者盆腔放射治疗靶区包括:肿瘤和整个宫颈区、子宫、肿瘤下3 cm阴道、宫旁及盆腔淋巴引流区(髂内、髂外、髂总、闭孔和骶前);③扩大野放射治疗靶区:包括盆腔靶区和腹主动脉旁淋巴引流区;④下1/3阴道受侵时靶区:盆腔靶区及双侧腹股沟淋巴引流区和全部阴道。

2.内照射

(1)术后常规内照射:多采用阴道柱状施源器照射阴道残端,以阴道黏膜下0.5 cm为参考点,一般驻留1 cm。每次5~6 Gy,共2次。一般在术后1个月后进行。

(2)子宫颈癌根治性内照射:以A点、B点为参考点设计治疗计划,其中A点位于阴道穹隆上方2 cm旁开2 cm处,是子宫颈癌腔内放射治疗最常用的剂量计算点。A点同一水平外侧3 cm处为B点。目前多采用高剂量率后装技术,每次4~7 Gy,每周1~2次,共4~7次,A点30~42 Gy。腔内放射治疗与外照射放射治疗结合。A点外照射+腔内照射的总剂量一般为,Ⅰ$_{B1}$、Ⅱ$_{A1}$期80~85 Gy,Ⅰ$_{B2}$、Ⅱ$_{A2}$、Ⅱ$_B$~Ⅳ期≥85 Gy,采用不同剂量率后装治疗时,应进行生物剂量转换,避免膀胱和直肠的不良反应。阴道壁,尤其是下1/3受累时,还需加阴道柱状施源器照射阴道,以阴道黏膜下0.5~1 cm处为参考点,每次4~5 Gy,每周1次,共2~4次。

(3)子宫颈癌三维腔内照射:以CT/MRI定位勾画靶区,包括宫颈及周围邻近瘤区,以高危临床靶区确定处方剂量。每次4~7 Gy,每周1~2次,共4~7次。

3.同步放化学

多采用以铂类为基础的化学治疗,应用较多方案为顺铂或顺铂+氟尿嘧啶等。

五、子宫内膜癌放射治疗

目前 WHO 将子宫内膜癌分为子宫内膜样腺癌、浆液性腺癌、透明细胞癌和子宫癌肉瘤,其中以腺癌多见,预后好。治疗以手术为主,辅助放射治疗、化学治疗和内分泌治疗。

(一)放射治疗适应证

1. Ⅰ期

(1) Ⅰ$_A$ 期 G$_2$、G$_3$ 和 Ⅰ$_B$ 期 G$_1$ 和 G$_2$ 患者:推荐术后阴道腔内放射治疗。2012 年后,美国国家综合癌症网推荐对 Ⅰ$_A$ 期 G$_1$ 无高危因素者仅观察。

(2) Ⅰ$_B$ 期 G$_3$ 患者:术后行阴道腔内放射治疗。对是否行外照射持有不同观点,对仅做子宫切除术伴有中高危病理因素患者,推荐术后外照射联合腔内照射;行全面分期手术,发现淋巴结阳性者,建议外照射联合腔内照射,否则不建议行外照射。

2012 年,FIGO 推荐对中高危患者(至少具备以下 2 项:年龄超过 60 岁、深肌层浸润、低分化、浆液性或透明细胞癌、淋巴脉管浸润)进行阴道近距离放射治疗,而低危患者(无论有无切除淋巴结、肌层浸润<50%、中高分化或仅有其中一个高危因素)不是放射治疗的指征。2015 年,美国国家综合癌症网指南推荐进行放射治疗的高危因素还包括:肿瘤大小、子宫下段或子宫颈腺体表面累及。

2. Ⅱ期

术后须接受外照射和阴道腔内照射。

3. Ⅲ和Ⅳ期

放射治疗方案应根据患者情况,进行个体化治疗。Ⅲ$_A$ 期仅附件转移的患者,可选择盆腔外照射＋阴道腔内照射＋顺铂同步化学治疗。Ⅲ$_B$ 少见,单独手术困难,可联合术前放射治疗。对仅有盆腔淋巴结转移的患者,进行盆腔外照射和腔内照射联合。对主动脉旁淋巴结转移的患者,可行延伸野放射治疗。晚期不能手术者,可行单纯放射治疗或配合激素治疗或联合化学治疗等综合治疗。

4. 特殊组织类型

对于特殊组织类型,如子宫内膜浆液性乳头癌和透明细胞癌术后可进行化学治疗和肿瘤靶向放射治疗。全腹腔放射治疗由于并发症多及疗效有限,2012 年,美国国家综合癌症网指南将其作为 3 类证据,目前已少用。

5. 局部和局域内膜癌复发处理

复发患者的再治疗受许多因素的影响,如复发时间、既往治疗情况、复发部位等。对单纯手术后复发患者,可给予较高剂量放射治疗。单纯阴道内复发者,可行手术切除。放射治疗应腔内、外照射联合和(或)三维适形或调强放射治疗,或组织间插植治疗。

(二)子宫内膜癌放射治疗方式

1. 放射治疗方式

(1)术前放射治疗:目的是控制、缩小癌灶,为手术创造机会或缩小手术范围,主要用于术前评价手术有困难或Ⅲ$_B$ 期阴道侵犯较重者。自手术病理分期后多不主张行术前放射治疗。

术前放射治疗以腔内放射治疗为主,以 A 点和 F 点作为内膜癌的剂量参照点。A 点即为子宫颈癌腔内放射治疗的剂量参照量;F 点位于子宫底部距子宫中轴旁开 2 cm,此点代表子宫底部肿瘤接受剂量。一般放射剂量为常规全量腔内放射治疗的 1/3～1/2,放射治疗 10～14 天后,行单纯子宫切除和附件切除术或全剂量放射治疗(腔内联合外照射)。放射治疗后 8～12 周后,行单纯子宫切除和附件切除术或术前体外照射(用于不能腔内照射者,或有宫腔外转移者)。

(2)术后放射治疗:对术后具有复发高危病理因素如低分化、淋巴脉管浸润、肌层浸润等,或手术范围不足的术后辅助放射治疗。

(3)单纯放射治疗:仅适用于伴有病态性肥胖、严重内科并发症、高龄早期患者或无法手术切除的晚期患者,一般采用临床分期进行放射治疗。①腔内放射治疗(后装)高剂量率:A点及F点总剂量为 45～50 Gy,每周 1 次,分 6～7 次完成。②外照射:45～50 Gy,6 周内完成。

2.外照射方法

(1)盆腔外照射:包括常规技术、三维技术和调强技术,范围同子宫颈癌,全盆腔照射总剂量为 45～50 Gy,每次 1.8～2 Gy,每周 4～5 次。

(2)全腹腔照射:用于特殊类型如子宫内膜浆液性腺癌等,全腹照射总剂量 30 Gy,每次照射 1.5 Gy,之后缩野,使腹主动脉区达到 40～45 Gy,盆腔达到 50 Gy,现少用。目前多采用适形和调强技术照射盆腔和腹主动脉旁区,并给予同步增敏化学治疗,以减少并发症。

3.内照射方法

(1)术后腔内放射治疗多用于手术范围不够,或疑有癌残存,或局部复发高危者。放射治疗多在 2～3 周内开始。一般首次腔内照射前需进行妇科检查了解残端,选择适合的施源器,多采用阴道柱状施源器照射阴道残端,驻留阴道上 1/3 或 1/2,以黏膜下 0.5～1 cm 为参考点。Ⅲ_B 期考虑全阴道照射。应用高剂量率照射时,建议低剂量分割照射,每次 4～6 Gy,每周 1～2 次。术后单纯腔内放射治疗推荐剂量 30 Gy,联合外照射者,推荐剂量 10～20 Gy。

(2)未手术者的腔内放射治疗:目前多采用高剂量率后装放射治疗技术,4～7 Gy,1～2 次/周,共 4～7 次。宫颈受累者需适当行以 A 点为参考点的腔内放射治疗,阴道受累者还需加阴道柱状施源器,以黏膜下 0.5～1 cm 为参考点,每次 4～5 Gy,1～2 次/周,共 2～4 次。

六、子宫肉瘤的放射治疗

目前 WHO 将子宫肉瘤分为子宫平滑肌肉瘤、子宫内膜间质肉瘤和高级别(未分化)子宫内膜肉瘤,治疗以手术为主,辅助放射治疗、化学治疗或内分泌治疗等。

(一)放射治疗适应证

放射治疗对子宫内膜间质肉瘤相对敏感,Ⅱ期及以上患者术后可辅助放射治疗。子宫平滑肌肉瘤对放射治疗敏感性较差,故不作为常规辅助治疗,但对复发、转移等可考虑进行放射治疗。目前子宫肉瘤一般不用单纯放射治疗,主要用于术后的辅助治疗或某些特殊转移部位(脑、骨或肺等)的姑息治疗。

(二)放射治疗方式

术后一般采用腔内、外照射联合,外照射剂量为 45～50 Gy 或个体化治疗。采用常规技术或调强放射治疗技术。照射野根据病变范围、手术情况和患者耐受程度等决定。腔内照射一般采用高剂量率后装治疗机,阴道残端每次补量 4～6 Gy,每周 1～2 次,共 10～20 Gy。腔内照射一般在术后 12 周内开始进行,可在外照射后进行,也可在外照射期间进行。

七、卵巢恶性肿瘤的放射治疗

卵巢恶性肿瘤病理以上皮性肿瘤为主,其次为生殖细胞肿瘤。治疗原则以手术为主,术后辅助化学治疗等。近年研究显示放射治疗对卵巢上皮性恶性肿瘤治疗有一定疗效,但单纯放射治疗较手术并无优势,故放射治疗作为综合治疗措施应合理地应用。

（一）放射治疗适应证

卵巢生殖细胞肿瘤中无性细胞瘤和颗粒细胞瘤对放射治疗敏感,术后可进行辅助放射治疗。卵巢上皮性癌一般多发生广泛转移,因此,一般放射治疗多用于特殊部位转移瘤的治疗,如脑、骨或肺转移瘤,或用于某些耐药患者的姑息治疗,多在化学治疗后进行。

（二）放射治疗方式

一般卵巢恶性肿瘤术后行全腹腔放射治疗、局部小野照射和（或）腔内照射。局部小野照射主要是针对手术或化学治疗后残存瘤灶的放射治疗,建议采用调强放射治疗技术,剂量可达45～60 Gy;腔内照射主要用于阴道残留癌灶或复发,只限于腔内照射到达的范围,一般配合外照射;全腹腔放射治疗和腹腔内 32P 灌注治疗不良反应大,目前较少用。

八、阴道癌放射治疗

放射治疗适用于Ⅰ～Ⅳ期阴道浸润癌患者,是多数患者的首选治疗。早期可单纯放射治疗,晚期可行放射治疗联合化学治疗等。由于阴道癌多为年老患者,考虑解剖原因等,治疗方案应强调个体化,如单纯腔内放射治疗、外照射及联合放化学等。

（一）放射治疗适应证

1.原位癌

行手术或腔内放射治疗,腔内放射治疗剂量使阴道黏膜达到 60 Gy。

2.Ⅰ期患者

病灶表浅的Ⅰ期患者行单纯腔内放射治疗或局部手术＋放射治疗,根据病灶大小决定是否用外照射。

3.Ⅱ期患者

进行盆腔外照射和内照射联合放射治疗。外照射剂量为 45～50 Gy,病灶累及阴道下 1/3者,同时行双侧腹股沟和股三角区照射。常规技术 30～40 Gy 时屏蔽直肠、膀胱,同时加用阴道内照射。有条件者,推荐进行适形调强放射治疗,照射 45 Gy 后再行阴道内照射。

4.Ⅲ期患者

同Ⅲ期子宫颈癌,盆腔外照射剂量可适当增加,淋巴结瘤区加量至 60 Gy。有条件者,推荐行适形调强放射治疗。

5.Ⅳ期患者

Ⅳ期患者以姑息治疗为主。

6.阴道透明细胞癌和恶性黑素瘤

对阴道透明细胞癌和恶性黑素瘤患者的治疗以手术为主,辅助化学治疗、生物治疗和放射治疗等综合治疗。

（二）放射治疗方式

1.内照射

若宫颈受累或侵犯穹隆上段阴道时,加以 A 点为参考点的宫颈区照射,多采用阴道柱状施源器照射,必要时结合外照射技术。

2.外照射

技术同子宫颈癌。对术后病理高危因素如手术切缘阳性、盆腔淋巴结阳性或腹主淋巴结阳性,或脉管内有癌栓等,行外照射和（或）内照射。

3.同步放化学

同步放化学治疗阴道癌的疗效待定,采用顺铂或氟尿嘧啶可能获益。

九、放射治疗主要并发症

放射治疗的并发症分为急性、亚急性和晚期3种类型。基于治疗的方式,急性放射治疗反应发生在治疗期间,亚急性不良反应发生在治疗3~6个月内,晚期不良反应发生在治疗6个月后。不良反应的出现及其表现取决于被照射组织的类型(早发反应和晚发反应的正常组织)及放射耐受剂量。

急性和亚急性反应中,以骨髓、小肠、直肠、膀胱最明显。如多数患者轻度疲乏、食欲缺乏,少数患者可有恶心、呕吐等全身反应,轻到中度的腹泻、腹部不适、大便疼痛等直肠反应。部分患者泌尿系统表现为尿频、尿急、尿痛及少数血尿等膀胱刺激征,尤其在同步放化学,还出现白细胞、血小板计数下降等骨髓抑制。一般给予对症治疗,止泻、抗炎等。

常见的晚期并发症包括放射性直肠炎、乙状结肠炎、放射性小肠炎、放射性膀胱炎、外阴纤维化和淋巴水肿、盆腔纤维化、阴道狭窄和阴道缩短等,少数患者可发生较严重并发症,如肠梗阻、肠出血及穿孔等。

(一)放射性膀胱炎

放射性膀胱炎多发生在放射治疗后1年左右,根治性放射治疗后有症状的Ⅲ/Ⅳ级的膀胱晚期并发症的发生率为4%~8%。主要表现为尿频、尿急、尿痛及长期尿血,严重者可出现膀胱-阴道瘘或尿道-阴道瘘。以保守治疗为主,抗炎、止血、药物膀胱灌注,严重者手术治疗。

(二)放射性直肠炎、乙状结肠炎

放射性直肠炎、乙状结肠炎多发生在放射治疗后6个月至1年,晚期并发症发生率为5%~8%。主要症状为腹泻、黏液便、里急后重、便血,有时出现便秘和大便疼痛。少数出现毛细血管扩张、大出血、直肠溃疡和直肠乙状结肠狭窄,严重者可出现直肠阴道瘘等。多在随访18~36个月时出现。处理是对症治疗,采用激素或中药灌肠,氩离子凝固,激光治疗或受累黏膜面甲醛治疗。若出现狭窄、梗阻、瘘管、穿孔,则需手术治疗。

(三)放射性小肠炎

临床表现为慢性肠炎、亚急性肠梗阻、肠穿孔和(或)狭窄,如稀便、大便次数增加、黏液便、腹痛,严重者可见肠穿孔和梗阻。可在一个疗程的治疗性放射治疗后发生,其中有症状的Ⅲ/Ⅳ级的小肠晚期并发症发生率为3%~12%,多发生在根治性术后患者。任何原因导致腹、盆腔内小肠粘连固定都可以加重小肠的放射损伤。需对症治疗,严重者手术治疗。

(四)阴道狭窄

放射治疗后毛细血管扩张和阴道纤维化,导致阴道狭窄及明显缩短,影响性生活。应通过咨询和训练,包括定期阴道冲洗、佩戴阴道模具,适当使用雌激素软膏及油性润滑剂等,并鼓励患者放射治疗后定期性生活。

十、放射治疗后随访

放射治疗后1~2年内,每3个月随访1次,了解患者的疗效和放射治疗不良反应。随访内容包括常规妇科检查、血尿便常规、肝肾功能、肿瘤标志物、腹盆腔超声或CT/MRI、胸片等,必要时进行PET-CT进行全身评估。放射治疗后3~5年,每3~6个月随访1次,检查项目同前。

(李凤立)

第四章

子宫肿瘤

第一节 子宫肌瘤

子宫肌瘤是女性生殖系统最常见的良性肿瘤，多见于 30～50 岁的妇女。由于很多患者无症状或肌瘤较小不易发现，因此，临床报告肌瘤的发生率仅为 4％～11％，低于实际发生率。子宫肌瘤确切的发病因素尚不清楚，一般认为主要与女性激素刺激有关。近年来研究还发现，子宫肌瘤的发生与孕激素、生长激素也有一定关系。

一、分类

按肌瘤生长的部位可分为子宫体肌瘤和子宫颈肌瘤（图 4-1），前者占 92％，后者仅占 8％。子宫体肌瘤可向不同的方向生长，根据其发展过程中与子宫肌壁的关系分为以下 3 类。

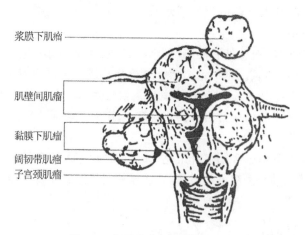

浆膜下肌瘤

肌壁间肌瘤

黏膜下肌瘤

阔韧带肌瘤

子宫颈肌瘤

图 4-1 各型子宫肌瘤示意图

（一）肌壁间子宫肌瘤

其最常见，占 60％～70％。肌瘤位于子宫肌壁内，周围均为肌层包围。

（二）浆膜下子宫肌瘤

这类肌瘤占 20％。肌瘤向子宫体表面生长、突起，上面覆盖子宫浆膜层。若肌瘤继续向浆膜面生长,仅有一蒂与子宫肌壁相连,称带蒂的浆膜下肌瘤。宫体肌瘤向宫旁生长突入阔韧带前后叶之间,称为阔韧带肌瘤。

(三)黏膜下肌瘤

临床较少见,约占10％。肌瘤向宫腔方向生长,突出于子宫腔,表面覆盖子宫黏膜,称为黏膜下肌瘤。黏膜下肌瘤易形成蒂,子宫收缩使肌瘤经宫颈逐渐排入阴道。

子宫肌瘤大多数为多个,称为多发性子宫肌瘤;也可为单个肌瘤生长。

二、病理

(一)巨检

典型的肌瘤为实质性的球形结节,表面光滑,与周围肌组织有明显界限。肌瘤虽无包膜,但由于其周围的子宫肌层受压形成假包膜。切开假包膜后,肌瘤突出于切面。肌瘤剖面呈灰白色漩涡状或编织状。纤维组织成分多者,肌瘤质硬;肌细胞多者,肌瘤偏软。

(二)镜检

肌瘤由平滑肌与纤维组织交叉排列组成,呈漩涡状。细胞呈梭形,大小均匀,核染色较深。

三、继发变性

肌瘤失去原有典型结构和外观时,称为继发变性,可分为良性和恶性两类。

(一)良性变性

1.玻璃样变

玻璃样变最多见,肌瘤部分组织水肿变软,剖面漩涡结构消失,代之以均匀的透明样物质,色苍白。镜下见病变区肌细胞消失,呈均匀粉红色无结构状,与周围无变性区边界明显。

2.囊性变

囊性变常继发于玻璃样变,组织液化,形成多个囊腔,也可融合成一个大囊腔。囊内含清澈无色液体,并可自然凝固成胶胨状。囊壁由透明变性的肌瘤组织构成。

3.红色变性

红色变性多发于妊娠期或产褥期,其发生原因尚不清楚。肌瘤体积迅速增大,发生血管破裂。血红蛋白渗入瘤组织,故剖面呈暗红色,如同半熟烤牛肉,有腥臭味,完全失去原漩涡状结构。

其他良性变性还有脂肪变性、钙化等。

(二)恶性变

恶性变即为肉瘤变,占子宫肌瘤的0.4％～0.8％。恶变后的肌瘤组织脆而软,与周围界限不清,切面漩涡状结构消失,呈灰黄色,似生鱼肉,多见于年龄较大、生长较快与较大的肌瘤。对子宫迅速增大或伴不规则阴道流血者,考虑有恶变可能。

四、临床表现

(一)症状

肌瘤的典型症状为月经过多和继发贫血,但多数患者无症状,仅于盆腔检查时发现。症状与肌瘤的生长部位、生长速度及有无变性有关。

1.阴道流血

阴道流血为肌瘤患者的主要症状。浆膜下肌瘤常无出血,黏膜下肌瘤及肌壁间肌瘤表现为月经量过多,经期延长。黏膜下肌瘤若伴有坏死、溃疡,则表现为不规则阴道流血。

2.腹部包块

偶然情况下扪及包块。包块常位于下腹正中,质地硬,形态可不规则。

3.白带增多

肌瘤使子宫腔面积增大,内膜腺体分泌旺盛,故白带增多。黏膜下肌瘤表面感染、坏死,可产生大量脓血性排液。

4.腹痛、腰酸

一般情况下不引起疼痛,较大肌瘤引起盆腔淤血,出现下腹部坠胀及腰骶部酸痛,经期由于盆腔充血,症状更加明显。浆膜下肌瘤发生蒂扭转时,可出现急性腹痛。肌瘤红色变性时可出现剧烈疼痛,伴恶心、呕吐、发热、白细胞计数升高。

5.压迫症状

压迫膀胱可发生尿频、尿急,压迫尿道可发生排尿困难或尿潴留,压迫直肠可发生便秘等。

6.不孕

不孕占 25%～40%,肌瘤改变宫腔形态,妨碍孕卵着床。

7.全身症状

出血多者有头晕、全身乏力、心悸、面色苍白等继发性贫血表现。

(二)体征

1.腹部检查

较大的肌瘤可升至腹腔,腹部检查可扪及肿物,一般居下腹部正中,质硬,表面不规则,与周围组织界限清。

2.盆腔检查

由于肌瘤生长的部位不同,检查结果各异。

(1)浆膜下肌瘤:肌瘤不规则增大,表面呈结节状。带蒂肌瘤有细蒂与子宫体相连,可活动;阔韧带肌瘤位于子宫一侧,与子宫分不开,常把子宫推向对侧。

(2)肌壁间肌瘤:子宫呈均匀性增大,肌瘤较大时,可在子宫表面摸到突起结节或球形肿块,质硬。

(3)黏膜下肌瘤:窥器撑开阴道后,可见带蒂的黏膜下肌瘤脱出于宫颈口外,质实,表面被充血暗红的黏膜包围,可有溃疡及继发感染坏死。宫口较松,手指进入宫颈管可触到肿瘤蒂部。如肌瘤尚未脱出宫口外,只能扪及子宫略呈均匀增大,而不能摸到瘤体。

五、诊断及鉴别诊断

根据经量增多及检查时子宫增大,诊断多无困难。对不能确诊者,通过探测宫腔、子宫碘油造影、B超检查、宫腔镜及腹腔镜检查等协助诊断。

子宫肌瘤常易与下列疾病相混淆,需加以鉴别。

(一)妊娠子宫

子宫肌瘤透明变性或囊性变时质地较软,可被误认为妊娠子宫,尤其是 40～50 岁高龄孕妇。如忽视病史询问,亦可能将妊娠子宫误诊为子宫肌瘤。已婚生育期妇女有停经史、早孕反应史,结合尿 HCG 测定、B 超检查一般不难诊断。

（二）卵巢肿瘤

卵巢肿瘤多为囊性或囊实性，位于下腹一侧，可与子宫分开，亦可为双侧，很少有月经改变。而子宫肌瘤质硬，位于下腹正中，随子宫移动，常有月经改变。必要时可用 B 超、腹腔镜检查明确诊断。

（三）盆腔炎性包块

盆腔炎性包块与子宫紧密粘连，患者常有生殖道感染史。检查时包块固定有压痛，质地较肌瘤软，B 超检查有助于诊断。抗感染治疗后症状、体征好转。

此外，子宫肌瘤应与子宫腺肌病、子宫肥大症、子宫畸形、子宫颈癌等疾病相鉴别。

六、子宫肌瘤治疗原则

子宫肌瘤（以下简称肌瘤）是女性的常见病和多发病。肌瘤的瘤体大小不一，差异甚大，可从最小的镜下肌瘤至超出足月妊娠大小，其症状也是变化多端，又因生育与否，瘤体生长部位不一，故治疗方法也有多种，主要分为期待观察、药物治疗和手术治疗。手术治疗包括保守性手术和根治性手术，手术途径和方法需因人而异，个体化处理。

（一）期待观察

期待观察即静观其变，采用定期随访的方式观察子宫肌瘤的进展。是否能够采取期待治疗，除了根据患者的年龄，肌瘤的大小、数目、生长部位，是否有月经改变和其他并发症等因素外，患者近期是否有生育要求等个人意愿也是重要的决定因素。

以下情况可考虑期待治疗：肌瘤较小（直径＜5 cm）、单发或向浆膜下生长；子宫小于 10 周妊娠子宫大小；无月经量过多、淋漓不尽等改变；无尿频、尿急，无长期便秘等压迫症状；无继发贫血等并发症；不是导致不孕或流产的主要原因；B 超未提示肌瘤变性；近绝经期妇女。

对于有近期生育要求的妇女，考虑到多种激素类药物都对子宫和卵巢功能有影响，孕前不宜长期使用。而子宫肌瘤剥出等手术会造成子宫肌壁、子宫内膜和血管损伤，术后子宫局部瘢痕形成，若短期内妊娠有子宫破裂风险，因此，术后需要避孕 6～12 个月。若能排除由于肌瘤的原因导致不孕或流产者，可以带瘤怀孕至分娩。但需要告知患者孕期可能出现肌瘤迅速生长、红色变性等，并有导致流产、胎儿生长受限可能，如果孕期出现腹痛、阴道流血情况及时就诊。

子宫肌瘤是激素依赖性肿瘤，绝经后随着卵巢功能减退后，肌瘤失去了雌激素的支持，部分瘤体会自然萎缩甚至消失，原先增大的子宫也可能恢复正常大小。因此，接近绝经的患者，对于无症状、不影响健康的肌瘤可以暂时观察，无须急于手术治疗。

每 3～6 个月复查 1 次。随诊内容：了解临床症状变化；妇科检查；必要时辅以 B 超及其他影像学检测。如果出现月经过多、压迫症状或者肌瘤短期内迅速增大、子宫大于 10 周妊娠大小、肌瘤变性等情况则应及时结束期待治疗，采用手术或其他方法积极治疗。

（二）药物治疗

1.适应证

药物是治疗子宫肌瘤的重要措施，以下情况可考虑药物治疗。

（1）子宫肌瘤小，子宫呈 2～2.5 个月妊娠大小，症状轻，近绝经年龄。

（2）肌瘤大而要求保留生育功能，避免子宫过大、过多切口者。

（3）肌瘤致月经过多、贫血等可考虑手术，但患者不愿手术，年龄在 45～50 岁的妇女。

(4)较大肌瘤准备经阴式或腹腔镜、宫腔镜手术切除者。

(5)手术切除子宫前为纠正贫血、避免术中输血及由此产生的并发症。

(6)肌瘤合并不孕者用药物使肌瘤缩小,创造受孕条件。

(7)有内科并发症且不能进行手术者。

2.禁忌证

(1)肌瘤生长较快,不能排除恶变。

(2)肌瘤发生变性,不能除外恶变。

(3)黏膜下肌瘤症状明显,影响受孕。

(4)浆膜下肌瘤发生扭转时。

(5)肌瘤引起明显的压迫症状,或肌瘤发生盆腔嵌顿无法复位者。

(三)手术治疗

手术仍是子宫肌瘤的主要治疗方法。

(1)经腹子宫切除术:适合无生育要求的患者,子宫≥12周妊娠子宫大小;月经过多伴失血性贫血者;肌瘤生长较快者;有膀胱或直肠压迫症状者;保守治疗失败或肌瘤剜除术后再发,且瘤体大或症状严重者。

(2)经阴道子宫切除术:适合盆腔无粘连、炎症,附件无肿块者;腹部不愿留瘢痕或个别腹部肥胖者;子宫和肌瘤体积不超过3个月妊娠大小;有子宫脱垂者,也可经阴道切除子宫,同时做盆底修补术;无前次盆腔手术史,不需探查或切除附件者;肌瘤伴有糖尿病、高血压、冠心病、肥胖等内科并发症不能耐受开腹手术者。

(3)子宫颈肌瘤剔除术:宫颈阴道部肌瘤若过大可造成手术困难,宜尽早行手术治疗(经阴道);肌瘤较大产生压迫症状,压迫直肠、输尿管或膀胱;肌瘤生长迅速,怀疑恶变者;年轻患者需保留生育功能者,可行肌瘤切除,否则行子宫全切术。

(4)阔韧带肌瘤剔除术:适合瘤体较大或产生压迫症状者;阔韧带肌瘤与实性卵巢肿瘤鉴别困难者;肌瘤生长迅速,尤其是疑有恶性变者。

(5)黏膜下肌瘤常导致经量过多,经期延长均需手术治疗。根据肌瘤部位或瘤蒂粗细分别采用钳夹法、套圈法、包膜切开法、电切割、扭转摘除法等,也可在宫腔镜下手术,甚至开腹、阴式或腹腔镜下子宫切除术。

(6)腹腔镜下或腹腔镜辅助下子宫肌瘤手术。①肌瘤剔除术:主要适合有症状的肌瘤,单发或多发的浆膜下肌瘤,瘤体最大直径≤10 cm,带蒂肌瘤最为适宜;单发或多发肌壁间肌瘤,瘤体直径最小≥4 cm,最大≤10 cm;多发性肌瘤≤10个;术前已除外肌瘤恶变可能。腹腔镜辅助下肌瘤剔除术可适当放宽手术指征。②腹腔镜下或腹腔镜辅助下子宫切除术:主要适合肌瘤较大,症状明显,药物治疗无效,不需保留生育功能者。但瘤体太大,盆腔重度粘连,生殖道可疑恶性肿瘤及一般的腹腔镜手术禁忌者均不宜进行。

(7)宫腔镜下手术:有症状的黏膜下肌瘤及突向宫腔的肌壁间肌瘤首先考虑行宫腔镜手术。主要适应证为月经过多、异常子宫出血、黏膜下肌瘤或向宫腔突出的肌壁间肌瘤,直径<5 cm。

(8)聚焦超声外科(超声消融)为完全非侵入性热消融术,适应证可适当放宽。上述需要药物治疗和手术治疗的患者均可考虑选择超声消融治疗。禁忌证同药物治疗。

(9)子宫肌瘤的其他微创手术包括微波、冷冻、双极气化刀,均只适用于较小的黏膜下肌瘤;射频治疗也有其独特的适应范围,并非所有肌瘤的治疗均可采用;子宫动脉栓塞也有其适应

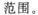

范围。

总之,各种治疗各有利弊,有其各自的适应证,每种方法也不能完全取代另一种方法,更不能取代传统的手术治疗,应个体化地选用。有关效果、不良反应和并发症尚有待于进一步的观察,不能过早或绝对定论。

(四)妊娠合并子宫肌瘤的治疗原则

1.孕早期合并肌瘤

一般对肌瘤不予处理而予以定期观察,否则易致流产。如肌瘤大,估计继续妊娠易出现并发症,孕妇要求人工流产或属计划外妊娠则可终止妊娠。术后短期内选择行子宫肌瘤超声消融术或人工流产术同时行肌瘤剔除术。

2.孕中期合并肌瘤

通常认为无论肌瘤大小、单发或多发,宜首选严密监护下行保守治疗。如肌瘤影响胎儿宫内发育或发生红色变性,经保守治疗无效,或瘤蒂扭转、坏死,瘤体嵌顿,出现压迫症状,则行肌瘤剔除术,手术应在怀孕5个月之前进行。

3.孕晚期合并肌瘤

通常无症状者可等足月时行剖宫产术,同时行肌瘤剔除术;有症状者先予保守治疗,等到足月后处理。

4.产褥期合并肌瘤

预防产后出血及产褥感染。肌瘤变性者先保守治疗,无效者剖腹探查。未行肌瘤剔除者定期随访。如子宫仍>10孕周子宫大小,则于产后6个月行手术治疗。

5.妊娠合并肌瘤的分娩方式

肌瘤小不影响产程进展,又无产科因素存在,可经阴道分娩。若出现胎位不正、宫颈肌瘤、肌瘤嵌顿,阻碍胎先露下降,影响宫口开大,孕前有肌瘤剔除史并穿透宫腔者,B超提示胎盘位于肌瘤表面,有多次流产、早产史。如肌瘤大、多发、变性、胎盘位于肌瘤表面,本人不愿保留子宫,可行剖宫产及子宫切除术。肌瘤剔除术后妊娠的分娩方式,由距妊娠、分娩间隔时间,肌瘤深度、部位、术后恢复综合考虑。临床多数选择剖宫产,也可先行试产,有子宫先兆破裂可行剖宫产。

6.剖宫产术中对肌瘤的处理原则

剖宫产同时行肌瘤剔除术适合有充足血源,术中技术娴熟,能处理髂内动脉或子宫动脉结扎术或子宫切除术,术前应B超了解肌瘤与胎盘位置以决定切口位置及手术方式。术中一般先做剖宫产,除黏膜下肌瘤外,先缝合剖宫产切口,然后再行肌瘤剔除术。肌瘤剔除前,先在瘤体周围或基底部注射缩宫素。

(五)子宫肌瘤与不孕的治疗原则

(1)年龄<30岁,不孕年限少于2年,浆膜下或肌壁间肌瘤向浆膜突出,不影响宫腔形态,无月经改变,无痛经,生长缓慢者,输卵管至少一侧通畅,卵巢储备功能良好,可随访6~12个月。期间监测排卵,指导性生活,对排卵障碍者可用促排卵药物助孕。

(2)年轻、不孕年限少于2年,尚不急于妊娠,卵巢储备功能良好,但有月经多、痛经,子宫如孕10~12周大小等可先考虑:①药物治疗,使肌瘤缩小改善症状;②超声消融,肌瘤坏死、体积缩小、改善症状、改善子宫受孕条件,术后避孕3~6个月后考虑妊娠;③肌瘤剔除术,术后建议避孕1年;黏膜下肌瘤宫腔无损者避孕4~6个月后考虑妊娠。妊娠后加强管理,警惕孕中、晚期子宫破裂,放宽剖宫产指征。

(六)子宫肌瘤不孕者的辅助生育技术

辅助生殖技术(assisted reproductive technology,ART)一般可采用体外受精胚胎移植术,用于肌瘤小、宫腔未变形者。国内外均有不少报道;浆膜下肌瘤对体外受精无不良影响已得到共识。精子卵浆内注射对浆膜下肌瘤者的胚胎种植和临床妊娠无危害作用。有关行辅助生育技术前子宫肌瘤不孕者是否先做肌瘤剔除术,尚无统一意见;辅助生育技术前超声消融子宫肌瘤改善子宫受孕条件,也在探索研究中。有学者认为手术后可增加妊娠机会;也有认为增加胚胎移植数,可有较满意的效果。临床中应结合实际情况慎重对待。

(七)子宫肌瘤急腹症治疗原则

红色变性以保守治疗为主。若症状加重,有指征剖腹探查时,可做肌瘤剔除术或子宫切除术。肌瘤扭转应立即手术;肌瘤感染化脓宜积极控制感染和手术治疗;肌瘤压迫需手术解除;恶变者尤其是年龄较大的绝经后妇女,不规则阴道流血宜手术切除;卒中性子宫肌瘤较为罕见,宜手术切除。

(八)子宫肌瘤的激素替代治疗原则

有关绝经妇女子宫肌瘤的激素替代治疗(hormone replacement therapy,HRT),多数主张有绝经期症状者可用激素治疗,治疗期间定期 B 超复查子宫肌瘤大小、内膜是否变化,注意异常阴道流血,使用时注意药物不良反应及剂量,孕激素用量不宜过大。雌激素孕激素个体化,采用小剂量治疗,当发现肌瘤增大、异常出血可停用。口服比经皮用药对肌瘤的生长刺激作用弱。绝经期子宫肌瘤者使用激素治疗不是绝对禁忌证,而是属慎用范围,应强调知情同意和定期检查、随访的重要性。

(九)子宫肌瘤者的计划生育问题

根据 WHO 生殖健康与研究部编写的《避孕方法选用医学标准》,肌瘤患者宫腔无变形者,复方口服避孕药、复方避孕针、单纯孕激素避孕药、皮下埋植等均可使用,Cu-IUD、左炔诺孕酮宫内节育系统不能使用,屏障避孕法不宜使用。

(十)弥漫性子宫平滑肌瘤病

弥漫性子宫平滑肌瘤病是良性病理组织学结构,但有恶性肿瘤生物学行为者,原则上行子宫切除为宜。因肿瘤弥漫生长,几乎累及子宫肌层全层,也可波及浆膜及内膜,若手术保守治疗易致出血,损伤大、术后粘连、复发,若再次妊娠易发生子宫破裂等。个别年轻、未孕育欲保留子宫及生育功能者宜严密观察,知情同意,告之各种可能情况,此类保守治疗者常分别选用药物促性腺激素释放激素类似物、米非司酮、宫腔镜、栓塞等单一或联合治疗。

子宫肌瘤诊治流程见图 4-2。

七、保留子宫的治疗方案

(一)期待疗法

对于子宫肌瘤小,没有症状者,可以定期随访,若肌瘤明显增大或出现症状时可考虑进一步治疗。绝经后肌瘤多可萎缩甚至消失。如患者年轻未生育,应建议其尽早计划并完成生育。

(二)保守治疗

保守治疗指保留患者生殖功能的治疗方法。

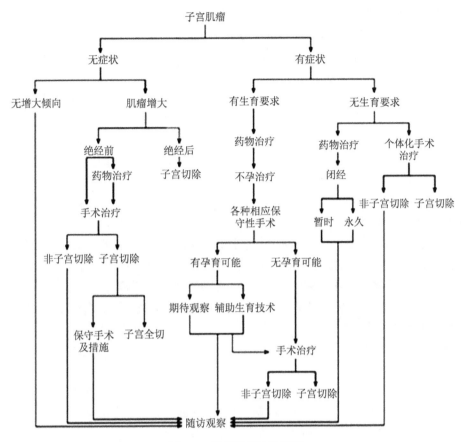

图 4-2　子宫肌瘤诊治流程

本流程根据治疗原则而订,供各级医师临床应用参考,具体处理强调个体化

1.药物治疗

子宫肌瘤的药物治疗多为用药期间效果明确,但停药后又症状反复,且不同药物有各自不良反应,故非长期治疗方案选择,应严格掌握其各自适应证。

(1)米非司酮:在中国药品说明书上现今没有该药对子宫肌瘤治疗的适应证,故有医疗纠纷的隐患,在临床治疗上应慎重,要与患者充分沟通理解后方可使用。

米非司酮治疗肌瘤的适应证:①症状明显,不愿手术的 45 岁以上子宫肌瘤患者,以促进其绝经进程,抑制肌瘤生长,改善临床症状;②月经量多、贫血严重、因服用铁剂有不良反应而又不愿输血,希望通过药物治疗使血红蛋白正常后再手术者;③有手术高危因素或有手术禁忌证者;④因患者本身的某些原因希望暂时或坚决不手术者。

米非司酮用药后 3 个月可使肌瘤体积缩小 30%～50%。有文献结果显示,10 mg 米非司酮治疗 3 个月能显著减少月经期失血量,提高患者血红蛋白水平并减少子宫肌瘤体积,但有子宫内膜增生的不良反应(无不典型增生)。但米非司酮停药后有反跳问题。其不良反应为恶心、食欲减退、潮热、性欲低下等,停药可逆转。此外,为防止出现抗糖皮质激素的不良反应,不宜长期使用米非司酮。

(2)促性腺激素释放激素类似物:其治疗子宫肌瘤的适应证同米非司酮,但价格昂贵。使用 3～6 个月可使瘤体缩小 20%～77%,但停药后又恢复治疗前大小。促性腺激素释放激素类似物目前多用于术前治疗以减少肌瘤体积,然后实施微创手术。

(3)其他药物治疗:包括达那唑、芳香化酶抑制剂、选择性雌激素受体修饰剂及孕激素受体修饰剂等。这些药物的应用并不广泛,部分尚在试验阶段。

2.子宫肌瘤剔除术

对于要求保留生育功能的年轻子宫肌瘤患者,除外恶性可能以后,子宫肌瘤剔除术是目前最佳的治疗方法。当患者出现以下情况,应考虑手术:①出现明显的症状,如月经过多伴贫血、肌瘤压迫引起的疼痛或尿潴留等;②子宫肌瘤超过妊娠3个月大小;③肌瘤生长迅速,有恶性变可能;④黏膜下肌瘤,特别是已脱出于宫颈口者;⑤肌瘤并发症,如蒂扭转、感染;⑥年轻不孕的肌瘤患者;⑦诊断未明,与卵巢肿瘤不能鉴别者;⑧宫颈肌瘤。子宫肌瘤剔除术又分为开腹、腹腔镜、阴式及宫腔镜等不同途径,其中后3种属微创手术方式,但各种手术自有其适应证。

(1)开腹子宫肌瘤剔除术(transabdominal myomectomy,TAM):适应证最为广泛,适于所有年轻希望生育、具有手术指征的肌瘤患者,它不受肌瘤位置、大小和数目的限制,因此,困难的、难以通过微创路径完成的子宫肌瘤剔除手术均为开腹子宫肌瘤剔除术的指征。对于以下的几种情况,一般是直接行开腹子宫肌瘤剔除术的适应证:①特殊部位肌瘤(如接近黏膜的肌瘤);②多发肌瘤(≥5个),子宫体积>孕12周;③既往采用各种途径剔除术后复发的肌瘤;④合并子宫内膜异位症等疑盆腔重症粘连者。

(2)腹腔镜子宫肌瘤剔除术(laparoscopic myomectomy,LM):与 TAM 比较具有住院时间短、术后发热率低及血红蛋白数下降少的优点。随着腹腔镜手术器械的不断改进、缝合技术的提高,LM 正逐步成为部分 TAM 的替代手术方法。腹腔镜肌瘤剔除术的具体适应证仍未取得统一意见,一般来讲,LM 适用于:①浆膜下或阔韧带子宫肌瘤;②≤4个中等大小(≤6 cm)的肌壁间子宫肌瘤;③直径为7~10 cm 的单发肌壁间子宫肌瘤。

手术医师可根据自己的腹腔镜手术技巧适当放宽手术指征。而直径>10 cm 的肌壁间肌瘤,数量多于4个或靠近黏膜下的肌瘤及宫颈肌瘤,属于腹腔镜手术的相对禁忌证。因为当肌瘤过大或过多时,腹腔镜手术可能出现以下问题:①手术时间延长、失血量增加,手术并发症增加;②需要转为开腹手术的风险增加;③肌瘤残留导致二次手术概率增加;④缝合欠佳导致子宫肌层愈合不佳,增加孕期子宫破裂风险。

(3)经阴道子宫肌瘤剔除术(transvaginal myomectomy,TVM):治疗子宫肌瘤也具有其明显的优势。①腹部无瘢痕,腹腔干扰小,术后疼痛轻,恢复快;②无设备要求,医疗费用低;③可以通过触摸减少术中小肌瘤的遗漏;④直视下缝合关闭瘤腔更彻底。

目前较为接受的 TVM 的适应证:①不超过2个(最好单发)直径<7 cm 的前后壁近子宫下段的肌瘤;②浆膜下肌瘤;③宫颈肌瘤;④同时要求阴道较宽松、无盆腔粘连、子宫活动度好。

阴式手术也存在一些缺点,如操作空间有限、难以同时处理附件等。因此,术前需要评估子宫的大小、活动度、阴道的弹性和容量及有无附件病变。阴式手术尤其适用于伴有子宫脱垂、阴道壁膨出的患者。但盆腔炎症、子宫内膜异位症、怀疑或肯定子宫恶性肿瘤、盆腔手术史、附件病变者和子宫阔韧带肌瘤不适合行 TVM。

(4)宫腔镜子宫肌瘤剔除术:已成为治疗黏膜下肌瘤的首选治疗方法。目前较为接受的宫腔镜治疗肌瘤的适应证为子宫≤6周妊娠大小、肌瘤直径≤3 cm 且主要突向宫腔内。宫腔镜手术的决定因素在于肌瘤位于肌层内的深度。

Wamsteker(1993年)根据子宫肌瘤与子宫肌壁的关系将黏膜下肌瘤分为3型:①0型,完全突向宫腔的带蒂黏膜下肌瘤;②Ⅰ型,侵入子宫肌层＜50%,无蒂的黏膜下肌瘤;③Ⅱ型,侵入子宫肌层＞50%,无蒂的黏膜下肌瘤。

符合适应证的 0 型肌瘤几乎都可以通过 1 次手术切除干净,对于＞3 cm、Ⅰ/Ⅱ型黏膜下肌瘤,宫腔镜手术一次性切除有一定困难,若无法一次性切除,则需多次手术治疗。为防止子宫穿孔,通常需在腹腔镜监护下进行。也有学者认为可使用术中超声监测替代腹腔镜,术中超声实时监测可提供关于宫腔镜、肌瘤及子宫壁关系的准确信息,有利于控制切割的深度,避免子宫穿孔。

3.子宫动脉栓塞术

子宫动脉栓塞术(uterine artery embolization,UAE)是近年发展的一种子宫肌瘤的微创治疗方法。至 20 世纪 90 年代初,子宫动脉栓塞术治疗子宫肌瘤患者已逾万例,栓塞剂一般选择永久性栓塞剂聚乙烯醇(polyvinyl alcohol,PVA)颗粒,少数加用钢圈或明胶海绵。UAE 治疗原理为肌瘤结节对子宫动脉栓塞后导致的急性缺血非常敏感,发生坏死、瘤体缩小甚至消失。同时子宫完整性因侧支循环建立而不受影响。UAE 的适应证为,症状性子宫肌瘤不需要保留生育功能,但希望避免手术或手术风险大。禁忌证包括严重的造影剂过敏、肾功能不全及凝血功能异常。UAE 对于腺肌病或合并腺肌病者效果较差,MRI 等影像学检查可帮助鉴别诊断子宫肌瘤与子宫腺肌病。此外,由于 UAE 无法取得病理诊断,需警惕延误恶性病变的治疗,治疗前需仔细鉴别诊断。

4.高强度聚焦超声消融术

高强度聚焦超声(high intensity focused ultrasound,HIFU)是当前唯一一种真正意义上的无创治疗方法,应用超声引导技术或磁共振成像引导技术,实现人体深部病灶的精确显示和定位,以及治疗全程中的监控。

(1)目前学者比较认同的 HIFU 治疗子宫肌瘤适应证:①已完成生育;②不愿手术并希望保留子宫的肌壁间肌瘤患者,瘤体＜10 cm。

(2)禁忌证:①有恶性肿瘤家族史;②短期内子宫肌瘤生长迅速者;③肌瘤直径＞10 cm 且有压迫感或子宫大于孕 20 周;④阴道出血严重;⑤超声聚焦预定的靶区与皮肤距离＜1 cm 者;⑥腹部有纵行瘢痕,且瘢痕明显阻挡超声通过的患者。

(3)相对禁忌证:①体积较大的后壁肌瘤,易引起皮肤及盆腔深部周围器官的损伤;②黏膜下肌瘤或浆膜下带蒂肌瘤。

值得注意的是,同样没有病理诊断的 HIFU 治疗可能会延误恶变的子宫平滑肌肉瘤治疗,所以治疗前也需要行相关检查除外恶性肿瘤。

八、不保留子宫的治疗方案

对于无生育要求、有手术指征的患者,均可以考虑行子宫切除术。手术范围有全子宫切除术、次全子宫切除术(又称阴道上子宫切除)以及筋膜内子宫切除术。如无特殊原因,仍建议行全子宫切除术。

(一)全子宫切除术

全子宫切除术有经腹、经阴道及经腹腔镜 3 种途径。目前仍以经腹手术为主,腹腔镜及阴式手术比例逐渐增高。经腹途径的优点是暴露清楚、操作简单,多发、巨大肌瘤及腹腔内有粘连仍可进行。

1.经阴道全子宫切除术

如肌瘤和子宫较小、盆腔无粘连、阴道壁松弛者,术者技术熟练时可行阴式全子宫切除术。优点是对腹腔脏器干扰少,术后恢复快,肠粘连、梗阻并发症少,无腹部伤口,尤其适于伴有子宫脱垂、阴道壁膨出的患者。由于阴式手术操作空间有限,难以同时切除附件,术前应除外附件病变可能。

2.腹腔镜下全子宫切除术

腹腔镜下全子宫切除术是以侵入性更小的方式获得腹腔和盆腔更好的暴露。除了有很小的腹部切口外,具备了阴式手术其他优点,还解决了阴式术野暴露有限的问题。因此,腹腔镜下全子宫切除术可以用于:①明确诊断盆腹腔情况,帮助选择最佳的手术方式及范围;②分离粘连;③必要时可以同时切除附件。

(二)次全子宫切除术

次全子宫切除术即为保留宫颈仅切除子宫体的手术方式,其手术简单,危险性小。根据Cochrane数据库的总结,次全子宫切除术与全子宫切除术在术后性功能、排尿及肠道功能方面并无差别。但次全子宫切除术的缺点是宫颈残端仍有发生癌瘤机会,发生后处理较为困难。同时宫颈残端因血运和淋巴回流受阻,易使慢性炎症加重。由于上述的这些原因,目前次全子宫切除术被认为是最后的选择,仅对那些担心有出血或解剖异常者,必须要限制手术范围的患者保留使用。

(三)筋膜内子宫切除术

筋膜内子宫切除术是由德国的 Semm 医师于1991年提出并应用于临床的一种术式。该术式于子宫峡部以下的筋膜内进行操作,切除部分宫颈组织包括宫颈移行带和宫颈管内膜。因此,可以减少术后宫颈残端病变的可能。此外,由于在筋膜内操作,减少了损伤输尿管、膀胱和肠道的机会。因此,筋膜内子宫切除术也是治疗子宫肌瘤时可供选择的一种合理的术式。

对于子宫切除术中是否同时预防性切除卵巢尚存争议,目前在我国一般来讲,40 岁以下妇女无卵巢病变时,尽量保留;45～50 岁未绝经妇女可建议切除一侧或双侧卵巢;绝经后妇女及有卵巢癌、乳腺癌家族史的患者建议同时切除双侧卵巢,但卵巢去留最终应尊重患者的要求。据统计,近年来因良性疾病切除子宫的同时切除双侧附件的比例在升高,但越来越多的证据表明,手术绝经从远期看对心血管、骨质代谢、性心理、认知及精神健康等方面均有负面影响。国外有研究表明,对于无卵巢癌高危因素的女性,将卵巢保留至 65 岁对其远期生存率有益。此外,无论何种方式切除子宫,术前应检查宫颈,除外宫颈病变,尤其宫颈癌的可能。

(卢潭敏)

第二节 子宫肉瘤

子宫肉瘤较少见,占子宫恶性肿瘤的 $2\%\sim6\%$,恶性程度很高。多见于绝经前后妇女。子宫肉瘤可发生于宫颈或宫体,宫体肉瘤较宫颈肉瘤多 5～15 倍。子宫肉瘤的病因迄今尚不明确,有学者认为与盆腔放射治疗史有关。

子宫肉瘤按病理类型分 3 种:子宫平滑肌肉瘤、子宫内膜间质肉瘤和子宫恶性中胚叶混合瘤。其中子宫平滑肌肉瘤最常见,约占 45%;子宫恶性中胚叶混合瘤较常见,约占 40%;子宫内膜间质肉瘤最少,约占 15%。3 种类型的子宫肉瘤的临床病理特征及诊治均不完全相同。

一、子宫平滑肌肉瘤

(一)病理

子宫平滑肌肉瘤约占子宫平滑肌瘤的 0.64%,理论上,子宫平滑肌肉瘤可分为原发性和继发性两种,但临床上很难区别,且病理学上并不主张分为两类,因此本文不再进一步分类。

1.大体检查

(1)肿瘤多数为单个,体积较大,以肌壁间多见,子宫浆膜下和黏膜下少见。

(2)可有清楚的假包膜,也可弥漫性生长,与肌层界限不清。

(3)切面质软,呈鱼肉状,典型的漩涡结构消失,有时有灶性或片状出血或坏死。

2.镜下特征

(1)平滑肌细胞增生,排列紊乱,漩涡状结构消失。

(2)细胞大小形态不一致,核异型性明显,染色质多、深染、分布不均。

(3)根据细胞形态可分为梭形细胞型、圆形细胞型、巨细胞型及混合型。

(4)根据肿瘤组织中核分裂象多少可分为高分化和低分化,以每 10 个高倍视野有核分裂象≥5 个为低度恶性子宫平滑肌肉瘤,以每 10 个高倍视野有核分裂象≥10 个为高度恶性子宫平滑肌肉瘤。

(二)临床分期

子宫平滑肌肉瘤一般按国际抗癌协会子宫肉瘤的分期标准进行临床分期,近年来也有学者主张参照 1988 年 FIGO 子宫内膜癌的手术病理分期标准。此处主要介绍国际抗癌协会的分期标准。

(1)Ⅰ期:癌肿局限于宫体。

(2)Ⅱ期:癌肿已累及宫颈。

(3)Ⅲ期:癌肿已超出子宫,侵犯盆腔其他脏器及组织,但仍限于盆腔。

(4)Ⅳ期:癌肿超出盆腔范围,侵犯上腹腔或已有远处转移。

(三)转移途径

子宫平滑肌肉瘤的转移途径主要有 3 种。

1.血行播散

血行播散是主要转移途径,肉瘤可通过血液循环转移到肝脏、肺脏等处,因此,在子宫平滑肌肉瘤,肝、肺等远处转移较多见。

2.直接浸润

肉瘤可直接侵及肌层,甚至到达子宫的浆膜层,引起腹腔内播散和腹水。

3.淋巴结转移

淋巴结转移相对较少,尤其在早期阶段更少,因此,有学者主张不必行淋巴结切除术。

(四)临床表现

1.发病年龄

子宫平滑肌肉瘤是最常见的子宫肉瘤,可发生于任何年龄,但多见于围绝经期妇女,一般为 43~56 岁,平均发病年龄为 50 岁,年轻患者似较绝经后患者预后要好。

2.症状

子宫平滑肌肉瘤一般无特殊症状,可表现为类似子宫肌瘤的症状。

(1)不正常的子宫出血是最常见的症状,如月经量增多、经期延长,或不规则阴道出血等,可发生于2/3的患者。

(2)约半数患者有腹痛、下坠等不适感。

(3)部分患者可表现为胃肠道和泌尿系统症状。

(4)约1/5患者有腹部包块。

3.体征

妇科检查很难区别。

(1)子宫平滑肌肉瘤可位于子宫黏膜下、肌层及浆膜下或阔韧带内,比子宫肌瘤质软,可与子宫肌瘤同时存在。

(2)晚期患者可转移到盆腔和腹腔各脏器,可出现腹水。

子宫肉瘤生长迅速,尤其是在绝经后,如原有子宫肌瘤生长突然加快,应考虑恶性可能。

(五)诊断

1.病史

(1)子宫平滑肌肉瘤的症状无特异性,与一般女性生殖系统肿瘤症状类似,因此,术前诊断颇难。

(2)有子宫肌瘤病史,子宫增大迅速,尤其是绝经后不仅未缩小,反而不断增大,或伴阴道出血、腹痛等症状,应考虑子宫肉瘤的可能性。

2.体征

(1)盆腹腔包块,或有腹水、腹痛和腰痛。

(2)妇科检查很难与子宫肌瘤区别,肿块可硬可软,表面可不平或呈结节样。

(3)晚期可转移至盆腹腔各脏器,并伴血性腹水。

3.辅助检查

B超检查可以显示子宫肿瘤内部结构、边缘情况以及血流信号等。

4.术中剖视标本

子宫平滑肌肉瘤术前确诊较少,术中剖视若发现肌瘤与肌层界限不清,漩涡状结构消失,呈生鱼肉样,应送快速冷冻切片,但仍依靠术后石蜡病理确诊。

(六)鉴别诊断

1.恶性潜能未定型平滑肌瘤

恶性潜能未定型平滑肌瘤的诊断标准如下。

(1)细胞异型性和核分裂象。

(2)每10个高倍视野有核分裂象≥15个,但无细胞密集性和异型性。

(3)核分裂象较以上2种少,但有不正常核分裂和坏死的肿瘤细胞。按目前子宫平滑肌肉瘤诊断标准不能确诊良性或恶性。

2.上皮样平滑肌肿瘤

上皮样平滑肌肿瘤又称平滑肌母细胞瘤或透明细胞平滑肌肿瘤。少数为良性,多数为恶性或潜在恶性,形态上很难区分良恶性,单纯上皮样平滑肌瘤极少,多伴有梭形细胞平滑肌肉瘤,因此,临床上应多作切片检查,常能找到典型的肉瘤病灶。其病理特征如下。

(1)大体像平滑肌瘤,但无编织状结构,界限不清。

(2)瘤细胞多为多角形或圆形,弥漫成片或排列成巢、索或丛状,瘤细胞胞质透明,核圆或卵圆,核形较规则,核分裂象较少,一般每10个高倍视野中少于3个。

(3)瘤细胞可侵犯周围肌层,但很少侵犯血管。

3.黏液样平滑肌肉瘤

黏液样平滑肌肉瘤大体上呈胶样,缺乏平滑肌瘤形态,镜下形态良好,细胞少,间质黏液性变,核分裂象少,但肿瘤呈浸润性生长,几乎全是恶性。

4.细胞性平滑肌瘤

细胞密集,但核分裂象少,也称为生长活跃的平滑肌瘤。

5.良性转移性平滑肌瘤

良性转移性平滑肌瘤较罕见,患者同时有多发性平滑肌瘤,肌瘤可转移至肺、腹膜后,纵隔淋巴结,骨和软组织等。最常见的转移部位是肺,肺内有一个或数个平滑肌瘤结节,大者可达10 cm,界限清楚,可有囊性变。亦有学者认为良性转移性平滑肌瘤是一种低度恶性的平滑肌肉瘤,临床上表现为良性过程,但可发生转移。

良性转移性平滑肌瘤与肺内原发性平滑肌瘤相鉴别:①良性转移性平滑肌瘤伴有子宫内多发肌瘤,盆腔内和腹膜后淋巴结转移;②妊娠时缩小,绝经后停止生长,并逐渐萎缩。

6.腹膜弥漫性平滑肌瘤病

腹膜弥漫性平滑肌瘤病较少见,具有以下特点。

(1)盆腹腔脏壁层腹膜布满大小不等的平滑肌瘤结节,圆形,腹膜呈结节状或片状增厚。

(2)镜下形态为良性平滑肌瘤,无核异型性和分裂象。

(3)黑人妇女、妊娠、产后和口服避孕药者易发生。

(4)约1/5患者的肌瘤结节附近伴有子宫内膜异位。

(5)妊娠后或卵巢切除后肌瘤能完全或部分消失,说明此病为激素依赖性。

(6)其发病机制可能是腹膜下间质细胞化生转化形成,70%病例为妊娠妇女或用外源性激素者。

7.静脉内平滑肌瘤病

静脉内平滑肌瘤病具有以下特征。

(1)肌瘤主要生长在静脉内,常沿子宫静脉延伸至子宫外静脉,如卵巢静脉、阴道静脉及阔韧带静脉等,部分可达下腔静脉、右心、肺,造成死亡。

(2)子宫较大,肌层增厚,有多发结节状象皮样肿物。

(3)肿瘤呈蚯蚓样位于血管内。

(4)镜下血管内肌瘤表面被覆内皮细胞,肌瘤位于血管腔内或附着于血管壁,肌瘤形态为一般的良性平滑肌瘤或上皮样平滑肌瘤。

(5)肌瘤可伴广泛性水肿变性、黏液变性或玻璃样变。

(七)治疗

1.手术治疗

手术治疗是子宫平滑肌肉瘤的主要治疗方法。

(1)手术适应证:主要适用于Ⅰ、Ⅱ期患者,无严重内科疾病。

(2)手术目的:切除肿瘤,了解肿瘤侵及范围、期别、病理性质,以确定下一步治疗方案。

(3)术中探查:应注意仔细探查盆腔与腹腔脏器以及盆腹腔淋巴结有无肿大,探查前,应常规留取腹腔冲洗液送细胞病理学检查。

(4)手术范围:全子宫及双附件切除术、盆腔淋巴结和腹主动脉旁淋巴结切除术。若宫颈受侵,则按子宫颈癌的手术范围,行广泛子宫切除术。

关于盆腔淋巴结是否切除,有不同的观点。有学者认为,早期子宫平滑肌肉瘤即有盆腔淋巴结转移,应行盆腔淋巴结切除术。也有学者认为,淋巴结切除术无助于改善预后,对长期存活率帮助不大,建议术中探查发现淋巴结肿大,可行淋巴结活检或切除术。

关于卵巢是否切除,也存在争论。主张切除者认为,双卵巢切除有助于切净肿瘤,并可防止因雌激素刺激而导致肿瘤复发。但另一种观点认为,绝经前子宫平滑肌肉瘤若无转移,可以保留卵巢,特别是对于年轻妇女,病变局限、无血管浸润、恶性程度不高者,可以保留卵巢。

2.放射治疗

子宫平滑肌肉瘤对放射治疗的敏感性较低,一般尽量主张手术治疗,术后可辅助放射治疗,有助于预防盆腔复发,提高 5 年生存率。一般采用盆腔外照射和阴道后装。对于复发或转移的晚期患者,可行姑息性放射治疗。

3.化学治疗

子宫平滑肌肉瘤对化学治疗的敏感性不高,一般认为子宫平滑肌肉瘤的化学治疗敏感性高于子宫内膜间质肉瘤和子宫中胚叶混合瘤,化学治疗对肺转移的效果好于盆腹腔及肝转移,但疗效不肯定,可作为综合治疗措施之一。常用化学治疗方案如下。

(1)HDE 方案:羟基脲、达卡巴嗪、依托泊苷联合化学治疗。羟基脲 500 mg 口服,每 6 小时 1 次,第 1 天;达卡巴嗪 700 mg/m^2 静脉滴注,第 2 天;依托泊苷 100 mg/m^2 静脉滴注/腹腔滴入,第 2~4 天。间隔 3 周重复化学治疗

(2)DD 方案:顺铂和柔红霉素联合化学治疗。顺铂 75 mg/m^2 静脉滴注,柔红霉素 40 mg/m^2 静脉滴注(为 1 天化学治疗,间隔 3 周重复化学治疗,应用顺铂治疗时应水化)。

(3)VAC 方案:长春新碱、放线菌素 D 和环磷酰胺联合化学治疗。

二、子宫内膜间质肉瘤

子宫内膜间质肉瘤是来源于子宫内膜间质细胞的肿瘤,占子宫肉瘤的 10%~30%,根据肿瘤的组织学和临床特征将其分为两类,即低度恶性子宫内膜间质肉瘤和高度恶性子宫内膜间质肉瘤,两者的临床病理特征及治疗和预后并不相同,现分述如下。

(一)病理

1.低度恶性子宫内膜间质肉瘤

(1)大体检查:①肿瘤形成息肉状或结节自宫内膜突向宫腔或突至宫颈口外,肿瘤体积比一般息肉大,蒂宽,质软脆,表面光滑或破溃而继发感染;肌层内肿瘤呈结节或弥漫性分布。②肿瘤切面呈鱼肉样,棕褐至黄色,可有出血、坏死及囊性变。③肌层和子宫外盆腔血管内有蚯蚓样瘤栓。

(2)镜下特征:①瘤细胞象增殖期,子宫内膜间质细胞大小一致,卵圆形或小梭形;②每 10 个高倍视野的核分裂象≤5 个;③肿瘤内血管较多,肿瘤沿扩张的血管、淋巴管生长,呈舌状浸润周围平滑肌组织;④部分肿瘤含 Call-Exner 小体样结构,部分肿瘤含上皮样分化区,形成子宫内膜样腺体、小管、细胞巢及条索,如果这些成分较多,则形成卵巢性索样成分,这种成分呈波形蛋白、

结蛋白、肌动蛋白阳性,说明其为肌样分化成分,而非上皮成分;⑤雌激素受体和孕激素受体可为阳性,DNA倍体多为二倍体。

2.高度恶性子宫内膜间质肉瘤

(1)大体特征:与低度恶性子宫内膜间质肉瘤相似,但肿瘤体积更大,出血坏死更明显,有的病灶类似子宫内膜癌和子宫中胚叶混合瘤,可有肉眼可见的肌层侵入。

(2)镜下特征:①瘤细胞呈梭形或多角形,大小不一,异型性明显,可找到瘤巨细胞;②每10个高倍视野中核分裂象≥10个;③瘤细胞可排列成上皮样细胞巢、索和片状;④瘤细胞可沿淋巴窦或血窦生长或侵入肌层。

(二)分期

见子宫平滑肌肉瘤的分期。

(三)转移

低度恶性子宫内膜间质肉瘤的宫旁血管内瘤栓及肺转移尤为多见,其次为局部浸润和淋巴转移。高度恶性子宫内膜间质肉瘤局部侵袭性强,常有肌层浸润及破坏性生长。

(四)临床表现

1.年龄

子宫内膜间质肉瘤发病年龄为45~50岁,低度恶性者发病年龄较年轻,多为绝经前妇女,平均发病年龄为35岁,而高度恶性者多为绝经后妇女,平均年龄为50岁。

2.症状

主要有不规则阴道出血、月经增多、贫血、下腹痛等。

3.体征

可于宫颈口或阴道内发现软脆、易出血的息肉样肿物,如肿物破溃合并感染,可有极臭的阴道分泌物,也常合并贫血、子宫增大、盆腔肿物。

(五)诊断

子宫内膜间质肉瘤诊断主要有以下几个方面。

1.临床表现

子宫内膜间质肉瘤可有不规则阴道出血或宫颈及阴道内息肉样肿物,妇科检查可见子宫增大等,应考虑子宫内膜间质肉瘤的可能。

2.诊刮

术前诊刮对子宫内膜间质肉瘤有一定价值。有文献报道,其诊刮阳性率达80%左右,高于子宫平滑肌肉瘤的40%,但低于子宫恶性中胚叶混合瘤的90%。也有学者认为子宫内膜间质肉瘤息肉样病变基底部宽,诊刮有一定的局限性,建议宫腔镜下行活组织检查。

3.彩色多普勒检查

用彩色多普勒测定子宫及肿物的血流信号及血流阻力,有助于诊断。有报道若血流阻力指数<0.42,要高度怀疑子宫肉瘤。

4.大体标本检查

肿瘤形成息肉状或结节自宫内膜突向宫腔或突至宫颈口外,肿瘤体积比一般息肉大,蒂宽,质软脆,肌层内肿瘤呈结节或弥漫性分布,但界限不清,不易完整剔除;肿瘤切面呈鱼肉样,可有出血、坏死及囊性变。对可疑病例,应行冷冻切片检查,但最终诊断还要依赖石蜡切片检查。

（六）鉴别诊断

低级别和高级别恶性子宫内膜间质肉瘤存在许多不同之处，临床上常难区别，主要依靠病理学检查进行鉴别，详见表4-1。

表4-1　低级别子宫内膜间质肉瘤和高级别子宫内膜间质肉瘤的鉴别诊断

鉴别项目	低级别子宫内膜间质肉瘤	高级别子宫内膜间质肉瘤
年龄（岁）	35	50
月经状态	绝经前	绝经后
细胞形态	大小一致	大小不一、异型性明显
核分裂象	每10个高倍视野下有3～5个	每10个高倍视野下>10个
DNA倍体	2倍体	多倍体、异倍体
激素受体	雌激素受体、孕激素受体阳性	雌激素受体、孕激素受体阴性
激素治疗	有效，尤其含卵巢性索成分时	效果差
治疗	首选全子宫＋双附件次广泛切除	次广泛或广泛子宫＋双附件切除＋盆腔及腹主动脉旁淋巴结切除术
预后	好	差（易复发）

（七）治疗

1.手术治疗

手术治疗是主要治疗方法，手术范围同子宫平滑肌肉瘤。

（1）低级别恶性子宫内膜间质肉瘤：易发生宫旁直接浸润及宫旁血管瘤栓，部分病例手术时病灶已超出子宫体，手术后易复发，因此，多主张行双附件切除术，有助于切净肿瘤，还可以防止因雌激素刺激而导致肿瘤复发。有学者认为，对于低级别恶性子宫内膜间质肉瘤，即使发生广泛转移，仍应将病灶尽可能切净，肺转移患者行肺叶切除术，术后行放射治疗和化学治疗，预后良好。

（2）高级别恶性子宫内膜间质肉瘤：术后易复发，再次手术效果不好，因此，对晚期患者可做姑息性手术以缓解症状。

2.放射治疗

子宫内膜间质肉瘤对放射治疗的敏感性要好于子宫中胚叶混合瘤和子宫平滑肌肉瘤。一般认为手术后辅助放射治疗要比单纯放射治疗的疗效好，对于Ⅱ期以上患者，放射治疗可减少局部复发，延缓复发时间。放射治疗的剂量和方法同子宫平滑肌肉瘤。

3.化学治疗

（1）低级别恶性子宫内膜间质肉瘤术后或复发后行化学治疗，预后良好，化学治疗多用以顺铂（25 mg/m^{2}静脉滴注，第1天）或异环磷酰胺（1.5 g/m^2，第1～5天，每3周重复）为主的联合化学治疗方案。

（2）高级别恶性子宫内膜间质肉瘤化学治疗效果较差，有用异环磷酰胺＋多柔比星＋顺铂方案治疗有效的报道：异环磷酰胺4 g/m^{2}静脉滴注（同时应用美司钠0.8 g/m^{2}化学治疗后0、4、8小时分3次给药）；多柔比星30～40 mg/m^{2}静脉滴注；顺铂75 mg/m^{2}静脉滴注/腹腔滴入。1天化学治疗，每3周重复（应用顺铂治疗时应水化）。

4.孕激素类药物治疗

低级别恶性子宫内膜间质肉瘤孕激素受体、雌激素受体多阳性，对于受体阳性患者，孕激素类药物有较好的反应,故认为其属于激素依赖性肿瘤。对于术后复发患者,孕激素类药物仍有效。目前常用药物有孕激素类制剂醋酸甲羟孕酮(每天 250～500 mg,口服),甲地孕酮(每天 40～80 mg,口服);有主张对孕激素受体阴性者,先应用他莫昔芬(10 mg,每天 2 次,口服),增加肿瘤对孕激素类药物的敏感性,然后再应用醋酸甲羟孕酮/甲地孕酮。一般主张应用孕激素类药物 1 年以上。

三、子宫恶性中胚叶混合瘤

子宫恶性中胚叶混合瘤亦称恶性苗勒管混合瘤或癌肉瘤,它来源于苗勒管衍生物中分化最差的子宫内膜间质组织,能够分化成黏液样组织、结缔组织、软骨组织、横纹肌组织及平滑肌组织,可同时含有恶性的上皮成分和恶性的间质成分,即癌和肉瘤成分。

(一)病理

1.大体特征

(1)肿瘤有内膜长出,形成较宽基底的息肉状肿物突入宫腔,表面光滑或有糜烂和溃疡,质软。

(2)切面呈鱼肉状,有出血、坏死和囊性变,有的含有骨和软骨,则质硬或砂感。

(3)肿瘤有不同程度的侵肌,可侵及深肌层。

2.镜下特征

(1)癌和肉瘤混合存在。

(2)癌的成分主要有腺癌和鳞癌,而绝大多数是腺癌(95%),且主要是子宫内膜腺癌,少部分是透明细胞癌、浆液性或黏液性腺癌,极少数为鳞癌(5%),且与腺癌混合。

(3)肉瘤成分有同源性和异源性,同源性肉瘤中典型的是梭形细胞肉瘤,异源性肉瘤除梭形细胞肉瘤外,还含有横纹肌肉瘤(横纹肌母细胞)、成骨肉瘤(瘤性骨)、软骨肉瘤(瘤性软骨)或脂肪肉瘤,也可有神经胶质成分,上述各种成分可混合存在。

(4)肿瘤可侵及肌层,宫旁及盆腔血管可有瘤栓。

(二)临床分期

见子宫平滑肌肉瘤的分期。

(三)转移

子宫恶性中胚叶混合瘤转移特征为经淋巴或直接蔓延至盆腔及腹腔脏器。有报道子宫恶性中胚叶混合瘤初次手术时盆腔淋巴结转移约占 1/3,腹主动脉旁淋巴结转移约占 1/6,部分病例存在盆腹腔脏器转移,常侵犯大网膜、腹膜、肠管表面、直肠和膀胱,类似于子宫内膜浆液性乳头状腺癌。

(四)临床表现

(1)多发生于绝经后妇女,平均发病年龄为 57 岁。

(2)常与肥胖、高血压、糖尿病等伴发。

(3)主要症状为绝经后阴道出血或不正常阴道排液。

(4)体征:肿瘤多发生在子宫内膜,形如息肉,常充满宫腔,使子宫增大、变软;肿瘤可突出阴道内,或侵入子宫肌层。

(5)恶性程度高,病情发展快,预后差。

（五）诊断

1.病史

子宫恶性中胚叶混合瘤的症状无特异性，与一般女性生殖系统肿瘤症状类似，因此，术前诊断颇难。多表现为绝经后阴道出血、腹痛等症状。

2.体征

盆腹腔包块，或有腹水、腹痛和腰痛。妇科检查可见子宫增大，可硬可软，晚期可转移至盆腹腔各脏器，并伴血性腹水。

3.诊刮

术前诊刮对子宫恶性中胚叶混合瘤有一定价值。文献报道，其诊刮阳性率达 80%～90%。也有学者报道仅为 30%～40%，建议宫腔镜下行活组织检查。

4.术中冷冻切片

术中剖视标本，对可疑者行快速冷冻切片，基本可初步诊断，但确诊仍靠术后石蜡切片检查。

（六）治疗

1.手术治疗

子宫恶性中胚叶混合瘤首选手术治疗。手术方式多主张参照卵巢癌，行全子宫/次广泛子宫＋双附件＋大网膜＋盆腹腔病灶＋盆腔淋巴结＋腹主动脉旁淋巴结切除术，若手术无法切净所有病灶，可用氩气束电凝术处理残存病灶，争取做到理想的肿瘤细胞减灭术。

因其多伴有盆腹腔病灶或癌性腹水，术中可同时行腹腔化学治疗或留置腹腔化学治疗管。

2.化学治疗

化学治疗对子宫恶性中胚叶混合瘤有一定的疗效，尤其是对 Ⅱ 期以上患者具有重要作用。若有盆腹腔病灶或癌性腹水，可考虑行全身＋腹腔联合化学治疗。一般认为顺铂可能更有效，常用方案如下。

（1）异环磷酰胺、顺铂、依托泊苷联合化学治疗：异环磷酰胺 1.5 g/m^2，静脉滴注（同时应用美司钠 0.3 g/m^2，化学治疗后 0、4、8 小时分 3 次静脉注射）；顺铂 60～75 mg/m^2，静脉滴注；依托泊苷 100 mg/m^2，静脉滴注/腹腔滴入。为 1 天化学治疗，每 3 周重复 1 次。

（2）顺铂、达卡巴嗪联合化学治疗：顺铂 75 mg/m^2，静脉滴注/腹腔滴入，达卡巴嗪 700 mg/m^2，静脉滴注。为 1 天化学治疗，每 3 周重复 1 次。

3.放射治疗

子宫恶性中胚叶混合瘤对放射治疗的敏感性低于子宫内膜间质肉瘤，高于子宫平滑肌肉瘤，一般主张对 Ⅱ 期以上患者，在完成一定疗程的化学治疗后，行放射治疗，可防止局部复发。但有报道放射治疗无助于改善预后。

四、子宫肉瘤的预后

子宫肉瘤复发率高，预后差。有文献报道，5 年生存率为 20%～38%，复发率高达 60% 左右。子宫肉瘤预后相关因素有以下几方面。

（一）组织类型

低级别恶性子宫内膜间质肉瘤预后较好，其次为子宫平滑肌肉瘤，高级别恶性子宫内膜间质肉瘤和子宫恶性中胚叶混合瘤的预后最差。有报道以上 4 种类型子宫肉瘤的 5 年生存率分别为 100%、16%、25% 和 14%。

（二）临床期别

临床分期愈晚，预后愈差。有报道肿瘤仅限于宫体者，2 年生存率为 53%，超出宫体者，2 年生存率仅为 8.5%；有学者分析临床期别和预后的关系，Ⅰ、Ⅱ、Ⅲ、Ⅳ期的 5 年生存率分别为 58%、33%、13%及 0。

（三）宫旁血管、淋巴管受侵

宫旁血管、淋巴管受侵与预后密切相关。文献报道，宫旁血管、淋巴管受侵是唯一的子宫肉瘤预后的独立指标，若发生宫旁血管、淋巴管受侵，则复发转移率明显上升。

（四）核分裂象

肿瘤组织中核分裂象多少与预后有关，一般认为，每 10 个高倍视野下核分裂象≥10 个，预后差，核分裂象<5 个预后好，核分裂象为 5～10 个则介于二者之间，核分裂象的多少是决定肉瘤预后的一个重要因素。

（五）子宫肌层受侵

子宫肌层是否受侵及受侵程度与预后有关。有报道，Ⅰ期子宫恶性中胚叶混合瘤浅肌层浸润的存活率为 58%，浸润达 1/2 肌层者，存活率为 29%。

（六）月经状态

绝经后预后比绝经前差。有报道，绝经前子宫肉瘤 5 年存活率为 66.7%，绝经后则为 17.6%。绝经后患者预后差的原因，可能是绝经后患者常出现阴道出血或排液时才就诊，而绝经前患者经常行妇科检查，能够早期发现，及时治疗；此外，绝经后患者所患肿瘤多为恶性程度较高的子宫恶性中胚叶混合瘤及高度恶性子宫内膜间质肉瘤，因此，预后较差。

（七）雌、孕激素受体状态

子宫肉瘤的雌、孕激素受体多为阴性，但低级别恶性子宫内膜间质肉瘤则多为阳性，应用孕激素类药物治疗有效，预后较好。受体阴性者应用孕激素治疗效果较差，预后不佳。

（卢潭敏）

第三节　子宫内膜增生

子宫内膜增生是组织病理学的形态诊断名称，指子宫内膜增生超出了正常周期增生的范畴。子宫内膜增生是妇科常见的因内分泌异常引起的子宫内膜病变，临床主要表现为子宫不规则出血、不孕等，其病理组织学检查先后有多种诊断标准，看法不一。其中一部分子宫内膜增生属于子宫内膜癌的癌前病变，正确的诊治对防止病变进展意义重大。

子宫内膜增生系无孕激素拮抗的雌激素持续刺激所致，是月经失调中最多见的一种。有关发病率的材料报道较少，青春期、生殖期、围绝经期或绝经后期均可发生。据 1992 年浙江医科大学附属妇产科医院报道，其发病率占该院同期妇科住院患者的 0.88%，占功能失调性子宫出血患者的 10.5%，发病年龄为 25～69 岁，平均 46.2 岁。左年征报道的发病年龄为 18～64 岁，平均 42.1 岁，较同期子宫内膜癌发病的平均年龄 54.8 岁提前了 12.7 岁，因此，也提示其发展至子宫内膜癌约需十年时间。

一、病因

在子宫内膜增生的 3 种病理类型中,不典型增生被公认为是子宫内膜癌的癌前病变。重视对子宫内膜增生病因及高危因素的深入研究与认识,对正确诊断与治疗子宫内膜增生、降低子宫内膜增生恶性转化等都具有重大意义。众所周知,子宫内膜增生的产生与雌激素持续作用而无黄体酮拮抗密切相关。由于体内外源性或内源性雌激素的持续增多,造成子宫内膜腺体与间质的增殖性生长,此时如缺乏孕激素的拮抗,子宫内膜不能发生分泌期转化,就导致了子宫内膜增生的发生。因此,凡是影响女性体内性激素,尤其是雌激素水平的因素都可能成为子宫内膜增生发病的相关因素。此外,雌、孕激素受体的异常表达、遗传因素、基因调节异常也在子宫内膜增生的发生中起一定作用。

（一）内源性雌激素

1.不排卵

因下丘脑-垂体-卵巢轴的功能失调,导致卵巢不排卵,子宫内膜缺乏周期性分泌性转化而长期处于增生状态,出现子宫内膜的增殖性改变。影响下丘脑-垂体-卵巢轴的因素有很多,比如年龄。青春期时,下丘脑-垂体-卵巢轴激素间的反馈调节尚不成熟,雌激素对大脑中枢的反馈作用存在缺陷,无促排卵性促黄体素高峰形成,导致不排卵;绝经过渡期,卵巢功能逐渐衰退,卵巢对垂体促性腺激素的反应低下,卵泡因退行性改变而不发生排卵;即便是下丘脑-垂体-卵巢轴成熟的生育期,也可能因为外界各种因素(如精神紧张、营养不良、应激等)影响下丘脑-垂体-卵巢轴的正常调节而不排卵,最终出现子宫内膜增生。

2.多囊卵巢综合征

多囊卵巢综合征是导致妇女内分泌紊乱的常见疾病,其主要的内分泌特征为雄激素、胰岛素过多以及促性腺激素比例的失调,除出现月经失调、不孕、多毛、肥胖等临床症状以外,还可造成患者子宫内膜不同程度的增生,甚至增加子宫内膜癌的发生率。因此,认为多囊卵巢综合征是发生子宫内膜增生以及子宫内膜癌的高危因素,可能与不排卵、长期雌激素刺激、胰岛素抵抗、肥胖等相关。此外,闭经时间长短是与子宫内膜增生相关的另一个因素,当多囊卵巢综合征患者闭经时间超过 3 个月时,就应警惕有无子宫内膜增生,特别是同时合并胰岛素抵抗和肥胖者。

3.肥胖

雌酮主要由肾上腺和卵巢产生的雄烯二酮,经脂肪组织中芳香化酶的作用转化而来,脂肪组织越多,该转化能力越强,血浆中雌酮的水平越高,最终导致子宫内膜长期受雌激素的刺激而发生子宫内膜增生。因此,肥胖是子宫内膜增生的另一个高危因素。

4.神经内分泌系统疾病

中枢神经系统的疾病,如胶质细胞瘤、脑外伤等可引起下丘脑、垂体器质性损害或功能的异常,从而影响对雌激素合成和分泌的调节,导致子宫内膜增生的发生。内分泌腺疾病,如肾上腺皮质增生、甲状腺功能障碍等,可能促使体内雌激素的合成增加,导致子宫内膜增生的发生。卵巢自身发生病变,如卵巢颗粒细胞瘤、卵泡膜细胞瘤等,因该类肿瘤具有自身分泌雌激素的功能,也可使得体内雌激素水平升高,发生子宫内膜增生。

（二）外源性雌激素

1.激素替代治疗

以往激素替代治疗常常是单一雌激素的使用,研究发现无拮抗性雌激素使用 1 年,20％的使用者即可发生子宫内膜增生。而雌孕激素序贯疗法使子宫内膜增生的发生率降低,有研究表明使用雌孕激素序贯性疗法,子宫内膜增生的发生率仅为 5.4%,不典型增生的发生率为 0.7%,无一例发生子宫内膜癌,甚至还可以使复杂性增生的子宫内膜转化为正常的子宫内膜。大量的研究结果均说明,在进行雌孕激素替代治疗时,长期单一雌激素疗法是发生子宫内膜增生的高危因素,甚至在雌孕联合疗法中,孕激素含量不足仍然增加接受激素替代治疗妇女发生子宫内膜增生的风险。

2.长期使用具有激素作用的药物

他莫昔芬和米非司酮都因具有抗性激素的作用而被广泛用于激素依赖性疾病的治疗,但如果长期使用两者将引起体内无对抗性雌激素环境,导致子宫内膜增生的发生。他莫昔芬用于绝经后晚期乳腺癌的治疗,虽有抗雌激素的作用,但又具有微弱的类似雌激素的作用。米非司酮用于子宫内膜异位症和子宫肌瘤等治疗,具有对抗孕激素和糖皮质激素的作用,由于孕激素被拮抗,从而造成了体内无对抗性雌激素的环境。长期使用此类药物也是子宫内膜增生发生的一个相关因素。

（三）雌、孕激素受体

雌激素的长期刺激,孕激素的缺乏导致了子宫内膜的过度增生,而雌、孕激素的作用需要通过与雌激素受体（ER）、孕激素受体（PR）的结合来实现。ER 表达的增加将提高雌激素的作用,PR 表达的下降将降低孕激素的作用,最终都可能造成子宫内膜的异常增生,因孕激素作用的降低而不能发生分泌期的变化。因此,ER、PR 的变化将对子宫内膜增生的发生产生影响,此点已被相关研究所证实。Hu 等研究发现,α-ER 在单纯性或复杂性子宫内膜增生中的表达比在增生期子宫内膜中明显增加,β-ER 无此现象;在不典型增生和腺癌中,α-ER 和 β-ER 都明显降低;另外,与正常增生期子宫内膜相比,β-ER/α-ER 比值在单纯性或复杂性增生的子宫内膜中降低,在不典型增生和腺癌中增加。因此,指出 α-ER、β-ER 在子宫内膜增生和癌变的过程起着重要作用。另有研究发现,PR 总体表达下降或缺失与子宫内膜增生的发生无明显相关,但从单纯性增生、复杂性增生到不典型增生,PR B 亚型表达逐渐减弱,其中不典型增生组 PR B 亚型表达明显下降,揭示 PR B 亚型变化可能也与子宫内膜增生的发生及发展有关。

（四）遗传因素

约 10% 的子宫内膜癌患者有家族史,子宫内膜不典型增生被认为是子宫内膜癌的癌前病变,针对遗传因素是否在子宫内膜增生的发生中起同样作用,有学者进行了研究,结果表明,部分子宫内膜增生也与遗传因素相关,这些因素包括肿瘤家族史、其他原发癌史,在家族史和其他原发癌中,结肠癌、直肠癌史最为常见。研究表明,子宫内膜增生患者中有遗传因素发病者存在 DNA 错误配对修复,主要是 MSH2 和（或）M 黄体生成素 1 的表达缺失。

（五）基因调节异常

在探索子宫内膜增生和癌变的发病因素时,有学者发现其中有多种相关基因和蛋白在发挥一定作用,如 Bcl-2、PTEN、FHIT、同源框基因、基质金属蛋白酶家族、C-erbB-2、细胞周期素 D1、胰岛素样生长因子-I、胰岛素样生长因子-I 受体等基因和蛋白都被发现它们与子宫内膜从良性到恶性的演变存在相关性,对于它们是如何参与并在其中起着何种作用,谁是决定性环节,尚有待进一步的研究。

二、病理

子宫内膜增生是一个组织病理学名称,以往一般分为 3 类,即腺囊性增生、腺瘤样增生及不典型增生,但这种分类方法及其形态学诊断标准,不仅病理医师对其有不同的认识与理解,且对临床的处理也带来一定的困难,造成临床处理举棋不定,易出现措施不力或过分积极两个极端。

对无腺上皮细胞异型性的病变,根据其腺体增生轻、重程度不同,分为单纯性增生及复杂性增生;有腺上皮细胞异型性病变为不典型增生,根据其组织学病变程度不同分为轻度、中度、重度。

1987年,国际妇科病理协会接受了这一分类法,将子宫内膜增生分为以下3类。①单纯性增生:腺体数量增加,腺腔扩大,腺上皮细胞呈高柱状,间质增生,将腺体分开,但无异型性变。②复杂性增生:腺体增生明显,腺上皮细胞呈柱状,可见复层排列,间质减少,但无异型性变。③不典型增生:细胞极性紊乱,核浆比例增加,核深染,可见核异型及核分裂象。复杂性增生与不典型增生的鉴别,主要是细胞核的改变。

不典型增生则根据腺体增生是否出现背靠背群集,分为单纯性不典型增生和复杂性不典型增生,根据其组织学病变程度不同分为轻度、中度、重度不典型增生。不典型增生与分化好的腺癌的鉴别,则是以有无间质浸润为准,但是否有间质浸润有时极难辨认,以下几点可有助于癌的诊断:①腺体不规则浸润伴结缔组织增生反应;②在一融合的腺体结构中,个别腺体无间质成分,形成筛状;③广泛的乳头结构;④间质被增生的结缔组织团块占据。其中②~④必须是无间质的复杂腺体结构占一个低倍视野内的半数以上,方可诊断为腺癌。该分类法的主要优点是避免过度诊断及过度治疗,且被 WHO 所认同。目前国内外均已普遍采用该分类方法,并将国际妇科病理协会分类法中的单纯性增生及复杂性增生归类于增殖性子宫内膜,将不典型增生及高分化腺癌归类于子宫内膜上皮内肿瘤。

总之,上述各种分类系统各具特点。理想的子宫内膜增生分类应该是简单、容易操作,重复性及一致性强,对临床诊治有实用价值,且易与临床医师相沟通。子宫内膜上皮内肿瘤分类系统由于方法复杂,尚不能够得到广泛应用,目前国内外普遍采用的仍然是国际妇科病理协会分类方法。

三、临床表现

(一)症状

1.异常的阴道流血

子宫内膜增生临床上最常见的症状是子宫不规则阴道流血,特点是月经周期紊乱,经期长短不一,经量不定,甚至大量出血。有时先有数周或数月停经,然后阴道流血,血量通常较多,也可一开始即为阴道不规则流血,量少淋漓不净,也有一开始表现类似正常月经的周期性出血。出血期间一般无腹痛或其他不适,出血量多或时间长时常继发贫血,大量出血可导致休克。

2.不孕

因下丘脑-垂体-卵巢轴功能失调造成长期无排卵,使此类患者生育力低或不孕,不孕者可达22%~66%,其中40岁以下合并不孕者可达90%。

3.贫血

阴道流血量多、持续时间长者,易造成贫血。

(二)体征

全身体检常无特殊,阴道流血多且时间长者则呈贫血貌。妇科检查多无异常发现,少数患者子宫略增大,合并多囊卵巢、功能性卵巢肿瘤者可扪及增大的卵巢或附件肿块。

四、诊断

本病的诊断根据病史、临床检查、辅助检查及病理检查,病理检查是确诊本病的依据。

（一）病史

本病的突出症状是异常的阴道流血,临床上凡遇到下列情况时均应做进一步检查:①年轻妇女持续无排卵功血;②围绝经期妇女不规则阴道流血;③绝经后阴道流血等。

（二）子宫内膜病理组织学诊断

子宫内膜病理组织学诊断是确诊本病的依据。目前获得子宫内膜组织标本的方法包括子宫内膜活检、刮宫术、负压吸宫术以及宫腔镜引导下活检等,诊断性刮宫为诊断本病的主要方法,诊刮时尤需注意双侧宫角处,要排除癌瘤并了解宫颈是否有累及,需作分段诊刮,标本分别送病理检验,但熟练医师也会有 10％～30％的内膜残留,因此,漏刮导致的误诊难以避免。负压吸引术通过负压吸引作用使内膜脱落较完全,诊断更全面可靠。在微创技术下全面评估子宫内膜情况、避免处理不当是妇科医师关注的重点问题。

（三）子宫腔细胞学检查

1980 年后,子宫腔细胞学检查应用于临床以早期发现子宫内膜癌,具有出血少、痛苦小和操作方便、安全的特点。但受炎症、息肉、激素、宫内节育器等影响,其假阳性及假阴性率较高、可重复性差,限制了其临床应用价值。

（四）宫腔镜

利用宫腔镜可以在直视下检查子宫内膜病变情况,再结合定位活检取样,比传统的分段诊刮、子宫输卵管碘油造影更具有优越性,因而把宫腔镜检查定为诊断宫腔病变的最佳方法。

目前,多数学者还是认为单纯依靠宫腔镜图像诊断子宫内膜增生准确性较差,宫腔镜引导下的活组织检查是诊断子宫内膜增生的最优手段,在获取满意组织标本的基础上进行病理学诊断,可最大限度地避免漏诊,尤其是排除有无并存癌。为保证子宫内膜增生合并子宫内膜癌患者实施宫腔镜检查的安全性,宫腔镜检查时应轻柔,在视野清晰的前提下,缩短检查时间且应用较低的膨宫压力和液体流量。目前尚无证据证明宫腔镜检查影响子宫内膜癌患者的预后。

（五）超声诊断

1.阴道超声

异常子宫出血是子宫内膜增生最常见的症状,常规使用的内膜诊刮病理学检查结合腹部超声测量子宫内膜厚度可对子宫内膜增生做出初步诊断。若使用高频阴道探头,缩短了探头与子宫腔之间的声路距离,降低了声衰减,具有频率高、分辨率高、图像清晰等优点。采用阴道三维超声,能够显示完整的子宫内膜层,并可精确计算子宫内膜体积,从而对子宫内膜的生理和病理变化进行可靠的评估。但单纯阴道超声不能提示病变内膜的性质,更不能进行分型,为明确诊断,仍需借助内膜活检。阴道超声检查的时间,应争取安排在子宫内膜卵泡期,因为此时内膜较薄且呈低回声,易与呈强回声的内膜息肉辨别。

2.宫腔超声造影

该方法是通过向宫腔内灌注造影剂膨胀宫腔,并增加组织间声阻抗差,而达到在超声下显影和诊断的目的。常用的造影剂为生理盐水、乳酸盐格林液、甘氨酸溶液等。宫腔注入造影剂后,若超声下见到内膜增厚、局部隆起、多个隆起凸向宫腔呈花瓣形或不对称增厚,宫腔形态有时呈多角形时,可初步诊断为子宫内膜增生。

（六）分子生物学诊断

子宫内膜增生与子宫内膜癌在病因上有相同点，即长期持续的雌激素暴露而无孕激素拮抗，因而两者有相似的分子生物学特征，从分子水平上正确对子宫内膜增生的预后进行评估以及与早期子宫内膜癌的鉴别诊断对指导临床处理有重要意义，尤其对于高危人群，如内源性雌激素高水平患者（肥胖、不排卵等）、长期服用雌激素的绝经后妇女、长期服用他莫昔芬的乳腺癌患者等。资料表明 *PTEN* 抑癌基因在子宫内膜增生中呈高表达，如出现 *PTEN* 抑癌基因表达减少、突变或存在微卫星不稳定，则子宫内膜增生易恶变。另有报道 *K-ras* 癌基因的突变活化在单纯型和复杂性增生病变中非常少见，而在不典型增生病变中的发生率达 $10\%\sim24\%$，说明 *K-ras* 癌基因的突变活化预示子宫内膜增生的不良预后。此外，有学者认为 DNA 倍型及细胞周期动力学与不同类型子宫内膜增生之间存在一定的相关性。

（七）子宫内膜增生合并子宫内膜癌的诊断

子宫内膜增生可合并存在内膜癌，国外的资料显示，不典型增生并存癌率为 $17\%\sim43\%$，以复杂性不典型增生最高，为 $43\%\sim50\%$，这些癌变以早期、高分化为主。并存癌在初次诊刮中常未被发现，这其中部分与诊刮不够仔细有关，部分与病理诊断有关，如高分化腺癌与不典型增生有时难以鉴别。

五、治疗

针对子宫内膜增生的临床表现和病变特点，其治疗目的在于：①促使病变内膜转化，阻断病变向子宫内膜癌发展；②控制出血，调节月经，促排卵；③促进生育。子宫内膜增生治疗主要包括药物治疗及手术治疗，治疗方式的选择应根据患者年龄、有无生育要求、病变程度以及全身健康状况等综合考虑。在治疗时，应首先明确诊断，查清子宫内膜增生的可能原因，如存在多囊卵巢、卵巢功能性肿瘤、垂体瘤等情况时，应进行针对性治疗。

（一）药物治疗

1.孕激素

孕激素是治疗子宫内膜增生疗效确实的经典药物。孕激素作用机制一般认为有两个方面：一方面可直接作用于子宫内膜，使之转化为蜕膜，而后萎缩；另一方面可直接作用于垂体部位，影响促卵泡激素分泌及促卵泡激素与黄体生成素的比例。近年来研究发现，孕激素还具有抗血管生成作用，可抑制内膜增生；孕激素止血的作用机制是使雌激素作用下持续增生的子宫内膜进入分泌期，从而达到止血效果。停药后子宫内膜脱落较完全，可起到药物性刮宫作用。

（1）适应证：适用于体内已有一定雌激素水平的患者。

（2）具体用药：常用的孕激素有 17-羟孕酮衍生物（甲羟孕酮、甲地孕酮）和 19-去甲睾酮衍生物（炔诺酮等）等。

1）单纯性增生：一般选择使用小剂量孕激素后半周期疗法，3 个月为 1 个疗程。可选择的药物如下：①醋酸甲羟孕酮，每天 $8\sim10$ mg，分 2 次口服，用于月经周期第 $11\sim25$ 天；②地屈孕酮，每天 20 mg，分 2 次口服，用于月经周期第 $11\sim25$ 天；③炔诺酮，每天 5 mg，分 2 次口服，用于月经周期第 $11\sim25$ 天。对于反复发生的病例，也可采用全周期疗法，或连续治疗 2 个疗程。

2）复杂性增生：一般全周期用药，或持续性用药，3 个月为 1 个疗程，必要时可连续用 2 个疗程。①醋酸甲羟孕酮，每天 $20\sim30$ mg，分 3 次口服，用于月经周期第 $5\sim25$ 天，也有学者主张每天 160 mg 或 250 mg 口服，3 个月为 1 个疗程。②地屈孕酮，每天 30 mg，分 3 次口服，用于月经周期第 5~25 天。③炔诺酮,每天 5~10 mg,分 2 次口服,用于月经周期第 5~25 天。以上药物也可以从月经周期的第 5 天开始服用,不间断连续口服 3 个月。

3)不典型增生:一般认为,子宫内膜不典型增生的药物治疗适用于年龄小于 40 岁、癌变倾向低,特别是年轻、有生育要求者,或不适于手术者,如特别肥胖、有内外科病变致使手术耐受性差者。子宫内膜不典型增生是依赖雌激素的子宫内膜腺癌的癌前病变,使用药物进行保守性治疗需获得患者的知情同意。常用孕激素类药物的剂量及方法:①己酸羟孕酮 500 mg,每周 2~3 次肌内注射;己酸羟孕酮也可宫腔局部用药,每次 250~500 mg,每周 2 次。②醋酸甲地孕酮,每天 40~160 mg,分次口服。③甲羟孕酮,每天 160 mg 或 250 mg,分次口服。④炔诺孕酮,每天 3~4 mg,分次口服;也可放置含左炔诺孕酮的宫内节育器(曼月乐),放置 1 年取出,并行诊断性刮宫。

注意事项:药物的应用方式与不典型增生的类型有关。多数文献提示,轻度不典型增生可选择孕激素周期小剂量使用,可同时应用促排卵药物,或在内膜病变转化后再加用促排卵药物;对中度不典型增生,大多主张采用孕激素持续性给药,也有少数学者认为可选择孕激素周期疗法;对重度不典型增生,宜选用大剂量孕激素持续性治疗。药物治疗时应定期刮宫,以 3 个月为 1 个疗程,每疗程结束后经刮宫观察子宫内膜反应,如子宫内膜腺体出现分泌反应或萎缩,无增生现象,说明子宫内膜转化好,可停药观察。对治疗后子宫内膜增生好转,但未完全恢复正常者,应继续用药。而对药物治疗后病变无好转或加重的顽固性病例及停药后复发者,应警惕癌变的可能,宜改行手术治疗。

2.促性腺激素释放激素类似物

促性腺激素释放激素类似物可通过对下丘脑-垂体-卵巢轴的降调节作用,减少卵巢来源的雌激素,可使增生过长的子宫内膜发生萎缩,此外,有资料显示其还具有直接抗增殖效应。目前临床上常用的长效促性腺激素释放激素类似物有曲普瑞林、亮丙瑞林、戈舍瑞林等。第 1 支于黄体中晚期或月经周期第 1~5 天注射,以后每隔 4 周注射 1 支,共 3~6 支。如用药过程中出现较明显的低雌激素症状,可用反加治疗,常用替勃隆(每天 1.25 mg)口服。一般认为,促性腺激素释放激素类似物主要适用于复杂性增生,特别是不能手术或有孕激素治疗禁忌或年轻患者。针对不典型增生,单用促性腺激素释放激素类似物效果不佳。

3.芳香化酶抑制剂

芳香化酶为雄激素向雌激素转化的关键酶。通过抑制芳香化酶的活性,可显著降低雌激素水平。对于绝经后妇女,芳香化酶抑制剂几乎可以完全抑制外周组织的雌激素合成;绝经前妇女单用芳香化酶抑制剂常不能完全阻断卵巢中雌激素的合成。目前,芳香化酶抑制剂已用于促排卵、体外受精及子宫内膜异位症的治疗,常见的不良反应是潮热、恶心、呕吐、乏力、头痛。芳香化酶抑制剂用于治疗子宫内膜增生的报道较少。

4.口服避孕药

以孕激素为主的第三代短效口服避孕药,可促进子宫内膜萎缩,少量雌激素将增加子宫内膜的孕激素受体,增强孕激素的作用。可选用的复方口服避孕药有复方去氧孕烯、复方孕二烯酮、左炔诺孕酮炔雌醇三相片等,周期第 5~26 天服用,3 个月为 1 个疗程,必要时可用 2 个疗程。口服避孕药一般只用于治疗子宫内膜单纯性增生。

5.促排卵药物

促排卵治疗可以在孕激素治疗结束后使用,但不适宜长期使用,适用于青春期及育龄期,特别是有生育要求的患者。可根据患者的情况选用氯米芬、促卵泡素等,优势卵泡成熟后使用人绒毛膜促性腺激素促排卵。

6.左炔诺孕酮宫内缓释系统

左炔诺孕酮宫内缓释系统是一种含药宫内节育器,置入宫腔后以每 24 小时 20 μg 的速率缓释左炔诺孕酮,持续 5 年,中途可随时取出,取出后生育能力会尽快恢复,对子代尚未观察到有不良影响。左炔诺孕酮宫内缓释系统可能是暂无生育要求的患者治疗子宫内膜增生的长效、安全、经济的方法。需注意的是,针对不典型增生,放置 1 年需取出并行诊断性刮宫以判断疗效。

7.达那唑宫内节育器

Tamaoka 使用达那唑宫内节育器治疗子宫内膜增生,治疗期间均有效,子宫内膜呈现为分泌期子宫内膜或蜕膜样变伴腺体萎缩,随访中约 20% 复发。在临床上达那唑宫内节育器没有左炔诺孕酮宫内缓释系统使用普遍,但达那唑宫内节育器也可以作为治疗子宫内膜增生的一种选择。

8.治疗注意事项

根据长期观察,大多数子宫内膜增生是一种可逆性病变,或保持一种持续的良性状态,甚至可随月经期内膜的剥脱而自然消退。由于女性月经周期中可以发生偶发性不排卵,从而导致个别周期中出现一过性增生,这种增生往往以单纯性为主。此外,在终止妊娠的患者,无论早期妊娠或晚期妊娠,妊娠结束以后,由于体内内分泌系统暂时性的失衡,也容易出现单纯性增生,这种增生也被称为"适应性增生"。上述两种增生实际是不需要临床干预的,最简单的方法是监测排卵,一旦排卵恢复,子宫内膜自然会恢复到正常状态。只有在临床上呈现为持续性增生状态,才有临床干预的必要。部分子宫内膜增生也可经增生、不典型增生,最后发展为子宫内膜癌。

研究发现病变内膜对药物的反应率达 57%~94%,影响药物治疗效果的主要因素包括以下方面。①是否坚持用药:坚持用药者效果好,而未坚持用药或未正规治疗的患者,易出现病变无好转或加重,甚至癌变。②病理类型:单纯性增生、复杂性增生、轻度不典型增生一般对药物反应好而且快,3~6 个月病变消退,妊娠率高;中、重度不典型增生,特别是重度不典型增生,对药物反应较差、较慢,6 个月后病变才好转或消退,停药后还可能再发,需再次治疗。③孕激素受体含量:孕激素受体含量高,对药物反应好,因此内膜活检的同时,最好检测孕激素受体含量,孕激素受体阴性者可用药物提高孕激素受体含量以提高疗效,如他莫昔芬等。④分子机制:Amezcua 等认为孕激素受体含量不足,孕激素受体调节功能改变,转化生长因子 α、表皮生长因子受体下降,B 淋巴细胞瘤-2 基因活性下降,与不典型增生对孕激素治疗无反应或反应差有关。

药物治疗后子宫内膜增生可以有以下几种发展方向。

(1)病变消退或好转:有资料显示,经过药物治疗后,79% 的单纯性增生及复杂性增生出现上述变化,而不典型增生仅为 37.0% 左右。

(2)病变无好转或加重:其比率在单纯性增生、复杂性增生及不典型增生中,分别为 19.0%、17.0% 及 14%~23%,多数资料显示,病变无好转或加重与是否坚持治疗有关。

(3)癌变:研究表明,单纯性增生、复杂性增生、单纯性不典型增生和复杂性不典型增生的癌变率分别为 1%、3%、8% 和 29%,少数文献报道复杂性不典型增生的癌变率高达 50%,这可能与刮宫时的取材、年龄等因素有关。不典型增生发展为腺癌常是一个漫长的过程,1~15 年不等,平均约 4 年。进一步的观察发现,不典型增生是否发展为癌与有无高危因素存在有关。这些因素包括:①年龄。绝经前不典型增生癌变率为 3%,而绝经后升至 25%。②病理分级,轻、中、重度不典型增生的癌变率分别为 15％、24％、45％。③对孕激素治疗的反应。如果内膜对孕激素反应不良,应警惕发展为癌的可能,甚至病变已经进展为癌。④DNA 含量,核型为异倍体者癌变的概率高于二倍体者。⑤组织细胞的核形态,计量学测定结果对预测子宫内膜不典型增生的最后结局有参考意义。

(4)受孕:待内膜正常后行辅助生育,妊娠率可达 28％～80％。Kurman 等治疗的一组不典型增生中,25％的女性足月分娩。

(5)复发:复发率为 20％～70％。有文献报道,8 例不典型增生经治疗后妊娠,其中 6 例于产后 2～13 年复发,占妊娠人数的 75％。究其原因,可能与导致体内雌激素长期持续高水平的因素如肥胖、糖尿病、排卵障碍等未能被彻底纠正有关。

(二)手术治疗

1.刮宫术

刮宫术既能明确子宫内膜增生的类型,又能迅速去除由于子宫内膜增生而引起的出血等症状,因此是育龄妇女和绝经过渡期患者常用的治疗方法。在诊刮时应将全部子宫内膜组织刮净,必要时可在 B 超引导下进行。刮出物常规进行病理检查。诊刮术简单、易行,但由于为盲操作,存在一定的遗留率,且诊刮仅能去除子宫内膜功能层,术后子宫内膜增生的复发率高。

2.物理治疗

通过物理疗法使子宫内膜局部组织蛋白凝固变性、坏死脱落,瘢痕形成而达到去除子宫内膜的方法,称为子宫内膜物理治疗,具有简单、快速、安全、有效的特点,大部分为盲操作,可以在门诊进行,包括激光、微波、热球、热液、冷冻、射频等方法。子宫内膜物理治疗是一种微创治疗方法,可以保留子宫,适用于没有生育要求而不愿意切除子宫的患者。物理治疗最主要的缺陷是组织破坏不能进行组织病理学检查,因此适用于单纯性增生和复杂性增生患者。在进行物理治疗前需首先除外宫颈和子宫内膜的恶性肿瘤和癌前病变。对有外阴、阴道、宫颈和盆腔炎症者,应治愈后手术。为了达到最佳手术效果,物理治疗的手术时机最好选择在月经干净后 3～7 天进行,或在术前用药物或刮宫薄化内膜。

3.宫腔镜下子宫内膜电切术

宫腔镜下子宫内膜电切术具有手术时间短、创伤小、术后恢复迅速、不切除子宫、不影响卵巢血供和性生活等符合患者生理和心理要求的特点,兼具药物治疗和子宫切除术的优点,已成为治疗子宫内膜良性病变(包括子宫内膜单纯性增生和复杂性增生)的首选方法。子宫内膜不典型增生中有部分可发展为子宫内膜癌,但子宫内膜不典型增生发展到子宫内膜癌往往是一个漫长过程,这为行子宫内膜电切术治疗提供了很好的观察时间,一旦疗效不佳或发生癌变,只要坚持严密随访,仍可获得良好的预后。因此,随着患者心理需求的提高以及随访条件的加强,子宫内膜电切术已逐渐应用于子宫内膜不典型增生和早期子宫内膜癌。

(1)适应证:①不接受药物治疗或药物治疗无效或不能耐受药物的不良反应;②无附件疾病,无生育要求但希望保留子宫;③近期宫颈细胞学检查和分段诊刮病理未见肯定的宫颈及子宫内膜恶性疾病;④无子宫腺肌病等并存疾病;⑤同意并有条件坚持术后长期严格随访;⑥患者知悉术后有患子宫内膜癌的风险。

(2)手术方式:①对有生育要求且有条件随访的患者,可选择宫腔镜子宫病灶切除术,即在宫腔镜下明确子宫内膜病变部位后,切除增生病灶及其旁边的功能层子宫内膜,保留患者的生育功能,目前已有成功妊娠的文献报道。但术后需密切随访,或辅以必要的孕激素治疗。②对无生育要求的患者,根据患者的心理需求可选择子宫内膜部分切除术或子宫内膜全部切除术,其区别在于切除的范围而非切除的深度。全部切除包括切除全部宫腔和宫颈管上端内膜,部分切除是指切除宫腔上 2/3 内膜以及明显增生的宫颈管内膜。全部切除术后患者多出现闭经,而部分切除术后患者仍有月经,适用于希望术后仍有月经的患者。

(3)注意事项:行宫腔镜子宫内膜电切时应按一定程序进行,自子宫底部开始向宫颈内口移动,切除深度包括子宫内膜功能层、基底层和部分浅肌层,确保全部子宫内膜彻底切除。与子宫内膜物理治疗方法相比,宫腔镜子宫内膜电切术在宫腔镜直视下进行,能对病变部位做针对性治疗,切除的组织能做病理检查,可发现早期的子宫内膜癌,安全性更高,但手术难度较物理治疗大,特别是切除的深度难于掌握,切除过浅达不到治疗的目的,而切除过深容易引起子宫穿孔,因此目前普及有一定难度。

4.子宫切除术

(1)适应证:主要针对以下几种情况。①年龄＞40 岁、无生育要求者,特别是已属绝经前后妇女,由于其癌变率明显上升,且并存癌一般有深肌层浸润,分化以低-中分化为多,宜手术;②药物治疗后无效或停药后复发者;③与子宫内膜癌鉴别困难者;④合并子宫肌瘤、子宫腺肌病等疾病者;⑤患者选择手术者。

(2)手术方式:有全子宫切除术及筋膜内全子宫切除术,可根据患者的增生分类、年龄及宫颈病变情况选择具体手术方式。对不典型增生患者多采取全子宫切除术,如患者强烈要求保留宫颈,可选择次全子宫切除术或筋膜内子宫切除术,将切除的宫体做快速冷冻病理检查,如子宫内膜有恶变应同时切除宫颈。手术途径有经腹子宫切除、经阴道子宫切除及腹腔镜下子宫切除。随着腹腔镜技术的发展和普及,目前腹腔镜已成为子宫内膜增生患者行子宫切除术的首选方式。

(3)注意事项:在对不能除外子宫内膜恶变的患者行腹腔镜下子宫次全或筋膜内子宫切除术时,不能使用子宫切割器粉碎子宫,应将子宫体在宫颈内口处离断后从后穹隆取出,以防止子宫粉碎时肿瘤细胞扩散至腹腔内。在行子宫切除术时是否保留附件应根据患者的年龄、子宫内膜增生的程度以及患者的需求决定。单纯性增生和复杂性增生的绝经前妇女可保留卵巢,对于绝经过渡期患者卵巢是否保留目前尚无定论,对重度子宫内膜不典型增生患者多主张在行子宫切除术时同时切除双侧附件。

在治疗子宫内膜增生时,应注意明确查清引起子宫内膜过度增生的原因,如存在多囊卵巢综合征、卵巢功能性肿瘤、垂体瘤等情况时,应做针对性的治疗,才可避免复发。

对于单纯性增生病例,应以保守性药物治疗为主。特别对于不伴有细胞不典型的复杂性增生,由于实际进展为恶性病变的比例甚低,因此通常也以保守性药物治疗为主。特别对于年轻的或不孕症的患者,通过必要的临床干预,一旦恢复排卵功能,增生过长就能得到纠正。但是,如果绝经后的妇女出现复杂性增生不能大意,因为绝经后女性雌激素水平应该较低,通常子宫内膜处于萎缩状态,出现过度增生的时候,必须要警惕系癌周内膜表现的可能性。

在所有增生类型中,不典型增生是和子宫内膜癌关系最为密切的一个类型,可恶变成为子宫内膜腺癌。此外,有 17％～43％诊断为不典型增生的病例,在此后的子宫切除标本中被证明存在子宫内膜癌,复杂性不典型增生更可高达 43％～50％,因此,无论从什么角度看,对不典型增生都必须高度关注并采取积极的治疗措施。治疗方法的选择同时也取决于患者的年龄、是否有生育要求等临床情况,具体方案选择可参见表 4-2。

表 4-2 子宫内膜增生治疗方案

类型	<40 岁	40～50 岁	>50 岁	
			可手术	非手术
单纯性	EC,HDP,OI,TAH	EC,HDP,TAH+BSO	HDP,TAH+BSO	HDP,ICR
复杂性	同上	同上	同上	同上
不典型	同上	HDP,TAH+BSO	TAH+BSO	同上

注:EC(endometrial curettage/3M);HDP(high dose progestin);OI(ovulation induction);TAH(total abdominal hysterectomy);BSO(bilateral salpingo-oophorectomy);ICR(intracavity radium);现今可采用子宫内膜电切割处理

子宫内膜增生在诊断和处理上的差异,实际上是由于对其病变的本质属性依然缺乏足够的了解导致的。随着临床认识的不断加深和现代分子生物学的发展,对其本质属性的认识也必将随之深入,病理诊断和临床处理也将逐渐得到统一。

（卢潭敏）

第四节 子宫内膜癌

子宫内膜癌是女性生殖道常见的妇科恶性肿瘤之一,由于发病在宫体部,也称子宫体癌。其发病率仅次于子宫颈癌,占女性生殖道恶性肿瘤的 20%～30%,占女性全身恶性肿瘤的 7%,死亡率为1.6/10 万。在我国子宫内膜癌也呈现上升状态。值得注意的是在卫生健康委员会公布的《2008 年中国卫生统计提要》中,对 2004—2005 年中国恶性肿瘤死亡抽样回顾调查显示,位于前十位恶性肿瘤死亡率中,子宫恶性肿瘤死亡率为 4.32/10 万,已超过子宫颈癌位居女性恶性肿瘤死亡率的第七位,子宫颈癌为 2.84/10 万,位于第九位。据 2019 年国家癌症中心统计,中国子宫内膜癌发病率为 10.28/10 万,死亡率为 1.9/10 万。

子宫内膜癌好发年龄为 50～60 岁,平均为 60 岁左右,较子宫颈癌晚,多见于围绝经期或绝经后老年妇女,60% 以上发生在绝经后妇女,约 30% 发生在绝经前。子宫内膜癌的年龄分布:绝经后 50～59 岁妇女最多;60% 绝经后,30% 绝经前;高发年龄为 58 岁,中间年龄为 61 岁;40 岁以下患者仅占 2%～5%;25 岁以下患者极少。近年来,有年轻化趋势,在发达国家,40 岁以下患者由 2/10 万增长为 40/10 万～50/10 万。

一、发病机制

发病机制尚不完全明了,一般认为与雌激素有关,主要是由于体内高雌激素状态长期刺激子宫内膜,引起子宫内膜癌的发生。高雌激素状态有来自内源性和外源性两种。内源性雌激素引起的子宫内膜癌患者多表现为闭经、多囊卵巢及不排卵,不孕、少孕和晚绝经,常合并肥胖、高血压、糖尿病。外源性雌激素引起的子宫内膜癌患者有雌激素替代史及与乳腺癌患者服用他莫昔芬史有关,均为子宫内膜腺癌,一般分期较早、肿瘤分化好,预后较好。

Armitage(2003 年)等对子宫内膜癌发病机制的研究表明,无孕激素拮抗的高雌激素长期作用,可增加患子宫内膜癌的风险。1960—1975 年,在美国 50～54 岁的妇女子宫内膜癌增加了

91％。发现应用外源性雌激素者将增加 4～8 倍患内膜癌的危险,若超过 7 年,则危险性增加 14 倍。激素替代治疗所致的内膜癌预后较好,这些患者分期早、侵肌浅、分化好,常合并内膜增生,5 年生存率为 94％。

子宫内膜癌发生的相关因素如下。

（一）未孕、未产、不孕与子宫内膜癌的关系

子宫内膜癌的发生与未能被孕激素拮抗的雌激素长期刺激有关。受孕少、未产妇比生产超过 5 个孩子的妇女患子宫内膜癌高 3 倍;年轻子宫内膜癌患者中 66.45％为未产妇;子宫内膜癌发病时间多在末次妊娠后 5～43 年(平均 23 年),提示与原发或继发不孕有关;不孕、无排卵及更年期排卵紊乱者,子宫内膜癌发病率明显高于有正常排卵性月经者。

（二）肥胖

子宫内膜癌肥胖者居多,将近 20％患者超过标准体重 10％;超标准 10％～20％者的宫体癌发病率较体重正常者高 3 倍,而超出标准体重 22.7％则子宫内膜癌高发 9 倍。肥胖与雌激素代谢有关:雌激素蓄积在多量脂肪内,排泄较慢。绝经后妇女雌激素主要来源为肾上腺分泌的雄烯二酮,经脂肪中的芳香化酶作用后转换为雌酮,体内雌酮增加可导致子宫内膜癌的发生。脂肪越多转化能力越强,血浆中雌酮越高。

（三）糖尿病

临床发现 10％子宫内膜癌患者合并糖尿病;糖尿病患者子宫内膜癌发病率较无糖尿病者高 2～3 倍。

（四）高血压

50％以上子宫内膜癌患者合并高血压;高血压妇女的子宫内膜癌发病率较正常者高 1.7 倍。

（五）遗传因素

20％的子宫内膜癌患者有家族史。近亲家族史 3 代内患者中,子宫颈癌占 15.6％,子宫内膜癌占 30％,母亲为子宫内膜癌者占 10.7％,故认为子宫内膜癌和遗传因素有关。家族遗传性肿瘤,即遗传性非息肉病性结直肠癌,也称 Lynch Ⅱ综合征,与子宫内膜癌的关系密切,受到重视。

（六）癌基因与抑癌基因

分子生物学研究显示癌基因与抑癌基因等与子宫内膜癌的发生、发展、转移有关,其中抑癌基因主要有 *PTEN* 和 *P53*。*PTEN* 是一种具有激素调节作用的肿瘤抑制蛋白,在子宫内膜腺癌中,雌激素受体(ER)及孕激素受体(PR)多为阳性,30％～50％的病例出现 *PTEN* 基因的突变,极少病例出现 *P53* 突变。而在子宫浆液性腺癌中,ER、PR 多为阴性,*P53* 呈强阳性表达。

二、子宫内膜癌的分型

子宫内膜癌分为激素依赖型(Ⅰ型)或相关型,和非激素依赖型(Ⅱ型)或非相关型,这两类子宫内膜癌的发病及作用机制尚不甚明确,其生物学行为及预后不同。Bokhman 于 1983 年首次提出将子宫内膜癌分为两型。他发现近 60％～70％的子宫内膜癌发生与高雌激素状态相关,大多发生于子宫内膜过度增生后,且多为绝经晚(＞50 岁)、肥胖,以及合并高血糖、高脂血症等内分泌代谢疾病的患者,并提出将其称为Ⅰ型子宫内膜癌;对其余 30％～40％的患者称其为Ⅱ型子宫内膜癌,多发生于绝经后女性,其发病与高雌激素无关,无内分泌代谢紊乱,病灶多继发于萎缩性子宫内膜之上。其后更多的研究发现两种类型子宫内膜癌的病理表现及临床表现不同,Ⅰ型子宫内膜癌组织类型为子宫内膜腺癌,多为浅肌层浸润,细胞呈高、中分化,很少累及脉管;对

孕激素治疗反应好,预后好。Ⅱ型子宫内膜癌多为深肌层浸润,细胞分化差,对孕激素无反应,预后差。

由于Ⅱ型子宫内膜癌主要是浆液性乳头状腺癌,少部分透明细胞癌,易复发和转移,预后差,近年来引起了越来越多人们的关注。实际早在1947年,Novak就报道了具有乳头状结构的子宫内膜癌,但直到1982年,Hendrickson等才将其正式命名为子宫乳头状浆液性腺癌(uterine papillary serous carcinoma,UPSC),并制定了细胞病理学诊断标准。1995年King等报道在73%子宫内膜癌患者中检测到P53基因的过度表达,而且P53过度表达者的生存率明显低于无P53过度表达的患者。Kovalev等也报道UPSC中有78%呈P53基因的过度表达,而且其中有53%可检测到P53基因的突变,而在高分化子宫内膜腺癌中其表达仅为10%~20%。Sherman等提出子宫内膜癌起源的两种假说,认为在雌激素长期作用下可导致子宫内膜腺癌通过慢性通道发生,而在P53作用下则可能为快速通路,导致UPSC的发生。P53基因被认为与UPSC的发生和发展有很大的关系。

对两种类型的子宫内膜癌诊断比较困难,主要依靠组织病理学的诊断。Ambros等在1995年提出内膜上皮内癌(endometrial intraepithelial carcinoma,EIC)的概念,认为EIC多发生在内膜息肉内,特征为子宫表面上皮和(或)腺体被相似于浆液性癌的恶性细胞所替代,间质无侵袭。在细胞学和免疫组织化学上与UPSC具有同样的形态学和免疫组织化学特征,表现为细胞分化差和P53强阳性,被认为是UPSC的原位癌。这一概念的提出有利于对UPSC进行早期诊断和早期治疗。

三、病理特点

(一)大体表现

可发生在子宫内膜各部位,不同组织类型的癌肉眼无明显区别,侵及肌层时子宫体积增大,浸润肌层癌组织境界清楚,呈坚实灰白色结节状肿块。子宫内膜癌呈两种方式生长。

1.弥散型

肿瘤累及整个宫腔内膜,可呈息肉菜花状,表面有坏死、溃疡,可有肌层浸润,组织呈灰白色、质脆、豆渣样。

2.局限型

肿瘤局限于宫腔某处,多见子宫腔底部或盆底部。累及内膜面不大,组织呈息肉样或表面粗糙呈颗粒状,易肌层浸润。

(二)镜下表现

腺体增生、排列紊乱,腺体侵犯间质,出现腺体共壁。分化好的肿瘤可见腺体结构明显;分化差的肿瘤腺体结构减少,细胞呈巢状、管状或索状排列。腺上皮细胞大小不等,排列紊乱,极性消失,核呈异型性,核大、深染。

(三)病理组织类型

在国际妇科病理协会(ISGP)1987年提出的子宫内膜癌分类的基础上,现采用FIGO在2009年修订的临床病理分期。最常见的是子宫内膜样腺癌,占80%~90%,其中包括子宫内膜腺癌伴有鳞状上皮分化的亚型:浆液性癌、透明细胞腺癌、黏液性癌、小细胞癌、未分化癌等。其中浆液性腺癌是常见恶性度高的肿瘤。

关于子宫内膜腺癌伴有鳞状上皮分化的亚型,以往作为鳞状上皮化生,并分为腺棘癌和鳞腺癌,认为鳞腺癌较腺棘癌恶性度更高。但研究发现,子宫内膜样癌的预后主要与肿瘤中腺体成分的分化程度有关,而与是否伴有鳞状上皮分化及鳞状分化的好坏关系不大,因此该区分已没有意义。现已不再分为腺棘癌和鳞腺癌,而将两者均包括在子宫内膜腺癌伴有鳞状上皮分化亚型内。

浆液性乳头状腺癌、透明细胞癌恶性度高,鳞癌、未分化癌罕见,但恶性度高。

四、转移途径

约75％子宫内膜癌患者为Ⅰ期,余25％为其他各期。特殊组织类型及低分化癌(G3)易出现转移,转移途径为直接蔓延、淋巴转移,晚期可有血行转移。

（一）直接蔓延

病灶沿子宫内膜蔓延。

(1)子宫上部及宫底部癌→宫角部→输卵管、卵巢→盆腹腔。

(2)子宫下部癌→子宫颈、阴道→盆腔。

(3)癌侵犯肌层→子宫浆膜层→输卵管、卵巢→盆腹腔。

（二）淋巴转移

淋巴转移是子宫内膜癌的主要转移途径。

(1)子宫内膜癌癌瘤生长部位与转移途径的关系:①子宫底部癌→阔韧带上部→骨盆漏斗韧带→腹主动脉旁淋巴结。②子宫角部或前壁上部癌灶→圆韧带→腹股沟淋巴结。③子宫下段累及子宫颈癌灶→宫旁→闭孔→髂内、外→髂总淋巴结。④子宫后壁癌灶→宫骶韧带→直肠淋巴结。

(2)子宫内膜癌的淋巴结转移不像子宫颈癌那样有一定的规律性,而与腹腔冲洗液癌细胞检查是否阳性,癌灶在宫腔内的位置及病变范围的大小,肌层浸润的深度,是否侵犯子宫颈,附件有无转移,癌细胞组织病理学分级有关。①临床Ⅰ期、G1,G2,侵及肌层<1/2 或 G3,癌灶仅限于内膜时,盆腹腔淋巴结转移率为0～2％。②临床Ⅰ期、G2,G3 或 G1,侵及肌层>1/2 时,盆腔淋巴结转移率为20％,腹主动脉旁淋巴结转移率为16％。③临床Ⅰ、Ⅱ期盆腔淋巴结转移率为9％～35％,腹主动脉旁淋巴结为6％～14％。④在盆腔淋巴结中,最易受累的是髂外淋巴结,有61％～78％转移,其次为髂内、髂总、闭孔和骶前淋巴结。转移中37％淋巴结直径<2 mm,需经镜下检查确诊。

（三）子宫内膜癌的卵巢转移

转移到卵巢可能有两种途径:经输卵管直接蔓延到卵巢;经淋巴转移到卵巢实质。前者腹腔细胞学检查100％阳性,可无淋巴转移。后者腹腔细胞学检查19％阳性,36％淋巴转移。但两者复发率相近,分别为50％和52％。

五、临床表现

(1)常与雌激素水平相关疾病伴存,如无排卵性功血、多囊卵巢综合征、功能性卵巢肿瘤。

(2)易发生在不孕、肥胖、高血压、糖尿病、未婚、不孕、少产、绝经延迟的妇女,这些内膜癌的危险因素称为子宫体癌综合征。

(3)有近亲家族肿瘤史,较子宫颈癌高。

(4)症状与体征:75％为早期患者,极早期可无症状,病程进展后有以下表现。①阴道流血:为最常见症状。未绝经者经量增多、经期延长,或经间期出血。绝经后者阴道持续性出血或间歇性出血,个别也有闭经后出血。②阴道排液:在阴道流血前有此症状。少数主诉白带增多,晚期合并感染可有脓血性白带伴臭味。③疼痛:因宫腔积液、宫腔积脓可引起下腹痛,腹腔转移时可有腹部胀痛,晚期癌浸润周围组织时可引起相应部位疼痛。④全身症状:腹腔转移时可有腹部包块、腹胀、腹水,晚期可引起贫血、消瘦、恶病质及全身衰竭。⑤子宫增大、变软:早期患者无明显体征;病情进展后触及子宫稍大、稍软;晚期子宫固定,并可在盆腔内触及不规则肿块。

六、诊断及鉴别诊断

(一)诊断

1.病史

高育龄妇女出现不规则阴道出血,尤其绝经后阴道出血,结合上述临床特点,应考虑有患子宫内膜癌的可能。

2.辅助检查

(1)细胞学检查:仅从子宫颈口吸取分泌物涂片细胞学检查阳性率不高,用宫腔吸管或宫腔刷吸取分泌物涂片,可提高阳性率。

(2)诊断性刮宫:是诊断子宫内膜癌最常用的方法,确诊率高。①先用小刮匙环刮颈管。②再用探针探宫腔,然后进宫腔搔刮内膜,操作要小心,以免子宫穿孔。刮出物已足够送病理学检查,即应停止操作。肉眼仔细检查刮出物是否新鲜,如见糟脆组织,应高度可疑癌。③子宫颈管及宫腔刮出物应分别送病理学检查。

(3)影像学检查。①B超检查:超声下子宫内膜增厚,失去线形结构,可见不规则回声增强光团,内膜与肌层边界模糊,伴有出血或溃疡,内部回声不均。彩色多普勒显示内膜血流低阻。通过B超检查,可了解病灶大小、是否侵犯子宫颈,以及有无侵肌层,有无合并子宫肌瘤。有助于术前诊断更接近手术病理分期。②CT检查可正确诊断肌层浸润的深度以及腹腔脏器及淋巴结转移。③MRI检查能准确显示病变范围、肌层受侵深度和盆腔淋巴结转移情况。Ⅰ期准确率为88.9%,Ⅱ期为75%,Ⅰ/Ⅱ期为84.6%。④PET/CT:均出现18F-FDG聚集病灶,有利于发现病灶,但对子宫内膜癌术前分期的诊断欠佳。

(4)宫腔镜检查:可在直视下观察病灶大小、生长部位、形态,并取活组织检查。适应证:有异常出血而诊断性刮宫阴性;了解有无子宫颈管受累;疑为早期子宫内膜癌可在直视下活体组织检查。在应用宫腔镜对子宫内膜癌进行检查时,是否会因使用膨宫剂而引起内膜癌向腹腔扩散,一直是争论的焦点。不少学者认为不增加子宫内膜癌的转移。Kudela等进行的一项多中心的临床研究显示,对术前子宫内膜癌两组病例分别进行宫腔镜检查活检与诊断性刮宫操作,于术中观察两组腹腔冲洗液细胞学变化,结果两组术中腹腔冲洗液癌细胞阳性无统计学差异,结论是宫腔镜诊断不增加子宫内膜癌细胞向腹膜腔播散的风险。对术前曾接受宫腔镜检查的子宫内膜癌病例进行随访,认为宫腔镜对子宫内膜癌的预后未产生负面影响。尽管如此,仍应强调宫腔镜适于早期子宫内膜癌的检查,且在使用宫腔镜检查子宫内膜癌时,应注意膨宫压力,最好在10.7 kPa(80 mmHg)以内。

(5)血清标记物检查:CA125、CA19-9、癌胚抗原等检测有一定参考价值。在95%的特异度下,CA125的敏感性较低,Ⅰ期内膜癌只有20.8%,Ⅱ～Ⅳ期敏感性为32.9%,多种肿瘤标记物联合检测可以提高阳性率。近年来发现人附睾蛋白4可作为肿瘤标记物,在卵巢癌和子宫内膜癌的诊断中优于CA125。在早期和晚期内膜癌中人附睾蛋白4优于其他的肿瘤标志物,比

CA125 的敏感性高。如果人附睾蛋白 4 与 CA125 联合使用优于单独使用 CA125,可以提高诊断率。

（二）鉴别诊断

1.功能失调性子宫出血

病史及妇科检查难以鉴别,诊断性刮宫病理学检查可以鉴别。

2.子宫内膜炎合并宫腔积脓

宫腔积脓时,患者阴道排出脓液或浆液,出现腹胀,有时发热,检查子宫增大,扩宫可有脓液流出,病理检查无癌细胞。但要警惕与子宫内膜癌并存的可能。

3.子宫黏膜下肌瘤或内膜息肉

诊断性刮宫、B 超、宫腔镜检查等可鉴别诊断。

4.子宫颈癌（内生型）

通过妇科检查、巴氏涂片检查、阴道镜下活检、分段刮宫及病理学检查可以鉴别。子宫颈腺癌与子宫内膜癌鉴别较难,前者有时呈桶状子宫颈,宫体相对较小。

5.子宫肉瘤

均表现为阴道出血和子宫增大,分段刮宫有助于诊断。

6.卵巢癌

卵巢内膜样癌与晚期子宫内膜癌不易鉴别。

七、治疗

手术治疗是子宫内膜癌首选治疗方法,根据患者年龄、有无内科并发症等,以及术前评估的分期,选择适当的手术范围。根据期别采用以下术式。

（一）手术

手术是首选的治疗方法。通过手术可以了解病变的范围,与预后相关的因素,术后采取的相应治疗。

1.手术范围

（1）Ⅰ期 A、B 及细胞分化好（G1、2）的患者可行筋膜外子宫切除、双附件切除。盆腔淋巴结及腹主动脉旁淋巴结取样送病理学检查。对于年轻、子宫内膜样腺癌Ⅰ$_A$期 G1 或ⅠB 期 G1 的患者可行筋膜外全子宫、单侧附件切除术,保留一侧卵巢。但强调术后需定期严密随访。

随着微创技术的提高,对早期子宫内膜癌可应用腹腔镜进行分期手术。

（2）ⅠB 期（侵及肌层≥1/2）、Ⅱ期、细胞分化差（G3）,或虽为Ⅰ期,但组织类型为子宫内膜浆液性乳头状腺癌,透明细胞癌,因其恶性程度高,早期即可有淋巴转移及盆腹腔转移,即使癌变局限于子宫内膜,30%～50%患者已有子宫外病变。其手术与卵巢癌相同,应切除子宫、双侧附件、盆腔及腹主动脉旁淋巴,还应切除大网膜及阑尾。

（3）Ⅲ期或Ⅳ期（晚期癌、浆液性乳头状腺癌或子宫外转移）应以缩瘤为目的,行肿瘤细胞减灭术,应尽可能切除癌块,行子宫双附件、大网膜、盆腔和腹主动脉旁淋巴结清扫,使残留癌＜2 cm,但需根据个体情况区别对待。

2.术中注意事项

（1）吸取子宫直肠凹陷处腹腔液,或用生理盐水 200 mL 冲洗子宫直肠凹陷、侧腹壁,然后抽取腹腔冲洗液,做细胞学检查找癌细胞。

(2)探查盆腹腔各脏器有无转移,腹膜后淋巴结(盆腔及腹主动脉旁淋巴结)有无增大、质硬。

(3)高位切断结扎卵巢动静脉。

(4)切除子宫后应立即肉眼观察病灶位置、侵犯肌层情况,必要时送快速冷冻病理检查。

(5)子宫内膜癌标本应行雌、孕激素受体检查,有条件还可行 PTEN、P53 等基因蛋白免疫组化检测,进行分子分型。

3.复发癌的手术治疗

如初次治疗为手术治疗,阴道断端复发者可首选手术切除;如初次治疗为放疗,或已行次广泛或广泛性全子宫切除术后的中心性复发者,可经严格选择及充分准备后行盆腔脏器廓清术;如为孤立病灶复发灶者可手术,术后行放、化疗及激素治疗。

(二)放疗

1.术前放疗

(1)目的:给肿瘤以致死量,减小肿瘤范围或体积,使手术得以顺利进行。

(2)适应证:可疑癌瘤侵犯肌层;Ⅱ期子宫颈转移或Ⅲ期阴道受累者;细胞分化不良于术前行腔内放疗,放疗后再手术。

(3)晚期癌患者先行体外照射及腔内照射,大剂量照射后一般需间隔 8～10 周后手术。

2.术后放疗

腹水癌细胞阳性、细胞分化差、侵犯肌层深、有淋巴转移者行术后放疗;组织类型为透明细胞癌、腺鳞癌者需术后放疗。多行体外照射,如有子宫颈或阴道转移则加腔内照射。

3.单纯放疗

单纯放疗主要用于晚期或有严重内科疾病、高龄和无法手术的其他晚期患者。

(三)化疗

由于子宫内膜癌对化疗药物的耐药性,目前主要对晚期、复发者进行化疗,多采用以下方案。

(1)CAP 方案:顺铂、多柔比星、环磷酰胺联合化疗,顺铂 50 mg/m²,多柔比星 500 mg/m²,环磷酰胺 500 mg/m²,静脉注射,4 周 1 次。

(2)CA 方案:环磷酰胺 500 mg/m²,多柔比星 500 mg/m²,静脉注射,4 周 1 次。

(3)CAF 方案:环磷酰胺 500 mg/m²,多柔比星 500 mg/m²,氟尿嘧啶 500 mg/m²,静脉注射,4 周 1 次。

(4)紫杉醇、卡铂联合化疗方案。

(四)激素治疗

1.孕激素治疗

可直接作用于癌细胞,延缓 DNA、RNA 的修复,从而抑制瘤细胞生长。孕激素治疗后,癌细胞发生逆转改变,分化趋向成熟。目前主要对晚期复发子宫内膜癌进行激素治疗。常用孕激素有以下几种:①醋酸甲羟孕酮,剂量为 250～500 mg/d,口服。②醋酸甲地孕酮,剂量为 80～160 mg/d,口服。③己酸孕酮,为长效孕激素,剂量为 250～500 mg,每周 2 次,肌内注射。

2.抗雌激素治疗

他莫昔芬为非甾体类抗雌激素药物,并有微弱雌激素作用,可与 E₂ 竞争雌激素受体占据受体面积,起到抗雌激素作用。可使孕激素受体水平升高。用法:口服 20 mg/d,使用 3～6 个月。对受体阴性者,可与孕激素每周交替使用。

八、预后

子宫内膜癌因生长缓慢,转移晚,症状显著,多早期发现,约 75% 为早期患者,预后较好。5 年生存率在 60%～70%。预后与以下因素有关:组织学类型、临床分期、肿瘤分级、肌层浸润深度、盆腔及腹主动脉旁淋巴结有无转移、子宫外转移等。

九、随访

大多数复发出现在治疗后 3 年内,因此,在治疗结束后的 2～3 年内,应每 3～6 个月复查 1 次,之后每半年 1 次,5 年后每年 1 次。

(赵龙军)

第五章

子宫颈肿瘤

第一节 子宫颈良性肿瘤

一、子宫颈平滑肌瘤

子宫颈平滑肌瘤是宫颈良性肿瘤中较常见的一种,来自宫颈间质肌组织或血管平滑肌组织,常为单发。迄今为止,子宫颈平滑肌瘤的病因尚不确定。但大量临床观察及实验结果提示,此种肿瘤为激素依赖性肿瘤。大多发生于生育年龄的妇女。在 35 岁以上的妇女中,20%～25%的人有大小不一、数目不等的子宫肌瘤或潜在子宫肌瘤。宫颈肌瘤与子宫肌瘤同源,占子宫肌瘤的4%～8%,平均为 5%。

（一）病理特点

宫颈肌瘤发展同子宫体肌瘤。肌瘤为实质性的圆或椭圆形球状肿块,表面光滑或分叶状,可大可小,切面为白色螺旋状结构,质地硬韧。大多突向宫颈管内,称宫颈管内黏膜下肌瘤;其次为宫颈壁间肌瘤(前、后唇)及宫颈旁膨胀性生长性肌瘤。肌瘤表面有一层假包膜,是由肌瘤周围肌壁的结缔组织和肌纤维素构成。显微镜下观察,肌瘤组织由平滑肌瘤细胞及纤维结缔组织构成。肌瘤的软硬程度取决于其中纤维结缔组织含量的多少,纤维结缔组织越多,肌瘤越硬、色泽越白。反之,肌瘤的平滑肌瘤细胞比例越多,则肌瘤质地越软,颜色越接近正常子宫肌壁。

（二）临床表现

1.症状

小的宫颈肌瘤无明显症状,常在妇科检查时偶然发现。肌瘤长大后可表现压迫症状,如压迫膀胱会出现尿频、排尿困难、尿潴留等;压迫输尿管则导致肾盂积水、肾盂炎症等。宫颈后唇的大肌瘤可压迫直肠,引起便秘,甚至排便困难。大的宫颈肌瘤除引起压迫症状外,还可摸到腹部增大的实性包块。颈管内黏膜下肌瘤常有不规则阴道流血或阴道分泌物增多。

2.体征

小的宫颈肌瘤仅看到宫颈前或后唇增厚,质地变硬,但可扪及宫颈部位的表面光滑、结节状的实性肿块,宫颈的外形变化不大;大的宫颈肌瘤可使宫颈变形明显,宫颈口呈现鱼口状,并可触到增大的肌瘤。

（三）诊断及鉴别诊断

1.诊断

根据症状及体征可初步诊断，确诊靠手术及病理检查。

2.鉴别诊断

（1）子宫颈息肉：外观为宫颈外口向颈管内突出的质软、鲜红、触血阳性、泪滴样赘生物。确诊靠病理检查。

（2）子宫颈乳头状瘤：可见乳头状物从宫口脱出，大小不一，质地软，色灰红，易出血。赘生性乳头状瘤在宫颈上可见小的乳头状突起。靠近鳞柱状上皮交界，基底较宽。确诊靠病理检查。

（3）子宫黏膜下肌瘤：常有月经量增多、月经淋漓不净、阴道排液、下腹坠痛等症状。检查肿瘤表面常有坏死组织，色泽灰暗或暗红，质地实性，肿物较大或下缘低，宫口常扩张，蒂较长时可从子宫内坠出。

（4）感染性流产：常有不太明确的流产史，有不规则阴道流血或排液史，宫颈口可见一表面灰黄覆有坏死组织的实性包块从宫腔内脱出。流出的液体脓性、有臭味。最后确诊靠病理检查。

（5）慢性子宫翻出：此病常有产后出血史及月经量增多。检查时可见翻出的子宫突出于宫颈口外，被扩张均匀的一圈宫颈包绕，有时突出的子宫黏膜面上可见输卵管开口。

（四）治疗

宫颈肌瘤以手术治疗为主。是否切除子宫，原则上与子宫肌瘤相同。但因宫颈内口旁 2 cm 即有输尿管通过，肌瘤生长过大后手术增加了手术难度，容易造成输尿管损伤，故一旦发现宫颈肿瘤则应积极手术。小肌瘤手术时，可剔除肌瘤后按常规子宫切除进行；子宫颈管黏膜下肌瘤突出颈口时，可按子宫黏膜下肌瘤处理；大肌瘤术时应注意防止输尿管损伤，争取游离输尿管后再切除肿物和子宫。目前普遍应用的宫腔镜下手术可能对手术的安全性有所帮助。

（五）预后

良性宫颈肌瘤术后预后良好。恶性宫颈肌瘤应按子宫肉瘤处理。

二、子宫颈乳头状瘤

子宫颈乳头状瘤有两种，一种为与妊娠有关的宫颈乳头状瘤，其发生与妊娠黄体及胎盘分泌的雌激素、孕激素特别是雌激素的刺激有关。另一种为赘生性乳头状瘤，与妊娠无关，有 5% 可恶变。前者较后者多见。

（一）病理特点

宫颈乳头状瘤为从宫颈外口脱出的乳头状赘生物。镜下观棘细胞层增生，整个上皮层增厚呈乳头状，其中心为纤维结缔组织。棘细胞排列整齐有层次，核分裂少见，胞质内含糖原。

（二）临床表现

1.症状

患者常无症状，多在妇科检查时发现。也可有阴道分泌物增多、不规则少量阴道出血或接触性出血。

2.体征

妊娠期宫颈乳头状瘤常为单发，可见乳头状物从宫口脱出，大小不一，质软，色灰红，易出血。赘生性乳头状瘤在宫颈上可见小的乳头状突起，直径多＜1 cm，靠近鳞柱状上皮交界，基底较宽。

3.辅助检查

确诊需依靠病理检查。

(三)诊断及鉴别诊断

1.诊断

根据宫颈口乳头状赘生物形态可初诊,确诊靠病理诊断。

2.鉴别诊断

(1)宫颈的外生型鳞状细胞癌:需依靠病理进行鉴别。

(2)宫颈单个尖锐湿疣:依靠病理检查可进行鉴别。

(四)治疗与预后

妊娠期发生的乳头状瘤不需治疗,妊娠终止后肿瘤便逐渐消退。非妊娠期者,经活体组织检查排除宫颈恶性肿瘤后,治疗原则为将病灶切除或行乳头状瘤根部电凝电切术,标本做病理检查。也可行电烙、冷冻或激光治疗。预后良好。

(赵龙军)

第二节　宫颈上皮内瘤变

宫颈上皮内瘤变是与宫颈浸润癌密切相关的一组癌前病变,它反映了子宫颈癌发生发展中的连续过程,即由宫颈非典型增生→原位癌→早期浸润癌→浸润癌的一系列变化。但随着分子生物学的深入研究,人们发现宫颈上皮内瘤变并非是单向的病理生理学发展过程,而是同时具有可逆性和进展性的生物学行为:病变可以自然消退,很少发展为浸润癌;也可能具有癌变潜能,逐步发展为浸润癌。

一、病理特点

宫颈上皮内瘤变是显微镜下的病变,肉眼观与宫颈糜烂无法区别。但镜下有不同的表现,主要表现为细胞增生和非典型性的出现。子宫颈鳞状上皮表现为上皮层次增多,最主要的是基底细胞增生活跃、成熟不全,出现在上皮全层的下 1/3～2/3 的层次内。这些增生的细胞极向轻度紊乱,可见核异质细胞及核分裂象。非典型性表现为细胞核增大、深染、大小不等、核位上移并参差不齐,细胞质内分泌物减少或缺失。宫颈上皮内瘤变分为 3 级。

(一)Ⅰ级

Ⅰ级即轻度不典型增生。病变局限于子宫颈上皮层的下 1/3,细胞排列不整齐,但极性仍保持正常。细胞形态及大小与正常细胞不同,核增大,轻度异型,染色加深。细胞边界清楚,分裂象少见。不典型增生层和正常细胞层的分界清楚。中、表层细胞正常。

(二)Ⅱ级

Ⅱ级即中度不典型增生。病变占整个宫颈上皮层的下 1/3～2/3,细胞核大,深染,异型性明显,分裂象多见。细胞排列虽不整齐,但极性仍保持正常。不典型增生层和正常细胞层的分界仍清晰。未累及表层。

(三)Ⅲ级

Ⅲ级即重度不典型增生和原位癌。重度不典型增生病变几乎累及整个上皮层,但最表面的一、二层仍为正常鳞状细胞,它与其下的异常细胞部分已无明显界限。细胞排列不整齐,极性丧失,细胞形态极不正常,核的增大极为明显,并有明显的异型性,染色深浅不一,分裂象多见,并累及全层,不易与原位癌区别。子宫颈原位癌病变多起始于鳞柱交界处。病变已累及上皮全层,细胞排列紊乱,无极性,细胞大,细胞界限有时不清。细胞核异型性十分明显,核大而不规则,染色深浅不一,分裂象多见。但病变仍局限于上皮层内,未穿透基底膜,无间质浸润。异型细胞还可沿着宫颈腺腔开口进入腺体,代替子宫颈腺体的柱状上皮,但腺体的基底膜未被破坏。这种情况称为宫颈原位癌累及腺体,但仍属原位癌的范畴。

任何程度的子宫颈癌前病变都有3种可能的结果:直接进展到浸润癌、局限在上皮内持续不变和病变逆转乃至消失。这3种结果中的任何一种的可能性都随病变的程度不同而有所不同,宫颈上皮内瘤变Ⅰ级的消失率远较宫颈上皮内瘤变Ⅲ级高。据统计,宫颈上皮内瘤变发展为浸润癌总的风险率为15%,宫颈上皮内瘤变Ⅰ、Ⅱ、Ⅲ级发展的概率分别是15%、30%和45%,其持续状态的概率分别是31%、35%和56%,消退的可能性则分别是47%、43%和32%。

二、临床表现

(一)症状

宫颈上皮内瘤变的症状不具有特异性,一般无明显症状。如有症状,一般常为子宫颈糜烂、充血、肥大、息肉等慢性子宫颈炎症的症状,如阴道分泌物增多,伴或不伴臭味。偶见白带带血或接触性出血,多发生于性生活或妇科检查后。宫颈上皮内瘤变发病年龄较轻,为30~40岁。

(二)体征

宫颈上皮内瘤变的体征一般无明显异常,子宫颈肉眼观可光滑,或有宫颈充血、糜烂,局部涂醋酸后见白色病变等,与一般慢性子宫颈炎无明显区别。

三、诊断及鉴别诊断

(一)诊断

明确诊断依靠取活体组织进行病理学检查,一些辅助检查有助于提高病理学诊断的准确性。常用的辅助诊断方法:①宫颈细胞涂片检查;②宫颈碘试验下多点活检;③阴道镜检查,并可在阴道镜指导下多点活检;④宫颈管搔刮术;⑤宫颈锥形切除术后病理学检查;⑥肿瘤固有荧光诊断法。

(二)鉴别诊断

1.子宫颈湿疣

主要镜下特点为上皮中表层出现挖空细胞,细胞增大,核呈现异型性,可见双核或多核,核周细胞质中有不规则的空晕区域,而外周的细胞质致密;棘细胞增生;表层可见过度角化或不全角化细胞;间质乳头状增生向表面突起。其中挖空细胞是湿疣和非典型增生的主要鉴别点。

2.子宫颈糜烂

宫颈上皮内瘤变与子宫颈糜烂在外观上难以区别,可以通过子宫颈细胞涂片予以鉴别,必要时阴道镜下活检。

四、治疗

近代对于宫颈上皮内瘤变的治疗趋于保守,总的治疗原则包括:对宫颈上皮内瘤变Ⅰ、Ⅱ级采用保守性治疗,包括电凝、冷冻、激光等;对年轻有生育要求,病变范围小的宫颈上皮内瘤变Ⅰ级患者可以随访观察;对宫颈上皮内瘤变Ⅲ级,国内以手术治疗为主,包括子宫颈锥形切除术和全子宫切除术,国外有主张保守治疗者。

(一)保守治疗

一般宫颈上皮内瘤变Ⅰ、Ⅱ级多采用保守性治疗,保守治疗宫颈上皮内瘤变的效果主要与下列因素有关:①宫颈上皮内瘤变级别和病变大小;②治疗深度;③整个转化区是否被摧毁;④反复或持续人乳头瘤病毒感染(尤其高危人乳头瘤病毒);⑤治愈标准、随诊时间、医师经验等。因此,保守治疗除应注意适应证的选择外,还应注意治疗要达到足够深度并包括宫颈的全部病变,且治疗后应长期随诊,包括细胞学、病原学、阴道镜和病理学检查。

(二)手术治疗

对年轻有生育要求和病灶局限、拒绝或不能耐受大手术的宫颈上皮内瘤变Ⅲ级者,可采用宫颈环形电切术或宫颈冷刀锥切术,但应经病理学检查确诊切缘为阴性并坚持随访追踪。对已无生育要求或老年宫颈上皮内瘤变Ⅲ级患者,通常优先选择全子宫切除术。

1.宫颈环形电切术

1989年,Prendiville等提出了宫颈环形电切法,这种技术易掌握,很快就得到了广泛应用。尤其对于希望保留生育功能的年轻患者,宫颈环形电切术替代子宫切除,为这类患者提供了一个较为合适的治疗方法。Grane综述了36篇报道认为,宫颈环形电切术后早产的危险度为1.8,低出生体重的危险度为1.6,但对剖宫产、急产、引产、需重症监护的新生儿除去吸烟因素后,早产的危险度降至1.4,对低出生体重无影响。与冷刀锥切相比,环形电切不仅具有出血少、创伤小、恢复快、术后并发症少等优势,而且多位学者的研究均证实在病变的清除、复发上,两者无显著差异。易小珍等还报道,宫颈环形电切术不仅可治疗宫颈上皮内瘤变,而且对于清除宫颈人乳头瘤病毒感染也有很好的效果。宫颈上皮内瘤变Ⅰ级清除率达100%,宫颈上皮内瘤变Ⅱ级清除率达95.2%,宫颈上皮内瘤变Ⅲ级清除率达93%。目前对宫颈环形电切术的争议主要与其标本的组织学和细胞学检查有关,有学者认为将宫颈环形电切术手术的切除标本进行组织学和细胞学检查时,不易进行定位、评价标本边缘状况,或由于电烧作用,影响标本边缘细胞学检查。另外,仍有部分专家认为宫颈环形电切术切除宫颈病变的深度和面积均较宫颈冷刀锥切术有局限性而不宜作为原位癌患者的首选治疗方案。

2.宫颈冷刀锥切术

宫颈冷刀锥切术为子宫颈病变传统的诊断及治疗方法,指用手术刀锥形切除子宫颈病变组织。进入20世纪90年代后,宫颈冷刀锥切术许多手术指征已为宫颈环形电切术所取代,但对于年轻有生育要求的宫颈原位癌患者,手术必须切除足够的宽度(病灶外0.5 cm)和高度(2.5 cm),同时术中需尽量保留宫颈内口以下0.8 cm范围内的组织,宫颈冷刀锥切术可根据病变程度和范围,做出可靠的锥切和适宜的治疗,因此,被认为是首选的治疗方案。手术切缘病变累及是宫颈上皮内瘤变持续存在和复发的因素,这也要求病理提供准确的资料以便随访处理。

3.全子宫切除术

对于经济不发达地区,不能定期随访,以及年龄>40岁且无生育要求的宫颈上皮内瘤变Ⅲ

级患者,子宫全切被认为是切实可行的治疗方法,尤其是宫颈锥切切缘阳性或锥切术后病灶复发者,多首选全子宫切除术,术中如双侧附件外观正常,可考虑保留。传统的子宫切除术通过开腹或阴道途径完成,近些年来腹腔镜子宫切除的应用逐渐广泛。与开腹手术相比,腹腔镜子宫切除具有手术失血量少、术后住院时间短、术后康复快、切口美观和微创等优点。

(赵龙军)

第三节 子 宫 颈 癌

一、子宫颈癌的诊断

(一)诊断

根据患者提供的病史(症状)、临床表现,配合辅助检查人乳头瘤病毒检测、细胞学和阴道镜下活组织病理检查可确诊。确诊为子宫颈癌后,根据具体情况做 X 线胸片、盆腹腔 MRI 检查,静脉肾盂造影,膀胱镜及直肠镜检查等。

(二)临床诊断步骤

可供参考的标准:①阴道分泌物增多,为浆液、黏液性,中晚期多呈淘米水样或脓血样,具有特殊臭味。②接触性出血或阴道不规则出血,尤其是绝经后阴道点滴或不规则出血。③细胞学检查,人乳头瘤病毒检测、子宫颈细胞刮片或液基细胞学检查,采用 TBS 分类。④阴道镜下的活检,最好是在该诊治医院活检的结果,最好有 6 个点的活检。⑤子宫颈癌灶大小,宫旁、盆腔及远处转移灶。⑥CT 扫描或 MRI 可显示病变的大小、外侵范围及程度。

(三)病理诊断

1.按组织学来源分类

(1)鳞状上皮癌。

(2)腺癌。

(3)混合癌:此型有两种情况,一型是鳞腺癌,一型是腺棘皮癌。

(4)毛玻璃细胞癌。

2.按组织分化的程度分为 3 级

(1)Ⅰ级(高分化鳞癌):指癌细胞达到子宫颈表层细胞的最高成熟程度。

(2)Ⅱ级(中分化鳞癌):指癌细胞达到子宫颈上皮中层细胞的成熟程度。

(3)Ⅲ级(低分化鳞癌):指癌细胞处于子宫颈上皮基层细胞的不成熟程度。

(四)相关检查

1.阴道细胞学检查

该检查一般作为子宫颈癌普查筛选的首要方法。

阴道细胞学检查(巴氏涂片,1943 年由 Papanicolaou 提出)是子宫颈癌早期诊断很有价值的方法。在子宫颈移行带区取材,行染色和镜检。由于癌细胞代谢快,凝聚力差,容易脱屑,取材及检查方法简便,准确率高,初筛普查诊断的正确率达到 84%～93%。为了克服细胞学的假阴性,提倡采用重复多次涂片,双份涂片法。在制片及读片中加强质量控制。以专用"小脚板"等工具,刮取子宫颈表面及子宫颈管的细胞并涂片,经细胞学医师诊断,此法简便易行,诊断正确率高。巴氏五级分类法被广泛认可,作为子宫颈细胞学的常规检查方法沿用至今,是一种分级诊断的报告方式。

随着阴道细胞学的发展,认为巴氏涂片细胞堆积,影响检查的结果。2000年以后,引入了液基细胞学,被列为子宫颈癌检查的突破进展。2001年TBS系统分类的描述性细胞病理学诊断的报告方式指出,TBS分类中有上皮细胞异常时,均应重复刮片检查并行阴道镜下子宫颈活组织检查。

2.碘试验

该方法是将2％碘溶液涂在子宫颈和阴道黏膜上,观察其染色变化的情况,正常子宫颈上皮吸碘后呈棕褐色,未着色区呈芥末黄为病变区,在染不上色的部位采取多点活体组织检查,以提高诊断的准确性,适用于无阴道镜设备时边远地区和条件简陋地区的可疑癌的检查。文献报道,在碘不染区多点活检的癌漏诊率约为4.3％。

3.醋白试验

该方法也是基层医院运用的方法之一,以5％醋酸染色后直接肉眼观察子宫颈的反应情况,如果出现醋白上皮边界清晰、质厚、致密、表面不平为阳性,正常子宫颈涂抹醋酸后无明显白色改变,低度子宫颈上皮内瘤变(CINⅠ)为淡而浅的白色改变,鳞柱上皮交界区或交界外,白色病变消失较快。高度子宫颈上皮内瘤变(CINⅡ～Ⅲ)为厚的白色上皮,边界明显,肉眼可见其中一侧总在鳞柱上皮交界上;癌症时白色病变表面不规则,出现厚而脆的肿块。在印度、南美洲和我国山西进行的研究中,醋白试验的结果判定只分为阴性、阳性和癌。以操作者未观察到白色病变判定为阴性。

4.阴道镜检查

阴道镜可放大10～60倍,观察子宫颈上皮及血管的细微形态变化,发现子宫颈局部的组织异常,提示可疑病变的部位,提高活体组织检查的检出率。在子宫颈刮片细胞学检查巴氏Ⅲ级以上、TBS法鳞状上皮内病变者,均应在阴道镜下观察子宫颈表面病变状况,选择可疑癌变的区域行活组织检查,提高诊断准确率。阴道镜下取活检的癌漏诊率为5.5％。

5.子宫颈管内膜刮取术

为明确子宫颈管内有无癌灶,刮取子宫颈管内膜并送病理学检查,可以及早发现通过细胞学检查发现癌细胞或可疑病变,但阴道镜检查没有发现病变部位者。碘不染色区域多点活检加子宫颈管内膜刮取活检的漏诊率为3.1％。

6.子宫颈锥切术

当细胞学检查结果与阴道镜下活体组织检查结果,或子宫颈管内膜刮取术病理检查的结果不一致时;要明确原位癌有无早期浸润及病变的范围,患者年轻,有生育要求,可以做子宫颈锥切术,既可作为诊断,也可以作为部分子宫颈上皮内瘤变和原位癌的治疗。子宫颈锥切术的癌漏诊率为1.8％。近来也有学者以阴道镜下活体组织检查加子宫颈管刮取代替子宫颈锥切术作为诊断,病理结果与子宫颈锥切术标本检查结果一致。

(五)鉴别诊断

1.子宫颈外翻

子宫颈外翻的黏膜过度增生,肉眼也可见子宫颈表面呈现高低不平,较易出血。但外翻的子宫颈黏膜弹性好,边缘较整齐,子宫颈细胞学检查或活检有助鉴别。

2.子宫颈糜烂

认为是子宫颈柱状上皮外移和裸露的结果,部分患者出现月经间期出血,或在妇科检查和性生活时有接触性出血,阴道分泌物增多。妇科检查时,子宫颈外口周围有草莓状鲜红色小颗粒,棉签拭擦后也可以出血,有时难以与早期子宫颈癌鉴别。通过子宫颈细胞学检查或活体组织检查以帮助诊断。

3.子宫颈息肉

子宫颈息肉可有月经期出血,或接触性出血,或白带带血。但子宫颈息肉一般表面光滑,弹性好,多呈孤立状,病理可明确诊断。

4.子宫颈湿疣

子宫颈湿疣可有阴道不规则出血,接触性出血,检查见子宫颈赘生物,在子宫颈表面堆积,表面多凹凸不平,有时融合成菜花状,可进行活检以鉴别。

5.其他子宫、子宫颈的良性病变

子宫黏膜下肌瘤、子宫颈结核、阿米巴性子宫颈炎等,多可有类似子宫颈癌的临床表现,可借助活检与子宫颈癌鉴别。

6.子宫内膜癌

子宫内膜癌表现为阴道不规则出血,阴道分泌物增多,累及子宫颈,检查时颈管内可见到有癌组织堵塞,确诊须做分段诊断性刮宫送病理检查。

二、子宫颈癌的分期

肿瘤分期的目的是对不同医院、不同方法治疗的结果有一个统一的评定标准,以使统计资料有可比性,从而让相同分期的患者采用相同的、规范的、标准的治疗方法。子宫颈癌目前采用的是临床分期,为什么FIGO对子宫颈癌至今仍然采用临床分期而不采用更为准确的手术病理分期是有一定理由的。

(一)子宫颈癌的 FIGO 分期的历史

FIGO 肿瘤分期是妇科恶性肿瘤应用最广泛的分期系统。妇科恶性肿瘤 FIGO 分期的历史要追溯到 20 世纪 20 年代的欧洲,那时候放疗医师希望能够对放疗和手术治疗的子宫颈癌患者的预后进行比较,提出恶性肿瘤分期的设想。于是,日内瓦的国际健康组织癌症委员会下属的放疗分会在 1928 年开始对子宫颈癌治疗结果的数据进行统计,并鼓励各种机构用相同的方式来报道自己的数据。这样做的最初目的是想用一个统一的方法来评价肿瘤的范围,以利于对治疗结果进行比较。从那时起,肿瘤委员会开始定期更新和修订各种妇科肿瘤的分期。国际联盟的第一份报道于 1929 年发布,并只包括几个中心,1934 年在健康组织的会议上,开始有子宫颈癌放疗的年度报告的提议,第一份报告发布于 1937 年,其后几份报告陆续不规律发表。从 1937 年始,年度报告每 3 年在 FIGO 会议上发表 1 次,1950 年把 1937 年的分类和分期系统进行修订,FIGO 的子宫颈癌分期系统开始首次应用。1950 年,FIGO 的年度报告编委会于国际妇科大会期间在纽约举行会议,决定在国际上采用一个统一的分期系统即"子宫颈癌国际分期"。1958 年 FIGO 成为年度报告的正式发布者,随着进展,分期逐渐包括其他的恶性癌症,包括宫体癌、卵巢癌、外阴癌、阴道癌、输卵管癌和滋养细胞疾病。从那时起到现在,FIGO 子宫颈癌分期经历了多次修订,最近的 1 次是在 2018 年。

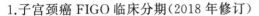

1.子宫颈癌 FIGO 临床分期(2018 年修订)

FIGO 的 2018 年子宫颈癌分期与 2009 年分期相比,主要有以下不同:①因存在取材和病理"伪影"误差,微小浸润癌的分期不再考虑病变宽度。②ⅠB 期根据子宫颈病变的最大直径细分为ⅠB1、ⅠB2 和ⅠB3 期。③由于淋巴结受累其预后更差,所有伴淋巴结转移的病例归为Ⅲ C 期,若仅有盆腔淋巴结阳性,则为Ⅲ C1 期;若腹主动脉旁淋巴结也受累,则为Ⅲ C2 期,分期规则还指出,添加符号标明影像学评估为"r",已获得病理学确诊的为"p"。因此,FIGO 的 2018 年子宫颈癌分期规则为临床结合影像学及病理学诊断结果的分期。

遵照 FIGO 的 2018 年分期原则,子宫颈癌 FIGO 临床分期见表 5-1,TNM 分期采用美国癌症联合会第 9 版,具体见表 5-2。

表 5-1　子宫颈癌的临床分期(FIGO,2018 年)

分期	描述
Ⅰ	癌症仅局限于子宫颈(扩散至子宫体者不予考虑)
Ⅰ A	显微镜下诊断的浸润癌,最大浸润深度≤5.0 mm
Ⅰ A1	间质浸润深度≤3.0 mm
Ⅰ A2	间质浸润深度>3.0 mm 而≤5.0 mm
Ⅰ B	最大浸润深度>5.0 mm 的浸润癌(>Ⅰ A 期的范围);病变局限在子宫颈,病变大小为肿瘤最大直径
Ⅰ B1	间质浸润深度>5.0 mm 而最大径线≤2.0 cm 的浸润癌
Ⅰ B2	最大径线>2.0 cm 而≤4.0 cm 的浸润癌
Ⅰ B3	最大径线>4.0 cm 的浸润癌
Ⅱ	子宫颈癌侵犯至子宫外,但未扩散到阴道下 1/3 或骨盆壁
Ⅱ A	累及阴道上 2/3,无子宫旁浸润
Ⅱ A1	浸润癌最大径线≤4.0 cm
Ⅱ A2	浸润癌最大径线>4.0 cm
Ⅱ B	子宫旁浸润,但未达骨盆壁
Ⅲ	癌症累及阴道下 1/3 和(或)扩散到骨盆壁和(或)导致肾积水或无功能肾和(或)累及盆腔和(或)腹主动脉旁淋巴结
Ⅲ A	癌症累及阴道下 1/3,未扩散到骨盆壁
Ⅲ B	扩散到骨盆壁和(或)肾积水或无功能肾(明确排除其他原因所致)
Ⅲ C	盆腔和(或)腹主动脉旁淋巴结受累(包括微小转移),不论肿瘤的大小与范围(采取 r 与 p 标注)
Ⅲ C1	只有盆腔淋巴结转移
Ⅲ C2	腹主动脉旁淋巴结转移
Ⅳ	癌症已扩散超出真骨盆或已累及膀胱或直肠黏膜(活检证实)。出现泡状水肿不足以诊断为Ⅳ期
Ⅳ A	扩散至邻近的器官
Ⅳ B	转移至远处器官

注:所有的分期,都可以利用影像学和病理学检查结果来辅助临床所见而判定肿瘤的大小与浸润深度。病理学检查结果优于影像学与临床判别。脉管受累不改变分期。不再考虑病灶的横向范围。孤立的肿瘤细胞不改变分期,但需要记录下来。r 与 p 的加入是为了标注诊断Ⅲ C 期的依据来源。例如,假如影像提示盆腔淋巴结转移,则分期为Ⅲ C1r 期,当病理学检查确诊后,就成为Ⅲ C1p 期。影像学的检查手段、病理学诊断技术都应该记录下来

表 5-2　美国癌症联合会(第 9 版)TNM 分期

原发肿瘤(T)	淋巴结转移(N)	远处转移(M)	描述
T_X			原发肿瘤不能评估
T_{is}			原位癌
T_1			肿瘤局限于子宫颈
T_{1a}			镜下可见浸润性癌,浸润深度≤5.0 mm
T_{1a1}			浸润深度≤3.0 mm
T_{1a2}			浸润深度>3.0 mm,但≤5.0 mm
T_{1b}			临床可见的局限于子宫颈的肿瘤;或镜下可见超出 T_{1a} 的范围(淋巴脉管侵犯不改变分期,水平浸润宽度不再纳入分期)
T_{1b1}			肿瘤间质浸润>5.0 mm 和肿瘤最大径≤2.0 cm,肿瘤最大径>2.0 cm,但≤4.0 cm
T_{1b2}			肿瘤最大径>4.0 cm
T_2			肿瘤侵犯超出子宫颈,但未达到盆壁或者阴道下 1/3
T_{2a}			肿瘤侵犯阴道上 2/3,无子宫旁浸润
T_{2a1}			肿瘤最大径≤4.0 cm
T_{2a2}			肿瘤最大径>4.0 cm
T_{2b}			有子宫旁浸润,但未达盆壁
T_3			肿瘤侵犯至盆壁,和(或)阴道下 1/3,和(或)引起肾积水或无功能肾
T_{3a}			肿瘤侵犯阴道下 1/3,但未达到盆壁
T_{3b}			肿瘤侵犯盆壁,和(或)引起肾积水或无功能肾
T_4			活检证实侵犯膀胱或直肠黏膜或肿瘤扩散至邻近器官(大疱性水肿病例不列为 IV_A 期)
	N_0		区域淋巴结中的孤立肿瘤细胞≤0.2 mm 或单个淋巴结横截面中的单个肿瘤细胞或肿瘤细胞簇≤200 个
T_X,T_0,T_1-T_3	N_1		仅盆腔淋巴结转移
	N_{1mi}		盆腔区域淋巴结转移(>0.2 mm,但最大径≤2.0 mm)
	N_{1a}		盆腔区域淋巴结转移(最大径>2.0 mm)
T_X,T_0,T_1-T_3	N_2		腹主动脉旁淋巴结转移,含或者不含盆腔淋巴结转移
	N_{2mi}		腹主动脉旁区域淋巴结转移(>0.2 mm,但最大径≤2.0 mm),含或者不含盆腔淋巴结转移
	N_{2a}		腹主动脉旁区域淋巴结转移(最大径>2.0 mm),含或者不含盆腔淋巴结转移
任何 T	任何 N	M_1	
		cM_1	远处转移(包括腹股沟淋巴结转移,腹腔内病灶、肺、肝或骨转移;不包括盆腔或主动脉旁淋巴结或阴道转移)
		pM_1	显微镜下证实远处转移(包括腹股沟淋巴结转移,腹腔内病灶、肺、肝或骨转移;不包括盆腔或主动脉旁淋巴结或阴道转移)

2.国际抗癌联盟分期

国际抗癌联盟(UICC)分期系统是以 TNM 分期系统为基础建立的另外一个最常用的分期系统,广泛应用在除妇科肿瘤以外的其他几乎所有的恶性肿瘤。UICC 分期系统也是建立在20 世纪 50 年代,一直以来,它都把多数妇科肿瘤的 FIGO 分期纳入到自己的系统中。但是因为FIGO 分期是一个临床分期,所以子宫颈癌的 FIGO 分期通常不包括淋巴结状态,而 UICC 分期时,如果淋巴结的状态已知,它会把它纳入到自己的分期中去。所以,淋巴结阳性的病例,UICC会把它归到III$_B$期。

(二)肿瘤分期的目的和原则

1.分期的目的

用以评定肿瘤的严重程度,统一认识,可对比治疗结果和肿瘤进展,判断预后和指导制订治疗方案。

2.分期应考虑的问题

应考虑分期简明与精确性及可重复性,进行分期的风险和花费与受益的比较,实践性和完美结合,可接受性和专业性,不同期别要明显影响生存率。

3.分期的原则

(1)根据该肿瘤的患病人数的多数适用而决定,并有共同理解的基础;能够比较结果和发展过程,并能判断预后和指导治疗;应该简单、准确而有效,并且经济实用,安全性好,完美可行,虽然特殊但能接受,有助于提高生存率;最后是不能经常改变。

(2)临床分期应根据仔细的临床检查,由有经验的医师于治疗前确定,盆腔检查、三合诊检查具特殊重要性。分期之前必须具备病理确诊。

(3)分期必须指的是原发位置和组织学类型,除非特殊情况下,如滋养细胞疾病很少进行手术治疗,可以不需要组织病理学诊断,不是继发部位。

(4)FIGO 的临床和手术分期均取决于肿瘤的位置和扩散的程度。

(5)一旦分期在治疗前(手术中)确定,不能因放疗或化疗效果(肿瘤缩小或增大恶化)而改变。

(6)当无法确定具体分期或对分期有争议时,应将分期定为低一级的分期或较早的期别。可疑直肠、膀胱受累者,要有病理学检查证实。

(7)其他检查,如膀胱镜、直肠镜、静脉肾盂造影、肺及骨的 X 线检查,血管造影、淋巴造影等,对确定治疗方案有帮助,但对所发现的问题不作为确定分期的依据。

(8)复发病例仍诊断保持原分期,不得再分期。

(三)FIGO 妇科肿瘤委员会对子宫颈癌临床分期的规定

(1)子宫颈癌的临床分期一经确定就不能改变,以治疗前的盆腔检查为准。即使手术后发现与术前不一致,也以术前检查为准,不能改变原定分期。

(2)分期根据盆腔检查确定,淋巴受累不影响分期,术后病理结果不能改变原分期,可另做报道。

(3)分期应由两位有经验医师同时检查后做出,必要时在麻醉下做盆腔检查。

(4)子宫颈癌临床分期中几个特殊问题:①I$_A$期诊断的准确性。虽然子宫颈癌是临床分期,但I$_A$期的诊断是在显微镜下做出的,并且需要有经验的妇科肿瘤临床病理医师做出诊断。②II$_B$期的确诊。盆腔三合诊检查有宫旁增厚,但有弹性、光滑、无结节感多为炎症,如宫旁增厚、无弹性、结节感多为癌浸润,必要时做阴道 B 超及 MRI 或盆腔穿刺活检确诊。③输尿管梗阻及无功能肾未发现其他原因者为 III_B 期。

(四)子宫颈癌临床分期与手术病理分期的优缺点比较

子宫颈癌临床分期与手术病理分期的优缺点比较包括:手术分期与临床分期的争论;淋巴结受侵犯的状况;相关检查的意义;I_A 分期实际上是病理分期(由病理学家确定而不是由临床医师确定);II_A 亚分期;II_B 和 III_B 亚分期问题。

(1)临床分期:主要通过检查局部病变来进行判断。I_A 期需要低风险的简单操作来进行病理分期,一般易接受,经济可承受。I_B 期用三合诊简单的盆腔检查,确定子宫颈大小、阴道和宫旁是否受浸润及其程度。但子宫颈癌临床分期存在不精确性,相比有许多手术分期确定为更高级,如:I_B 期为 24%,II 期为 49%～55%,III 期为 44%～50%,IV 期为 67%。临床分期最大缺点是不能检查淋巴受累的情况,而淋巴受累和分期的关系密切。

临床分期评估淋巴结播散除了腹股沟和锁骨上淋巴结外,其他淋巴结很难在临床检查中发现,而且简单的辅助检查没有用处,但淋巴结转移在子宫颈癌预后中有重要影响,特别是早期子宫颈癌伴淋巴结转移预后较差。淋巴结在其他妇科肿瘤中的评估,如子宫体癌、卵巢癌和外阴癌都用手术病理分期。

新的影像技术使淋巴结的评估得到提高,如对比各种检查方法的敏感性:CT 为 25%～67%;MRI 为 86%;淋巴造影为 22%～79%;超声为 80%;PET 为 82%～91%;细针穿刺的细胞学病理确诊还有争议。

(2)手术分期:早期患者手术治疗可以很好地评估子宫颈肿瘤大小,阴道和宫旁有没有累及,在不能手术的晚期患者评估子宫颈肿瘤大小和宫旁很困难,但可以评估盆腔播散。

1)子宫颈癌手术分期的优点:对确定淋巴结转移敏感并特异;可切除大的淋巴结;评价疾病真正的严重程度;可确定影响预后的因素,但是否提高生存率还不能肯定,而且在不能手术的晚期患者是否应进行手术淋巴评估更没有取得同意。

2)子宫颈癌手术分期的局限性:只能对有限的患者可受益,提高生存率;与手术有关的并发症发生率增加并增加放疗的危险性;延误化疗和放疗时间。

虽然目前的临床分期方法所定的不同期别有明显不同,但近 80% 的子宫颈癌发生在发展中国家,并且大多数是晚期,不适宜采用手术分期。由妇科肿瘤委员会提议,手术分期在大多数子宫颈癌中并不方便、不实用、不优越,因此不被推荐,所以 FIGO 决定子宫颈癌继续采用临床分期。

(3)FIGO 不同意对一个患者有临床和病理的双重分期,强调子宫颈癌的必要检查。可行组织细胞学分级;临床触诊和简单的检查;血常规、肝肾功能;静脉肾盂造影或超声波肾脏检查;胸部 X 线检查,对子宫颈癌患者可选择性进行;膀胱镜检查;钡剂灌肠透视;乙状结肠镜;淋巴管造影;计算机 X 线分层扫描(CT);磁共振成像(MRI);正电子发射断层扫描(PET)等。

FIGO 建议可选择代替以往推荐的检查:在精神较紧张患者盆腔检查中,可能会遗漏宫旁浸润,可在全麻彻底放松情况下做盆腔检查,可得到满意的效果。必要情况下可以做膀胱镜检查,乙状结肠镜检查。考虑在需要时患者可做 MRI,优点是可以较好地检测软组织病变,便于测量肿瘤的大小,但对于检测有无宫旁组织浸润价值不大,不作为常规检查。

FIGO 建议可以用 MRI 来评估肿瘤的大小,但并不改变临床分期,也可以用来计划治疗和预测预后,但这样做需要大量资源,因此不可强制性作为必需的评估,而应该习惯用治疗指南中的常规盆腔检查代替不断变化的分期。

（4）子宫颈癌ⅠA分期：间质浸润深度≤5.0 mm。间质浸润深度≤5.0 mm是从上皮的基底层量起，即从表皮或腺体开始测量。脉管浸润即静脉管或淋巴管受侵犯不改变分期。ⅠA1期间质浸润深度≤3.0 mm。ⅠA2期间质浸润深度＞3.0 mm但≤5.0 mm。

微浸润癌ⅠA分期中的问题：怎样划分多病灶浸润，而每个病灶均＜于5 mm×7 mm；是否应该将所有的微浸润点加起来判定浸润的程度，如果＞7 mm则作为ⅠB期治疗。困难在于选定多少个浸润点，而且是否所有的浸润点在诊断时都被切除；对于怎样相加所测不同的浸润点，也很难达成共识，仍被病理学家们所争论。脉管浸润有着较差的预后，并且与淋巴结的浸润有关，困难在于判断有主观性，可能通过对血管壁进行特殊的免疫组化染色会有所帮助，侵及不同的脉管有着不同的意义，怎样确定其意义和怎样完全找到它。病理学家大部分不支持将所有的微浸润点加起来判定浸润的程度，脉管浸润的判定更有难度。

（五）子宫颈癌FIGO分期的争议

1.手术分期和临床分期、淋巴结的状态

FIGO分期的依据是肿瘤解剖学的扩散范围，即局部的淋巴结和血液的扩散范围。恶性肿瘤FIGO分期的基本原则是Ⅰ期代表肿瘤局限在原发器官内，Ⅱ期代表肿瘤扩散到相邻的组织或器官，Ⅲ期代表肿瘤扩散到区域淋巴结或者超出相邻的组织或器官，Ⅳ期表示存在远处转移。子宫颈癌的FIGO分期，Ⅰ期代表癌灶局限在子宫颈，Ⅱ期代表癌灶侵及子宫外，但未扩散到阴道下1/3或骨盆壁，Ⅲ期代表癌灶侵及下1/3阴道或者侵及盆壁，Ⅳ期代表癌灶侵及膀胱或直肠，或者存在远处转移。与其他的妇科恶性肿瘤不同，子宫颈癌采用的仍旧是临床分期（ⅠA期除外）。

临床分期的主要不足是它的不准确性，特别是当有微小宫旁浸润存在时，常会导致ⅠB期患者分期升高或者Ⅱ或Ⅲ期患者分期降低。因为存在这个限制，目前FIGO分期的四期患者的生存率差异曲线并不令人满意。但是，患者的治疗方案是否已经根据预后因素进行了调整应该是主要的影响因素，需要进一步研究。

另一个不足是遗漏了一个重要的预后因素即淋巴结转移，2009年的FIGO分期不包含这项内容。这引起了对于要求用手术分期来代替临床分期的质疑和争论。在发达国家这种要求更为强烈，因为大多数早期子宫颈癌都是在发达国家发现的。实际上盆腔淋巴结状态对患者预后的影响很大。在Ⅰ期患者中，盆腔淋巴结阳性的患者的生存率下降接近一半。虽然腹腔镜或腹膜外途径的手术分期可能会在并发症更少的情况下，对晚期子宫颈癌患者的淋巴结状态有一个更好的评价，但它是否能够对宫旁浸润进行准确评估以帮助区分ⅡB和ⅢB，目前尚不明确，因为ⅡB或ⅢB期的患者通常会接受放疗。腹腔镜或开腹手术时切除宫旁组织行活检是否能够有效提高分期的准确性，目前尚不确定。而且，对转移淋巴结没有很有效的治疗手段。对于晚期患者，手术分期时并发症的危害要大于其提供的额外信息带来的益处。由于影像技术的发展，有学者提出了不通过手术而把淋巴结状态纳入分期的观点。在2018年的FIGO分期中，把影像学检查结果纳入了分期。对ⅠB3、ⅡA2、ⅣA期的子宫颈癌患者，可采用影像学评估分期，来决定下一步治疗方案。

需要接受FIGO分期不能够容纳所有预后因素的事实，在给患者制订初次和后续的治疗方案及预测患者预后时，应该需要考虑不包含在分期之中的其他影响预后的因素。

2.微小浸润

另一个存在很多争议的地方是关于微小浸润的定义。多年来，FIGO微小浸润的标准不断变化,从1 mm到2 mm,又到3 mm,最后将浸润深度≤3 mm定义为ⅠA1,≤5 mm定义为ⅠA2。浸润深度>7 mm时被定义为播散性传播。这引起了临床医师对于多个病灶累积深度>7 mm的微小浸润的危险性的关心。医师可能会倾向于把这类子宫颈癌当作ⅠB期来处理。因此有要求把这一类子宫颈癌也进行分期。病理学家们经过争论后认为对其分期没有实际意义,因为微浸润灶的数目和宽度乃至深度都与标本的准备和切割情况相关。因此,在2018年的FIGO分期中,因存在取材和病理"伪影"误差,微小浸润癌的分期不再考虑病变宽度。

3.淋巴血管浸润

又一个争论是关于是否将淋巴血管浸润纳入分期系统。目前的数据表明,存在淋巴血管浸润的子宫颈癌患者的预后更差。病理学家关心的是淋巴血管浸润的准确性和再现性有多少。淋巴血管浸润常常是一个十分主观的诊断。虽然必要时可以用专门针对血管或淋巴管内皮的免疫组织化学染色来进一步确定自己的评估和确保更好的计数,但是对淋巴血管浸润的诊断进行标准化仍然比较困难。同时,如果在组织病理学评估时还需要做特定的免疫组织化学染色,这就需要一笔额外的费用。因此,大家普遍同意不把淋巴血管浸润纳入分期系统。但是,FIGO鼓励把淋巴血管浸润的相关数据提交给年度报告编委会办公室,以利于以后进行数据分析。

4.宫旁组织受侵

宫旁组织双侧受侵的ⅡB和ⅢB期子宫颈癌患者预后要比单侧受侵的患者差,基于这个发现,有学者要求把宫旁组织受侵情况也纳入子宫颈癌分期系统。这个发现虽然是事实,但是有关临床上对宫旁受累的判断到底准确性有多高的争论引起了对其可行性的关注。众所周知,临床分期时对于宫旁组织受侵的判断非常不准确。炎症反应导致的宫旁组织增厚或者缩短常会造成宫旁浸润的假阳性而导致过度分期。另一个考虑是不管单侧还是双侧宫旁组织受侵,ⅡB和ⅢB期的患者大多都是行放疗,因此区分单侧还是双侧受侵不会对治疗方法造成影响。为了保持分期系统的简单和实用,决定不把这个因素纳入。

(六)对子宫颈癌分期的可能解决办法

(1)如果选用放疗或化疗,可用影像和细针穿刺细胞病理检查确定浸润范围和淋巴转移。

(2)如果选择手术治疗,需要外科病理确诊。

两种方法均可考虑,对疾病范围提供更好的估计,从而对制订治疗方案有很大帮助。

可以预见,把更多与预后相关的因素纳入分期体系中去的要求将会不断增加。实际上,国际抗癌联盟正在寻找一种新的评价预后的方法以代替传统的解剖和组织病理学方法。医师在临床上广泛应用一种可能与预后相关的指标之前,特别需要对其分子生物学评估方法的标准化进行更多的研究。但目前仍决定采用临床分期,对临床分期和手术病理分期还需积累更多经验,今后再研究决定。

三、子宫颈癌的放疗

(一)治疗原则的选择

子宫颈癌的主要治疗方法是放疗、手术及综合治疗。各种治疗方法虽然有各自的适应范围,但根据肿瘤情况、一般状态、设备条件和技术力量的不同,适应范围亦略有差异。治疗方案的选择应根据下列两方面来全面考虑:①肿瘤的情况如临床分期、肿瘤范围、病理类型。早期患者(Ⅰ～ⅡA期)以手术治疗为主。中晚期则以同步放、化疗为主,对不宜手术的早期患者亦可采用放疗。化疗则适用于晚期及复发患者的综合治疗或姑息治疗。②患者的年龄、全身状况、重要器官功能以及对拟采用的治疗方法的承受能力。总之,对每一位患者均应根据其具体情况及治疗设备采用个体化的治疗原则。

(二)放疗原则

放疗可用于子宫颈癌各期的治疗,但主要用于中、晚期子宫颈癌的治疗。

1.早期子宫颈癌

早期子宫颈癌指Ⅰ~ⅡA期,单纯根治性手术与单纯根治性放疗两者治疗效果相当,五年生存率、病死率、并发症概率是相似的。

(1)术前放疗:对于巨块型子宫颈癌直接进行手术或放疗或手术后辅助放疗其远期疗效都不理想,Lehman等及Peters等报道约35%患者治疗后出现复发,有些学者对于局部肿瘤巨大的早期子宫颈癌患者行术前放疗。其目的是通过术前放疗,降低癌细胞活力或减少种植和扩散的概率;缩小肿瘤范围,提高手术切除率;杀伤亚临床病灶,降低局部复发率。术前放疗可选择体外放疗、腔内放疗或体外联合腔内放疗。目前大多数学者认为,术前体外联合腔内近根治量或近2/3根治量放疗会增加术后并发症,Paley等及Morice等报道各种瘘的发生率较高,因此多采用腔内放疗。腔内放疗可缩小局部病灶,提高手术切除率,但对盆腔淋巴转移无显著改善,剂量一般为全程腔内放疗剂量的1/3~1/2,20~30 Gy。还有一些学者给予全量腔内放疗和(或)体外放疗剂量的1/2(30 Gy左右),通常都低于根治量。姚洪文等2009年分析了中国医学科学院肿瘤医院收治的77例ⅠB2~ⅡA期(局部肿瘤>4 cm)巨块型子宫颈癌患者术前腔内放疗联合手术的疗效,术前给予阴道施源器阴道内腔内放疗,阴道黏膜下0.5 cm的剂量12~30 Gy,放疗结束后10~14天评价疗效并行广泛性子宫切除+盆腔淋巴结清扫±腹动脉旁淋巴结清扫术,结果显示术前放疗后子宫颈肿块均有不同程度的缩小,完全缓解4例,部分缓解28例,全组仅5例放疗后出现1、2级血液及胃肠道不良反应,全组5年生存率为83%,盆腔复发率为12%,有学者认为术前腔内后装放疗联合手术治疗ⅠB2~ⅡA期(局部肿瘤>4 cm)巨块型子宫颈癌生存率较高,而且并未增加术后并发症发生率。

总之,术前放疗主要采用腔内放疗,适用于:①子宫颈较大外生型肿瘤;②ⅡA期阴道侵犯较多。一般给予全量腔内放疗的1/3~1/2剂量。对于术前放疗的方式、剂量以及对生存率的影响均有待进一步研究。

(2)术后辅助放疗/同步放、化疗:早期子宫颈癌术后具有不良预后因素的患者预后仍较差,五年生存率可下降至50%,甚或更低。目前公认的影响早期子宫颈癌术后预后因素是宫旁浸润、切缘阳性、淋巴结转移、子宫颈局部肿瘤体积巨大(≥4 mm)、淋巴脉管间隙受侵、子宫颈间质浸润深度≥外1/3等。FIGO及NCCN临床诊治指南中,自2005年明确提出了子宫颈癌术后病理发现淋巴转移、切缘阳性或宫旁受侵者需术后辅助同步放、化疗;子宫颈局部肿瘤体积巨大(≥4 mm)、淋巴脉管间隙受侵、子宫颈间质深度浸润行术后辅助放疗±以顺铂为基础的同步化疗。GOG-92比较了ⅠB期子宫颈癌患者在根治性子宫切除和盆腔淋巴结清扫术后辅助放疗和无治疗的生存率,患者入组条件是至少具备下列高危因素中的2种:①间质浸润>1/3;②血管或淋巴间隙受累;③子宫颈肿瘤>4 cm。结果术后放疗者的复发率明显低于术后无治疗者(15% vs .28%),2年无复发生存率分别为88%和79%。术后放疗可降低局部复发风险,但是预防或推迟远处转移的作用甚微。

2.中晚期子宫颈癌

中晚期子宫颈癌指ⅡB、Ⅲ、Ⅳ期,在过去传统治疗中公认的首选方法是放疗。近年来,随着国内外大量的有关子宫颈癌同步放、化疗与单纯放疗的随机分组临床研究的开展,结果表明,以顺铂为基础的同步放、化疗较单纯放疗提高了生存率,降低了死亡风险,同步放、化疗已成为中晚期子宫颈癌治疗的新模式。

(三)体外放疗

放疗是子宫颈癌的主要治疗手段,适用范围广,各期均可应用,疗效好。

子宫颈癌规范的根治性放疗是体外放疗联合腔内放疗。腔内放疗主要照射子宫颈癌的原发区域,体外放疗主要照射子宫颈癌的盆腔蔓延和转移区域。FIGO 对分期为 $Ⅱ_B \sim Ⅳ_A$ 的子宫颈癌提出临床治疗指南。

1.放射野的确定

(1)盆腔矩形野界限。上界:L_5 上缘水平;下界:闭孔下缘($Ⅲ_A$ 期患者除外);外界:在真骨盆最宽处外 1.5~2.0 cm。

(2)四野箱式界限:FIGO 推荐前后界根据不同患者具体肿瘤情况而定。上界:在 $L_4 \sim L_5$ 间隙。下界:闭孔下缘或肿瘤下界以下至少 2.0 cm。前界:根据不同患者具体肿瘤情况而定。后界:根据不同患者具体肿瘤情况而定。

(3)盆腔六边形野界限或延伸野。上界:$L_3 \sim L_4$ 水平。下界:闭孔下缘($Ⅲ_A$ 期患者除外)。外界:在真骨盆最宽处外 1.5~2.0 cm。

有文献报道,盆腔野上界在 $L_5 \sim S_1$,38.7% 髂总分叉淋巴结和 98.9% 腹主动脉旁淋巴结漏照。如放射野上界在 $L_3 \sim L_4$,包括全部髂总分叉淋巴结和部分腹主动脉旁淋巴结。

FIGO 推荐放射野范围为,由触诊和 CT 扫描确定的肿瘤边界+2 cm 边缘。

2.常规分割

每天 1 次,每次 DT 1.8~2.0 Gy,每周 5 次,每周剂量 DT 9~10 Gy。

3.射线能量选择

采用前后对穿照射应采用高能 X 线(要求防护高),四野箱式照射或多野等中心照射,可以采用低能 X 线如 6MV-X 线。

4.放疗技术

放疗技术随着计算机技术和医学影像技术的发展,从最初手工划线的源皮距照射,发展到目前的精确放疗,经历了等中心照射、适形放疗、调强适形放疗和图像引导放疗等精确放疗的历程。适形放疗是使高剂量区分布的形状在三维方向上与病变(靶区)的形状一致。为达到剂量分布的三维适形,必须满足下述的必要条件:①在照射方向上,照射野的形状必须与病变(靶区)的形状一致;②要使靶区内及表面的剂量处处相等,必须要求每一个射野内诸点的输出剂量率能按要求的方式进行调整。满足上述两个必要条件的第一个条件的三维适形治疗称之为经典(或狭义)适形治疗;同时满足上述两个必要条件的三维适形放疗,称为调强(或广义)适形放疗(intensity-modulated radiation therapy,IMRT)。

在运用这些精确放疗时,临床医师必须了解一些概念:①肿瘤区(gross target volume,GTV),即通过临床或影像检查可发现的肿瘤范围,包括转移的淋巴结和其他转移的病变。②临床靶区(clinical target volume,CTV),指按一定的时间剂量模式给予一定剂量的肿瘤的临床灶(肿瘤区)、亚临床灶以及肿瘤可能侵犯的范围。③计划靶区(planning target volume,PTV),为了在治疗过程中满足器官生理位移、患者移动、疗程中肿瘤的缩小、射野及摆位误差的需求而提出的一个静态的几何概念。

子宫颈癌的GTV应包括受侵的阴道、子宫颈、子宫体、宫旁组织和转移淋巴结,因此,实施放疗计划时除必须认真进行妇科检查外,还需做CT、MR或PET-CT等相关影像学检查。对于子宫颈、宫体和宫旁组织GTV的确定,MRI较临床检查、CT或超声检查更为准确,用于放疗计划的CT不能显示子宫体和子宫颈的内部结构,MRI检查淋巴结转移的准确性与CT相当,MRI诊断阴道侵犯情况不如临床检查准确,需参考妇科检查情况。

子宫颈癌的CTV包括GTV、宫旁、子宫体和阴道,对于阴道病变的勾画根据妇科检查,如阴道无肉眼可见病变,一般在子宫颈下2 cm(阴道上1/3),如阴道上1/3可见病变,下界应至阴道1/2,如阴道下1/3以下可见病变,全阴道均在照射范围内。对于淋巴引流区的勾画,目前尚无统一的标准,Taylor等2005年利用MRI分析了子宫颈癌与子宫内膜癌患者的淋巴结分布情况,入组20名患者,全部接受普通MRI扫描及注射超微氧化铁粒子(ultrasmall particles of iron oxide,USPIO)后MRI扫描。有学者沿盆腔血管外扩3 mm、5 mm、7 mm、10 mm和15 mm,分析所得出的淋巴引流区对淋巴结的覆盖情况,分析结果显示除了最难覆盖的髂外外侧组和骶前组,盆腔血管外扩10 mm可以覆盖100%的淋巴结,外扩7 mm也可以覆盖>95%的淋巴结,因此有学者建议:盆腔血管外扩7 mm,髂外血管对应外侧界向后与盆壁平行延伸至与髂内血管对应的外侧界,以覆盖闭孔组淋巴结,髂外动脉对应的边界沿髂腰肌向外扩10 mm,以覆盖髂外外侧组淋巴结,骶骨向前外扩10 mm,以覆盖骶前淋巴结。

子宫颈癌的PTV是为保证CTV得到足量照射而设定的,因要考虑患者的生理位移、治疗中患者移动、疗程中肿瘤缩小、射野及摆位误差等因素,目前也没有统一标准。Ahmed等2004年报道了他们的研究结果,有学者将CTV分为原发肿瘤CTV和淋巴结区CTV,原发肿瘤CTV包括原发肿瘤GTV、子宫、子宫旁组织和阴道上1/3,淋巴结区CTV包括淋巴结GTV和非区域淋巴结,原发肿瘤CTV周围外放15 mm边界,淋巴结区CTV周围外放10 mm扩建PTV,对周围重要器官产生更全面的保护作用。Ahamad等2005年对10例全子宫切除术后患者进行分析,其CTV包括阴道CTV和区域淋巴结CTV,以外放5~10 mm形成PTVA、PTVB、PTVC,处方剂量给予97%PTV 45 Gy,通过剂量-体积直方图比较IMRT与两野、四野适形放疗对受照器官的保护,结果显示,IMRT较两野、四野适形放疗,其小肠、直肠和膀胱受量均减少,边缘越大,正常组织受照体积减小的越少。黄曼妮等2008年对PTV外放距离进行比较,他们对10例常规体外和腔内放疗的ⅡB~ⅢB子宫颈癌患者,放疗前行CT扫描并勾画靶区,临床靶区(CTV)包括子宫、子宫颈、阴道等原发肿瘤区域及髂总、髂外、髂内、闭孔、骶前淋巴结等区域和其周围组织(距血管约7 mm),计划靶区(PTV)以CTV为基础向外放不同距离形成PTVA、PTVB、PTVC和PTVD,通过剂量-体积直方图与传统前后两野等中心照射技术对比,了解随着计划靶区的变化,危险器官受照容积的变化,结果显示膀胱和小肠接受30 Gy、40 Gy、45 Gy剂量的体积采用IMRT技术均小于前后两野照射技术,随着靶区的扩大,受照体积随之增加(P=0.000)。但是,与前后两野对比,IMRT计划并非均能很好地保护直肠,靶区向后扩展≤10 mm,直肠受照体积的变化才具有统计学差异(P=0.001),靶区扩展至15 mm时,直肠受照体积无论是低剂量或是高剂量,IMRT计划均大于前后两野照射。有学者认为采用IMRT技术代替常规体外放疗能减少膀胱、小肠和直肠受照体积,其优势随着计划靶区的扩大而减少,靶区的精确勾画和定位的高度重复性,以及对内在器官运动的了解,是IMRT的基础。

5.治疗时间

Girinsky(1993年)报道:治疗总时间>52天,局部控制率和生存率每天减少1%;Petereit

(1995 年)报道：治疗总时间＜55 天的局部控制率为 87%，≥55 天为 72%（$P=0.006$），5 年生存率分别为 65% 和 54%（$P=0.03$）。

FIGO 推荐：总治疗时间为 6～7 周。

6.总量

DT 45～50 Gy（30 Gy 后分野照射）；每次量：DT 1.8～2.0 Gy；每周 5 次，腔内治疗当天一般不给体外照射。

FIGO 推荐：体外加腔内照射放射生物剂量，A 点为 85～90 Gy，B 点为 55～60 Gy。

7.体外照射剂量参考点

多年来均以"A"点为子宫颈癌腔内照射量的计算点，"B"点为子宫颈癌体外照射量的计算点。A 点：放射源末端上 2 cm，外 2 cm。B 点：放射源末端上 2 cm，外 5 cm（相当于 A 点外 3 cm）。Fletcher 提出了淋巴区梯形定位法：从耻骨联合上缘中点至骶骨 1～2 中点连线，在此线中点与第 4 腰椎前中点连成一线，在此线中点平行向两侧延伸 6 cm，此点为髂外淋巴区域。在第 4 腰椎前中点平行向两侧延伸 2 cm，此点为腹主动脉旁淋巴区域。髂外区与腹主动脉旁区连线的中点为髂总淋巴区。

Chassagne 等提出：以髋臼上缘最高点作一平行线，与髋臼外缘的垂直线交叉为盆壁参考点，代表宫旁组织盆壁端及闭孔淋巴结的区域。

（四）腔内放疗

1.近距离照射与体外照射的区别

近距离照射与体外照射的区别见表5-3。

表 5-3　近距离照射与体外照射的区别

区别项目	近距离照射	体外照射
放射源强度	弱	强
照射强度	近	远
照射体积	小	大
剂量均匀度	不均匀	相对均匀
正常组织损伤	辐射损伤很少	在照射范围内的组织和器官都有损伤

2.近距离照射

将密封的放射源直接放入人体的天然管腔内（如子宫腔、阴道等）为腔内照射。放射源直接放入肿瘤组织间进行照射为组织间照射，二者统称为近距离照射。子宫颈癌的腔内放疗有其自然的有利条件，子宫颈、宫体及阴道对放射线耐量高，放射源距肿瘤最近，以小的放射体积量可取得最大的放疗效果。腔内放疗采用的是后装技术。

（1）后装腔内治疗机的分类。后装腔内治疗机根据其对"A"点放射剂量率的高低可分为3类：①低剂量率后装腔内治疗机，"A"点剂量率在 0.667～3.33 cGy/min。②中剂量率后装腔内治疗机，"A"点剂量率在 3.33～20 cGy/min。③高剂量率后装腔内治疗机，"A"点剂量率在 20 cGy/min 以上。目前腔内放疗应用最广泛。

（2）腔内放疗剂量的计算及参考点：传统的腔内放疗的剂量是以毫克·小时表示，毫克是重量单位，小时是时间单位，两者都不是放射剂量单位，所以毫克·小时只是经验剂量，它不能确切反映肿瘤剂量。后装腔内放疗剂量是以"A"点为参考点计算的。"A"点作为参考点只用于子宫颈癌的腔内放疗,对宫体癌及阴道癌则不适用。

1)A 点:放射源末端上 2 cm,外 2 cm。

2)B 点:放射源末端上 2 cm,外 5 cm(相当于 A 点外 3 cm)。

3)子宫颈口参考点:放射源末端。

4)宫底参考点:放射源顶端延长线外 1 cm。

5)膀胱参考点:侧位片为通过球心的垂直线与充盈球后壁的交点,正位片为球心。

6)直肠参考点:宫腔源末端垂直线与阴道壁的交界处下方 0.5 cm。参考体积(ICRU38[#] 报告规定):A 点等剂量面包绕的体积(容器、放射源配置不同,参考体积的形状、大小不同),用长、宽、高 3 个径线描述。

(3)三维腔内放疗概念:由于每次治疗时放射源的位置不可能完全相同,肿瘤体积亦经常变化,理论上的"A"点剂量与实际剂量相差甚远。肿瘤是立体的,只用一点的剂量来表示也同样不能反映出肿瘤的真正受量,因此,2004 年 GEC-ESTRO 成立了工作组,专门研究以 3D 影像为基础的子宫颈癌近距离治疗计划设计问题,目的是提出可供交流比较的 3D 近距离治疗的基本概念和术语。在研究时考虑了近距离治疗主要作为子宫颈癌治疗的一部分,靶区在诊断时、近距离治疗开始时和治疗期间的变化,按照肿瘤负荷和复发的危险程度,分为 3 个 CTV:高危 CTV(high risk CTV,HR CTV)、中危 CTV(intermediate risk CTV,IR CTV)和低危 CTV(low risk CTV,LR CTV)。需要在诊断和每次近距离治疗时系统描述 GTV 和 CTV。其提出的 GTV 和 CTV 的概念与体外照射的概念不同。GTV 在三维近距离治疗计划中可分为诊断时的 GTV(GTVD)和近距离治疗时的 GTV(GTVB)。当患者只进行近距离治疗时,GTVB 等于 GTVD。

GTVD 指在治疗前诊断时由临床检查和影像学资料,特别是 MRI 和(或)PET-CT 所见到的肿瘤范围。GTVB 指在每次近距离治疗前检查所见的 GTV,表示为 GTVB1,GTVB2 等。HR CTV 指每次近距离治疗时的高肿瘤负荷区,为肉眼可见肿瘤区,包括全部子宫颈和近距离治疗前认定的肿瘤扩展区。其剂量按肿瘤体积、分期和治疗方式确定。IR CTV 指每次近距离治疗时明显的显微镜下肿瘤区,是包绕 HR CTV 的 5~10 mm 的安全边缘区。此安全边缘的确定需要参考原肿瘤大小、位置、有可能的肿瘤扩展区和肿瘤治疗后的缩小情况以及治疗方式。LR CTV 指可能的显微镜下肿瘤播散区,可用手术或外照射处理,在近距离治疗时不具体描述。

2006 年该工作组提出了在三维近距离治疗中使用剂量-体积直方图来评估各治疗靶区的累积受量。对于 GTV、HR CTV、IR CTV 的评估采用 D90 和 D100,即分别为覆盖 90% 和 100% 靶区的最小剂量,用 V150 和 V200 来评价高剂量体积,即分别为受量为 150% 和 200% 处方剂量的覆盖体积,对危及器官的评估,因为空腔脏器直结肠、膀胱受照射的组织壁体积的最高剂量与远期反应密切相关,故评估最接近施源器的受照射的 0.1 cm³、1 cm³、2 cm³ 体积或 5 cm³、10 cm³ 体积的最小剂量。此报道对即将广泛应用的子宫颈癌三维计划近距离技术起很重要的作用,将从根本上改变过去妇科近距离后装治疗的剂量学观念。

依靠影像学资料设计近距离治疗计划是目前近距离放疗领域最热门的研究之一,子宫颈癌的研究主要是将传统的技术结合新的影像技术。放疗的成功与失败在很大程度上取决于靶区照射剂量的准确性,改变放射剂量、时间等因素也成为提高放疗疗效的一条重要途径。三维近距离放疗更有利于确定靶区剂量的精确性,使研究子宫颈癌腔内后装治疗中靶区和正常组织相互关系以及剂量分布变得精确和直观,实现了后装治疗的三维剂量优化、个体化和可视化。由于子宫颈癌腔内后装治疗的主要并发症有放射性直肠炎和放射性膀胱炎,采用三维后装治疗计划系统就能明显减少直肠、膀胱并发症。Viswanathan 等报道 10 例患者应用 CT 和 MRI 或兼容性施源器置入后,进行断层影像扫描,在三维影像上勾画 CTV 和 OAR,CTV 包括肿瘤、高风险(HR)和中级风险(m)区域;处方剂量包括 90% 和 100% 体积(D90 和 D100)的最小剂量;用剂量-体积直方图分析判断,肿瘤体积在高度和厚度 CT1 轮廓(CTStd)与 MRI/轮廓相比无显著差异,宽度在 HR CTV(CTStd)存在统计学差异;证实了 CT 和 MRI 均可以用于近距离放疗的计划设计。Lin 等对 15 例子宫颈癌应用 PET 影像进行近距离治疗计划的设计,在植入施源器后进行 PET 扫描,用 CMS Focus 治疗计划设计,随访 24 个月,发现 PET 显示病灶体积较大者($>187 \text{ mm}^3$)和 100% 覆盖肿瘤的等剂量曲线剂量小者复发率较高。

(4)腔内治疗操作注意事项:①严格无菌操作。②宫腔管要求放置至宫底。③根据肿瘤具体情况、仪器设备选择适宜的阴道容器与宫腔管。④认真填塞纱布,将膀胱和直肠推开,使之远离放射源。⑤阴道源与宫腔源的布源要合理,照顾阴道、子宫颈、宫底肿瘤,尽量减少膀胱和直肠受量。

(五)综合治疗

由于放疗技术及化疗药物的迅速发展,手术治疗走向个别化或缩小手术范围配合以放疗和(或)化疗,并已取得良好的效果。术前辅助近距离腔内放疗,能减少肿瘤负荷,创造手术条件,但远期生存率未见提高。对于具有高危因素的早期子宫颈癌患者,术后辅助放、化疗仍被大多数人所采用。

1999 年先后报道了由 GOG、SWOG、RTOG 进行的 5 组以顺铂为基础的同步放、化疗大样本前瞻性随机对照临床研究结果,尽管各研究组内临床期别、放射剂量、放射方法及含顺铂的化疗方案不尽相同,但结果都证明同步放、化疗能明显改善生存率,使死亡危险下降 30%~50%,因而奠定了同步放、化疗在子宫颈癌综合治疗中的地位,被美国国立癌症研究所推荐为子宫颈癌治疗的新标准。

放、化疗同步进行必将增加治疗并发症的风险,如出现Ⅰ~Ⅱ度并发症,给予积极的对症处理;如出现Ⅲ度以上并发症,首先考虑化疗减量(一般减 25%),必要时停化疗,甚至放、化疗均停止治疗,同时给予积极的对症处理。

(六)治疗中及治疗后处理

放疗的反应主要是在造血系统、消化系统和泌尿系统。造血系统的反应主要表现为白细胞计数减少、血小板减少等,消化系统反应多表现为食欲缺乏、恶心、呕吐、腹泻等,泌尿系统反应多表现为尿频、尿急、尿痛等。对这些患者应积极对症处理,一般都能够使患者最大限度地保持在良好状态下,按计划完成放疗。治疗过程中应定期做化验检查及查体,一般情况下每周查白细胞 1 次。疗程中、治疗结束及随诊时,均应做全面查体,血、尿常规和胸部透视检查,其他检查根据需要进行。发现并发症应及时处理,以免影响疗效。自治疗开始起即应坚持阴道冲洗,每天或隔天 1 次,直至治疗结束后半年以上,无特殊情况可改为每周冲洗 1~2 次,坚持 2 年以上为好,以减少感染、促进上皮愈合、避免阴道粘连。按计划完成治疗后,如检查局部肿瘤消失、子宫颈原形恢复、质地均匀、硬度正常、宫旁组织硬结消失、质地变软、弹性好转,则可认为治疗结果满意,可以结束治疗。治疗后恢复期,亦应保证营养和休息。治疗后 2~3 周行第 1 次随诊检查,6~8 周行第 2 次随诊检查,并决定是否需要补充治疗。以后根据检查情况 3~6 个月随诊 1 次。治疗后 2 年以上者,6 个月~1 年随诊 1 次。如有可疑情况,可提前随诊。

（七）放疗结果

1.生存率

综合国内外报道的材料,各期子宫颈癌放疗的 5 年生存率见表 5-4。

表 5-4　各期子宫颈癌放疗的 5 年生存率(%)

资料来源	期别	Ⅰ	Ⅱ	Ⅲ	Ⅳ	合计
综合国外资料	例数	35 480	45 844	36 286	6 195	123 805
	5 年生存率(%)	79.2	58.1	32.5	8.2	54.1
综合国内资料(13 单位)	例数	616	5 005	3 767	82	9 470
	5 年生存率(%)	86.2	66.6	48.7	19.5	60.1
中国医学科学院肿瘤医院	例数	320	2 028	5 509	199	8 056
	5 年生存率(%)	93.4	82.7	63.6	26.6	68.7

2.放疗并发症

(1)早期并发症:包括治疗中及治疗后不久发生的并发症。

1)感染:感染对放疗效果有明显的影响,应积极处理。

2)骨髓抑制:同期化疗将加重骨髓抑制,最常见是白细胞计数下降,应给予注射重组人粒细胞集落刺激因子,必要时调整放疗计划。

3)胃肠反应:多发生在体外照射时,轻者对症处理,重者调整放疗计划。

4)直肠反应:是腔内照射较常见的早期并发症。直肠反应的主要表现为里急后重、大便疼痛、甚至有黏液便等;有直肠反应者,应减少对直肠的刺激、避免便秘、保证供应充足的营养和水分、预防感染。直肠反应在治疗期间很少出现,如出现则应暂缓放疗,积极处理,待症状好转后再恢复照射,必要时修改照射计划。

5)机械损伤:主要发生在腔内照射的操作过程中,最多见的是子宫穿孔及阴道撕裂。在宫腔操作时发现患者突然下腹痛或探宫腔已超过正常深度而无宫底感时,应考虑为子宫穿孔。这时应立即停止操作、严密观察、预防感染、严禁反复试探宫腔。如有内出血,应及时手术处理。行阴道腔内照射时,阴道狭窄或阴道弹性不佳者,由于阴道容器过大、操作粗暴,均可造成阴道裂伤。操作过程中如发现有突然出血或剧痛,应检查有无阴道损伤,如有裂伤应即刻终止治疗,充分冲洗阴道、局部用抗生素、避免感染、促进愈合;如裂伤较深或有活动性出血,应及时缝合。

(2)晚期并发症。

1)皮肤及皮下组织的改变。

2)生殖器官的改变:体外照射和腔内照射对生殖器官都有影响。放疗后可引起照射范围内组织纤维化表现,包括:①阴道壁弹性消失、阴道变窄;②子宫颈及宫体萎缩变小;③子宫颈管引流不畅引起宫腔积液,合并感染可造成宫腔积脓;④卵巢功能消失而出现绝经期症状;⑤纤维化严重者,可引起循环障碍或压迫神经导致下肢水肿或疼痛。

3)消化道的改变:受影响最多的肠道是小肠(主要是回肠)、乙状结肠及直肠。可引起肠粘连、狭窄、梗阻、溃疡甚至瘘,临床表现为腹痛、腹泻、里急后重感、肛门下坠疼痛、黏液便甚至血便等。常表现为直肠镜检可见肠黏膜水肿、充血、溃疡甚至成瘘,尤以直肠为多见。放射性直肠炎80%在完成放疗后 6 个月至 2 年间出现,大部分在 3 年内可望恢复。肠道的放射损伤很难治疗,主要是对症处理,重要的是预防。

4)泌尿系统的改变:最多见的是放射性膀胱炎,但发生率低于放射性直肠炎。在放疗后1~6年出现,大部分在4年内恢复。主要表现为尿频、尿急、血尿甚至排尿困难。膀胱镜检查可见膀胱黏膜充血、水肿、弹性减弱或消失,毛细血管扩张,甚至出现溃疡。只能对症处理、预防感染、止血、大量补充液体等,出血严重者需在膀胱镜下电灼止血。需手术止血者罕见。放疗对宫旁组织及输尿管的影响均可导致输尿管不同程度的梗阻,进而出现不同程度的肾盂积水及输尿管积水。肾盂积水患者主诉常为腰痛,检查为患侧肾区叩痛,通过B超、放射性核素肾图或肾盂造影即可确诊。

5)对骨骼的影响:盆腔体外照射可以影响骨盆及股骨上段。

6)放射致癌:子宫颈癌放疗后发生恶性肿瘤的发生率为0.52%,发生部位最多的是子宫体,其次为直肠、膀胱、卵巢软组织及骨骼等。放射癌的诊断原则:①有放疗史;②在原放射区域内发生的恶性肿瘤,并能排除原肿瘤的复发、转移;③组织学证实与原发癌不同;④有相当长的潜伏期。

3.影响预后的因素

除临床分期对疗效有明显的影响以外,还有一些因素也不同程度地影响子宫颈癌放疗的预后。

(1)贫血:子宫颈癌的长期慢性失血或急性大出血均可导致贫血。血红蛋白的高低与放疗疗效直接相关。中国医学科学院肿瘤医院对子宫颈癌Ⅱ、Ⅲ期患者分析显示:放疗前血红蛋白在80 g/L以下者比120 g/L以上者5年生存率低30%左右。

(2)宫腔积脓:子宫颈癌合并宫腔积脓的5年生存率比无宫腔积脓者低10%左右。

(3)盆腔感染:包括附件炎、宫旁组织炎、盆腔腹膜炎及盆腔脓肿等。Ⅲ、Ⅳ期子宫颈癌合并盆腔感染者比无盆腔感染的放疗5年生存率低18%。

(4)输尿管梗阻:子宫颈癌向宫旁扩展,可压迫输尿管造成输尿管梗阻,继而发生输尿管或肾盂积水。子宫颈癌合并轻度肾盂积水者和肾盂积水治疗后好转者,其预后与无肾盂积水无差异,而重度肾盂积水者、治疗后肾盂积水加重者或治疗后出现肾盂积水者预后不佳,其5年生存率比无肾盂积水者低13%。

(5)组织类别:一般认为腺癌对放射线的敏感性低于鳞状细胞癌。

(6)剂量和疗程:适当的剂量和疗程可以提高"治疗比例",使放射线给肿瘤以最大的破坏,使正常组织的损伤减少到最低限度,因而放疗的剂量与疗程都可以影响疗效。剂量过小或疗程过长,达不到对肿瘤的最大破坏作用,会影响疗效。剂量过大或疗程过短,可破坏肿瘤周围的屏障和局部组织的修复能力,也会降低治愈率。

四、子宫颈癌的手术治疗

(一)子宫颈癌手术治疗发展的历史回顾

子宫颈癌广泛子宫切除术已有百年的历史,从Werthiem到Meigs至现代手术治疗,是不断改进、发展、完善的过程。

1.开创期

1878年,Freund行经腹广泛子宫切除术治疗子宫颈癌,手术死亡率为50%。1879年,Czerny行经阴道广泛子宫切除术,死亡率为70%。1893年,Schuchardt改进经阴道广泛子宫切除术,死亡率仍为60%~70%。1895—1897年,Ries、Clark、Rumpf改进经腹广泛子宫切除术,死亡率仍为50%。以上时期,因为诊断、无菌、消毒和麻醉等学科未发展,所以有如此高的手术死亡率。

2.Werthiem 期

1898 年 11 月 6 日,Wertheim 在进一步改良 Rumpf 手术式的基础上,在维也纳医学会演示经腹广泛子宫切除术并首次清扫盆腔淋巴成功,成为经典的子宫颈癌广泛子宫切除术。至今,为了纪念他所做的贡献,广泛子宫切除术也被称为 Werthiem 手术。但当时手术死亡率仍为 25.2%,手术范围也不够广泛。

1901 年 7 月 1 日,Schauta 在进一步改良 Schuchardt 手术式的基础上,进行了经典的经阴道广泛子宫切除术,后称为 Schauta 手术。当时手术死亡率仍为 19%,5 年治愈率达 41%。之后 Amreich(1921 年)、Stoeckel(1928 年)、Navratil 继续改进,但因盆腔淋巴结切除不便,疗效较经腹手术差,开展缓慢。1940－1950 年,对盆腔淋巴清扫与广泛子宫切除如何配合,谁先谁后及两者间隔时间观点不一。1949 年,Navratil 首次行腹膜外淋巴结清扫,然后经阴道广泛切除子宫。张其本改良腹膜后淋巴清扫后经阴道子宫广泛切除报道 290 例,Ⅰ 期 5 年存活率为 93.3%,Ⅱ 期为 92.5%。

Wertheim 手术经过改良后,由其学生 Werner 以及 Latzko、Schiffmanm 等提出了重要的改变,即扩大了手术范围。于 1911 年报道 500 例广泛子宫切除术及选择性盆腔淋巴结清扫术,手术死亡率为 10%。

3.发展期

1911 年,Bonny 改进经腹广泛子宫切除术,死亡率降低到 11%～20%。1921 年,Okabayashi 提出更为广泛的子宫切除术。但在 20 世纪早期,广泛子宫切除术的死亡率仍高。1898 年,居里夫人发现了镭,1907 年,Kleim 用镭治疗子宫颈癌。由于放疗后死亡率低、存活率高,各种方式的镭疗得到广泛应用,包括 Paris、Stockholm、Manchester 三种腔内放疗的应用等方式加上盆腔外照射,其 5 年治愈率达 40%;在第 1 次世界大战后,输血技术的发展和抗生素的出现等有力地推动了子宫颈癌手术治疗的进一步发展。1930 年,Meigs 改良了 Wertheim 手术,增加了更广的盆腔淋巴结清扫术,治愈率增加了 30%。Parsons、Ufelder、Green、Brunschwig、Barber、Morton、Pratt、Symmonds、Rutledge、Marlex、Nelson、Averette、Shingleton 等各自进行了改进,减少了泌尿系统及其他并发症,并保持了广泛的切除宫旁组织以及完全的盆腔淋巴结清扫术,提高了生存率。1941 年,冈林改进经腹广泛子宫切除术,死亡率＞10%。1944 年,Meigs 进一步改进经腹广泛子宫切除术,将 Wertheim 手术与 Taussig 经腹盆淋巴系统切除结合为 Wertheim-Meigs 式手术,手术死亡率为 0。

4.近代期

1950 年,Brunschwig 提出盆腔廓清手术,1951 年,Meigs 报道改良 Wertheim 手术 500 例的经验,使经腹广泛子宫切除术更广泛,更安全,5 年成活率Ⅰ期 81.8%,Ⅱ期 61.8%。1950－1970 年,Ogino、Okabayashi、Sakamoto 等对手术步骤的先后顺序与根治手术的彻底性进行修改,采取保护输尿管措施等,称为东京大学术式。

5.我国内地开展子宫颈癌手术治疗的历史

子宫颈癌广泛切除手术于 20 世纪 40 年代末引进我国,20 世纪 50 年代初,北京康映蕖、天津柯应夔、上海林元英、安徽张其本、山东苏应宽和江森、江西杨学志、重庆司徒亮、广东林剑鹏、成都乐以成等进一步改良国外术式,率先在国内各地开展子宫颈癌广泛切除手术,手术方式以 Werthem 手术为基础,以后又吸取冈林、Meigs 等手术方式的优点而进行改良。形成我国早期的广泛子宫切除术及盆腔淋巴结清扫术式,尤其是柯应夔、林元英 1962 年所著《子宫颈癌广泛子宫切除术图谱》一书对当时培训青年医师学习掌握子宫颈癌广泛子宫切除术起到重要作用。并推动了全国子宫颈癌手术治疗的开展。1957—1960年,北京、天津、上海、安徽、山东、江西、成都、广州、武汉等全国各地先后开展了大规模的子宫颈癌普查普治工作,进一步促进了子宫颈癌手术治疗的开展,各大医院相继开展经腹广泛子宫切除术。唯安徽坚持经阴道广泛子宫切除术。

6.台湾地区的子宫颈癌手术治疗历史

在台湾地区,随着经验的累积和相关技术的进步,对子宫广泛切除手术做了无数次的技术修改。20世纪70年代,美国的Piver、Rutledge、Smith等人更将子宫广泛切除手术分成5级,台湾地区也在20世纪80年代初开始执行。

仔细看起来,5级手术的每一级的切除范围都有不同。其实,关键还是在于输尿管周围子宫膀胱韧带的剥离程度,和与它相关子宫颈和阴道旁组织的切除范围。第3级以上尤其是第4级和第5级子宫根除的技术训练愈来愈有深度,愈来愈需要团队的默契。

现今,子宫广泛切除手术一般都包括切除子宫两旁的子宫旁组织、子宫骶韧带、子宫膀胱韧带的一部分、阴道上1/4~1/3或离开阴道病灶1~2 cm,以及整个子宫的切除,同时还包括两侧最少四部分骨盆腔淋巴的摘除:髂总、髂内外、闭孔淋巴。很显然,手术本身很复杂,切除范围因为前接膀胱、后邻直肠、两侧是输尿管,都很容易受损,产生并发症,大小的动静脉血管尤其多,更容易出血。一旦出血,增加了操作时间,容易产生手术后胀气,甚至肠梗阻。因此,需要充分了解骨盆解剖的妇科医师或妇科肿瘤医师、经常做子宫广泛手术的医师才能进行这个手术,更需要好的团队,包括好的助手、好的刷手护士、好的麻醉师的配合。故此,目前在台湾地区都是在癌症医学中心至少是设备很好的医院才能够做。

台湾地区的广泛子宫切除术是指将主韧带在盆壁及肛提肌处切除,宫骶韧带在靠近其下外侧附着处切除,也有专家提出保留1 cm的主韧带及宫骶韧带,以利排尿功能的迅速恢复。在切除主韧带时,免不了将输尿管从其通路进入主韧带到达输尿管阴道交叉点的附着物分离出来,这样会使某些输尿管节段因为危及血管而不能存活,结果广泛子宫切除术后可能导致难以恢复的输尿管瘘(约占2%)。阴道必须切除上段的1/3~1/2。宫旁组织应根据病灶范围切除4 cm以上,必要时可达盆壁,并且需同时做盆腔淋巴结清扫术。本手术适用于 ⅠB～ⅡA 期子宫颈癌患者。

(二)子宫颈癌手术治疗的指针

(1)已有病理学检查确诊为子宫颈浸润性鳞癌或腺癌。

(2)临床期别:长期以来,均以ⅠB1～ⅡA期为主,近20年来,由于患者年轻化,考虑治疗后生活质量和新辅助化疗的应用,对于ⅡB～ⅢB期的中青年患者,可考虑先给予新辅助化疗后,经过严格评估达到完全缓解或部分缓解者选择广泛子宫切除术。

(3)全身情况无严重心、肝、肾、肺或其他影响手术疾病均可手术。

(4)年龄已不是限制条件,70岁以上也可手术,但老年患者一般预后较差。

(5)肥胖患者根据手术医师的经验也不受限制。

(6)手术也适用于合并妊娠的患者,以往曾认为妊娠者不宜行广泛子宫切除术,但通过实践,国内外学者都认为妊娠不是禁忌证,对妊娠早期、中期的患者,行广泛子宫切除术并不会增加手术的并发症。

(7)子宫颈残端癌、阴道狭窄的子宫颈癌患者及不宜用放疗的子宫颈癌患者。

(8)45岁以前首先考虑手术治疗,以保留卵巢和阴道功能。

（9）部分经放、化疗后中心性复发或晚期病例也可再次选择手术治疗。

（三）子宫颈癌广泛子宫切除术的各种手术方式和类型

1.子宫颈癌手术的方式

（1）典型术式为经腹广泛子宫切除术Ⅲ＋盆腔淋巴清扫术：目前仍以此术式为主要和基本术式。

（2）经阴道广泛子宫切除术＋腹腔镜盆腔淋巴清扫：较少施行，需有经腹和经阴道手术的熟练基础。

（3）腹腔镜广泛子宫切除术＋盆腔淋巴清扫术：近10年来增加，需有经腹广泛手术基础和熟练的腹腔镜技术。

（4）子宫颈广泛切除术＋盆腔淋巴清扫术：对少数青年需保留生育功能患者应用可经腹、经阴道或腹腔镜手术，严格选择适应证及患者。

不管是哪一种术式，都应该根据临床期别、手术指针等，按照广泛子宫切除术Ⅰ、Ⅱ、Ⅲ、Ⅳ各分级的标准，达到手术应该切除的范围和要求。

2.子宫颈癌的广泛子宫切除术的分级类型标准

Wertheim进行了第一例经腹广泛子宫切除术及部分盆腔淋巴结清扫术。经过110多年的发展和改进，随着经验的累积和相关技术的进步，做了无数次的技术修改，结果却很难比较。20世纪30年代，Piver、Rutledge、Smith等人将广泛子宫切除术分成5级，并于20世纪50年代在美国德州安德森医院开始执行。

（1）广泛子宫切除术Ⅰ级：即筋膜外子宫切除术，在输尿管的内侧接近子宫颈分离侧面但不包括子宫颈间质，在子宫颈附着处切断宫骶韧带，切除的阴道壁为1 cm左右。沿子宫将子宫颈旁组织切除，是扩大筋膜外全子宫切除，不包括盆腔淋巴清扫。适合子宫颈原位癌以及ⅠA1期或ⅠA2期以及颈管型子宫颈癌放疗后的手术治疗。

（2）广泛子宫切除术Ⅱ级：Wertheim手术，又称次广泛子宫切除术，切除范围包括主韧带、子宫骶韧带的一半即骶韧带浅层，保留了膀胱神经，术后不需要长期留置导尿管，然后在子宫颈及盆壁之间子宫颈外侧2～3 cm的距离处分离及切除主韧带。具体操作是在输尿管内侧及在附着处的前方游离输尿管，但外侧仍附着于主韧带，这样保存了输尿管的血供，大大减少了输尿管瘘的可能性。最后切除2 cm的阴道和整个子宫，将输尿管推向外侧，在输尿管内侧切除主韧带。不需分离子宫膀胱韧带。子宫动脉也在输尿管内侧结扎。通常需要行盆腔淋巴清扫术。适合ⅠA2期以及放疗后仅有子宫颈部分残留或复发的患者。

（3）广泛子宫切除术Ⅲ级：标准的、典型的广泛子宫切除术，切除子宫和全部靠盆壁切除主韧带、骶韧带、宫旁以及阴道旁组织和阴道上1/3。子宫动脉在髂内动脉根部结扎。打开输尿管隧道后，再分离切断膀胱子宫颈韧带，再切除阴道旁组织。常规盆腔淋巴清扫，适合ⅠB～ⅡA期患者，是最常用的手术。

（4）广泛子宫切除术Ⅳ级：如髂总淋巴可疑（＋）则需清扫腹主动脉旁淋巴，比Ⅲ级更为广泛的术式。包括输尿管周围组织、结扎膀胱上动脉以及阴道上半部3/4切除，切除广泛的子宫颈旁和阴道旁组织及盆腔淋巴结清扫或腹主动脉淋巴清扫。适合盆腔中心复发并可保留膀胱的患者。

（5）广泛子宫切除术Ⅴ级：即盆腔廓清术，除上述广泛子宫切除术外，还包括切除部分输尿管和部分或全部膀胱或直肠。因此，需要行输尿管再植入膀胱或做结肠/回肠代膀胱和结肠造瘘/人工肛门的手术。

广泛子宫切除术不包括输卵管、卵巢。因此以上术式均可根据患者年龄、绝经与否而保留双侧卵巢输卵管,如考虑术后可能放疗则将卵巢血管游离,将卵巢固定于双侧结肠旁高位。

（四）子宫颈癌手术治疗的选择

1.早期病例

（1）I_{A1}期:广泛子宫切除术Ⅰ级,不需盆腔淋巴清扫。

（2）I_{A2}期:广泛子宫切除术Ⅱ级＋盆腔淋巴清扫术。

（3）I_{B1}期:子宫广泛性切除术Ⅲ级＋盆腔淋巴清扫术。

以上情况如患者要求保留生育功能,可选择子宫颈广泛切除术。

2.局部晚期病例

（1）I_{B2}期:术前放疗或2～3疗程化疗后评估可行手术者,子宫广泛性切除术Ⅳ级＋盆腔淋巴清扫术,腹主动脉旁淋巴清扫术。

（2）II_{A1}期:术前放疗或2～3疗程化疗后,子宫广泛性切除术Ⅲ级＋盆腔淋巴清扫术。

（3）II_{A2}期:同I_{B2}期处理。

（4）II_B～III_B期:术前2～3疗程化疗后评估可行手术者,子宫广泛性切除术Ⅲ级＋盆腔淋巴清扫术,腹主动脉旁淋巴清扫术。

I_{B2}期以上的病例,术前仅新辅助化疗或同时给放疗。以患者年龄和是否保护卵巢和阴道功能考虑,年轻患者术前新化疗即可。以上手术类型可根据医师的经验、习惯和条件,选择经腹、经阴道或腹腔镜手术。

3.FIGO 处理

2012 年 FIGO 癌症委员会指南推荐子宫颈癌的处理方法见表5-5。

表 5-5　子宫颈癌的处理(FIGO,2012)

分期	术式	
I_{A1}	简单子宫切除术	特殊情况可做大锥切保证切缘(一)
I_{A2}	简单子宫切除术	
	或Ⅱ级广泛子宫切除术	特殊情况可做大锥切
	加盆腔淋巴清扫术	或子宫颈广泛切除术及盆腔淋巴清扫
I_{B1}	Ⅲ级广泛子宫切除术加盆腔淋巴清扫术或放疗	特殊情况小病灶可行子宫颈广泛切除术加盆腔淋巴清扫术
I_{B2}	放、化疗或Ⅲ级子宫广泛切除术加盆腔清扫术或新辅助化疗,放、化疗	特殊情况先新辅助化疗后选择患者做广泛子宫切除术Ⅲ级
II_{A1}或II_{A2}	放、化疗或放、化疗后选择Ⅳ级广泛子宫切除术	特殊情况先行新辅助化疗后选择广泛子宫切除术Ⅲ级加盆腔淋巴清扫
II_B	放、化疗或Ⅳ级广泛子宫切除术加盆腔清扫术	特殊情况先行新辅助化疗后选择患者做广泛子宫切除术Ⅳ级或放、化疗后选择患者做广泛子宫切除术Ⅲ级
III_A	放、化疗或放疗	
III_B	放、化疗或放疗	
IV_A	放、化疗或放疗	
IV_B	放、化疗或放疗	盆腔廓清术或临终关怀,特别足量吗啡止痛

4.子宫颈癌治疗后中心性复发

放疗后复发可选择盆腔廓清术(前盆、后盆、全盆廓清术)。如子宫颈癌治疗后复发已达盆壁或盆底,可考虑选择 LEER 手术或 CORT 手术,此两种手术创伤特别巨大,需严格术前评估并组织外科、泌尿、麻醉科医师共同制订手术计划实施。

(五)子宫颈癌手术治疗的优点

(1)准确的病理检查以指导随后治疗。

(2)切除原发癌灶和大的转移淋巴,改善预后。

(3)淋巴血管间隙浸润影响预后而不是肿瘤大小。手术后病理明确病变很重要。

(4)治疗时间短,而避免晚期放疗并发症,也避免放、化疗后是否还有残存肿瘤的困难。

(5)可保留卵巢和避免阴道狭窄,可保留内分泌和性功能。

(6)盆腔慢性炎症仍可施行手术。

(7)盆腔包块或解剖不正常致使放疗难以施行,或患者对放疗依从性差者最好选择手术治疗。

(8)首选化疗后,广泛手术已成为中、青年子宫颈癌患者治疗方案的发展趋势,选择以手术治疗为主。肥胖患者根据医师经验和手术器械决定。

(9)其他:可用于如Ⅱ期内膜癌、上段阴道癌、子宫颈肉瘤等恶性肿瘤的治疗。

(10)可用于放疗后小的中心复发或小的中心未控病灶,可作为补救措施而不用廓清术,卵巢已不需保留,淋巴则由医师探查决定是否清扫,但对于并发症发生概率,尿瘘、肠梗阻比未放疗者明显升高。

(11)细胞分化、血管淋巴管间隙扩散到宫腔都不影响手术选择。

(12)肿瘤灶大小可影响选择,但不是独立影响因素和决定因素,大肿瘤(4 cm^3)淋巴(+)较多,最好化疗后手术而不宜直接手术,但巨大的外生性肿瘤阴道完整仍可手术,而内生性侵及阴道则类似Ⅱ$_B$期,应放、化疗。

(六)子宫颈癌手术前、后的辅助治疗

1.手术前后给予辅助治疗的情况

(1)临床期别Ⅰ$_{B2}$、Ⅱ$_B$期以上,治疗失败者绝大多数为Ⅱ$_B$及Ⅲ期。

(2)组织形态和病理分级,腺癌的危险是鳞癌的 2 倍。另外病理分级越高(分化差)复发率及病死率上升。

(3)子宫颈间质浸润深度,与宫旁浸润和淋巴结转移有关,其 5 年生存率(-)为 88%,(+)为 55%,但单纯子宫颈间质浸润深度不说明问题,要与临床期别结合才有意义。

(4)淋巴结转移:一些学者报道,子宫颈癌患者一旦发生淋巴转移,预后很差。但更多的报道子宫颈癌Ⅰ$_B$~Ⅱ$_A$期术后发现盆腔淋巴转移而给予放疗或放、化疗,仍可取得很好疗效。这里要明确是盆腔淋巴还是腹主动脉旁淋巴结转移。如果是腹主动脉旁淋巴结转移,即使给予放、化疗,其生存率仍极低。可以认为盆腔淋巴结转移是局部问题,可以针对盆腔局部给予治疗,而腹主动脉旁淋巴结转移则是全身性转移,放、化疗效果均很差,预后恶劣。因此,盆腔淋巴结发现癌浸润称为受累,而腹主动脉旁淋巴结发现癌浸润才称为转移。

Ⅰ$_{A2}$、Ⅰ$_{B1}$期淋巴(+)5 年生存率为 2%~8%;腹主动脉很少,如髂总淋巴(+)则需做腹主动脉淋巴清扫。

Ⅰ$_{B2}$~Ⅱ$_A$期淋巴(+)5 年生存率为 64%~74%,(-)为 88%~96%。

大量临床资料表明,淋巴结转移是早期子宫颈癌的重要预后因素。淋巴转移的发生率:Ⅰ$_B$

期为 $0\sim17\%$；II_A 期为 $12\%\sim27\%$；II_B 期为 $25\%\sim39\%$。淋巴结（＋）的个数更加重要，淋巴转移的 5 年生存率：1 个为 62%；2 个为 36%；3 个为 20%；4 个为 0。$1\sim2$ 个单侧淋巴（＋）可与淋巴（－）同样治疗，如单侧3个或双侧（＋）可行放、化疗。

(5)手术标本切缘（＋）。

(6)肿瘤体积大小：Burghardt 等报道肿瘤体积＞1 000 mm³(1 cm³)宫旁浸润和淋巴转移者较＜1 000 mm³(1 cm³)明显增加，生存率明显下降。因临床测量肿瘤体积不能做到，因此以肿瘤直径大小衡量，以＞4 cm³ 为 I_{B2} 期的标准。

2.手术前后辅助治疗的选择

(1)一般选用放疗最好在术前 $6\sim8$ 周结束，术后则在 4 周膀胱直肠功能恢复后开始。

(2)如需要保留卵巢和功能者，仅用化疗即可，不用放疗。

(3)选用放疗时，最好是同期放、化疗，但手术＋放、化疗的不良反应大于单纯放、化疗。

(七)关于子宫颈癌盆腔淋巴清扫术

1.盆腔淋巴清扫手术范围

双侧髂总淋巴结，髂外、髂内淋巴结，深腹股沟淋巴结，闭孔深、浅组淋巴结，如髂总淋巴结可疑、冷冻阳性，再探查腹主动脉旁淋巴结，如腹主动脉旁淋巴结阳性则停止淋巴清扫手术，阴性则行腹主动脉旁淋巴结清扫手术，从肠系膜下动脉平面开始向下，如髂总淋巴结阴性，则行盆腔淋巴清扫手术即可。盆腔淋巴结清扫术有以下两种手术方法。

(1)切开腹壁进入腹腔：剪开盆腔腹膜暴露腹膜后区域，然后采用逆行切除方法，即从子宫颈外围开始打开骨盆漏斗韧带，从上向下依次暴露髂总、髂内、髂外血管和输尿管等，并剥离其周围脂肪及淋巴组织，自外周向内整块切除以上各组淋巴结。

(2)腹膜外盆腔淋巴结清扫术：由上向下同样切开腹壁，暴露腹膜，但不切开腹膜，而是将腹直肌筋膜与腹膜分开，然后将腹膜用手掌轻轻向中央推开，在膀胱侧方间隙显露出腹膜外盆腔，找到该侧圆韧带腹膜外部分，钳夹、切断、贯穿缝扎，暴露髂血管，用手指将腹膜向内侧分离。之后与经腹腔内盆腔淋巴清扫手术同样操作，以清除各组淋巴结。腹膜外盆腔淋巴结清扫手术的优点是手术时未切开腹膜，干扰腹腔内脏器较少、时间较短，手术后恢复快，其缺点是手术野的暴露不如腹膜内行手术方便。

2.对淋巴清扫的不同观点

很多年来，对子宫颈癌手术时是否需要做盆腔淋巴结清扫术存在争议。不赞成做盆腔淋巴结清扫术的理由如下：①赞成做阴道广泛子宫切除术者认为不需做盆腔淋巴结清扫术，治愈率与经腹广泛子宫切除术及盆腔淋巴结清扫者相同。②认为盆腔淋巴结清扫术也是不完全的手术，要切除所有盆腔淋巴结在技术上是不可能的。③在盆腔淋巴结癌转移病例中，也有很多病例腹主动脉旁淋巴结已有癌转移，而高位腹主动脉旁淋巴结是不可能完全清除的。④80%～90%的患者不需清扫盆腔淋巴结。

赞成子宫颈癌手术时需要清扫淋巴结的理由：①盆腔淋巴结清扫术有助于进行足够的围绕子宫颈癌的中心性解剖。②盆腔淋巴结清扫术有助于估计预后，并且可以确定患者术后是否需要加用放疗。③手术时如发现盆腔淋巴结有转移，就应进一步做腹主动脉旁淋巴结清扫。但不需做常规腹主动脉旁淋巴结清扫。有 15%～20% 的病例盆腔淋巴结为阳性，术后选择性加放、化疗，其效果较不做盆腔淋巴结清扫而仅于术后加用放、化疗为好。报道子宫颈癌患者做广泛子宫切除术及盆腔淋巴结清扫，明显降低了治疗后的死亡率和复发率。盆腔淋巴结有转移及

(或)腹主动脉旁淋巴结（＋）者，做淋巴结清扫术后再加放、化疗，其5年生存率明显提高。Meigs报道手术后的患者、盆腔淋巴有侵犯的患者，5年存活率为42％；Kastner、Mitra等报道，盆腔淋巴没有侵犯的患者，5年存活率高达90％以上。

淋巴结的不同检查方法的比较：CT为5％～67％；MRI为86％；淋巴造影为22％～79％；B超为80％；PET-CT为82％～91％。

因此，子宫颈癌盆腔淋巴清扫不是一个完美理想的方法，但在没有更好的方法之前仍旧需要淋巴清扫术。

Hockel（2013年）认为，一个有经验的妇科肿瘤医师，可以进行彻底的淋巴清扫，即将动、静脉前后左右的脂肪、淋巴和结缔组织完全彻底地清除掉，以达到彻底的淋巴清扫，如果这样，即使清除的淋巴结病理组织学检查阳性，也可不再做补充放、化疗，疗效和补充放、化疗一样。

（八）关于前哨淋巴结问题

前哨淋巴结的概念最早于1977年被提出，当时Cabanas在阴茎背侧进行淋巴造影时发现一种"特殊"的淋巴结，该淋巴结最先接受肿瘤部位的淋巴引流，为发生肿瘤转移的"第一站"淋巴结。Cabanas将此种淋巴结命名为"前哨"淋巴结，并提出术中如能以可靠方法识别前哨淋巴结，便可以通过前哨淋巴结活检减少手术带来的损伤。1992年，Morton等将此概念引入黑色素瘤的处理中。

近年来子宫颈癌前哨淋巴结活检于各国先后开展，前哨淋巴结的主要识别方法可归纳为以下3种。①生物活性染料示踪法：以亚甲蓝、专利蓝等生物活性染料为标记物。②放射性核素示踪法：以放射性核素锝-99为标记物。③生物活性染料-放射性核素联合示踪法。Dargent等尝试运用腹腔镜对35例早期子宫颈癌患者进行前哨淋巴结活检，采用子宫颈局部注射新型染料——专利蓝V使前哨淋巴结染色，再行腹腔镜检查并取前哨淋巴结活检。子宫颈染料及标记注射点示意图见图5-1。结果显示，前哨淋巴结识别率为100％。Kamprath等采用核素示踪的方法进行腹腔镜下的前哨淋巴结识别，子宫颈部位注射硫化锝胶体后，术者在特制的腹腔镜γ探头探测下，精确地识别前哨淋巴结，识别率达93％。此后的几项研究结果提示，腹腔镜下亦可同时运用染料-核素联合示踪法进行前哨淋巴结识别，识别率为92％～100％。

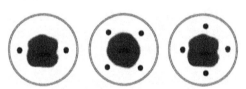

图 5-1　子宫颈染料及标记注射点示意图

在国内外多项研究中，前哨淋巴结主要分布在髂内、外及闭孔区，而很少分布在宫旁淋巴结。分析原因，Levenback认为宫旁淋巴结体积较小，且解剖位置靠近子宫颈，应用染料方法进行识别时，宫旁淋巴结与子宫颈同时染色，无法区分；应用核素方法进行识别时，宫旁淋巴结受子宫颈药物注射部位高放射性的干扰往往无法识别。根据Benedetti-Panici等统计大部分子宫颈癌淋巴结转移发生在髂血管周围及闭孔区，而宫旁淋巴结转移仅占29％，与目前研究得出的前哨淋巴结分布情况相符，宫旁前哨淋巴结识别的实际意义有待进一步探讨。另外一些学者报道，部分前哨淋巴结分布于髂总部位以及腹主动脉旁，但所占比例甚少。子宫颈淋巴引流可否不经盆腔而直接进入髂总、腹主动脉旁淋巴结，目前尚存在争议。

Oboyle等发现在肿瘤≤4 cm有73％能找到前哨淋巴结，而在肿瘤＞4 cm时仅20％能找到前哨淋巴结,可见前哨淋巴结活检适用于早期患者,Lantzsch 和 Malur 的研究也证实了这一点。可能的原因是其淋巴结转移灶大,妨碍了淋巴引流。在体内识别前哨淋巴结的研究中,假阴性结果占一定比率。假阴性结果可导致对病情错误的估计和不正确的治疗。有些学者认为造成假阴性的原因是常规病理检查遗漏了前哨淋巴结内微小转移灶,采用超薄序列切片结合免疫组化可提高准确性。另有研究发现,癌栓阻塞淋巴管,示踪剂无法进入前哨淋巴结,却流向其他淋巴结,可导致假阴性结果。对于有明显淋巴结转移者,前哨淋巴结活检是否适用有待进一步探讨。

因此,为提高前哨淋巴结检出率,要注意早期病例的选择,术前发现有转移的淋巴结最好直接行淋巴结清扫术,并可联合运用多种示踪剂。由于淋巴回流速度存在个体差异,还可适当延长注射示踪剂到手术的间隔时间。因此,建议在子宫颈癌手术时,首先做前哨淋巴结检测后,再确定是否清扫淋巴或清扫范围,术中发现前哨淋巴结阴性,则不需做淋巴清扫手术,前哨淋巴结阳性而髂总淋巴结阴性则进行盆腔淋巴清扫手术,是当前国际上一些专家意见。但前哨淋巴结测定的临床操作复杂,且不够准确,测定能确定的前哨淋巴结仅 76%。因此,目前尚未广泛应用。

五、子宫颈癌的新辅助化疗

(一)有关新辅助化疗

在子宫颈癌进行手术或放疗前给予的系统化疗,称为新辅助化疗,有关子宫颈癌的新辅助化疗已经研究了几十年。在此之前,子宫颈癌被认为是一种对化疗药物治疗不敏感的肿瘤,化学药物是否可以治疗子宫颈癌基本是未知状态,当晚期子宫颈癌或难治性子宫颈癌治疗时,使用化学药物仅作为一种姑息的治疗手段。

1983 年,Friedlander 等首次报道了 33 例可评价的晚期子宫颈癌患者中有 22 例对顺铂+长春新碱+博来霉素方案有反应,其中 6 例(18%)达完全缓解,中位缓解时间为 24(8~104)周,由此提出以顺铂为基础的联合化疗对子宫颈癌治疗有效。Friedlander 的这一报道打破了子宫颈癌对化疗耐受的传统观念。随后,Friedlander 等又于 1984 年报道了 30 例局部晚期子宫颈癌患者先予博来霉素方案化疗 3 个疗程后再行放疗或手术治疗,化疗后肿瘤总体缓解率高达 67%。

此后许多关于子宫颈癌新辅助化疗的研究报道陆续出现。研究主要分为两个部分,一方面是围绕子宫颈癌广泛术前行新辅助化疗的研究,主要研究热点是新辅助化疗能否改善患者的生存;另一方面则围绕放疗前行新辅助化疗的研究,目前的研究结果一致认为同步放、化疗的效果优于单独放疗及放疗前行新辅助化疗。

在术前新辅助化疗研究方面,1987-1993 年,主要是回顾性的小样本的 II 期临床研究,其中子宫颈癌的期别较混乱,包括 I_B ~ III期,而且采用的新辅助化疗方案并不一致,虽然不能得出切实可靠的结论,但是仍为新辅助化疗在子宫颈癌中的应用带来了希望。这些研究一致认为以顺铂为主的化疗方案在术前应用于子宫颈癌的治疗是有效的,临床缓解率及病理缓解率均较高,新辅助化疗通过减小肿瘤体积,祛除微转移灶等可以显著提高手术的切除率,不影响手术的具体实施,并且不会产生严重的手术并发症,同时化疗不良反应可以被患者接受,提出新辅助化疗有可能改善患者的预后。亦有研究认为,即使术前新辅助化疗有上述诸多优点,但其并不能改善患者的长期存活率。

1993 年,Sardi 等首次对 I_B 期巨块型子宫颈鳞癌患者进行了前瞻性随机对照研究,对照组 75 人先实施广泛性手术,再行术后辅助性放疗,研究组 76 人先使用博来霉素方案新辅助化疗

(10天1次,共3个疗程),然后行广泛性手术,术后辅助性放疗。结果发现研究组存活率及疾病无进展间期有明显改善,研究组的盆腔复发率为7.6%,而对照组为24.3%,但是由于研究设计中综合了手术、化疗及放疗,使得新辅助化疗的作用有可能被混淆。1997年,Sardi等再次总结,报道了对205例I_B期(肿瘤直径>2 cm)子宫颈鳞癌患者行新辅助化疗的前瞻性随机分组研究,患者被随机分为新辅助化疗组及不加化疗的对照组。结果,在I_{B1}期患者中,新辅助化疗并不能提高病灶切除率或总生存率。在I_{B2}期患者中,新辅助化疗后疾病缓解率为83.6%(51/61),随诊9年的生存率为80%,而对照组为61%(P<0.01)。新辅助化疗组病灶切除率为100%,对照组为85%。再对手术切除标本中病理预后因素的评价中,无化疗者及化疗无效者手术标本中脉管癌栓发生率为60%,而化疗反应者仅为10%(P<0.009);未化疗组宫旁受侵率为34%,化疗无效者为30%,对化疗有反应者仅为2%(P<0.000 1);三者淋巴结阳性率分别为41%、40%和6%(P<0.001)。在I_{B2}期患者中化疗组的局部控制率高于对照组(23% vs.6%),但远处控制率相似。化疗反应者的总生存率为88%,化疗无效者仅为23%。采用新辅助化疗的I_{B1}与I_{B2}期患者生存率相似(82% vs.80%),对照组分别为77%和61%。这一研究进一步证实新辅助化疗可以提高I_{B2}期子宫颈癌患者的手术切除率,降低病理高危因素,从而提高患者的生存率,但是仍然不能排除术后辅助放疗对于疗效的整体影响。此后的临床研究一直围绕新辅助化疗能否改善子宫颈癌患者的生存进行,意见并不统一。2000年,Chang等首先报道了关于早期巨块型子宫颈癌新辅助化疗的Ⅲ期随机临床试验,研究中包括124例I_B~II_A期巨块型子宫颈癌患者,68例新辅助化疗后行广泛性手术治疗,52例直接放疗,结果两组患者的局部复发率及远处复发率相似,2年生存率分别为81%和84%,5年生存率分别为70%和61%,新辅助化疗并未给患者带来生存优势。2001年,Hwang等报道了1项对80例I_B~II_B期子宫颈癌行新辅助化疗后行广泛性手术的10年以上随访结果。患者的5年及10年的无病生存分别为82.0%和79.4%,提示新辅助化疗可能通过降低淋巴结转移而对生存有益。2002年,Duenas-Gonzalez等通过总结既往关于子宫颈癌新辅助化疗的Ⅱ期临床研究后发现,对82例I_{B2}~III_B期子宫颈癌,新辅助化疗后行手术或同步放、化疗与传统的以顺铂为基础的同步放、化疗,至少在肿瘤缓解率(97% vs.87%)及总生存率上可以获得相同的治疗效果。同年,Benedetti-Panici等的1项Ⅲ期临床研究发现,441例I_{B2}~Ⅲ期子宫颈鳞癌患者被随机纳入新辅助化疗后行广泛性手术组及放疗组,在新辅助化疗与手术组中,I_{B2}~II_B期患者(159例)的生存期及无病生存分别为64.7%和59.7%,在放疗组中(163例)分别为46.4%和46.7%(P<0.05),两组中,Ⅲ期患者的生存期及无病生存分别为41.6%、41.9%和36.7%、36.4%(P>0.05),认为采用新辅助化疗后广泛性手术治疗的方法可以明显改善I_{B2}~II_B期子宫颈鳞癌患者的预后。而2002,Chen等对58例早期巨块型子宫颈癌的研究发现,是否行术前新辅助化疗以及肿瘤对新辅助化疗的反应均不是生存期及无病生存的独立预后因素,新辅助化疗并不能改善患者的生存期及无病生存,建议临床医师谨慎选择使用新辅助化疗。随之,在2003年,Tierney等对21个关于局部晚期子宫颈癌行新辅助化疗的随机临床试验进行了系统分析,结果显示新辅助化疗后手术治疗可以提高患者的5年生存率。2005年Buda等及2006年Candelaria等的研究均提示局部晚期子宫颈癌行新辅助化疗,达到满意的病理缓解(残余病灶间质浸润<3 mm)或病理完全缓解的患者可能会有助于改善生存。2007年,GOG-141号前瞻性随机对照研究专门评价了新辅助化疗对I_{B2}期子宫颈癌患者的价值,288例I_{B2}期子宫颈癌患者随机分为新辅助化疗及广泛性子宫切除＋盆腔和腹主动脉旁淋巴结清扫术组(145例)及广泛性子宫切除＋盆腔和腹主动脉旁淋巴结清扫术组(143例)。新辅助化疗组术

前予顺铂＋长春新碱(每10天1次,共3个疗程)后行广泛性子宫切除＋盆腔和腹主动脉旁淋巴结清扫术,对照组则单纯行广泛性子宫切除＋盆腔和腹主动脉旁淋巴结清扫术,术后病理显示淋巴结阳性或宫旁浸润者补充放疗,该研究由于试验组获益较少等原因提前终止。结果显示:新辅助化疗的反应率为52％,临床完全缓解率为15％,临床部分缓解为37％,病理完全缓解为5％。尽管反应率较高,试验组和对照组在手术切除率(78％vs.79％)、术后病理检查情况、术后辅助放疗(45％vs.52％)、疾病无进展生存率和总体生存率方面差异无统计学意义。虽然该项研究并不能对新辅助化疗的价值定论,但是GOG却因此反对把广泛性子宫切除＋盆腔和腹主动脉旁淋巴结清扫术前的新辅助化疗用于 Ⅰ$_{B2}$期子宫颈癌患者的随机对照研究中。但是由于此研究可能存在新辅助化疗方案设计方面的缺陷、病理类型中包括了对化疗不敏感的腺癌及腺鳞癌以及未行手术治疗的原因描述不清等而受到质疑。

(二)目前新辅助化疗的状况

1.新辅助化疗与手术

子宫颈癌术前新辅助化疗的作用已经得到了初步肯定。术前应用新辅助化疗的目的在于:①在手术之前,肿瘤局部的血管床完好,化疗药物容易进入瘤体,生物利用度高;②可以缩小肿瘤体积,改善肿瘤局部情况,提高手术质量,理论上还可能减少手术中肿瘤播散的机会;③可能有助于消灭亚临床病灶,减少复发或转移的机会;④判断肿瘤对化疗的反应,指导术后治疗。但是,子宫颈癌多被认为是化疗不敏感性肿瘤,不恰当的新辅助化疗可能会导致肿瘤进展,延误手术治疗时机。Finan等认为只有新辅助化疗达到了较好的治疗效果并且随后能够进行手术治疗的患者才可从新辅助化疗中受益;而新辅助化疗无效的患者则可能由于延误了手术时机而导致肿瘤进展。

新辅助化疗的目的在于减少肿瘤负荷从而使手术治疗成为可能,而子宫颈癌 Ⅰ$_{B1}$期患者由于本身肿瘤负荷较小,因此很少应用新辅助化疗。而 Ⅰ$_{B2}$期患者可能因存在无法切除的肿大淋巴结等原因无法进行手术切除,Sardi J等的研究显示新辅助化疗后83.6％的患者达到了完全缓解和部分缓解。新辅助化疗组的全部患者(61/61)进行了手术治疗,而未行新辅助化疗的 Ⅰ$_{B2}$期患者只有85％可以进行手术治疗(48/56,$P<0.01$)。在 Edelmann DZ 的1项研究中,73％(97/132)的 Ⅰ$_{B}$～Ⅱ$_{B}$期巨块型子宫颈癌患者成功进行了手术治疗。在 Panici PB 的研究中,75例 Ⅰ$_{B}$～Ⅲ期子宫颈癌患者进行了3个疗程PBM新辅助化疗。对于化疗后肿瘤<4 cm,且影像学检查提示阴道及宫旁病变可切除的患者进行了Ⅲ～Ⅳ型子宫颈癌广泛手术及盆腔淋巴结清扫术,通过新辅助化疗,有62例患者达到了手术治疗的标准(83％)。

近年来,由于一些研究将Ⅲ$_{B}$期患者也纳入新辅助化疗后手术治疗的范畴中,而手术后行化疗的患者比例较前略有降低。

目前关于新辅助化疗后手术时间的选择尚无明确定义,多数研究中手术时机选择在新辅助化疗结束后的1～4周(尤以2～3周为多),此时患者已度过化疗后骨髓抑制较重的时期,可以耐受手术又不至于延误手术治疗时机。

新辅助化疗的应用给局部晚期子宫颈癌的治疗带来了新的局面,Scambia G 等通过对103例应用了新辅助化疗的局部晚期子宫颈癌患者(其中88例新辅助化疗有效,82例进行了手术治疗)及29例早期子宫颈癌患者的手术病理分析后认为,同早期子宫颈癌一样,局部晚期子宫颈癌在新辅助化疗后,如果术中低位盆腔淋巴结无转移情况,也可以不进行更广泛的高位盆腔淋巴结的清扫手术,在82例进行了手术治疗的局部晚期子宫颈癌患者中,仅有1例低位盆腔淋巴结阴性,通过术中探查及冷冻病理发现了高位淋巴结的转移。

新辅助化疗对于手术时间、出血量及手术并发症等没有明显影响。Lopez-Graniel C 等对 23 例 I_{B2}～III_B 期的局部晚期子宫颈癌患者实施了 III 型广泛术,平均手术时间为 3.8 小时(范围 2.3～5.2 小时);术中中位出血量为 670 mL(范围 150～1 500 mL,1 例出血量达 1 500 mL 的患者是由于行盆腔淋巴结清扫时出现静脉损伤);中位住院天数为 5.2 天(范围 4～8 天)。这些数据与 Averette HE 等在 1993 年的报道未行新辅助化疗而首次手术治疗的数据没有统计学差异。

同样,Benedetti-Panici P 等在 1996 年对 42 例 III 期的子宫颈癌患者进行新辅助化疗,化疗后 37 例患者进行了 III～IV 型广泛性手术,5 例患者进行了前盆除脏术,所有患者均进行了盆腔及腹主动脉旁淋巴结清扫术。手术中位时间为 390 分钟,中位出血量为 800 mL;在研究的最后 1 组患者中,手术中位时间已减少到 320 分钟,出血量也减少至 600 mL。手术的主要并发症包括:2 例严重的术中出血,4 例肺栓塞,膀胱及肠道损伤各 3 例。清扫淋巴结的数目为 30～117 枚,中位数为 56 枚;切除阴道及宫旁长度分别为 5.5 cm 和 4.8 cm。这与 Solorza LG 等在 1998 年报道的未行新辅助化疗的早期子宫颈癌 III 型广泛术没有统计学差异。因此有学者认为对于 III 期的子宫颈癌患者选择新辅助化疗后进行 III～IV 型广泛性手术的治疗模式是合理的。但是,文章数据也显示,尽管经过了新辅助化疗,术后病理检查仍有 36% 的淋巴结转移、38% 的宫旁受侵和 45% 的阴道累及;术后需进行辅助放疗的患者比例仍较高。

Chen H 等在 1999—2004 年选择了 184 例 I_{B2}～II_B 期子宫颈癌患者进行了快速、高剂量的新辅助化疗后 1 周进行手术治疗,并发症主要有尿潴留(7.7%)、切口感染(4.9%)、淋巴囊肿(3.5%)、泌尿系统感染(2.8%)、肠梗阻(2.8%)、输尿管瘘(1.4%)、尿管狭窄(0.7%)。而新辅助化疗组和直接手术两组间的手术并发症并没有统计学差异(新辅助化疗组 22.2%,16/72;直接手术组 25.7%,18/70;$P=0.626$)。新辅助化疗不仅减少了肿瘤负荷,提高了手术可行性,而且对于术后病理结果也产生了一定影响。一些研究显示,新辅助化疗后的局部晚期子宫颈癌(I_B～II_B 期)的盆腔淋巴结转移率为 22%～25%,此数据低于相同期别未行新辅助化疗患者的盆腔淋巴结转移率。

2.新辅助化疗与放疗

20 世纪 70 年代末期,蒽环类及铂类药物开始应用于实体瘤的治疗取得了良好的效果,后来肿瘤学家们发现铂类为主的化疗方案在某些化疗不敏感的头颈部肿瘤及子宫颈肿瘤中也可以取得较好的治疗效果。因此,铂类为主化疗方案作为子宫颈癌的新辅助化疗逐渐应用开来,其目的在于使肿瘤对化疗产生反应,减少肿瘤负荷,消灭肿瘤微小转移灶。而且化疗药物和放射线作用于肿瘤不同的细胞亚群,化疗后可以使肿瘤细胞同步化,以期达到更好的反射治疗效果。

虽然放疗前进行新辅助化疗在理论上有其合理性,而且大多数研究认为与传统单纯放疗相比,新辅助化疗后放疗并没有增加治疗毒性;但同样大多数研究结果也显示接受了新辅助化疗的患者并未能获得生存受益。目前对于放疗前的新辅助化疗的作用仍存有争议。Hwang 和 Sardi J 的研究显示新辅助化疗患者组在生存上优于未行新辅助化疗患者组;而 Tattersall MH 则认为新辅助化疗不仅没有带来生存益处,反而给接受新辅助化疗的患者带来不利影响。其认为新辅助化疗的弊端在于可能延误治疗时机,导致放疗抵抗以及化疗后产生放疗交叉耐受。

(三)新辅助化疗常用方案

自子宫颈癌的新辅助化疗被研究和应用以来,出现了多种不同的化疗方案,包括不同的药物,不同的药物剂量和使用间隔。

常见的化疗方案均为以顺铂为基础的单药和联合化疗。常见的与顺铂联合应用的化疗药物有博来霉素、长春碱类、甲氨蝶呤、异环磷酰胺等。比较常用的联合化疗方案包括：顺铂＋博来霉素＋长春碱类，顺铂＋氟尿嘧啶，顺铂＋博来霉素＋异环磷酰胺等。在不同的临床研究中，化疗方案，包括化疗药物的剂量与给药间隔均不尽相同，比如顺铂的剂量在 $50\sim100$ mg/m^2，给药间隔从每 10 天到每 28 天不等。在现有的子宫颈癌新辅助化疗的回顾性或Ⅱ期临床研究中，参加研究患者的 FIGO 分期，从Ⅰ$_B$～Ⅳ$_A$期，研究样本量有限，多为 $20\sim50$ 例。治疗有效率为 $60\%\sim90\%$。

近年来，通过对晚期和复发子宫颈癌化疗方案的研究，紫杉醇与顺铂的联合方案逐渐被应用于子宫颈癌的新辅助化疗中。在 Park 等的研究中，给予 43 例 FIGO 分期Ⅰ$_{B2}$～Ⅱ$_B$期的患者紫杉醇＋顺铂的新辅助化疗，其中紫杉醇 60 mg/m^2，顺铂 60 mg/m^2，每 10 天 1 个疗程，共 3 个疗程。化疗后有效率达到 90.7%(39/43)，其中 39.5% 的患者获得完全缓解。无 3 级或 4 级的血液学不良反应出现。患者之后行手术治疗，11.6% 的患者获得病理学诊断的完全缓解。不含铂类的联合化疗方案也被应用于子宫颈癌的新辅助化疗中。Kokawa 等的研究显示，应用 CPT-11 (100 mg/m^2，第 1 天、第 8 天和第 15 天)＋丝裂霉素(10 mg/m^2，第 1 天)方案后，35 名 FIGO 分期Ⅰ$_{B2}$～Ⅲ$_B$期的患者中，86% 的患者出现疾病缓解，而 50% 的患者出现了 3 或 4 级的中性粒细胞减少。2003 年，1 项 Meta 分析综合了 21 项对比新辅助化疗后手术或放疗与单纯放疗治疗效果的Ⅲ期临床研究。在这项研究中，有学者进行了两组比较。一组是比较新辅助化疗后放疗与单纯放疗患者复发与生存期的差异，另一组则是比较新辅助化疗后手术与单纯放疗患者预后的差异。

在前一组比较中，18 项随机对照的临床研究包括了 2 074 名患者。新辅助化疗的方案除了 1 项研究应用了顺铂单药，其余均为以顺铂为基础的 $2\sim4$ 种药物的联合化疗。联合应用的药物种类、剂量和给药间隔在各项临床研究中有很大不同。常见的联合化疗药物包括博来霉素、长春碱类、甲氨蝶呤、异环磷酰胺等。给药的间隔在 $10\sim28$ 天不等。在所有临床研究中都被应用的顺铂的剂量和给药间隔也有不同。研究者以顺铂的每周剂量 25 mg/m^2 为界线，发现每周剂量 $\geqslant25$ mg/m^2 有利于延长 5 年生存率；相反每周剂量 <25 mg/m^2 与单纯放疗相比降低了 5 年生存率。顺铂的总剂量对生存期无显著影响。同时，化疗周期即给药间隔的长短也对生存率造成影响。化疗周期 $\leqslant14$ 天可以改善 5 年生存率，而 >14 天则降低 5 年生存率。虽然在这项 Meta 分析中，各个随机对照临床试验中的入组患者的临床特征，应用的化疗方案不尽相同，并对综合分析造成一定的影响，但是综合分析的结果提示顺铂的剂量和给药间隔可能会对预后产生重要影响。

在另一组比较中，5 项随机对照的临床研究包括了 872 名患者。顺铂仍为主要的化疗药物，总剂量为 $100\sim300$ mg/m^2，给药间隔为 $7\sim21$ 天。其中 3 项研究应用顺铂(50 mg/m^2)＋长春新碱(1 mg/m^2)＋博来霉素(25 mg/m^2)方案，化疗周期为 10 天。结果显示新辅助化疗后手术组与单纯放疗组相比，患者复发、疾病进展和死亡风险均显著降低，5 年生存率提高 14%。

目前，还没有充分的证据证实某种化疗方案作为子宫颈癌的新辅助化疗方案优于其他方案。Buda 等对比了异环磷酰胺(5 g/m^2)＋顺铂(75 mg/m^2)两药联合与异环磷酰胺(5 g/m^2)＋顺铂(75 mg/m^2)＋紫杉醇(175 mg/m^2)3 药联合作为子宫颈癌新辅助化疗的病理学诊断有效率，以及有效率与预后的关系。两种化疗方案均为每 3 周为 1 个疗程，共 3 个疗程。3 药联合方案的病理学诊断有效率明显高于两药联合方案，然而其导致的 3 或 4 级的血液学毒性反应的发生率却高于两药联合。采用 3 药联合方案的患者的死亡风险似乎要低于两药联合方案，但两者之间的差异未达到统计学意义。

目前比较异环磷酰胺＋顺铂＋紫杉醇与顺铂＋紫杉醇两种新辅助化疗方案的临床研究正在进行中。

总之,子宫颈的新辅助化疗是综合治疗宗旨下的产物,新辅助化疗的应用,使手术治疗的范围加宽,疗效更优。但是,新辅助化疗的真实地位还需要在以后的临床实践中,通过循证医学的研究去证实。

六、子宫颈腺癌

(一)简介

子宫颈癌依照病理学上的分类与排名显示,目前最多的还是鳞状上皮细胞癌,约占所有子宫颈癌的80%。排名第二位的是由子宫颈内颈部位所长出的子宫颈腺癌和鳞状腺癌,占所有子宫颈癌的10%～15%,这里所要讨论的即是这种常发生在较年轻女性、预后略差、常有淋巴结侵犯、不易经由子宫颈抹片检查发现,以至于发生率逐年上升的特别子宫颈癌症。

(二)子宫颈腺癌的发生率

子宫颈腺癌和鳞状腺癌占所有子宫颈癌的10%～15%。最近许多大规模的公共卫生与流行病学研究的结果发现,子宫颈腺癌的发生率有逐年上升的趋势,尤其在年轻女性的身上更容易发现这个趋势。在一个大规模的系列研究中,统计从1962－1991年的60个癌症登录系统数据并加以分析后发现,在总数达到175 110个子宫颈癌的患者资料中,约有19 960个子宫颈腺癌和鳞状腺癌的个案,约占总体个案数的11.4%(根据地区性与国家的因素,其子宫颈腺癌和鳞状腺癌比率为4.2%～21.7%,发生率随着地区的不同而有所差别)。这个世代研究报道出来的发生率是每年、每10万个妇女中＜2个。然而子宫颈腺癌和鳞状腺癌近年来比较特别的是,在发达国家的年轻妇女中,即使这些国家已经有完整的子宫颈抹片检查或公共卫生筛检政策,还是观察到发生率有上升的现象。

(三)子宫颈腺癌筛检的方法

传统的抹片检查仍然是目前筛检子宫颈癌及子宫颈、阴道上皮病变(癌前病变、CIN)最被重视的方法。传统的细胞学上,用以判断子宫颈腺状细胞病变的特征如下。

(1)子宫颈原位癌的细胞学特征,细胞中的细胞核增大,细胞核内深度浓染,具有分裂的特性,然而却不具备有侵犯的细胞学特征。

(2)对照起真正的子宫颈腺癌细胞学特征,虽然和子宫颈原位癌的细胞学发现上有相重叠的部分,然而却特别具备侵犯的特征,例如二维或三维的细胞重叠丛聚、肿瘤细胞坏死的特异现象。

(3)使用传统的子宫颈抹片和新柏式子宫颈液态薄层抹片,在观察子宫内颈腺癌的细胞形态学上,其实并无差别。然而,有学者认为,与其使用传统的抹片检查方法来检查难以正确判读的子宫颈腺癌,倒不如直接使用细胞散布较均匀的新柏式液态薄层抹片来筛检子宫颈腺癌,姑且不论患者的年纪为何,一旦腺癌的细胞学特征可以在液态薄层抹片上观察到,就可以直接确定诊断为腺癌。

(4)然而目前的困难是,子宫颈细胞学抹片纯粹用以筛检鳞状上皮癌及子宫颈上皮病变的确是存在不错的敏感度与特异度。但是一旦用在子宫内颈腺状上皮病变的检出时,不管是在采样的准确度还是细胞学家的判读上,仍存在着困难。事实上,针对子宫内颈腺体细胞异常部分,抹片检查的敏感度的确不如子宫外颈的鳞状上皮异常。当初进行抹片检查,本就是为了发现子宫颈外颈鳞状上皮的异常。采样的细胞中,可能因为采样的方式或子宫颈细胞移行区位置的不良,使玻片上缺乏子宫颈内颈的细胞,或是细胞检验师、细胞病理学家缺乏对子宫颈内颈腺状细胞在判读上的准确度。在一个临床报道中,细胞病理学家判读子宫颈内颈腺状细胞的准确度仅有45％～76％。除此之外,人为判读的伪阴性率竟然可以达到40％～50％。在一个回溯性的研究中发现,约有1/3在阴道镜下具有子宫颈内颈病变的患者,亦可以在抹片检查上出现疑似腺状上皮细胞异常的检查结果。

(四)人乳头瘤病毒和子宫颈腺癌的相关性

目前的流行病学研究已经发现人乳头瘤病毒和子宫颈腺癌之间有着非常密切的相关性。而人乳头瘤病毒的存在早已被证明是子宫颈腺癌的必备致病因子。整体说来,90％以上的子宫颈侵袭性腺癌为人乳头瘤病毒阳性,子宫颈原位癌的人乳头瘤病毒阳性率甚至接近100％。在最近的1篇研究中已证实患者罹患子宫颈腺癌,查体检出人乳头瘤病毒存在的概率高达97.5％。因为人乳头瘤病毒和子宫颈腺癌之间存在高敏感度,我们可以用来排除来自其他,或是转移到子宫颈上的腺癌,例如转移到子宫颈上的子宫内膜腺癌、胃肠道腺癌等。子宫颈腺癌的查体,若是人乳头瘤病毒测试呈阴性,有学者认为这些腺癌并不是原发于子宫颈的腺癌,或许一开始可能就是诊断上的错误所造成的。虽然这些腺癌以往常被认为是原发于子宫颈的腺癌,而事实上,或许这些腺癌根本就是来自子宫内膜、大肠(结肠)或是原发于腹膜之上的腺癌。

人乳头瘤病毒第16型和第18型在子宫颈原位癌中的发现率可以达到93.5％,子宫颈腺癌中发现率更高达94.8％。根据对于特定型别的高危险群人乳头瘤病毒研究其子宫颈感染后发展成子宫颈腺癌的研究结果而言,第18型病毒存在时,患者罹患此疾病的危险倍数上升为410倍,第16型为164倍,第59型为163倍,第33型为117倍。除此之外,研究上亦与子宫颈腺癌密切相关的人乳头瘤病毒还有第35型、第45型、第51型和第58型。

子宫颈腺癌和高危险群的人乳头瘤病毒感染间的关联,经过近来的公共卫生研究后,依据子宫颈腺癌和子宫颈腺状鳞状细胞癌的不同,和高危险群人乳头瘤病毒间的相对危险倍数,经过重新调整后的结果如下:第16型为149(95％$CI=65～346$)和177(95％$CI=49～644$)。第18型为334(95％$CI=129～867$)和585(95％$CI=145～$无穷大)。第35型为28(95％$CI=3～279$)和52(95％$CI=4～669$)。第45型为76(95％$CI=20～293$)和34(95％$CI=3～380$)。而和子宫颈腺癌完全无关的人乳头瘤病毒族群为:第39、52、56、68、73和82型。仅有1例患者是因为第31型人乳头瘤病毒感染所造成。

综合以上的数据,第18型的人乳头瘤病毒在造成子宫颈腺癌,亦或是鳞状腺癌上,有着密切与牢不可分的关系,这正是目前的人乳头瘤病毒疫苗所强调并且保护的部分,希望在疫苗普遍使用之后,可以降低因感染第18型病毒所引发的子宫颈腺癌与鳞状腺癌。

(五)子宫颈腺癌在病理学上的分类

子宫颈腺癌是子宫颈上皮性肿瘤的其中一种,原发性子宫颈腺癌是从子宫颈内颈的上皮所长出。其病理上的次分类尚可包括子宫内颈型黏液性癌、类子宫内膜型癌、透明细胞癌、浆液乳突性癌、间肾皮质癌、微移性腺癌及绒毛腺管状腺癌等。

1.子宫颈内颈黏液性癌

这是最常见的子宫颈腺癌种类,约占整体子宫颈腺癌的80％。所具备的病理学特征和胃肠道所长出的腺癌极为相似,在显微镜底下几乎无法区分,且存在有杯状细胞。有时会因为这个特征,而无法区别是否由肠胃道转移而来。

2.类子宫内膜型癌

这种子宫颈腺癌在显微镜下和子宫内膜癌里的类子宫内膜型癌具有相同特征。有时这型的肿瘤被认为是从子宫颈上的内膜异位组织所长出,甚至有学者认为此种类型的子宫颈腺癌根本就是子宫内膜癌转移到子宫颈形成。目前可以考虑使用人乳头瘤病毒的脱氧核糖核酸检测来区分这种难以界定的子宫颈癌,子宫颈癌一般人乳头瘤病毒的脱氧核糖核酸呈现阳性,而子宫内膜癌一般呈现阴性。

3.透明细胞癌

这是和卵巢清亮癌、子宫内膜清亮细胞癌及阴道清亮细胞癌具备相同细胞类型的子宫颈癌。病理学上的特征:嗜伊红性的细胞质、腺体状的构造和图钉状的细胞。

4.浆液乳突性癌

这是一种和子宫内膜浆液乳头突状癌或卵巢浆液性低度恶性瘤具有相同病理学特征的子宫颈癌。一般而言,浆液乳突性细胞癌不论是出现在子宫内膜癌还是出现在卵巢上,都是比较恶性度高的肿瘤。原发性的浆液乳突性子宫颈癌会出现不正常的P53蛋白增加的现象,因此比起传统的子宫颈癌,一般仍认为是恶性度较高的癌症。

5.间皮肾细胞癌

这是非常少见的一种细胞型,此种肿瘤细胞是从子宫颈上残余退化不全的中肾管上皮长出。目前世界上仅有约40个案例。关于这种肿瘤的预后因子及最适当的治疗方式,目前因案例太少,暂无法有详尽的认识。目前有些专家认为此种肿瘤的恶性度并不高、肿瘤较不活化,然而,还是曾有学者观察到此种细胞型的子宫颈癌合并多发的远处转移复发、疾病快速恶化的案例。统计上而言,复发时间是在治疗后的2.1年(中位数)及3.6年(平均数),且绝大多数的患者一旦复发,不论如何治疗,均会在1年内死亡。

6.微移性腺癌

这是一种高度分化且极罕见的子宫颈腺癌(占所有子宫颈腺癌1%以下),一般而言,患者通常会分泌大量的子宫颈黏液,然而却合并正常的阴道镜检查结果。病理学上可以发现在子宫颈腺体的底层藏有黏液分泌细胞,并常有子宫颈基质被侵犯的现象。由于不易于抹片中及内诊之下发现,一般在发现之时,通常是患者接受子宫颈圆锥状切除或子宫切除之后才偶然被发现。临床上,此种肿瘤归于恶性度较高的肿瘤。

7.绒毛腺管状腺癌

这是一种分化良好的子宫颈腺癌,预后极佳。世界各地的报道均呈现极低的复发率与极高的治愈率。

(六)子宫颈腺癌的治疗

子宫颈腺癌占子宫颈癌的比率仅有1/5左右,为数较少的子宫颈腺癌和数目较多的子宫颈鳞状上皮癌之间,虽然有许多不尽相同之处,然而,为了真正了解这类患者的危险因子、有效的治疗方式、转移的可能及预后,大规模研究常常必须包括子宫颈腺癌与鳞状腺癌的患者,而使得纯粹子宫颈腺癌的分析统计受到限制。也因为案例数量的不足,统计与预后因子的探究十分困难。在2010年最新的子宫颈腺癌的治疗回顾文献上,目前已有最新的整理结果可供治疗上参考。

目前子宫颈腺癌的标准治疗和子宫颈鳞状上皮癌的治疗准则是完全相同的。早期的子宫颈腺癌患者(FIGO 分期 $I_{A1} \sim I_{B1}$ 期,II_{A1} 期),倾向于手术切除治疗。而早期巨大肿瘤(FIGO 分期 I_{B2} 或 II_{A2} 期)或是局部晚期肿瘤患者(FIGO 分期 $II_B \sim IV_A$ 期)放射线照射协同化疗仍为首选的治疗。远处转移的子宫颈癌患者(FIGO 分期 IV_B 期)则必须接受化疗。针对分期的不同,详细说明如下。

1.早期的子宫颈腺癌患者(FIGO 分期 I_{A1}～I_{B1} 期,II_{A1} 期)

I_{A1} 期的腺癌或原位癌患者经过特别挑选下,可以选择生育保留的手术方式(例如子宫颈切除手术)。可是这类的患者若是已经不再需要生育,仍然建议单纯性的子宫切除手术。治疗 I_{A2} 期以上患者的共识是,如果患者经由仔细筛选之后,根除性子宫切除手术仍然是第一选择。而如果手术之前已经经由影像学检查确认(或怀疑)有淋巴结转移的可能时,化疗协同放射线治疗无可避免地就一定成为首选治疗方式。化疗协同放射线治疗可以用于不适合接受手术的患者的首选治疗。至于早期子宫颈腺癌患者在接受手术后,再给予放射线照射来预防疾病的复发是否可行,根据 2010 年实证医学数据库对于早期子宫颈腺癌的治疗方式所做的系统性回顾,曾提及一个随机性病例研究中有大多数接受手术治疗的患者在术后接受了纯粹的放射线治疗(非放射线照射协同化疗),然而却得到了极多的并发症。目前的研究普遍认为,放疗协同化疗的疾病局部控制率较传统纯粹的放疗为佳。依照目前情况,因为影像诊断技术日新月异,例如使用磁共振摄影或正电子计算机断层照影,往往都有助于找出及选择出没有淋巴结转移的早期腺癌患者来接受手术治疗,以此避免因为手术加上术后放疗对患者造成的双重伤害。

2.早期巨大肿瘤(FIGO 分期 I_{B2} 或 II_{A2} 期)

使用每周注射卡铂的化疗协同放疗依然是最佳的选择,这些患者若选择根除性子宫切除手术,不可避免的,约 20％的患者会因为病理上存在危险因子而需要术后的放疗。如上所述,双重治疗所造成的并发症一向较多。然而临床上常认为这种巨大的腺癌有放射线抵抗性,放疗的肿瘤反应一向较差,此部分仍待临床统计的证据证明。

3.局部晚期型或晚期的子宫颈腺癌

治疗方式将比照一般的子宫颈鳞状上皮癌,每周注射卡铂的化疗协同放疗为最佳的治疗方式。

4.远处转移的子宫颈癌(FIGO 分期 IV_B 期)

此种患者必须接受化疗。目前,因为化疗在子宫颈癌上扮演的角色并不显著,鼓励这类患者加入临床化疗药物研究,针对其症状给予缓和治疗,或处理其疾病所造成的并发症,提升患者生活质量,才是重点。

5.复发的子宫颈腺癌

一般而言,这类患者存活率极差,治疗的方式应该要个别化,并依照复发的部位不同或视之前的治疗不同而不同。

(七)子宫颈腺癌的预后

绝大多数的临床统计研究都发现,子宫颈腺癌和子宫颈鳞状上皮癌之间的预后并没有太大的差别。然而一些比较小型的研究指出,腺癌的预后比其同分期的其他上皮性子宫颈癌来得差一些,例如拿 5 年存活率来说,I 期、II 期、III 期的 5 年存活率约为 84％、50％、9％。依照期数与期数相对的比较上,子宫颈腺癌的预后明显较鳞状上皮癌的患者差。

某些文献统计子宫颈癌 5 年的存活率,发现子宫颈腺癌的预后感觉上较鳞状上皮癌差 10％～20％。然而更进一步分析后发现,真正影响疾病预后的因素,还是应该和疾病本身的临床期别及淋巴结的转移有关。据统计的结果,愈大的局部肿瘤体积,也会使治疗的结果变差,可能的因素主要有以下几种。

（1）较大的肿瘤通常有比较多的淋巴结转移概率，一般在子宫颈癌的预后上，淋巴结转移算是一个最重要的危险因子。手术中一旦发现有淋巴结转移，在手术后患者都必须接受放疗来控制淋巴结转移。然而，腺癌的患者出现淋巴结转移，是一个会大大降低预后的重要因子，也就是有淋巴结转移的子宫颈腺癌，其预后变得相当差，主动脉旁淋巴结转移、远程转移（例如肺部的转移）的概率大幅增加，也间接大幅降低了子宫颈腺癌患者的存活率。临床上观察，可以发现子宫颈腺癌有较多的子宫体下段肌肉层侵犯、卵巢转移的情形，也因此，腺癌常有跳跃病灶发生，且一旦有子宫肌肉层的侵犯或是子宫旁附属器的转移，也会大幅增加主动脉旁淋巴结转移的概率，甚至肺部、锁骨下淋巴结的远距离转移，对预后是相当不利的因素。早期的子宫颈腺癌，似乎有发生较多的远程转移情况，所以在安排腺癌患者的治疗时，进行全身性筛检肿瘤可能的转移将是非常重要的。

（2）在放疗中，较大的子宫颈腺癌一般以内缩性、桶状或向子宫体部内侧侵犯的形式出现，在放射线的照射上，近接治疗穿透肿瘤的深度有限、肿瘤中较多的缺氧细胞也造成了子宫颈腺癌的临床放射线抵抗性。相较之下，子宫颈鳞状上皮癌一般是向外长出的形式，较容易接受到近接治疗的照射而治愈。对于放疗，同时治疗 FIGO 分期 I_{B2} 和 II_{A2} 期的患者，也就是肿瘤大小 >4 cm 的子宫腺癌和鳞状上皮癌，可以发现虽然两者的局部疾病控制率相差无几，可是腺癌患者的病死率明显较高，追根究底，或许和腺癌细胞的淋巴结转移率较高有关。

（3）统计的问题：有一部分的统计研究将鳞状腺癌纳入子宫颈腺癌的族群中加以统计，发现腺癌这组的预后比起鳞状上皮癌差。或许因为鳞状腺癌的预后远较鳞状上皮癌和非鳞状腺癌的一般腺癌来得差，所以才有这种统计的差异存在。若是腺癌剔除鳞状腺癌这组后，其实一般腺癌与鳞状上皮癌的预后，在没有淋巴结转移的基础之上，是相差不多的。

（八）结论

子宫颈腺癌是一种特别的子宫颈癌，不但没有因为公共卫生政策的普及、抹片筛检的增加而减少，近年来反而有患者人数逐渐上升与患病年龄年轻化的趋势。也因为预后较一般鳞状上皮癌略差，因此，积极的预防和治疗非常重要。除了一般常知的安全性行为外，人乳头瘤病毒疫苗的出现，将对于预防这种因为高危险群人乳头瘤病毒（第 16、18 型）所引起的疾病有莫大的帮助。

（赵龙军）

第六章

卵巢肿瘤

第一节 卵泡膜细胞瘤

卵泡膜细胞瘤是卵巢性索-间质肿瘤中的一种,瘤细胞可分泌雌激素,所以也是一种功能性卵巢肿瘤。卵泡膜细胞瘤的病理研究中发现单以卵泡膜细胞组成的较少,多数与颗粒细胞共存,以颗粒细胞为主者称为颗粒-卵泡膜细胞瘤,以卵泡膜细胞成分为主则称为卵泡膜细胞-颗粒细胞瘤,部分卵泡膜细胞又与纤维细胞并存,称为卵泡膜纤维瘤。当黄素化和囊性病变时,少数可有男性化表现,除少数外,卵泡膜细胞瘤是一种良性肿瘤。

卵泡膜细胞瘤起源于卵巢的特殊间胚叶组织,由卵泡膜细胞构成,1982年开始真正认识此肿瘤的本质。首先由Lasfras及colillas报道,有学者曾一度命名其为"卵巢卵泡膜黄瘤样纤维瘤",以后改称卵泡膜瘤或卵泡膜细胞瘤。

卵泡膜细胞瘤在卵巢肿瘤中的发病率较低,为0.8%~1%,北京协和医院为0.1%,上海医科大学妇产科医院为1.16%,石一复(1992年)的大数量材料为0.2%,其发生率与颗粒细胞瘤之比为1:(4~5)。

一、病理表现

(一)巨检

肿瘤一般为单侧、实质、圆形,表面光滑可呈分叶状,有薄而光泽的纤维胞膜,其直径为1~30 cm,平均为8 cm。十分巨大者罕见,刘桂生(1993年)曾报告一例,46 cm×43 cm×24 cm大小,重量为20 kg。卵泡膜细胞瘤切面坚硬,实质性,呈灰白色,其中杂以黄色或棕黄色斑点;此即黄素化区域,切面常见细小的不同程度的囊性变区域,偶可见出血灶。

(二)镜下表现

肿瘤细胞呈圆形或短梭形,核呈圆形或卵圆形,胞质丰富均匀,呈细网状,偶见空泡形成。脂肪染色可见细胞内有丰富的脂质,用显微镜可见为双折光性,同时内含胆固醇和类脂质,证明其与雌激素的形成有密切关系,但不同肿瘤类脂质含量有差别。细胞排列成束状,相互交织,呈螺纹状,并被不同程度玻璃样变的纤维结缔组织分隔,以致丧失原来的面貌。含空泡的肿瘤细胞除用脂肪染色证实为类脂质外,也可用免疫组织化学方法以雌二醇、黄体酮、睾酮等受体检测其所含的类固醇。肿瘤出现黄素化时,则称为黄素化卵泡膜细胞瘤,临床上偶有出现男性化体征。

2%～5%可发生恶变,巨体观察质脆、软、如鱼肉状,呈黄色。恶性肿瘤细胞呈短梭形或多形性,细胞密集、大小不规则、排列混乱,核染色深浅不一,分裂象多见,每10个高倍视野下的核分裂象常>4个,若因其不典型而难以诊断时,可用抗抑制素染色阳性以确定其属性索-间质肿瘤,而与其他恶性肿瘤相鉴别。

(三)颗粒-卵泡膜细胞瘤

颗粒-卵泡膜细胞瘤指在一个卵巢肿瘤中有两种细胞成分,即颗粒细胞和卵泡膜细胞。这种肿瘤系因间质组织同时向两种成分分化所形成。上海医科大学妇产科医院病理科报告此肿瘤的发病率占女性间叶细胞瘤的11.4%,低于颗粒细胞瘤而高于纯卵泡膜细胞瘤,其临床表现与这两种肿瘤相同,其恶性程度与预后视颗粒细胞和卵泡膜细胞的成分而定。若颗粒细胞数量占优势,则其潜在恶性程度高、远期预后不良。反之则潜在恶性程度低,远期预后亦较好。故病理医师对此类肿瘤应多点取材,以期获得正确诊断,供临床医师作为治疗和随访观察的重要参考。由于其分泌雌激素,故亦为功能性肿瘤,对子宫内膜亦有明显影响。复旦大学附属妇产科医院复习83例颗粒-卵泡膜细胞瘤的子宫内膜变化,对两者的相关性有详细的表达,详见表6-1。

表 6-1　83 例颗粒-卵泡膜细胞瘤的内膜变化

子宫内膜	颗粒细胞瘤	卵泡膜细胞瘤	颗粒-卵泡膜细胞瘤	总数	百分比(%)
增生期	14	11	8	33	39.9
分泌期	5	9	2	16	19.1
萎缩期	1	1	1	3	3.6
增生过长	18	8	2	28	33.8
子宫内膜腺癌	1	2	0	3	3.6
合计	39	31	13	83	100

该28例子宫内膜增生过长者中,26例为单纯型,2例为复杂型。3例子宫内膜腺癌的病灶均小而局限,未侵犯肌层,均在子宫内膜增生过长的基础上有恶变,病变浅表,3例中2例有息肉样生长,1例为绝经32年后流血2～4个月,诊刮时发现病灶切除的子宫标本中已找不到增生过长及癌变。从以上颗粒细胞瘤与卵泡膜细胞瘤引起子宫内膜癌的可能性而言,虽然病例数相当,但卵泡膜细胞瘤导致子宫内膜癌的可能性更大,Diddle(1952 年)甚至认为卵泡膜细胞瘤引起子宫内膜癌的可能性为颗粒细胞瘤的4倍。

二、临床表现

(一)发病年龄

文献上记载,最幼者为14个月的婴儿,最年长者为92岁的老人。青春期前发病者亦仅为个案报告,其平均发病年龄为53岁左右,其中65%发生于绝经后。据上海医科大学妇产科医院资料显示,其发病年龄为16～65岁,平均为36.8岁,较一般报告的平均发病年龄要小。

(二)雌激素增高

因卵泡膜细胞分泌雌激素,子宫内膜增生,可表现为闭经。约1/3的患者可出现子宫内膜增生过长,甚至癌变。但因激素水平不衡定而波动,故常表现为阴道出血、月经过多,特别是绝经后出血。

（三）男性化

男性化少见，仅 2％的患者有此表现，在卵泡膜细胞瘤有黄素化时可出现此症状，主要表现为不育、多毛、痤疮、声音低沉、阴蒂增大、乳房萎缩，雌激素水平低落，睾酮升高，肿瘤切除后，症状可以改善和消失。

（四）腹部体征

肿瘤长至一定体积时，腹部可扪及包块；偶见肿瘤扭转而出现急性腹痛，肿瘤破裂而导致腹痛者少见。如肿瘤恶变则可有腹痛及腹水征，并有消瘦等体征。

（五）并发硬化性腹膜炎

Clemento 等（1994 年）首次报道 6 例黄素化卵泡膜细胞瘤合并硬化性腹膜炎，均有肠梗阻，其中有 5 例伴腹水。术中发现病变处腹膜纤维性增厚达 4～5 mm，并累及大网膜及小肠，腹膜病变部位镜下见增生的纤维细胞、平滑肌母细胞被胶原纤维或结缔组织所分隔，并伴有慢性炎症浸润。6 例患者中有 3 例的卵巢肿瘤直径在 12 cm 以上，另外 3 例仅轻度增大，但镜下均证实为黄素化卵泡膜细胞瘤。6 例中除 1 例死于肺栓塞外，4 例随访 8 个月，1 例随访长达 6 年尚未见肿瘤复发。近期已有数篇有关硬化性腹膜炎的论述，除上述表现外，患者有腹痛、腹泻，亦可有急腹症表现。肿瘤为双侧性，肿瘤的局部区域细胞分裂象十分活跃，可发生腹膜纤维化及小肠梗阻，但在治疗后患者仍可存活多年。

三、诊断

常因闭经、月经紊乱、绝经后阴道出血，经妇科检查或 B 超盆腔检查发现盆腔包块而引起注意。由于雌激素水平升高，故血、尿雌激素升高，绝经后阴道不萎缩，子宫仍为正常大小。若诊断性刮宫发现有子宫内膜增生过长或内膜癌者，更应考虑到此病的可能性，但最后诊断仍需根据对肿瘤的病理检查而确定。

四、治疗

对已生育、年龄在 40 岁以上的妇女可考虑做全子宫及双侧附件切除术。对未生育或年轻妇女可先做患侧附件切除，切除后立即做冷冻切片，若明确无恶变后可保留子宫及对侧卵巢。在诊断性刮宫时已证实子宫内膜癌患者宜适当扩大手术。对恶性卵泡膜细胞瘤，可根据卵巢癌原则进行手术，术后辅以顺铂为主的联合化学治疗，可获得良好效果，放射治疗效果亦较满意。

五、预后

卵泡膜细胞瘤一般都是良性肿瘤，预后良好，虽然它有导致子宫内膜癌的可能，但因病变局限、范围小，极少浸润，因此行全子宫切除术后复发的可能性很小。恶性卵泡膜细胞瘤仅占卵泡膜细胞瘤中的 2％～5％，易发生于绝经后患者，多为腹腔内种植。但其分化一般均较好，恶性程度低，预后远较一般卵巢上皮癌好，治疗后复发者经化学治疗或放射治疗后仍可获得满意效果。

（李凤立）

第二节 卵巢纤维瘤

卵巢纤维瘤是卵巢性索-间质肿瘤中最常见的良性肿瘤,间质细胞肿瘤在人体其他部位较为常见,而发生于卵巢者较少,可表现为良性,亦可为恶性。良性的有纤维瘤、平滑肌瘤、脂肪瘤、血管瘤、神经瘤等,但以纤维瘤最多见。

卵巢纤维瘤是一种实质性的纤维结缔组织肿瘤,起源于卵巢的非特异性纤维结缔组织。北京协和医院1948—1976年间,共有卵巢纤维瘤88例(包括5例卵泡膜细胞瘤),占当时所有卵巢肿瘤的4.8%,占卵巢性索-间质肿瘤的76.5%,上海医科大学附属妇产科医院的资料统计显示,其发生率占全部卵巢肿瘤的4.4%,占卵巢良性肿瘤的5.4%。

卵巢纤维瘤最早于1740年法国就曾有文献描述,以后不断有类似报道。1937年,Meigs及Cass报道伴有胸腔积液、腹水的卵巢纤维瘤7例,麦格综合征乃著称于世,引起人们的注意。

一、病理表现

(一)巨检

肿瘤多为单侧性,可以小至米粒大而埋于卵巢内,与周围界限清晰,亦可长得很大,文献报道最大者为71 kg。但一般为乒乓球至成人头大小,直径平均为8～10 cm;肿瘤往往由卵巢表面向外突出生长,呈息肉状或蕈状,表面呈结节状突起,亦可呈圆形或肾形;表面分叶,肿瘤表面有包膜色灰白,有光泽,质地坚硬,有类似硬橡皮感。肿瘤切面为实质,呈灰白色,可见纤维束呈交错或漩涡状排列,易于辨认。较大的肿瘤可伴有液化和黏液变性区,有不规则的腔隙或囊性变区,亦可见出血区,偶见局灶性钙化。若肿瘤扭转则可见表面呈暗红色,切面有出血区。

(二)镜下表现

肿瘤为幼稚或成熟的成纤维细胞和疏松的纤维结缔组织间质构成。小的肿瘤中幼稚的肿瘤细胞呈星芒状排列,间质少,随着肿瘤增大,纤维丰富并呈胶原化。成纤维细胞呈囊状交叉排列,在嗜银蓝色染色法下可见其结构更为清晰。

二、临床表现

(一)发病年龄

根据上海医科大学附属妇产科医院资料可见,卵巢纤维瘤的发病年龄为25～86岁,平均为47.3岁。发生于30岁以下者仅占5.5%,50岁以上者为31%。北京协和医院的88例卵巢纤维瘤患者的平均年龄为46岁,20岁以下者仅2例。

(二)盆腔包块

由于卵巢纤维瘤的平均直径在10 cm左右,质地极硬,偶可由患者自行发觉而就医。

(三)腹痛

腹痛有时为卵巢纤维瘤的一个重要症状。腹痛常因肿瘤质地沉重而使卵巢蒂受牵连而引起。另外因肿瘤中等大小、质地沉重、表面光滑,容易发生扭转而发生急性腹痛而就诊,北京协和医院报道有腹痛症状者达55%,发生急性扭转者亦有25.5%。

（四）腹水、胸腔积液

卵巢纤维瘤合并腹水者较多，为 30％～40％，而合并胸腔积液者为 3％。肿瘤越大，并发机会越多。根据经典的麦格综合征的定义为卵巢纤维瘤合并胸腔积液及腹水，卵巢纤维瘤切除后，胸腔积液、腹水消失。事实上，卵巢纤维瘤合并胸腔积液、腹水者并不多见，Fox（1976 年）报道其发生率仅在 1％～2％，北京协和医院亦仅 5.4％。胸腔积液、腹水为渗出液，色清或淡黄，比重为1.15。对腹水的形成解释较多，主要包括：①肿瘤坚硬，对腹膜的直接刺激；②肿瘤的坚硬纤维组织压迫卵巢门淋巴管和血管，致其回流不畅而使液体渗出；③肿瘤沉重，加以瘤体有不同程度扭转使蒂部的静脉、淋巴管回流受阻以至液体渗出。上述解释都是合理的。至于胸腔积液的形成，一般都认为胸、腹之间横膈的膈肌上有丰富微小的孔道及淋巴管道，当腹水量多时，可经此类孔道而进入胸腔形成胸腔积液。当有大量腹水产生时，横膈被动上升，以至有胸闷、气急、不能平卧等压迫症状。

三、诊断

若肿瘤直径在 5 cm 以上，妇科检查时可扪及外形不规则，质地极为坚硬但可以活动的包块，并伴有腹水，则应考虑卵巢纤维瘤的可能，但需与卵巢恶性肿瘤相鉴别。

四、处理

卵巢纤维瘤为良性肿瘤，其预后良好。因此对年轻患者行肿瘤切除术即可，对 40 岁以上者则可考虑做全子宫及双侧附件切除术。

（李凤立）

第三节　卵巢颗粒细胞瘤

卵巢颗粒细胞瘤是性索-间质肿瘤中最常见的一种。其发生部位在卵巢，极罕见情况可发生在盆腔内卵巢外。虽然它仅占卵巢肿瘤的 1％～1.4％，但在性索-间质肿瘤中却占 40％～60％，临床上属低度恶性。

过去文献中，发达国家大数量报道较多，近年来发展中国家也有报道。Maleemonkol 报道，泰国 36 例颗粒细胞瘤患者，在卵巢恶性肿瘤中占 5.8％，其临床分期Ⅰ、Ⅱ、Ⅲ、Ⅳ期各为 20、2、11、3 例。可见发病后发现时已晚。

关于颗粒细胞瘤的发生学，虽然学者们对其进行了探索，但并无突破性进展。从细胞遗传学角度看，在上皮癌中常见有过度表达的 *P53* 癌基因在颗粒细胞瘤中并不常见，但有关肿瘤有染色体 12 三体恶化者已有多篇报道。最近又发现颗粒细胞瘤内的 22 单体及 14 三体的报道，不少学者认为，这可能是发生颗粒细胞瘤的原因之一。

一、病理表现

根据其病理特征分为成人型及幼年型。

（一）成人型颗粒细胞瘤

1.巨检

肿瘤大多为单侧性,约 10％为双侧性,文献报道中最大者为 15.4 kg,最小的仅在显微镜下才能发现,其表观光滑,偶可见分叶状。手术时发现肿瘤已有自发性破裂者为 10％～15％。破裂可能因肿瘤细胞浸润包膜,或局部有包膜下出血而使包膜缺血、组织坏死而发生。肿瘤切面一般为实质性,但约 90％伴有不规则的囊性变,其实质部分呈白色颗粒或鱼肉状,组织脆,易脱落,伴出血坏死。当有黄素化时,可呈土黄或黄色。有时可见大部分为单房或多房者,腔内含色清液体或血性、胶冻样液。全部为囊性组成罕见。

2.镜下表现

组织学变化呈多种形式,且在同一肿瘤中,可能有多种形式存在,使人有难以识别的感觉。

肿瘤细胞特征:瘤细胞小,呈圆形、卵圆形或多边形,胞质少,呈嗜伊红色,透明。细胞膜界限不清。细胞核卵圆形或圆形,染色质呈细网状,核中央具有典型的深沟即核沟,形成咖啡豆外观,核沟的存在有助于诊断及鉴别诊断。瘤细胞的超微结构与正常非黄体化的颗粒细胞相似,胞质内有发育完好的高尔基体,丰富的线粒体和光面、粗面内质网,但无分泌颗粒。以此可与类癌相区别。但当瘤细胞黄素化时,可有大量的分泌颗粒。

根据瘤细胞的形态和排列,其组织分型可分以下几种。

（1）大卵泡型:有数层环形排列的颗粒细胞,形成多个囊腔与大的卵泡相似。在形成囊壁的颗粒细胞中,含有大量的 Call-Exner 小体。Call-Exner 小体是一种特殊的颗粒细胞瘤的病理镜下结构,它由 Call 和 Exner(1875 年)在家兔卵巢的卵泡壁内发现,以后见于人类卵巢发育的卵泡壁内和颗粒细胞瘤内。其特点为由颗粒细胞环绕成小圆形囊腔,由中心呈花冠样向外放射状排列,细胞核的纵轴垂直于囊腔而呈菊花状。中央小腔内为不规则丝网状伊红色物质,糖原染色阳性。现已知道其内有分泌的卵泡液储存。Call-Exner 小体在颗粒细胞瘤中的量越多,提示肿瘤分化越好。

（2）微小卵泡型:瘤细胞丰富,排列呈巢状或不规则片状,在巢的周围有排列整齐的单层立方状上皮,巢中可见典型的 Call-Exner 小体。瘤细胞的核沟明显。

（3）腺瘤样型:瘤细胞排列成弯曲的长条型假腺管状样,管壁的瘤细胞呈单层或数层不等。腺管一端或某区域内细胞增生密集,可见有 Call-Exner 小体,瘤细胞有核沟,此两点常为与分化差的腺癌相鉴别的依据。

（4）小梁型:瘤细胞在结缔组织中排列成一至数层,呈条索状弯曲迂回,有时条索可融合成团,结缔组织间质疏松、水肿,夹杂有玻璃样变性。

（5）丝带型:瘤细胞排列为波浪状花纹,如丝带状,纤维组织极少,呈细丝状杂于肿瘤组织中。

（6）弥漫型:瘤细胞常失去上皮形态成为短梭形或圆形,且其排列紧密,弥漫呈片块状,纤维结缔组织极少。因其镜下表现极似肉瘤,故又称肉瘤型。

以上共有 6 型。在同一肿瘤的不同区域,镜下检查时常表现出不同类型,因此,在同一颗粒细胞瘤内有几种类型的病理表现,极少单一,分型也只是相对的。如颗粒细胞发生黄素化,则细胞体积增大,胞质丰富,含有较多的类脂质。

3.免疫组织化学研究

（1）性激素:瘤细胞胞质内雌激素受体表达阳性。

（2）细胞角蛋白:阳性。

（3）上皮细胞膜抗原：阴性。

（4）卵巢浆液囊腺癌抗原：阴性。

（二）幼年型颗粒细胞瘤

1979 年，由 Scully 首先报道，现已被确认为颗粒细胞瘤的特殊亚型。

1.巨检

幼年型颗粒细胞瘤绝大多数为单侧，体积较大，直径为 10～15 cm，多数为实质性，切面呈灰色或黄色，有时可见出血区域。偶见壁薄的单房或多房囊肿，囊内含清液或胶冻状液体，亦可见血性液体。

2.镜下表现

瘤细胞大小较均匀，胞质丰富，嗜酸性，有时呈多泡状；细胞核染色深，无成人型颗粒细胞瘤的纵沟，核分裂象多见，每 10 个高倍视野下常超过 5 个，有一定的异型性，细胞黄素化明显。

肿瘤细胞组织排列呈大小不等的不典型的滤泡、结节及弥漫成片块状的实性区域，在典型的实性片块的大量瘤细胞中，有形态不一、边界清晰、圆形的滤泡形成，状似发育中的卵泡，滤泡周围有卵泡膜细胞，往往发生黄素化。

二、临床表现

（一）发病年龄

在妇女一生各个年龄阶段都可以发生颗粒细胞瘤，如早至足月婴儿，晚至 88 岁高龄妇女。据国外文献报道，颗粒细胞瘤的平均发病年龄为 42～47 岁。北京协和医院两次统计，其平均年龄均为 49 岁。由于病理上分为成人型及幼年型颗粒细胞瘤，其发病年龄在该两种类型中有显著不同：幼年型发病年龄小，Young 及 Scully 总结 125 例幼年型颗粒细胞瘤，其中 78% 发生在 19 岁以前；Fox（1992 年）的材料表明，97% 的幼年型颗粒细胞瘤发生在 30 岁以前，成人型颗粒细胞瘤的发病年龄明显较大，仅 5% 发生于月经初潮前，65% 发生于绝经后。因此，其发病在年龄分布出现两个峰，即 20 岁左右和 50 岁以后。

（二）临床症状

除少数的颗粒细胞瘤并无症状而偶然发现外，绝大多数患者均因腹腔或盆腔块物及雌激素影响的症状而发现。

1.雌激素影响的症状

颗粒细胞可以分泌雌激素，因此，颗粒细胞瘤可产生大量雌激素而影响不同年龄患者。在颗粒细胞瘤中约有 70% 可出现雌激素相关的症状。

对幼年、处于青春期前的女孩，过多雌激素将表现出性早熟。但雌激素是由颗粒细胞瘤产生，并非真性性早熟，因此称为假性性早熟。首先出现乳房增大，继之无排卵性月经，并有阴毛、腋毛出现，阴阜隆起，外阴及子宫亦出现提前成熟变化，尚可有身高及骨龄的超前发育。但精神及思想的发育却与正常女孩相同。此时可伴有腹腔包块或盆腔包块出现。有时可伴有腹水及腹痛。

Fox（1975 年）报告的 92 例颗粒细胞瘤，5 例为少女，2 例出现性早熟。Cronje（1998 年）报道 17 例 12 岁以下的颗粒细胞及卵泡膜细胞瘤，其中 70% 表现性早熟，24% 有腹痛，18% 有腹水。经复习文献，在 163 例颗粒细胞瘤中与肿瘤有关的病死率为 9%。在预后方面要指出，性早熟者的预后是好的。

在生育期妇女,主要表现为月经紊乱。由于雌激素的波动,可有闭经,间以不规则阴道出血或月经过多、经期延长的表现。出现闭经者,文献报道约为 15%,北京协和医院曾报道(1982 年)其高达 37%,不规则出血则在 60%左右。而子宫内膜亦可呈增生象或单纯型增生过长,由于雌激素的持续刺激,少数可表现为复杂性增生过长,不典型增生以至于发生子宫内膜癌。颗粒细胞瘤患者发生子宫内膜癌的概率为一般人群的 10 倍,同时本瘤亦容易并发子宫肌瘤,发生乳腺癌的概率亦增高。

绝经后的妇女,主要表现为绝经后出血,Cawanngh 等(1985 年)报道,约有 70%的患者由于雌激素的刺激,阴道柔软,子宫似正常大小而无萎缩表现,与其年龄不相称。阴道细胞学显示鳞状细胞成熟指数左移,其子宫内膜亦可出现增生过长、不典型增生及癌变。此外乳房亦可胀痛、增大。

2.腹、盆腔包块

由于颗粒细胞瘤平均直径在 10～12 cm,患者于空腹时腹部偶可触及肿块,如>12 cm,则常可在无意中扪及肿块。幼女腹部膨隆者亦可扪及肿块。另外,中、老年妇女亦可在妇科检查时偶而发现盆腔包块。

3.腹痛

少数患者可因肿瘤发生自发性破裂出血或扭转而出现腹痛,若肿瘤巨大可腹部膨隆,有腹胀或下腹隐痛。

4.腹水

颗粒细胞瘤患者可出现腹水,北京协和医院报道为 32%;腹水可呈血性甚至伴有胸腔积液,Diddle(1952 年)报道,82 例伴发腹水者,8 例有胸腔积液,有类似麦格综合征的表现,一般见于晚期患者,故此类患者可伴有疲倦、体重减轻症状。

5.妇科检查

于一侧附件部位可扪及实质性或部分囊性的肿块,直径在 10 cm 左右,但肿瘤巨大者可达30 cm 左右,充满腹腔。肿瘤表面光滑,约 5%于双侧附件部位可扪及肿块。老年妇女阴道仍柔软,子宫并未见萎缩。

三、诊断

颗粒细胞瘤在卵巢肿瘤中并非十分少见,又因它有明显的激素相关性症状,因此在幼女有"性早熟"表现;年轻或中年妇女有闭经或不规则阴道出血;老年妇女有绝经后出血,阴道及子宫不萎缩,盆腔内有实质性或部分囊性的块物,则应考虑到该肿瘤存在的可能。

颗粒细胞瘤的最后诊断仍需依靠病理诊断,而颗粒细胞瘤的病理表现比较复杂,Call-Exner小体是比较具有特征性的表现,固然是诊断的依据,但有时不能见到 Call-Exner 小体,且由于其细胞形态与小细胞癌、未分化癌的细胞相似,有时又易与其他的性索-间质肿瘤相似,因此容易导致病理诊断的错误。有不少研究指出,在重新复习原来诊断为颗粒细胞瘤的病理切片时,发现原来的诊断有误。也有复核其他卵巢肿瘤的病理切片时,发现应诊断为颗粒细胞瘤而误诊为其他肿瘤者亦不在少数。以上两者均占有相当大的比例,故要求阅读此类病理切片时,如有疑惑即应多点取材,必要时做组织化学染色,同时请富有经验的病理医师复核,以力求诊断的准确性,同时还需注意患者的临床表现、雌激素水平等,利用本瘤有激素相关性的特点协助诊断。

四、辅助诊断

（一）影像学检查

B 超、CT 及 MRI 均可协助明确盆腔包块所在位置、性质和与周围组织的关系。其中 B 超应用较普遍。关于 CT 的应用，最近 Ko 等（1999 年）报道对 13 例病理证实为成人型颗粒细胞瘤患者用 CT 的影像表现与病理所见对照，认为两者有一定关系。如在 CT 见多囊性者，则在病理上为大卵泡型而囊腔内有液体或出血；CT 显示为均匀的实质性者，在病理上表现为均匀分布的小梁或弥漫型等。因此 Ko 等认为，CT 的应用有助于对肿瘤的诊断。

（二）实验室检查

1.雌激素及雄激素的测定

在"性早熟"、闭经、绝经期后出血女性的尿及血中测定雌激素，有不同程度升高，可协助诊断。对少数有男性化表现者，则有雄激素升高的现象。

2.阴道细胞学涂片

受雌激素影响，阴道细胞学成熟指数升高。

3.抑制素检测

抑制素是一种由 2 个不同亚单位构成的联合体，它是垂体-性腺反馈系统的组成部分，是颗粒细胞瘤的一种敏感的血清和免疫组化标记物蛋白激素。近年来，人们对抑制素在性索-间质瘤中的诊断价值研究日益增多。Hildebrandt 等（1997 年）对 35 例颗粒细胞瘤，14 例纤维卵泡膜瘤及 18 例其他性索-间质增生者，观察 α 亚单位抑制素在病理组织切片的表达，其结果是颗粒细胞瘤、其他性索-间质增生的抑制素化学反应阳性率为 94%，纤维卵泡膜瘤为 70%。而其他 67 例卵巢肿瘤、卵巢宫内膜样癌、勃纳勒氏瘤等，其阳性率均在 20% 以下，而且反映强度也不如性索-间质瘤明显。Kommoss 等（1998 年）报道，对 203 例各种卵巢肿瘤，用单克隆抗抑制素抗体对肿瘤细胞内的抑制素表达均做了研究，结果显示 14 例成年型颗粒细胞瘤及伴有转移的 3 例和 10 例幼年型颗粒细胞瘤及伴有转移的 1 例，其抑制素的表达均为阳性，而 24 例生殖细胞瘤及 17 例卵巢上皮性癌均为阴性，说明抑制素检测有助于性索-间质细胞肿瘤和生殖细胞瘤、上皮性癌的鉴别诊断。

（三）诊断性刮宫

由于雌激素的持续刺激，子宫内膜可有单纯型或复杂性增生过长及子宫内膜癌等不同的病理变化。

五、预后

对于颗粒细胞瘤的恶性程度一直有不同的看法。有些学者认为，它是相对良性的肿瘤；更多的学者认为，颗粒细胞瘤属于低至中度的恶性卵巢肿瘤，同样可以有Ⅲ期的病例，尚可以远处转移至肝脏或骨等。对转移处可以用长针穿刺吸取做细胞学检查，根据有核沟及 Call-Exner 小体做出诊断，只不过它的恶性程度低于一般卵巢癌而已。

将组织学表现作为恶性程度的判断标准也是一个有争议的问题，有的学者认为呈弥漫型表现者预后不良，但对此并未取得一致意见；亦有学者以高倍镜下核分裂程度作为判断预后的标准之一，这是一般判断卵巢恶性肿瘤预后的方法，并不是颗粒细胞瘤所特有，所以也有学者不完全同意这种看法。

目前,学者们认为,判断预后的重要标准仍是临床期别,临床期别Ⅰ期者预后好,临床期别达Ⅲ期者预后差。Ⅰ期的 5 年生存率为 91.8％,Ⅱ期为 75.9％,Ⅲ期仅为 22.5％。其他与预后有关的有下列因素。

（一）年龄

发现肿瘤时患者年龄在 40 岁以上者较差。

（二）出现症状时间长短

若仅为闭经及阴道出血则预后较好,若伴有疲乏、腹水、体重减轻则预后较差。这可能与其病程已有一段时间,病变累及范围较广,临床期别已较晚有关。

（三）卵巢受累

双侧卵巢累及者少见,但其预后较差。

（四）肿瘤大小

多为单侧或双侧,肿瘤直径＞15 cm 者预后较差。

（五）肿瘤是否破裂

肿瘤破裂者较包膜完整者的预后差。

（六）手术方式

单纯切除病变侧卵巢者的预后不及做全子宫及双侧附件切除者。

最近,关于预后问题,Miller 等（1997 年）曾以 70 例成人型卵巢颗粒细胞瘤中 51 例未复发及 19 例复发的两组临床及病理情况做对比,其结果是在临床上肿瘤的临床分期,其次是肿瘤大小为对预后有意义的指标,在病理上则以细胞的不典型,其次是核分裂象的多少及是否有 Call-Exner 小体为有意义的病理观测预后的指标,但目前尚难以用此类临床及病理指标预测其是否会早期复发或晚期复发。

与其他卵巢恶性肿瘤的发展过程不完全相同,尽管颗粒细胞瘤为低至中度的恶性肿瘤,但有晚期复发的倾向,复发率高达 20％～30％。根据 Sjostedt（1961 年）的材料,其 5 年生存率为 84％,但其 10 年、15 年、20 年的生存率则分别降至 75％、63％、58％。上海医科大学附属妇产科医院的 73 例,5 年生存率为 75.81％,10 年、15 年及 20 年的生存率则分别降至 59.09％、54.55％及 36.84％,复发率竟达 40％。故对颗粒细胞瘤患者在治疗后进行长期随访是十分重要的。

六、治疗

颗粒细胞瘤的治疗以手术为主,必要时辅以化学治疗及放射治疗。

（一）手术治疗

对已有生育、子女健存、肿瘤包膜完整的患者最好做全子宫及双侧附件切除。特别是年龄偏大、肿瘤直径＞10 cm 或是双侧卵巢累及者应做以上术式。如包膜破裂者,术后应辅以化学治疗。至于保守性手术,即做患侧肿瘤切除者,仅限于幼女或年轻女性而未生育者,肿瘤活动而包膜完整,腹腔内及身体其他部位未发现转移病灶者。术前应检查子宫内膜排除恶性病变的可能,术中应仔细检查对侧卵巢,有条件者应取楔形薄片组织做冷冻切片以除外微型病灶(极少数颗粒细胞瘤需在镜下方能发现)。术后必须长期随访,有少数学者甚至建议在完成生育任务后,再行手术切除子宫及剩余附件。

对Ⅰ期患者应常规行腹腔冲洗,行细胞学检查。对Ⅱ期以上患者,应行子宫、双侧附件、大网膜及腹腔内转移性肿瘤切除术,力争使残余病灶直径＜2 cm。同时行腹膜后淋巴结切除术,术后加用化学治疗。对复发患者亦应在可能的情况下行手术治疗,因复发常是局部复发,故力争尽量切除复发病灶或使瘤体减小,术后再加以化学治疗。

(二)化学治疗

颗粒细胞瘤对化学治疗比较敏感。对于Ⅰ期肿瘤但包膜已破的患者,宜用化学治疗;对包膜完整者,多数学者的意见是不用化学治疗,但亦有学者认为肿瘤直径较大、患者年龄较大、病理检查其核分裂象较多易复发者,仍用化学治疗为宜。而疗程可短于一般方案,用4～6个疗程即可。至于Ⅱ期以上患者,则在术后常规应用化学治疗。文献报道的化学治疗药物方案种类较多,但均为10个疗程的方案(表6-2)。

表6-2　颗粒细胞瘤常用以顺铂为主的联合治疗方案

PVB	顺铂	长春新碱	博来霉素
PAC	顺铂	放线菌素D	环磷酰胺
PA	顺铂	多柔比星	
PEB	顺铂	依托泊苷	博来霉素

Calaminus 等(1997年)报道33例幼年型颗粒细胞瘤患者的治疗情况,年龄为6个月～17岁,平均为7.6岁。其中Ⅰa期20例、Ⅰc期8例、Ⅱc期4例、Ⅲ期1例。在Ⅰa期中仅1例因镜下核分裂象较多而化学治疗,8例Ⅰc至Ⅲc期用以顺铂为基础的多种药物联合化学治疗,随访168个月,平均无瘤存活时间为75个月,说明以顺铂为主的联合化学治疗是有效的。

Homesley 等(1999年)对临床Ⅱ期至Ⅳ期手术未完全切除肿瘤或复发性的以颗粒细胞瘤为主的性索-间质肿瘤亦用博来霉素＋依托泊苷＋顺铂方案治疗,37％在二次探查时已无肿瘤发现,6例完全缓解者存活时间平均延长达24.4个月。因此有学者认为,博来霉素＋依托泊苷＋顺铂方案为较好的第一线化学治疗方案。又如 Gershenson 等应用博来霉素＋依托泊苷＋顺铂方案治疗预后不良的卵巢性索-间质细胞瘤,主要为临床Ⅱc期及复发患者,10例中6例颗粒细胞瘤,2例完全缓解,3例部分缓解,平均生存时间为28个月,故有学者认为本化学治疗方案虽然有效,但仍需设计、寻找新的方案。给药方式如下。

1.腹腔化学治疗

肿瘤已破裂,腹腔内有转移病灶或手术中尚有残余的肿瘤病灶者,可以考虑术后腹腔化学治疗,这是有效的杀灭或抑制肿瘤的化学治疗途径。

2.静脉化学治疗

静脉化学治疗为目前常用的化学治疗途径,是治疗肿瘤的基本方法。通过静脉给药,药物达到全身及病变部位,以杀灭残留的肿瘤细胞。

Pecorelli 等(1999年)报道38例复发性或较严重的颗粒细胞瘤和卵泡膜细胞瘤以顺铂、长春新碱和博来霉素的联合化学治疗方案治疗。该38例均曾接受手术治疗,其中13例曾用其他方案进行化学治疗或放射治疗。在仅接受手术治疗的25例中,7例完全缓解,6例部分缓解。除12例死亡,3年存活率为49％,13例曾用其他化学治疗方案或曾化学治疗者5例完全缓解,5例部分缓解,故有学者肯定了本方案对病情严重及复发者的治疗效果。

3.动脉化学治疗

经动脉插管达到肿瘤部位附近,将化学治疗药物直接推注入供应肿瘤的血管区域内,使药物在局部达到高浓度以杀灭肿瘤。对手术时难以完全切除者行动脉插管化学治疗是比较好的办法,特别是经髂内动脉前支(双侧性)插管化学治疗,往往可以达到良好效果,肿瘤明显缩小,使再次手术易于进行。对远处复发亦可用该方法治疗。

（三）放射治疗

颗粒细胞瘤虽不如无性细胞瘤对放射治疗的敏感性高,但对比上皮性癌而言,对放射治疗仍是敏感的。Wolf 等(1999 年)回顾在 1949－1988 年间在德克萨斯大学诊断和治疗的 34 例病情较重或复发的颗粒细胞瘤,其中 14 例经临床确定并行放射治疗,该 14 例中 8 例无反应者平均存活 12.3 个月,另外 3 例在放射后 4～5 年复发,2 例死亡,1 例犹存。另外 3 例放射治疗后 10～21 年无复发迹象,有学者认为如对放射治疗有反应者,个别病例仍可长期缓解。对术后及化学治疗后的患者,如加强治疗效果,放射治疗仍是有效的。但对幼女或为生育而保留对侧卵巢者则不宜采用放射治疗。

Rey 等(1996 年)认为抗米勒管激素是观察颗粒细胞瘤的变化及预测复发的一个有价值的血清标记物,他对 16 例成人型颗粒细胞瘤与其他卵巢肿瘤和正常绝经后妇女抗米勒管激素做了测定,又以 10 例颗粒细胞瘤做了 6～47 个月的随访,同时对抗米勒管激素、α-抑制素、雌二醇进行测定。结果是在 9 例发展中的颗粒细胞瘤中,有 8 例血清中抗米勒管激素升高为 6.8～117.9 $\mu g/L$,仅 1 例颗粒细胞瘤正常,而其他良性或卵巢上皮癌均在正常范围。绝经后妇女难以测定,绝经前妇女则<5 $\mu g/L$。在随访者中,复发者血清中抗米勒管激素比 α-抑制素及雌二醇至少早 11 个月即已升高,因此,他认为抗米勒管激素是一个可以估计治疗效果,并是早期检测复发的有特异性的敏感标记物。

（李凤立）

第四节 卵巢无性细胞瘤

卵巢无性细胞瘤是反映原始生殖细胞分化的恶性肿瘤。Meyer 首先认为肿瘤来自胚胎发育时期未定性前的原始生殖细胞,故称为"无性细胞瘤",曾称种子细胞瘤。任何年龄均可发生,大多发生于 30 岁以下的青少年和年轻妇女,平均年龄为 21.5 岁。

一、病理

（一）巨检

肿瘤多发生于单侧卵巢,双侧发病率约为 15%。多为圆形或卵圆形,实性,有包膜,灰白有光泽。直径为 3～50 cm 大小不等,平均直径在 15 cm 左右。切面常成分叶状或脑回状,乳白色,有时棕黄色,质嫩,常伴出血坏死,可有囊性变。

（二）光镜检查

三大特点:生殖细胞巢、纤维间隔、淋巴细胞浸润。瘤细胞显示一种相当一致的形态特点,瘤细胞体积较大,直径为 17～20 μm,呈圆形、卵圆形或多边形,界限清楚,胞质丰富,空亮或细颗粒状。细胞核大、圆,核膜厚而清楚,常有 1～2 个清楚的核仁,核分裂象易见。肿瘤细胞间的纤维间隔常呈半环状围绕肿瘤细胞群,形成岛状或小梁状排列。纤维间隔内程度不等的淋巴细胞浸润,还可有少量嗜酸性粒细胞浸润,甚至可出现上皮样细胞、郎汉斯巨细胞和组织细胞形成的肉芽肿性反应。少数无性细胞瘤内含有生殖细胞源性肿瘤的其他成分,常见为胚胎性癌或滋养叶细胞成分。

（三）电镜检查

瘤细胞电子密度低,细胞器稀疏,线粒体圆形并未发育嵴,多聚核糖体呈菊型团弥漫于胞质,有零散溶酶体与滑面内质网,缺乏桥粒和中间型联结。有环纹的板层及卷曲的核仁。

二、临床特征

无性细胞瘤是国外最常见的恶性生殖细胞肿瘤,占所有卵巢恶性肿瘤的 1%～3%,在生殖细胞起源的卵巢恶性肿瘤中占 29%～50%。而国内统计其发生率占卵巢恶性生殖细胞肿瘤的 11%～20%,在年龄小于 20 岁的卵巢恶性肿瘤患者中占 5%～10%。75% 的无性细胞瘤好发于 10～30 岁,5% 发生于 10 岁以前,50 岁以后则罕见。由于无性细胞瘤好发于年轻妇女,故合并妊娠的卵巢恶性肿瘤中 20%～30% 是无性细胞瘤。

大约 5% 的无性细胞瘤发生在有异常性腺的女性表型患者。该恶性肿瘤可能和单纯性腺发育不全、混合性腺发育不全及雄激素不敏感综合征的患者有关。因此,出现盆腔包块的初潮前女孩应行染色体检查。

在大多数有性腺发育不全的患者中,无性细胞瘤起源于性腺胚细胞瘤,后者本是良性卵巢肿瘤,由生殖细胞和性索间质组成。但如果在性腺发育不全的患者中原位残留有性腺胚细胞瘤,则其中 50% 以上会发展成卵巢恶性肿瘤。

大约 75% 的无性细胞瘤为 Ⅰ 期(肿瘤局限于一侧或双侧卵巢),且其中 85%～90% 的 Ⅰ 期患者肿瘤局限于一侧卵巢,仅 10%～15% 为双侧性。实际上,无性细胞瘤是所有生殖细胞恶性肿瘤中唯一具有一定比例双侧性的肿瘤,其他生殖细胞肿瘤双侧性罕见。保留有对侧卵巢的患者,随后 2 年内 5%～10% 的残存性腺将发生病变。这种现象见于未给予辅助治疗和具有性腺发育不全的患者。

25% 的无性细胞瘤患者诊断时已有肿瘤转移,肿瘤最常见的播散途径是淋巴转移,淋巴转移率为 55.6%～75%。也可经血行播散或直接扩散,后者指穿透卵巢包膜,细胞脱落与种植于腹膜表面。当无其他播散证据时可能已出现对侧卵巢的转移。骨转移不常见,当发生骨转移时,通常位于脊柱下段。脑转移常见于长期患病的患者,纵隔和锁骨上淋巴结转移则通常是疾病的晚期表现。

三、治疗

无性细胞瘤主要行手术治疗,包括切除原发病灶(患侧附件切除)和正确的手术分期。对侧附件若无肿瘤浸润,应尽量保留,因为单侧与双侧附件切除术的治愈率没有差别。正确的手术分期可以确切了解疾病范围,指导术后化学治疗,判断疾病预后。由于该病好发于年轻妇女,应尽量保留其生育功能。1985 年后,博来霉素＋依托泊苷＋顺铂方案的应用已使临床分期为 Ⅰ 期患者的治愈率达到 95%,即使是晚期患者仍应保留其生育能力,其治愈率已达 75%。术后博来霉素＋依托泊苷＋顺铂方案的化学治疗已逐步取代了放射治疗在无性细胞瘤治疗中的地位。

（一）手术

主张行单侧附件切除术以保留生育功能,即使在有转移病变(腹主动脉淋巴结和盆腔淋巴结或其他部位广泛转移,但并未累及对侧卵巢及子宫)的患者也可如此,因为该肿瘤对化学治疗敏感。如果无须保留生育功能,晚期患者则应行经腹全子宫切除及双附件切除术。由于无性细胞瘤淋巴结转移率高,故最好同时行淋巴结清扫术。染色体分析显示有 Y 染色体的患者宜切除双侧卵巢,但可以考虑保留子宫以便于今后可用于胚胎移植。虽然肿瘤细胞减灭术的价值尚不明确,但强调初次手术时,对于容易切除的大块病变如饼状网膜,应予一并切除,应检查所有的腹膜表面,对任何可疑部位进行活检。无性细胞瘤是唯一具双侧病变可能性的生殖细胞肿瘤,但并非所有的双侧病变均可见到显著的卵巢增大,因此需切开对侧卵巢并对所有可疑病变切除送检。如果发现对侧有小的肿瘤,原则上需手术切除。但在个别情况下,患者切盼生育,对本瘤的预后有所了解,能做到按医嘱严密随诊观察,也可以考虑单侧附件切除。

(二)放射治疗

无性细胞瘤对放射治疗十分敏感,治疗剂量为 25～35 Gy,即或对巨大的转移病灶也有效。但放射治疗可导致生育力丧失,故放射治疗很少被用作一线治疗。但在下列情况下,放射治疗仍具有重要价值:患者已生育而肿瘤又为晚期,转移或复发瘤较多,远处转移又复发,可在术后辅以放射治疗。

(三)化学治疗

由于联合化学治疗对无性细胞瘤十分有效,故化学治疗已经取代放射治疗在无性细胞瘤中的治疗地位。1995 年,Ayhan 报道了 67 例卵巢恶性生殖细胞肿瘤患者经过手术加化学治疗的治疗后,无性细胞瘤患者的 5 年生存率为 78.5%。1998 年,Dimopoulos 对 13 例无性细胞瘤患者进行了手术加化学治疗的治疗,其 5 年生存率达到了 100%。1998 年,中华肿瘤杂志报道 233 例卵巢恶性生殖细胞肿瘤患者,其中无性细胞瘤患者的 5 年生存率为 84.2%。有大量报告证实全身化学治疗还能成功地控制有转移病变的无性细胞瘤。因此,如今化学治疗已成为无性细胞瘤治疗的重要组成部分,其显著的优点是保留了生育力。1996 年,Bower 报道 59 例患者化学治疗后平均随访 7.7 年,3 年存活率为 87.8%,其中 33 例保守性术后患者中有 14 例(42%)成功妊娠。2000 年,Bakri 报道 75 例卵巢恶性生殖细胞肿瘤患者行保留生育功能手术后 10 例妊娠,且妊娠不会影响无性细胞瘤患者的预后,化学治疗对胎儿也无不良影响。

很多无性细胞瘤由于肿瘤明显局限于一侧卵巢,首次手术仅行单侧附件切除术而未进行手术分期。这类患者的进一步处理包括常规行盆腔检查和腹部 CT 扫描,选择性再次剖腹探查术行手术分期,以及给予辅助化学治疗。由于肿瘤生长快速,我们建议常规进行 CT 扫描监视,并监测肿瘤标记物甲胎蛋白和 β-HCG,以发现混合存在的其他生殖细胞肿瘤成分。

生殖细胞肿瘤最常用的化学治疗方案是博来霉素＋依托泊苷＋顺铂、长春新碱＋博来霉素＋顺铂和长春新碱＋放线菌素 D＋环磷酰胺(表 6-3)。长春新碱＋放线菌素 D＋环磷酰胺方案对晚期患者及术后有残留病变者疗效欠佳。1991 年,Williams 对 20 例有残留病变的无性细胞瘤患者采用博来霉素＋依托泊苷＋顺铂或长春新碱＋博来霉素＋顺铂联合化学治疗,平均随访 26 个月(6～68 个月),19 例存活。M.D.Anderson 医院在 14 个有残留病变的患者中使用了博来霉素＋依托泊苷＋顺铂方案,长期随访所有患者均无瘤生存。这些结果提示采用以顺铂为基础的联合化学治疗后,进展期有残留病变的无性细胞瘤患者预后较好。一般需 3～4 个疗程的博来霉素＋依托泊苷＋顺铂联合化学治疗可能较适宜。

表 6-3　卵巢恶性生殖细胞肿瘤的联合化学治疗方案

方案和药物	剂量和用法	疗程间隔
BEP		
博来霉素	15 mg/d 缓慢静脉滴注或肌内注射,第 1~3 天	每 3~4 周 1 次
依托泊苷	100 mg/(m^2·d)静脉滴注,第 1~3 天	
顺铂	20 mg/(m^2·d)静脉滴注,第 1~5 天,或 100 mg/m^2,第 1 天	
VBP		
长春新碱	2 mg/d 静脉注射,第 1~2 天	每 3~4 周 1 次
博来霉素	15 mg/d,缓慢静脉滴注或肌内注射,第 1~3 天	
顺铂	20 mg/(m^2·d)静脉滴注,第 1~5 天,或 100 mg/m^2 静脉滴注,第 1 天	
VAC		
长春新碱	1~1.5 mg/m^2 静脉注射,第 1 天	每 4 周 1 次
放线菌素 D	0.5 mg/d 静脉滴注,第 1~5 天	
环磷酰胺	150 mg/(m^2·d),静脉注射,第 1~5 天	

注:博来霉素的终身剂量为 360 mg

　　初次手术时已完全切除肉眼可见病变的无性细胞瘤患者似乎没有必要进行二探术,而化学治疗前有肉眼残留病变者,建议行二探术,因为阳性者术后可行二线治疗,且越早发现持续存在的病变预后愈好。

四、复发病变

　　复发时间大约 75% 在初次治疗后的 1 年之内。最常见的复发部位为腹膜腔和腹膜后淋巴结。复发患者可使用放射治疗或化学治疗,这取决于初次治疗方式,仅行手术治疗者应行化学治疗,复发前已给予博来霉素＋依托泊苷＋顺铂化学治疗者,则可换用 POMB-ACE 联合化学治疗方案(表 6-4),同时要考虑使用高剂量化学治疗和自体骨髓移植。此外,放射治疗也有一定效果,但盆腔和腹部放射治疗可导致生育力丧失。

表 6-4　POMB/ACE 生殖细胞肿瘤化学治疗方案

POMB	
1 天	长春新碱 1 mg/m^2 静脉注射,甲氨蝶呤 300 mg/m^2,12 小时,静脉滴注
2 天	博来霉素 15 mg 24 小时缓慢静脉滴注,用甲氨蝶呤 24 小时后开始给四氢叶酸 15 mg,每 12 小时 1 次,4 剂
3 天	博来霉素 15 mg 缓慢静脉滴注 24 小时
4 天	顺铂 100 mg/m^2 12 小时静脉滴注,同时水化和给 3 g 硫酸镁
ACE	
1~5 天	依托泊苷 100 mg/m^2 静脉滴注
3、4、5 天	放线霉素 D 0.5mg 静脉注入
5 天	环磷酰胺 500 mg/m^2 静脉注入
OMB	
1 天	长春新碱 1 mg/m^2 静脉注入、甲氨蝶呤 300 mg/m^2 静脉滴注 12 小时

OMB	
2 天	博来霉素 15 mg 24 小时缓慢静脉滴注,用甲氨蝶呤 24 小时后给四氢叶酸 15 mg,每 12 小时 1 次,4 剂
3 天	博来霉素 15 mg 24 小时缓慢静脉滴注

五、妊娠

无性细胞瘤好发于年轻妇女并可能合并妊娠,Ⅰa 期患者可切除肿瘤继续妊娠。进展期患者是否继续妊娠取决于孕周。孕中晚期可给予非妊娠患者同样的化学治疗剂量,而对胎儿无明显的损害。

六、预后

卵巢无性细胞瘤发生转移或复发者并不少见,但由于对放射治疗及化学治疗都高度敏感,故预后较好。初发疾病为Ⅰa 期患者行单侧附件切除术后 5 年无瘤生存率在 93% 以上,即使是晚期复发病例其 5 年生存率也可达到 75%。而且,保守性术后多数患者月经正常,希望生育者也多能受孕分娩。

(李凤立)

第五节 卵巢成熟畸胎瘤

一、病理

成熟性畸胎瘤即为良性畸胎瘤,有囊性、实性两种。

(一)成熟性囊性畸胎瘤

成熟性囊性畸胎瘤即良性囊性畸胎瘤,此肿瘤以外胚层来源的皮肤附件成分多,又称皮样囊肿,可发生于任何年龄的妇女,即从婴儿至老年妇女均可发生。

1.巨检

多数发生在单侧,双侧较少。肿瘤体积大小不等,直径可在 0.3～45 cm;半数以上直径为 6～10 cm,圆形或分叶状,表面光滑,灰白,囊腔区较软有弹性。切面多数为单房,少数多房,房内充满黄色油腻样物、角化物与毛发混合物;囊壁均较光,在某处向囊腔内突出一实性区,灰白色多长有毛发,称为"头结",小如蚕豆,大如儿头。"头结"部常为脂肪、骨、软骨,可见到一个或数个完好的牙齿和不规则的骨片或发育较好的骨,偶可见部分肠、气管,甚至胎儿肢体等器官样结构。

2.光镜检查

囊壁内衬覆各种成熟上皮,鳞状上皮、皮脂腺、汗腺、毛发均丰富;成熟的骨、软骨、脑组织、神经胶质、视网膜、脉络膜、神经节等,以及异物巨细胞反应。

(二)成熟性实性畸胎瘤

成熟性实性畸胎瘤少见。肿瘤灰白,表面光滑,以实性为主,间有小囊腔形成,由 3 种胚层来源的各种成熟组织构成。须充分取组织,排除未成熟成分。

（三）胎儿型畸胎瘤

胎儿型畸胎瘤罕见,只在畸胎瘤内有类似胎儿的成分。可见脑积水、趾、双足、眼、牙、阴茎等。此型畸胎瘤必须与胎儿内的寄生胎及陈旧性异位妊娠区别。

（四）成熟性畸胎瘤恶变

成熟性囊性畸胎瘤中的任何一种成分均可恶变,恶变率为 2%～4%。多发生于绝经后妇女,平均年龄为 50.6 岁。多为鳞状上皮癌变,腺癌变、肉瘤变、癌肉瘤变均较少。

1.巨检

肿瘤体积较成熟性囊性畸胎瘤大,平均直径为 11 cm,灰白有光泽,光滑,若肿瘤恶变成分浸润穿破包膜,常与四周的组织和器官粘连。恶变多在头结区,此时头结变粗糙,可呈蕈状或菜花状,组织脆;生长迅速时,恶变组织可充满整个囊腔,易被误认为是未成熟畸胎瘤。须多取组织,寻找原囊腔的遗迹。成熟性畸胎瘤恶变以上皮成分恶变多见。

2.光镜检查

鳞癌变最多,约为 90%。若恶变仅限于上皮层内,像一般的鳞状上皮原位癌,然而以浸润癌为多,可有不同分化程度,高分化约占 1/2。此外还可出现少见的腺癌变、肉瘤变、癌肉瘤变和极少见的恶黑变、类癌变、神经母细胞瘤变,乃至罕见的乳腺外派杰氏病。三种胚层皆恶变,概率极低,需与未成熟畸胎瘤相区别。其要点在于恶变者可出现成熟组织到癌变组织的过渡性病变,而未成熟畸胎瘤中不出现过渡性病变,然而实际区分很难,尤其是在恶变范围较广的情况下。

二、临床特征

成熟畸胎瘤为良性肿瘤,是卵巢肿瘤中最常见类型之一,占卵巢畸胎瘤的 95%。此类肿瘤可由内、中、外三个原始胚层来源的成熟组织构成,但以外胚层来源的皮肤及其附件成分构成的囊性畸胎瘤为多,也称皮样囊肿。极少数成熟畸胎瘤呈实性,瘤内含成熟的脑、软骨和骨样组织。成熟畸胎瘤可见于女性各年龄组,但发病的高峰年龄在 30～40 岁,少数可发生在绝经以后。发病率为(8.9～10)/10 万。10%～20%患者可发生双侧卵巢或单侧卵巢多发性畸胎瘤。

成熟卵巢畸胎瘤患者在临床上通常无症状,多在盆腔检查或其他原因开腹手术时发现。部分患者可有下腹坠胀、隐痛或扪及下腹包块。若发生肿瘤并发症则可出现急腹症的临床表现。B超检查有助于本病的诊断,部分患者X线检查可见牙或骨化成分。畸胎瘤的常见并发症为肿瘤蒂扭转、破裂、感染和恶变。肿瘤蒂扭转是最常见的并发症,发生率为 16%,其原因是肿瘤中等大小、重心偏向一侧、瘤蒂较长,易发生于妊娠中期及产褥期,也常见于小孩及年轻女性。瘤体在肠蠕动或体位改变的影响下发生转动,表现为突发性下腹疼痛,可伴有恶心、呕吐、肛门坠胀等。查体可有下腹压痛、反跳痛,盆腔扪及包块,有触痛。扭转严重者势必造成卵巢血管受压、血流受阻,导致肿瘤坏死、破裂甚至感染。囊肿自发破裂的发生率较低,约为 1%。常发生于体积较大的囊肿。表现出腹膜炎的症状,甚至出现腹腔内出血及休克。肿瘤并发感染的发生率不到 1%,常继发于囊肿扭转或破裂。成熟畸胎瘤恶变的概率为 1%～2%,多发生于 40 岁以上的女性。最常见的恶变为鳞状细胞癌,发生率为 1%,其他还有腺癌、类癌、肉瘤、基底细胞癌、恶性黑色素瘤等。肿瘤恶变的临床表现早期无特殊,需要病理检查诊断,因此对囊肿壁上的"头结"区域应仔细检查。肿瘤恶变晚期的临床表现同卵巢癌。

三、治疗

良性生殖细胞肿瘤一旦确定,应采用手术治疗。年轻要求生育者,多采用保守性手术,可行肿瘤剥除术,保留卵巢皮质。手术方式有开腹或腹腔镜手术。大量的临床研究已显示出腹腔镜手术在成本效果方面的优势,尽管在成熟畸胎瘤剥除术时,可发生囊肿破裂、囊液外溢,但所致的化学腹膜炎的临床过程不严重,一般无严重后果。对于无生育要求的患者,若为单侧卵巢肿瘤,可行一侧卵巢或附件切除,40岁以上的患者应注意剖视检查囊肿,必要时手术中行快速病理切片检查了解有无恶变发生。若为双侧卵巢肿瘤或一侧多发性肿瘤,保守治疗后要注意随访其复发和恶变。若畸胎瘤发生恶变,则应按卵巢恶性生殖细胞肿瘤处理。

（李凤立）

第六节 卵巢未成熟畸胎瘤

一、病理

未成熟畸胎瘤即恶性畸胎瘤。由内、中、外三个胚层分化的胚胎性组织构成,可表现为有一个胚层分化未成熟或分化不完全,亦可表现为成熟与未成熟组织常混杂。

（一）巨检

多数为单侧,偶为双侧性。肿瘤体积常较大,平均直径为20 cm,多呈圆形、卵圆形或浅分叶状,多数实性,实性区组织极软,似脑组织,常伴有出血坏死,亦可呈半实半囊,囊内可含胶冻状物或浆液。切面多彩状,可有灰、黄、红等颜色,半数以上肿瘤掺杂骨、软骨,毛发、皮脂样物较少见,牙齿、骨骼等器官样物质罕见。

（二）光镜检查

由三个胚层分化来的不同成熟度的组织杂乱无章排列,毫无解剖学的次序。

1.内胚层来源

内胚层来源以消化道、呼吸道上皮、唾液腺等较常见。

2.中胚层来源

成熟或欠成熟的软骨岛、骨或骨样组织,平滑肌、脂肪、淋巴样组织、纤维组织、横纹肌,亦可见牙胚,以上成分若分化较低、异型性明显时,分别呈各种肉瘤,如多形性平滑肌肉瘤、脂肪肉瘤、骨肉瘤、横纹肌肉瘤。

3.外胚层来源

外胚层来源以神经外胚叶组织最多见,最具特征的是原始神经管组织,由神经母细胞、髓母细胞样细胞组成。原始神经管常与成熟牙釉质组织或其他成熟复层鳞状上皮及皮肤附属器相连。

二、临床特征

卵巢未成熟畸胎瘤包括来源于三个胚层的未成熟组织,最常见的成分是神经上皮。未成熟畸胎瘤成分可能与其他生殖细胞肿瘤成分混合存在形成混合性生殖细胞肿瘤。单纯未成熟畸胎瘤在全部卵巢恶性肿瘤中不足1%，但其在恶性生殖细胞肿瘤的发生率中占第二位，为25%～27.8%。在女性20岁以下年龄组，其发生率占卵巢恶性肿瘤的10%～20%，病死率占卵巢恶性肿瘤的30%。大约50%在10～20岁发病，绝经后则罕见。卵巢未成熟畸胎瘤组织成分复杂多样，根据未成熟组织分化程度和数量的多少，可将肿瘤分为3级，肿瘤的恶性程度与分级有关。

术前评估和鉴别诊断与其他生殖细胞肿瘤一致。有些病变可能具有类似于成熟畸胎瘤的钙化，腹部摄片或超声检查有助于诊断。罕见病例可产生类固醇激素并发生青春期前假性性早熟，这与畸胎瘤中具有甾体激素分泌功能的卵巢间质有关。除非混有其他生殖细胞肿瘤成分，单纯未成熟畸胎瘤中血清肿瘤标记物大多为阴性。

三、治疗

卵巢复发性未成熟畸胎瘤具有未成熟向成熟转化的特点。已有大量的文献报道，未成熟畸胎瘤经过手术、化学治疗等治疗后，具有向良性转化的生物学行为，在对未成熟畸胎瘤行二探术时常发现有成熟畸胎瘤的成分，即是向良性逆转的证据。未成熟畸胎瘤恶性程度逆转受两方面因素的影响：①时间因素。复发肿瘤的病理分级与距离第1次手术的时间间隔有密切的联系，二者时间间隔大于1年者，则几乎为成熟型。因此，肿瘤在短时期内复发者，瘤细胞的分化程度仍很差。而复发时间越晚，随着时间的推移，瘤细胞的恶性程度逐渐减低，瘤组织向成熟方向转化。②化学治疗的影响。有学者认为，卵巢未成熟畸胎瘤恶性程度的逆转是由于化学治疗的影响，其推论为化学治疗抑制了肿瘤内未成熟的组织成分，从而留下了分化好的成熟组织持续存在。

认识未成熟畸胎瘤恶性程度向良性逆转的生物学行为，具有以下3个方面临床实用价值：①使我们对晚期或复发性肿瘤能充满信心和勇气，采取综合临床措施积极治疗。延长患者生存时间，从而使肿瘤有足够的时间向良性转化。②了解未成熟畸胎瘤良性转化所需大约1年的时间的概念，从而可以估计复发瘤的病理分级，作为治疗的参考，如估计已为成熟畸胎瘤，则不须再行化学治疗，密切随访即可。③完成系统的化学治疗后，根据时间，可以避免不必要的二探术。由此可见，认识和了解未成熟畸胎瘤的良性转化规律，对于指导临床工作具有十分重要的价值与意义。

(一)手术

卵巢未成熟畸胎瘤绝大多数为单侧性，且患者多很年轻，主张行单侧附件切除术以保留生育功能。绝经后患者则可行双侧附件及子宫切除术。由于对侧卵巢受累罕见，故无须常规切除或楔形切除，以免引起粘连致不孕或影响日后卵巢的功能。术中应详细探查，腹膜表面任何病变均应取样送检。大网膜为常见的转移部位，故无论期别早晚，均应常规切除大网膜。腹膜后淋巴结转移则相对不常见，是否应常规切除尚无定论。血行转移至实质器官如肺、肝或脑不常见，一旦出现这些转移，患者多为晚期或复发患者，且肿瘤常为病理分级高者。

(二)化学治疗

未成熟畸胎瘤Ⅰa期、病理分级为Ⅰ级者预后很好，术后无须辅助治疗，而Ⅰb期以上及病理分级为Ⅱ、Ⅲ级的Ⅰa期患者需辅助化学治疗，合并腹水者也应辅以化学治疗。近年来也有研究报道，青少年未成熟畸胎瘤患者仅行单纯手术切除肿瘤，术后不加化学治疗，其4年生存率可达97.7%，3年无瘤生存率可达97.8%，复发者极少，对复发者给予博来霉素＋依托泊苷＋顺铂方案化学治疗后，效果良好，故认为此种治疗方案可避免化学治疗对青少年患者的不良影响。

过去最常用的联合化学治疗方案为长春新碱＋放线菌素 D＋环磷酰胺方案,实践证明,长春新碱＋放线菌素 D＋环磷酰胺方案对晚期患者及术后有残留病变者疗效欠佳。新的方案包括联合使用顺铂的博来霉素＋长春新碱＋顺铂方案和博来霉素＋依托泊苷＋顺铂方案。博来霉素＋长春新碱＋顺铂方案疗效远远大于长春新碱＋放线菌素 D＋环磷酰胺方案。1993 年,Kumar 报道,博来霉素＋长春新碱＋顺铂方案治疗晚期及复发的卵巢恶性生殖细胞肿瘤,完全缓解率为 64.7%。博来霉素＋依托泊苷＋顺铂方案与博来霉素＋长春新碱＋顺铂方案疗效近似,但毒性较低,对晚期及复发性卵巢恶性生殖细胞肿瘤也有很好的疗效,已成为最常用的化学治疗方案。考虑到这些结果,建议对有大的残留病灶患者使用博来霉素＋依托泊苷＋顺铂方案,并替换长春新碱＋放线菌素 D＋环磷酰胺方案来治疗已完全切除病灶者。有恶性鳞状上皮成分的未成熟畸胎瘤预后比无这些成分者差,但其处理方式一致。

（三）放射治疗

未成熟畸胎瘤患者初次治疗通常并不使用放射治疗,此外,并无证据显示放射治疗联合化学治疗或单用放射治疗能更好地控制疾病。放射治疗可用于化学治疗后局部病变持续存在者。

（四）二探术

文献证明,绝大部分二探术的结果是阴性的,因此是否需二探术尚有争论。1996 年,Culine 对 22 例行二探术,13 例阴性,5 例发现成熟畸胎瘤,1 例发现未成熟畸胎瘤,3 例发现活动性恶性病变,认为二探术适于化学治疗后癌标抗原正常,但有影像学异常,且首次手术切除组织中含畸胎瘤成分者。1995 年,Peccatori 报道 129 例卵巢恶性生殖细胞肿瘤,其中 31 例行二探术,仅 4 例结果为阳性,从而指出二探术的作用处于边缘状态,彻底的缩瘤及化学治疗更为重要,尤其是治疗未成熟畸胎瘤。可见对于早期患者且已辅以化学治疗者行二探术并不合适,因为这类患者化学治疗有效。但建议对化学治疗前有肉眼残留病变者行二探术,因为没有可靠的肿瘤标记物,且患者处于高危中。

如果行二探术,必须对腹膜病变仔细取样,仔细评估腹膜后淋巴结。如果二探术发现只有成熟畸胎瘤,则可停止化学治疗。如果证实未成熟成分持续存在,则更换化学治疗方案。对侧卵巢增大多是良性畸胎瘤,应行卵巢囊肿切除术。

四、预后

通过对年龄、组织亚型、有无残余病灶及其大小、手术分期、病理分级、手术类型、治疗模式的多因素分析,多数学者认为肿瘤手术切除不干净及肿瘤组织中含有内胚窦瘤或胚胎癌等其他恶性成分是影响预后的关键因素。偶然情况下,该肿瘤和一些通过腹膜种植的成熟性或低级别神经胶质腹膜瘤伴发,则这类患者长期存活率高。

（李凤立）

第七节　卵巢良性上皮性肿瘤

卵巢良性上皮性肿瘤约占整个卵巢良性肿瘤的 50%,包括良性浆液性肿瘤、良性黏液性肿瘤(含宫颈管内膜样及肠型肿瘤)、良性宫内膜样肿瘤、良性透明细胞肿瘤、良性移行细胞肿瘤和良性混合性上皮肿瘤等组织类型。卵巢良性上皮性肿瘤的具体病因和准确的发病率尚不完全清楚,总的来说较相应的恶性肿瘤更为常见,发病率约为其 10 倍,并且预后良好。卵巢良性上皮性肿瘤常为囊腺瘤、乳头状囊腺瘤、腺纤维瘤、囊性腺纤维瘤或表面乳头状瘤。

一、诊断要点及步骤

(一)病史与症状

卵巢良性上皮性肿瘤多数发生在育龄期妇女,中位数年龄为 45 岁,少数发生在绝经期妇女,偶也见于婴幼儿。患者一般无明显症状,常在体检时发现。如包块长大则可在腹部扪及包块,有时包块尚可随体位变化而活动。如果包块不活动则可产生压迫症状,出现尿频、便秘或下坠感。黏液性囊腺瘤可逐渐长大至足月妊娠或更大,但除有压迫症状外无其他症状。如果囊肿发生蒂扭转、破裂、出血、坏死或感染则可出现急腹症症状,如突发一侧下腹部剧痛,伴恶心、呕吐等胃肠道症状,腹膜激惹,甚者体温升高等。

(二)体征

卵巢良性上皮性肿瘤患者全身情况良好,多数在盆腔检查时发现包块。包块多为单侧、囊性、活动、无痛,表面光滑,界限清楚,也可为双侧,偶为囊实性或实性。囊肿发生蒂扭转、破裂、出血、坏死或感染时则伴有腹膜激惹症状,如腹部压痛、反跳痛等,包块触痛明显,界限欠清。子宫直肠陷凹及子宫骶骨韧带光滑、无结节状新生物。

(三)辅助检查

1.超声

卵巢良性上皮性肿瘤多位于膀胱及子宫底部或双侧,与子宫分开,肿瘤呈圆形或卵圆形,边界清晰,包膜反射为光滑、清晰的细光带,内为无回声暗区,多房时则见到细分隔光带,黏液性囊肿或内出血时则为细点状的低回声。一般无腹水。

2.CT

卵巢良性上皮性肿瘤 CT 检查表现为肿瘤轮廓光滑,多呈圆形或卵圆形。内部结构大多呈囊性。囊性肿瘤 CT 检查表现为液性密度,囊性肿瘤约半数有均一薄壁,常缺乏钙化,无强化效应。该法诊断良性卵巢肿瘤的敏感性和准确率均可达 90% 以上。

3.腹腔镜

由于腹腔镜检查既能观察到盆腔内脏器全貌,又能进行卵巢活体组织取材检查,还可对卵巢囊肿抽液进行细胞学检查,因而对卵巢包块具有确切的诊断价值。腹腔镜下可见卵巢良性上皮性肿瘤常为单侧、囊性、表面光滑、活动,盆、腹腔腹膜光滑而无转移或种植结节。有时也可为双侧、囊实性或实性,一般无腹水。

4.肿瘤标记物

CA125、CA19-9、甲胎蛋白、人绒毛膜促性腺激素等一般在正常值范围。

二、诊断与鉴别诊断

如果单侧或双侧卵巢囊性包块直径>5 cm,或直径 5 cm 的囊肿观察 2 个月,经周期或口服避孕药 6~8 周不缩小,即可排除卵巢非赘生性囊肿,而考虑为卵巢赘生性囊肿。根据卵巢包块的临床特征可以初步做出良、恶性肿瘤的判断,最后确诊有赖于病理学检查。怀疑卵巢良性上皮性肿瘤时,需注意与以下疾病鉴别。

（一）卵巢非赘生性囊肿

1.生理性囊肿

生理性囊肿如黄体囊肿、滤泡囊肿，多为单侧薄壁囊肿，直径一般不超过 5 cm，观察 8～10 周后常自然消失而无逐渐长大迹象。

2.卵泡膜黄素囊肿

卵泡膜黄素囊肿仅见于滋养细胞疾病时，可长大至 10～20 cm，常伴有明显的早孕反应如恶心、呕吐等，原发病得到控制后多可自行消失。血人绒毛膜促性腺激素测定可明确诊断。

3.卵巢子宫内膜异位囊肿

卵巢子宫内膜异位囊肿常有痛经和（或）不孕史，由于反复出血和粘连形成，包块常不活动，界限也不够清楚，月经前后可有不同程度长大，后陷凹扪及触痛结节常可确定诊断，B超检查和腹腔镜检查亦有助于诊断。

（二）盆腔内其他脏器包块

1.输卵管卵巢囊肿

输卵管卵巢囊肿有长期附件炎及不育病史。包块呈葫芦状，壁薄、表面较光滑，常为双侧、不甚大，与周围组织有粘连，活动受限制。

2.卵巢冠囊肿

卵巢冠囊肿系中肾管或中肾旁管胚胎遗迹形成的囊肿，位于输卵管系膜或阔韧带与卵巢门之间。一般无症状，多在妇科检查时发现。囊肿表面光滑、壁薄、张力低、不活动，腹腔镜检查有助于明确诊断。

3.子宫肌瘤

子宫肌瘤往往有月经过多或不规则阴道流血史。妇科检查子宫肌瘤位于下腹正中，肿瘤随子宫活动而移动。子宫浆膜下肌瘤有时与卵巢包块难以区别，B型超声和腹腔镜检查有助于明确诊断。

4.妊娠子宫

妇科检查时早期妊娠的子宫体软而呈球形，囊样感，子宫体颇似卵巢囊肿，易发生误诊。应详细询问病史，妊娠则有闭经史，注意肿物与闭经月份是否相符。妊娠试验为阳性，必要时可做B超检查协助诊断。

5.胀大的膀胱

胀大的膀胱可能被误认为卵巢囊肿。妇科检查时胀大的膀胱在子宫前方，居正中向前凸，不活动，表面光滑而紧张。必要时可导尿后检查，B超检查也有助于明确诊断。

6.肠系膜囊肿

患者常主诉包块是在腹部的较高部位，妇科检查多不能触及包块的下界边缘，其活动仅限于前后移动，卵巢囊肿则与此相反。

7.肾盂积水或游走肾

肾盂积水或游走肾常与卵巢囊肿相混淆，但肾脏疾病多有腰痛及排尿困难，肾盂造影、B型超声检查可以鉴别。

8.结核性包裹性积液

结核性包裹性积液多有结核病史，或有结核症状，如低热、消瘦、闭经，胃肠道症状明显，腹部膨胀，外形不定，肿块边界不清，叩诊时浊音与鼓音常夹杂。卵巢囊肿的边界多清楚，胃肠功能正常,无全身症状。

9.巨大卵巢囊肿与腹水

巨大卵巢囊肿患者常自觉有包块,自下腹部一侧逐渐增大,腹部向前突起而两侧较平,可扪及包块,叩诊两侧鼓音,中间浊音,移动性浊音(一);妇科检查时子宫多被顶向前,不活动,后穹隆可扪及囊肿壁,B超检查为圆形而边界整齐光滑的液性暗区;腹水多继发于肝、肾、心脏疾病,腹部渐长大而无包块,腹部外突,中间较平如蛙腹,摸不到包块,叩诊两侧浊音,中间鼓音,移动性浊音(+),双合诊检查时子宫有浮球感,B超检查为不规则液性暗区,其中有肠管光团浮动,X线钡餐摄片也有助于鉴别。

(三)卵巢恶性肿瘤

卵巢良、恶性上皮性肿瘤的鉴别诊断可参照表 6-5。

表 6-5　卵巢良性上皮性肿瘤与卵巢恶性上皮性肿瘤的鉴别

鉴别项目	卵巢良性上皮性肿瘤	卵巢恶性上皮性肿瘤
病史与症状	起病缓,病程较长,一般无明显症状,腹部扪及包块常是唯一的主诉,不少病例常因体检发现盆腔包块而就诊。肿瘤大时可有尿频、排尿和大便困难等压迫症状。肿瘤发生蒂扭转或破裂时可出现急腹症	早期多无症状,部分患者述腹部不适,或有卵巢功能障碍等。病程发展快,出现胃肠道症状,如腹胀、腹痛、食欲缺乏、消化不良等
全身情况	良好,全身浅表淋巴结无肿大	病情进展快,出现恶病质
妇科检查	单侧或双侧附件区包块,圆形或卵圆形,囊性、活动、无痛、表面光滑、界限清楚,子宫直肠陷凹光滑,腹水征(一)	盆腔包块多为双侧,实性或囊实性,固定,形状不规则,表面呈结节感,子宫直肠陷凹可扪及结节,腹水征(+),有时合并上腹部包块,如肝区结节、"大网膜饼"等
B超检查	肿块多为囊性或以囊性为主的混合性回声,形态规则,边界整齐、清楚,壁光滑完整,单房者居多,多房囊肿隔薄而规则,一般无腹水	包块多为实质性,形态不规则,内部回声强、弱不均,囊性者不规则,或有突向囊腔的实性区域,隔增厚不整齐,囊壁有浸润或肿瘤向外生长时,包块轮廓不清,边界不整齐,常合并腹水
肿瘤标记物	CA125,CA19-9,癌胚抗原一般正常	CA125,CA19-9,癌胚抗原常升高

三、治疗

卵巢包块的诊断与治疗一般可按图 6-1 所示程序进行。

卵巢赘生性包块一经明确诊断,就应尽早行剖腹探查或腹腔镜检查以明确性质、去除疾病。卵巢良性上皮性肿瘤的手术治疗应遵循以下原则。

(1)选用下腹正中或旁正中切口,以利于术中全面探查,必要时可延长切口以便充分切除病灶。

(2)年轻需保留生育功能者,如为单侧卵巢肿瘤可行肿瘤剥除、单侧卵巢肿瘤切除或患侧附件切除;如为双侧卵巢肿瘤则以剥除肿瘤并行卵巢成形术为宜。

(3)50 岁以下但不需保留生育功能者,如为单侧卵巢肿瘤可行患侧附件切除,对侧卵巢必须检查属正常时方可保留;如为双侧卵巢肿瘤,在保证肿瘤完整切除的前提下尽可能保留正常卵巢组织。

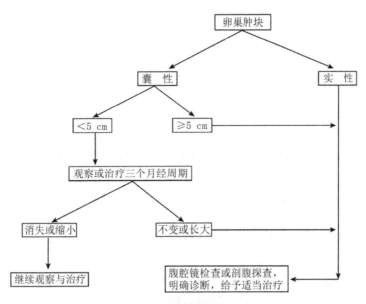

图 6-1 卵巢包块诊治程序

（4）围绝经期及绝经后妇女，以行单侧附件切除或双侧附件及全子宫切除为宜。

（5）如患者不需保留生育功能且有癌症家族史，如乳腺癌、直肠癌和卵巢癌等，应建议行双侧卵巢及全子宫切除术。

（6）由于卵巢良性上皮性肿瘤预后极佳，为确保患者生活和生命质量不受或少受影响，在做出切除正常的卵巢和（或）子宫的决定之前，必须使患者本人知情并同意。

（7）术中应尽可能完整切除肿瘤，及时剖视，必要时送冷冻病理检查以协助诊断，调整手术范围，如术后病理报告为恶性，则应按恶性卵巢肿瘤的治疗原则进行处理。

（8）对腹腔镜下切除卵巢良性上皮性肿瘤应予以足够重视。如有条件，应由有经验的医师在做好开腹手术的准备下施行，术中应保证完整切除并取出肿瘤，避免囊液流入腹、盆腔，并保留足够的活体组织送病理检查。对于盆、腹腔广泛种植的卵巢良性黏液性肿瘤，由于不能将病灶切除干净，故不宜行腹腔镜手术。

四、妊娠合并卵巢良性上皮性肿瘤

妊娠合并卵巢肿瘤可见于整个生育年龄，以 21～30 岁为多见，1/3 见于初孕。国内资料显示孕妇中卵巢肿瘤发生率为 0.077%～0.9%，而卵巢肿瘤中妊娠率为 2.8%～15.4%，国外资料显示占妊娠的 0.04%～1.2%。合并妊娠的卵巢肿瘤多为良性，以成熟畸胎瘤为最多，约占 22%，其次为单纯性浆液性囊肿及假黏液性囊肿。

（一）主要表现

卵巢良性上皮性肿瘤可见于整个生育期，肿瘤一般生长较慢，多在妊娠前已经存在，妊娠后由于长大或位置改变而出现症状并被发现。早孕反应一般正常，子宫与妊娠月份相符。肿瘤常为单侧、囊性或囊实性、表面光滑、活动、无痛，腹水征（一），无淋巴结长大。亦可发生蒂扭转而出现急腹症，如妊娠中期子宫一侧突发剧痛，伴恶心、呕吐等胃肠道症状，疼痛处可以触到肿物。卵巢肿瘤较大或发生扭转时还可致胎方位异常，位于胎先露以下的卵巢肿瘤尚可梗阻性难产。

（二）诊断要点

通过详细询问病史，全面仔细的产科和妇科检查，结合必要的实验室等辅助检查，妊娠合并卵巢肿瘤的诊断并不困难。妊娠前的妇科检查对于妊娠后卵巢肿瘤的诊断很有帮助，从未做过妇科检查者妊娠后出现腹痛、生殖器官出血及难产，诊断往往会遇到很多困难，甚至延误治疗。妊娠期怀疑卵巢良性上皮性肿瘤时要注意与卵巢的生理性黄体囊肿和恶性肿瘤相鉴别。生理性黄体囊肿多见于妊娠6～7周，直径约为5 cm，质柔软而呈囊性感，妊娠8周后黄体囊肿常逐渐缩小而消失。卵巢恶性肿瘤多见于生育晚期，病情进展较快，一般早孕反应逐渐加重，进而出现全身症状，肿瘤常为双侧，软硬不均质，固定不活动，触痛，腹水征（＋）。

（三）治疗原则

妊娠合并卵巢良性上皮性肿瘤的治疗除遵循非孕期手术原则外，还应注意以下几点。

1.手术时机

妊娠早、中期发现卵巢良性肿瘤，应在妊娠中期行手术切除。妊娠中期卵巢肿瘤随子宫发育升入真骨盆之上，活动余地大，蒂扭转多在此时期中发生。妊娠4个月后，胎盘已形成，能分泌足量的孕激素维持妊娠，切除患侧卵巢不至于流产。为预防流产，还可以在手术前、后用黄体酮每天20 mg肌内注射，维持7～10天。孕激素可以降低子宫肌的兴奋性和传导性，并降低子宫肌肉对催产素的敏感性和手术刺激的反应性，结合症状给镇静剂和中药安胎。妊娠晚期或分娩时发现肿瘤，如肿瘤在宫底或腹部侧方，不阻碍分娩，又无头盆不称，可以期待阴道分娩，产后再择机行肿瘤切除术；如位于盆腔影响分娩进行，则分娩期行剖宫取胎，同时切除肿瘤。如分娩已进入第二产程，囊性肿瘤在胎儿先露部之前，可以从阴道穿刺囊壁放液，结束分娩。根据穿刺流出的液体性质考虑开腹切除肿瘤的时间。

2.手术方式及术中注意事项

如为单侧卵巢肿瘤，可行单侧卵巢（肿瘤）切除或患侧附件切除；如为双侧卵巢肿瘤，则以剥除肿瘤并行卵巢成形术为宜。腹壁纵行切口的长度应以能完整取出肿瘤为准。切忌挤压肿瘤促使肿瘤破裂，如不慎导致破裂，肿瘤内容物溢入腹、盆腔，不论其为良、恶性，都应轻巧、彻底地吸净，并用生理盐水冲洗。如为黏液性囊腺瘤，为防腹、盆腔脏器粘连和肿瘤种植，可先用5％葡萄糖液冲洗，再用生理盐水冲洗。

（李凤立）

第八节　卵巢交界性肿瘤

卵巢交界性肿瘤在组织学上位于良性及恶性之间，又称为低度潜在恶性，诊断主要依据病理，占全部卵巢肿瘤的10％～20％。发病与卵巢恶性肿瘤有关因素可能有关。应用促排卵药如氯米芬类，有潜在发生卵巢交界性肿瘤的风险，口服避孕药可能有保护作用。

一、病理

（一）浆液性交界瘤

浆液性交界瘤占所有卵巢浆液性肿瘤的15％。双侧发生情况较良性多，与浆液性囊腺瘤相似。特点：①上皮复层化达 2～3 层，伴乳头或上皮簇形成；②上皮有轻度或中度非典型性；③核分裂象少见；④无卵巢间质浸润。

（二）黏液性交界性囊腺瘤

黏液性交界性囊腺瘤占所有黏液性卵巢肿瘤的 6%～13%，外观与良性黏液性囊腺瘤无明显区别。特点：①上皮复层化不超过 3 层，伴有乳头和上皮簇形成；②细胞轻至中度不典型性，伴黏液分泌异常，可见杯状细胞；③核分裂象少；④无间质浸润；⑤可有腹膜表面种植但无深部浸润。

卵巢黏液性囊腺瘤合并假黏液性腹膜瘤，发病较多预后不好。合并卵巢交界性黏液性瘤达 50%，合并良性者达 31.1%，合并恶性者达 16.7%。

（三）交界性宫内膜样瘤

交界性宫内膜样瘤罕见，多为单侧及绝经后。特点：①腺上皮假复层；②无间质浸润；③无血管或淋巴管浸润。

（四）交界性透明细胞瘤

交界性透明细胞瘤较少见，细胞异型性不显著，无间质浸润，预后好。

（五）交界性 Brenner 瘤

交界性 Brenner 瘤以单侧多，可为囊实性，囊内可见乳头。有上皮增生，但无间质浸润，瘤细胞较一致。

二、分期

卵巢交界性肿瘤的分期与卵巢恶性肿瘤相同。

三、临床表现

卵巢交界性肿瘤的临床表现与卵巢浸润性癌相似，一般早期症状很难发现，但如仔细询问，或能找到一些不适处，如腹部增大、包块、腹痛、不规则出血等。由于生长低速，转移率低，以局部扩展和盆腔腹膜种植为主，远处转移症状少见。

四、诊断及鉴别诊断

（一）诊断

1.病史及临床表现

卵巢交界性肿瘤的病史与临床表现与卵巢恶性肿瘤相似，更应注意妇科三合诊检查。

2.辅助检查

(1)经阴道彩色多普勒检查有利于协助诊断。

(2)浆液性交界性肿瘤 CA125 约 50% 升高。

（二）鉴别诊断

卵巢交界性肿瘤主要与浸润癌鉴别，需依据病理，详见表 6-6。

五、治疗

（一）手术

手术是主要治疗方法。

表 6-6　卵巢交界性肿瘤和浸润性卵巢癌鉴别诊断

鉴别项目	卵巢交界性肿瘤	浸润性卵巢癌
腹膜浸润	很少见	较常见
双侧性	少见	常见
发病年龄	45 岁	65 岁
乳头生长	多在囊内壁	腔内外均可见
坏死出血	罕见	常见
核异型性	轻至中度	重度
核分裂象	每 10 个高倍视野下＜4 个	多见,每高倍视野下＞1 个
细胞复层	＜3 层	＞3 层
间质浸润	无	有

1.范围

视患者年龄、生育状况、临床分期及病理类型等决定。

(1)Ⅰa 期、年轻、有生育要求者:切除患侧附件,对侧剖视(也有不主张),腹腔冲洗液细胞学检查及必要的多点活检。

(2)Ⅰa 期、年龄大或无生育要求,或Ⅰb、Ⅰc 期患者:全子宫双附件、大网膜及阑尾切除。

(3)Ⅱ、Ⅲ、Ⅳ 期患者:肿瘤细胞减灭术。

2.再次手术分期问题

如初次手术只进行一侧卵巢切除,或腹部横切口未仔细探查,是否应进行再次手术以明确分期,需根据以下情况分析:①初次手术是否仔细探查盆腹腔;②Ⅰ期肿瘤的亚分期;③肿瘤组织类型;④对生育要求的迫切性;⑤医师与患者共同商讨的态度。

(二)辅助治疗

是否加用化学治疗尚有争议,应区别对待。

六、预后与随访

(一)影响预后的因素

影响预后的因素包括:①临床分期;②初次手术后残存;③DNA 非整倍体;④细胞异型性及有丝分裂指数;⑤腹膜种植,黏液性囊腺瘤尤其重要,合并腹膜假黏液性瘤的交界性卵巢瘤,平均生存期为 2 年,而大多数患者在 6 年内死亡,无并发症者,20 年生存率可达 85％;⑥组织类型。

(二)预后

卵巢交界性肿瘤预后较恶性者好,5 年生存率可达 95％,Ⅰ期可达 100％,Ⅲ期只达 56％～73％,与以上各因素均有关。

(三)随访

虽然交界性肿瘤预后较恶性好,但在保守治疗的患者,定期随访尤其重要。时间可参考恶性肿瘤。

(李凤立)

第九节　卵巢上皮性交界性肿瘤

一、历史与命名

对卵巢上皮性交界性肿瘤的描述最早见于 1929 年,当时 Taylor 描述了一组组织学上与癌相似而预后极佳的浆液性卵巢肿瘤,并称之为"半恶性"肿瘤。1961 年,FIGO 将卵巢上皮性肿瘤分成 3 类,包括良性囊腺瘤、上皮细胞具有增生活性和核异质性但无穿透破坏性生长的囊腺瘤,即所谓低度潜在恶性肿瘤,以及囊腺癌。这一组织学分类法于 1971 年正式生效。1973 年,WHO 采纳了这一分类方法,在其国际统一的卵巢肿瘤组织学分类中加入了一种被称为"交界性"或"低度恶性潜能"的肿瘤,其诊断标准如下:①上皮细胞复层化;②细胞核浓染、分叶,具有一定程度的非典型性和核分裂;③细胞群可脱离原附着部位,游离他处;④无卵巢间质浸润。

卵巢上皮性交界性肿瘤在病理、临床及预后等方面均与良性肿瘤和恶性肿瘤不同,其病理特点是,上皮细胞表现为恶性特征,但无间质浸润,类似原位癌;其临床表现类似恶性,但总的预后良好。近年有学者指出,卵巢交界性肿瘤并不意味着介于良、恶性之间的良、恶性质不定的肿瘤,而属于低度恶性肿瘤的范畴,因其具有轻至中度不典型性,可有种植而无浸润,只是这一观点目前尚未被普遍接受。目前,对于是否保留卵巢交界性肿瘤这一命名,有着许多争议,但大多学者还是认为应该继续应用这一诊断命名。

二、发病相关因素及流行病学特点

卵巢上皮性交界性肿瘤的准确发病率尚不清楚,但总的来说并不少见,与卵巢原发恶性肿瘤之比约为 1∶4。Trimble 等综合报告,卵巢交界性肿瘤的发病率仅为卵巢恶性肿瘤的 4%～14%。据估计,卵巢上皮性交界性肿瘤的发生率近年来稳定在 2/10 万妇女。该类肿瘤在组织学类型上以黏液性和浆液性肿瘤最为常见,分别占 40%～70% 和 20%～30%,二者合计可占全部卵巢交界性肿瘤的 97% 以上。其次是交界性混合型上皮性肿瘤(5%～7%)、交界性子宫内膜样肿瘤(3%)、交界性移行细胞肿瘤(1%～2%)和交界性透明细胞肿瘤等。

卵巢上皮性交界性肿瘤来源于米勒管,但其具体病因尚不清楚。曾有研究认为,某些形式的滑石粉是卵巢上皮性交界性肿瘤的发病原因。Harlow 报道 116 例卵巢交界性肿瘤,另 158 例同样自然条件的对照,发现使用含有滑石粉剂的卫生巾者比未用者发病高 2.8 倍,且 95% 患者在使用 1.1～11.7 年间发病。在 Harris 等统计的 12 篇病例-对照研究中,9 篇文献一致认为卵巢上皮性交界性肿瘤的高危因素与卵巢癌相似,但有 3 篇文献例外。与浸润性肿瘤相比,卵巢上皮性交界性肿瘤多发生于有不育史的妇女,而避孕药丸对卵巢上皮性交界性肿瘤的预防作用并不那么明确。Parazzini 等进行的一项病例-对照研究结果与此类似,他们同时发现,使用口服避孕药者患卵巢上皮性交界性肿瘤的危险性降低,而晚育者危险性增高。Mosgaard 等发现,无不孕史的妇女中,经产妇和未产妇患卵巢交界性肿瘤的危险性并无明显不同,未接受药物治疗的不孕妇女患病风险是无不孕史的未产妇的 2 倍,但有不孕史的未产妇是否接受助育药物治疗与患病风险无关。也有证据表明,患卵巢上皮性交界性肿瘤者的不育概率有所增加,提示卵巢过度刺激可能是病因之一。Nijiman 报道,体外受精时的超促排卵治疗,与卵巢上皮性交界性肿瘤的发生可能存在一定的关系。妊娠、哺乳、使用口服避孕药对于卵巢上皮性交界性肿瘤来说是保护性因素,而不孕将会增加患卵巢上皮性交界性肿瘤的危险,使用助孕助育药物将使患卵巢上皮性交界性肿瘤的危险较无不孕史的妇女增加。

有学者认为,米勒管上皮缺陷及不稳定性与卵巢上皮性交界性肿瘤及偶发的卵巢外黏液转移病灶有关,但至今尚未确定其中的因果关系。近年来的研究发现,卵巢上皮性交界性肿瘤中存在某些癌基因和(或)抑癌基因的表达异常和(或)基因变异,如 *Rb*、*p16*、*k-ras*、*P53* 等基因,但这些基因与卵巢上皮性交界性肿瘤发生、发展以及转归之间的确切关系尚不肯定。

三、多中心发生与种植、转移

卵巢交界性上皮性肿瘤合并卵巢外病灶并不少见,这些卵巢外病灶究竟是多中心原发还是卵巢病灶的种植或转移,长期以来并未达成共识,但对于卵巢交界性肿瘤患者的准确分期、治疗及预后判断却极为重要。

传统的观点将卵巢外病灶均视为"种植"。Lauchlan 的"第二米勒系统"概念的建立,从理论上阐明了卵巢和腹膜可同时多中心发生肿瘤的可能性。卵巢上皮性交界性肿瘤的病理特点也支持"多中心性"学说:①双侧卵巢浆液性交界性肿瘤并不伴有卵巢表面受累;②卵巢浆液性交界性肿瘤患者,同时在其区域淋巴结内发现米勒腺体、输卵管内膜异位;③卵巢及腹膜可同时出现浆液性交界性肿瘤;④卵巢浆液性交界性肿瘤可同时伴发腹膜独立的浆液性癌。以上均可以"多中心性"或"第二米勒系统"学说来解释。Silva 等引证 Scully 的意见,当卵巢肿瘤未累及或几乎未累及卵巢表面时,所谓的"种植"实际是腹膜多原发病灶;当卵巢表面广泛受累时,则腹膜病灶原发和种植皆有可能,应视具体情况区别;当卵巢为典型交界性肿瘤,而腹膜为浸润性"种植"时,则应视为卵巢交界性肿瘤合并腹膜的独立原发癌。要从分子生物学上阐明卵巢病灶和腹膜病灶的关系,就要研究两者之间是否存在相同的细胞克隆,随着分子生物学和免疫学方法的进步,这一领域的研究将会越来越深入。

既往以为,卵巢交界性肿瘤也可发生区域淋巴结或远处转移。但更多的学者却认为,卵巢交界性肿瘤既然无间质浸润,就不应该出现淋巴或血循环转移。曹泽毅等总结了几位学者的研究结果后发现,所谓种植或转移灶的组织学表现大多数都与原发瘤一样,属交界性类型(即非浸润性),但也有少数属于良性种植,尚有很少数还呈现高分化癌改变即浸润性种植。3 种不同组织学类型与预后有密切关系,良性种植的 5 年生存率接近 100%,非浸润性种植为 85%~90%,浸润性种植仅为 0~22%。因此,腹膜和淋巴结内不同组织学类型的病灶应当看成是这些部位的间皮细胞在同一种致瘤因素的刺激下,使同源于体腔上皮的细胞增生而形成多发性的瘤灶,是各自独立的增生现象(即多源现象)而并非来源于原发灶的种植。从实践的观点来看,腹膜病灶不管是多中心原发还是种植,均应分为非浸润性(包括交界性和良性两种形式)和浸润性两种而加以区别对待。前者发生率约为 88%,10 年存活率为 95%~98%;而后者占 12%,10 年生存率仅为 33%,极似浸润癌的情况。近年来有学者主张,不管卵巢上的病灶是什么,只要存在腹膜浸润性种植即应视之为癌。

四、诊断要点

卵巢上皮性交界性肿瘤的诊断有赖于术中或术后的病理切片检查,CT、MRI、流式细胞学和新近的经阴道超声多普勒检查虽有一定价值,但临床应用尚很有限。临床医师应结合临床表现和术中所见进行判断,如不能完全排除卵巢交界性肿瘤和恶性肿瘤的可能性,即应及时行术中冷冻病理检查以协助明确诊断。Gramlich 等建议应在肿瘤最大直径处每 1～2 cm 切片一张以除外真正恶性病变。黏液性交界性肿瘤更多见变异性,浆液性较少见,如果只看到少数几处切片就做出卵巢交界性肿瘤的诊断,会有漏诊癌的危险。冷冻切片有时也不一定准确,必要时等待石蜡切片后再作处理。

（一）年龄

约 65％的卵巢上皮性交界性肿瘤患者属生育年龄妇女(15～45 岁),以 20～40 岁多见,平均年龄较卵巢恶性肿瘤患者约小 10 岁。

（二）症状

早期多无明显症状。由于肿瘤常常可以长得较大,因而可在腹部扪及包块,或出现压迫症状而就诊。

（三）体征和术中所见

卵巢上皮性交界性肿瘤患者就诊时全身情况一般良好。妇科检查时常可在一侧或双侧附件区扪及囊性包块或以囊性为主的混合性包块,边界清楚、活动、无压痛。浆液性卵巢上皮性交界性肿瘤的平均最大直径为 7～12 cm,据报道双侧卵巢的发生率为 33％～75％。黏液性卵巢上皮性交界性肿瘤可长得更大,平均最大直径为 17～20 cm,但双侧卵巢的发生率仅为 0～13％。卵巢上皮性交界性肿瘤第一次手术时多为Ⅰ期,但也可发生转移或种植。Gershenson 等报道,82 例合并有卵巢外种植的卵巢交界性肿瘤中,腹腔种植占 88％(72/82),盆腔种植占 51％(42/82),网膜种植占 40％(33/82),子宫表面种植占 40％(33/82),输卵管种植占 32％(26/82),部分可同时出现多处种植。另外还有报道盆腔和腹主动脉旁淋巴结转移者,但总的来说预后良好,与卵巢良性肿瘤相似。

（四）肿瘤标记物

血清 CA125 与浸润性卵巢癌的肿瘤病灶、化学治疗反应、生存与预后都关系密切。然而,CA125 在卵巢上皮性交界性肿瘤中的价值尚不确定。Rice 等发现,CA125 只是在晚期浆液性卵巢上皮性交界性肿瘤中有所升高,而所有Ⅰ期患者的 CA125 都在正常水平。因为大多数的卵巢上皮性交界性肿瘤都为Ⅰ期,因而 CA125 在卵巢上皮性交界性肿瘤的术前诊断中似乎作用很小,可能在随访和复发的早期诊断中意义更重要,但尚无这方面的相关资料。Neuntenfel 报道30 例卵巢交界性肿瘤,检测 CA125、CA19-9 和癌胚抗原的结果发现,交界性肿瘤的 CA125 和癌胚抗原的阳性率界于良性和恶性卵巢肿瘤之间,且与期别和病理分级无关。Fuji-moto 报道,应用人上皮膜抗原间接免疫过氧化酶紫色技术,检测 91 例卵巢肿瘤患者,恶性者的人上皮膜抗原的阳性率最高(89.2％),交界性者次之(33.3％),良性者最低(25％),而正常卵巢则为阴性,有学者认为与 CA125 和癌胚抗原相比,人上皮膜抗原是诊断卵巢肿瘤最敏感的组织化学方法。Harlow 等报道,依据血浆 α-L-岩藻酶活性与卵巢交界性肿瘤的关系,认为岩藻酶轻度升高有交界性肿瘤的可能性,对照组为正常。其他肿瘤标记物如 CA19-9 和癌胚抗原在卵巢上皮性交界性肿瘤诊断中的作用尚不清楚。

（五）影像学检查

B 超、CT、MRI 等检查对于卵巢肿瘤有一定鉴别意义,但总的来说,单项检查的敏感性和特异性都有待提高,且由于具体条件差异较大,其临床应用也受到限制。Hata 等提出,一项生物物理指标,称为经阴道多普勒测量血流阻抗系数,被用于术前鉴别卵巢上皮性交界性肿瘤和卵巢良性肿瘤,显示出较好的前景。

（六）病理检查

1971 年 FIGO 及 1973 年 WHO 卵巢分类委员会确定的卵巢上皮性交界性肿瘤病理诊断要点如下。

（1）上皮细胞明显增生成复层,一般不超过 3 层,只有交界性勃勒纳氏瘤可达 8～20 层,且排列紊乱,细胞形态不一致,呈异型性改变,每高倍镜视野下核分裂象增多小于 2 个,呈现核异质细胞,非典型细胞,上皮表现出部分恶性。

（2）细胞增生形成小的典型细胞芽,且可自原发瘤脱落,成为游离细胞团,在囊内呈异型表现,表面脱落可以造成在网膜、腹膜、肝表面、直肠窝、膈面等处的种植,在瘤组织和（或）腹水中可见到多的砂粒体,由细胞退化营养不良钙化形成。

（3）无向邻近间质浸润的特点,表皮可呈乳头生长,乳头分支并有纤维中心。但有时肿瘤上皮向囊壁陷入,切片很难与间质浸润鉴别。

（4）微小浸润标准仍为浸润间质≤3 mm。

五、分期

卵巢上皮性交界性肿瘤分期目前使用的仍然是与浸润性卵巢癌相同的 FIGO 分期系统。较早期的统计结果表明,80％～92％的卵巢上皮性交界性肿瘤为Ⅰ期,Ⅱ期占 2％～14％,Ⅲ期占 6％～14％,Ⅳ期仅占约 1％。然而,仅有 24％～39％的卵巢上皮性交界性肿瘤患者接受了全面的分期手术,16％～30％的假想Ⅰ期卵巢上皮性交界性肿瘤具有某些卵巢癌特性,而约 75％的假想Ⅱ期卵巢上皮性交界性肿瘤在进行再次全面分期手术后分期变晚,特别是浆液性卵巢上皮性交界性肿瘤更有这种倾向。Paul 等的统计结果表明:225 例卵巢浆液性交界性肿瘤患者中仅有约 12％接受了全面的手术病理分期,普通妇产科医师进行全面分期手术的比例仅达到 9％,而妇科肿瘤专家也仅有 50％,普外科医师几乎为零,约 47％的患者分期将变晚。可见目前对于卵巢交界性肿瘤的手术分期还远远不够,广大医学工作者应当增强这方面的意识,以便为卵巢交界性肿瘤这一特殊疾病的诊断、治疗和研究创造条件。

卵巢黏液性上皮性交界性肿瘤分期似乎较浆液性交界性肿瘤要早,如一包括 38 例卵巢上皮性交界性肿瘤的研究中,所有 13 例黏液性交界性肿瘤均为Ⅰ期,而 24 例浆液性交界性肿瘤中仅 12 例（50％）为Ⅰ期。另一包括 80 例卵巢上皮性交界性肿瘤的研究中,所有 37 例黏液性交界性肿瘤均为Ⅰ期,而 39 例浆液性交界性肿瘤中仅 66％为Ⅰ期。

六、生存与预后

与卵巢上皮性交界性肿瘤预后有关的因素较多,主要包括:组织病理学特性如组织类型、分化、间质微小浸润、腹膜种植和腹膜假黏液瘤;分期;术后残留病灶;细胞 DNA 含量等。总的来说,卵巢上皮性交界性肿瘤患者的预后较上皮性卵巢癌要好得多,Ⅰ期患者几乎 100％存活,Ⅲ期也可达 56％～73％。国内报道早期交界性瘤的 5 年生存率为 90％～100％,10 年生存率为 82％～90％,晚期交界性瘤的 5 年生存率为 50％。国外报道,卵巢交界性瘤的 5 年生存率为 90％～100％,10 年生存率为 90％～94％,20 年生存率为 80％。Massad 等统计 1 001 例卵巢上皮性交界性肿瘤后报道的Ⅰ期生存率为 98.1％,Ⅱ期为 94.1％,Ⅲ/Ⅳ期为 79.0％,而总的生存率为 94.6%。

Karseladze 报道卵巢交界性瘤的预后,主要取决于卵巢外种植的结构特点而不是原发灶的大小与生长方式,伴浸润性腹膜种植者预后较差。那种发生在管状型肿瘤细胞周围的结缔组织增生反应是预后不良的征兆。并认为浆液性交界性肿瘤是一种间皮管状上皮,类似于分化好的癌,实际上是一种向进行性恶性转化的一个中间阶段,因而浆液性瘤一般预后要比黏液性差。但事实并非完全如此,挪威一研究报道 370 例卵巢上皮性交界性肿瘤的 15 年生存率为 89.8%,其中浆液性交界性肿瘤的 7 年生存率为 94%,而黏液性交界性肿瘤为 86%;而日本一项研究报道的浆液性和黏液性卵巢上皮性交界性肿瘤的 10 年生存率分别为 59.4% 和 94.4%,但未考虑分期。其他学者报道浆液性卵巢上皮性交界性肿瘤的 10 年生存率为 83%,而黏液性者仅为 73%。因此,浆液性和黏液性卵巢上皮性交界性肿瘤的预后究竟有无差异,目前尚无定论。

肿瘤标记物及癌基因、抑癌基因与卵巢交界性上皮性肿瘤预后的关系目前尚不肯定。CA125、癌胚抗原、CA19-9 等肿瘤标记物在部分卵巢交界性上皮性肿瘤可有升高,但其与肿瘤预后的关系并不肯定。近年来,对卵巢交界性上皮性肿瘤中各种癌基因及抑癌基因做了大量的研究工作,同样未能取得一致的结论。

卵巢上皮性交界性肿瘤的不良预后相关因素包括非整倍数染色体肿瘤、微小浸润病灶、首次手术后有残留病灶、细胞非典型性、高有丝分裂指数等。这些患者复发和死亡的风险增高,即使患者尚处于疾病的早期,其预后也差。大量长期随访研究发现,随着分期越晚,卵巢上皮性交界性肿瘤的复发和病死率均有所增加。Ⅰ 期复发率为 6%,病死率为 0.7%,而 Ⅲ 期复发率为 54%,病死率为 26.8%。估计 Ⅱ 和 Ⅲ 期卵巢上皮性交界性肿瘤患者的 10 年生存率只有 50%。Leake 总结了 5 个研究的结果后证实,无大块残留病灶者 100% 存活,而有大块病灶残留者存活率为 60%~100%。因此,首次开腹手术后残余瘤灶的大小已被视为是一种不良预后因素。

在排除分期晚这一因素的作用后,腹膜浸润性种植是否增加患者死亡风险尚有很多争议。Bell 等观察的 56 例卵巢上皮性交界性肿瘤患者中,无腹膜种植者 50 例,只死亡 3 例(6%),而有浸润性腹膜种植者 6 例中,4 例死亡。同时他们也发现,首次手术后有残留病灶、细胞非典型性和有丝分裂指数高也是不良预后的高危因素。Ⅰ 期患者总的 5 年生存率为 96%,而具有上述一个以上因素者 10 年生存率仅为 56%。也有不少研究发现,腹膜浸润性种植与否与肿瘤预后的关系不大。

流式细胞术是目前认为最适宜的检测 DNA 含量的方法,5%~42% 的卵巢上皮性交界性肿瘤为非整倍数染色体肿瘤。文献报道二倍体和非整倍体卵巢上皮性交界性肿瘤的实际生存率为 85%~100% 与 15%~20%。也有研究认为,腹膜种植病灶中 DNA 含量较原发灶中 DNA 含量对预后的预测意义更大。Padberg 对 156 例患者研究后发现,149 例(96%)为双倍体,7 例(4%)为非整倍体,7 例非整倍体肿瘤患者中有 5 例(71%)死亡或复发,而 149 例双倍体肿瘤患者中仅有 11 例(7%)死亡或复发。挪威有研究发现,Ⅰ 期卵巢上皮性交界性肿瘤总的 15 年生存率为 96%,其中非整倍数染色体肿瘤占 9%,15 年生存率只有 40%。

有研究认为,伴有腹膜假黏液瘤的卵巢上皮性交界性肿瘤患者的预后较差,一般在术后数月至数十个月内死亡。

七、复发

Massad 等统计了 1 001 例卵巢上皮性交界性肿瘤后发现,Ⅰ 期患者复发或肿瘤持续存在者占 2.1%，Ⅱ 期为 7.1%，Ⅲ/Ⅳ 期为 14.4%，总的复发或肿瘤持续存在率为 4.6%。卵巢上皮性交界性肿瘤多数为晚期复发，78% 在 5 年后甚至 10～20 年后复发，常有反复复发倾向，肿瘤仍保持原病灶病理形态，虽然间隔 10～20 年，但多数病例其肿瘤恶性程度不变，转移瘤仍可手术切除，对于腹腔内和腹膜后病灶有时很难区别其是卵巢原发肿瘤的复发还是腹膜的多中心性肿瘤，此时应多处取材，发现增生较重的病灶，予以恰当的处理。

八、治疗原则

完整的手术切除肿瘤是卵巢上皮性交界性肿瘤最重要的治疗部分，这是因为：①肿瘤多为表面种植而无间质浸润，常可完全切除；②复发时间晚，复发肿瘤恶性程度不变，复发后仍可再次甚至多次手术切除；③预后良好，复发后再次手术仍可取得满意治疗效果。切除范围与经典的上皮性卵巢癌手术相同，包括腹腔冲洗，全子宫、双侧输卵管和卵巢切除，大网膜切除，淋巴结取样活检，随机多点活检。大网膜切除和腹腔冲洗常可致分期变晚。由于早期患者的生存率几乎达 100%，因而选择性地行单侧输卵管卵巢切除是可行的。近来，腹腔镜手术开始应用于卵巢上皮性交界性肿瘤治疗，但缺乏长期随访结果，对其适应证应当严格掌握。

（一）外科手术治疗

1.根治性手术

经腹全子宫切除＋双侧输卵管和卵巢切除＋大网膜切除＋分期手术（盆腔及腹主动脉旁淋巴结活检＋腹腔冲洗＋多点活检）＋肿瘤减灭术，适用于所有的卵巢交界性肿瘤患者，特别是 Ⅱ 期及以上患者。由于卵巢交界性肿瘤很少广泛转移和深部浸润，即使是晚期病例也能全部切除病灶，更由于能否全部切除肿瘤直接关系到患者预后，因此，对于晚期病例不能仅满足于使残留病灶小于 2 cm，而应尽全力完全切除肿瘤，特别要注意切除肠管上的病灶，以免将来复发导致肠梗阻。是否行区域淋巴结活检或清扫目前尚有争议。卵巢黏液性交界性肿瘤应常规切除阑尾。

2.保守性手术

所谓保守性手术，是指保留生育功能的手术方式，一般为患侧附件切除术，保留子宫及对侧输卵管和卵巢，适用于年轻需保留生育能力的早期患者。张震宇等报道 70 例卵巢交界性肿瘤中有 15.7% 的患者接受保守性治疗，均长期存活，5 例有生育要求者 4 例已生育。Trimble 报道，卵巢交界性肿瘤 FIGO Ⅰ 期保守性手术后复发率为 6.8%，与广泛手术组并无明显差别。一般来说，卵巢交界性肿瘤施行保守性手术应满足以下条件：①患者年轻、渴望生育；②经全面正规的分期手术及对侧卵巢活检，确认患者为 Ⅰ 期、对侧卵巢和输卵管正常；③术后有条件长期随访。

（二）化学治疗

对于卵巢交界性肿瘤辅助化学治疗的效果众说纷纭，有学者认为辅助治疗对于分化好、代谢活性类似于正常细胞的卵巢交界性肿瘤效果不佳，也有学者认为术后有卵巢交界性肿瘤残存病变者应行辅助治疗，对于 Ⅰ 期卵巢交界性肿瘤并有转移高危因素者行保守性手术后，亦应加短程化学治疗。其高危因素包括：①年龄＞55 岁；②肿瘤包膜不完整、肿瘤破裂；③腹水及广泛粘连；④组织学为非浆液性者；⑤DNA 指数为非整倍体；⑥血清 MMP-2、CA125 显著增高，癌胚抗原强阳性表达者。Fort 等报道了 19 例初次手术后尚有残留病灶并接受化学治疗的结果，12 例在完成辅助治疗后二探阴性，在平均随访 42 个月后无 1 例复发。在另一研究中，20 例初次手术后尚有肉眼可见病灶的患者接受了化学治疗。结果发现，8 例（40%）病理完全缓解，8 例（40%）部分缓解,4例(20%)无反应。虽然卵巢上皮性交界性肿瘤对化学治疗有反应,但这种回顾性观察并不能确定辅助治疗对非选择性病例的价值。Sutton 等报道 32 例行满意减瘤术后的Ⅲ期患者同时给予了化学治疗,其中 30 例为浆液性交界性肿瘤,2 例为黏液性交界性肿瘤,所有病例在首次手术时都有腹腔内播散的证据,19 例术后有残留病灶,13 例没有,20 例接受了顺铂和环磷酰胺化学治疗,12 例接受了顺铂+环磷酰胺+多柔比星方案的治疗。15 例患者做了二探手术,只有 6 例为阴性。有学者因此认为,以铂类药物为主的联合化学治疗不能作为Ⅲ期卵巢上皮性交界性肿瘤的常规治疗。

总的来说,化学治疗对于卵巢上皮性交界性肿瘤的治疗意义目前尚不清楚,要阐明这一问题,尚需要进行长期随访的临床对照试验。由于卵巢上皮性交界性肿瘤细胞生长并不活跃,因而对细胞毒性药物并不敏感。而且化学治疗尚可造成败血症和白血病等近期和远期并发症。以铂类药物为主的联合化学治疗,尽管目前是晚期卵巢上皮性交界性肿瘤患者最常用的治疗方案,但总的来说意义有限。化学治疗的具体方案也有待确定。值得一提的是,辅助治疗的目的是缩小病灶,为完全切除肿瘤创造条件,不能指望以辅助治疗改善预后;FIGO Ⅰ期及其他期别术后无肿瘤残留者,不必接受辅助化学治疗,但应严密随访,有肿瘤残留的患者可给予化学治疗,其目的是为再次肿瘤细胞减灭术的成功创造条件;另外,卵巢交界性肿瘤的瘤细胞增殖较缓慢,化学治疗应选用较缓和的治疗方案,如顺铂+环磷酰胺化学治疗方案、口服美法仑等,疗程不宜过于集中;有条件者可开展肿瘤细胞 DNA 含量、倍体水平、药物敏感试验及有关癌基因的监测,使治疗有的放矢。

（三）二探手术

一方面,因为该类肿瘤多为晚期复发,二探的具体时间不易确定,且复发肿瘤仍为交界性,再次手术治疗可取得良好效果;另一方面,目前尚无有效的二线化学治疗药物,因而对卵巢上皮性交界性肿瘤患者一般不主张进行二探手术。

在具体的临床工作中,应综合考虑患者的年龄、生育要求、FIGO 分期、病理特点、药物敏感实验、随访条件等多种因素,选择个体化治疗方案。

1. Ⅰ期

在早期病例,如需保留生育功能,行保守性手术是适宜的,即使不考虑保留生育功能,在仔细的手术分期同时行有限的切除仍然足以达到治疗目的。Link 等统计了从 1985—1995 年间不同医疗中心所公布的总共 547 例接受手术治疗的Ⅰ期病例。大多数(65.8%)行经腹全子宫切除+双侧输卵管和卵巢切除,同时行大网膜切除。剩余部分大多行保守性手术治疗如单侧输卵管卵巢切除(23.8%)或单侧卵巢肿瘤切除(6.2%)。虽有许多报道认为同时行经腹全子宫切除比单纯保守性手术如单侧输卵管卵巢切除或单侧卵巢肿瘤切除复发概率降低,但并无统计学差异。

对于年轻需要保留生育功能的 Ⅰ_A 期卵巢上皮性交界性肿瘤患者,许多学者推荐的保守性手术治疗方法是单侧输卵管卵巢切除。70% 以上接受保守性手术的妇女能够受孕。在实行保守性手术的同时,应当实行全面的分期手术,包括腹腔冲洗、大网膜切除(至少是大部切除活检)、腹膜和浆膜多点活检、盆腔和腹主动脉旁淋巴结取样、膈面刮片等。由于可能影响术后生育力,因而是否对对侧卵巢进行活检以排除病变尚有许多争议。对于保留生育功能的 Ⅰ_A 期卵巢上皮性交界性肿瘤患者在完成生育后是否需要再次手术切除遗留卵巢和子宫,也是一个争议很大的问题。单侧输卵管卵巢切除+全面分期+对侧卵巢检查对于 Ⅰ_A 期卵巢上皮性交界性肿瘤患者已是足够的治疗,但有学者认为,对于需要保留生育功能的早期年轻卵巢上皮性交界性肿瘤患者,可进行更为保守的手术,即仅做单侧或双侧(如果必要)卵巢肿瘤切除。要求患者是年轻想保留生育功能者,并且知道肿瘤可能复发而同意长期随访。单侧卵巢肿瘤剥除者除满足上述两个条件外,还需满足两点,即开腹所见肿瘤不超过一个,对病理标本边缘做仔细的病理组织学检查以排除肿瘤存在。

在临床工作中,常会遇到需要再次开腹进行完整分期的卵巢上皮性交界性肿瘤患者,特别是浆液性交界性肿瘤,第二次手术可能使期别变晚,而黏液性卵巢上皮性交界性肿瘤一般维持原期别不变。因此,在对早期患者做出第二次开腹探查的决定时要慎之又慎。

2.Ⅱ期

标准的治疗方法是全面的分期手术+经腹全子宫切除+双侧输卵管和卵巢切除+大网膜切除。辅助化学治疗的治疗益处尚不清楚。

3.Ⅲ、Ⅳ期

腹腔内广泛播散,患者的标准治疗是最大限度的肿瘤细胞减灭术,术中要尽一切可能将病灶切除干净,而不要满足于残留灶不超过 2 cm,因为残留病灶的存在将直接影响预后。Leake 报告,初次手术后有残留病灶的 29 例患者中有 19 例(66%)复发,而无残留病灶的 36 例中只有 7 例(19%)复发。对于晚期病例,许多临床医师都给予化学治疗或者放射治疗,但尚无长期的对照研究证明辅助治疗对于这些病例确实有益。今后要注意寻找更为可靠的方法和指标,以筛选出更加适宜的病例并给予适当的辅助治疗,从而避免对卵巢上皮性交界性肿瘤给予过度治疗。在决定给予化学治疗前如能进行药物敏感实验,则可有针对性地选择化学治疗药物,更好地利用人力和物质资源,治疗疾病,延长患者寿命和提高生活质量。

4.转移或复发肿瘤的治疗

有转移或复发甚至广泛转移的晚期卵巢上皮性交界性肿瘤,应再次复查首次诊断原发肿瘤为交界性肿瘤的准确性,如确实为交界性肿瘤,则不要因转移或复发而轻易放弃治疗,或认为晚期而给予姑息治疗,而应积极争取再次手术的机会,仍有机会取得较为满意的治疗效果。

九、随访

卵巢交界性肿瘤患者存活时间长,复发可晚至 20 年以后,故需长期密切随访,至少应达10 年,并根据随访结果采取相应的治疗。

(卢潭敏)

第十节　卵巢上皮性癌

在所有妇科恶性肿瘤中,卵巢恶性肿瘤是妇科肿瘤医师面临的最具挑战性的难题。其发生率虽在女性生殖系统恶性肿瘤中占第二或第三位,但其病死率却已跃居首位。

一、发病相关因素

卵巢癌发病因素尚不清楚,流行病学调查认为生育因素及遗传因素在卵巢癌的发生中起重要的作用。

（一）生育因素

生育对上皮性卵巢癌的发生有重要的影响。流行病学研究认为,妊娠降低上皮性卵巢癌发生的主要原因,在于妊娠期不排卵对卵巢起到一定的保护作用。妇女一生中的排卵次数与卵巢癌的发生有一定相关性。每次排卵造成卵巢上皮的损伤,多次排卵损伤及修复过程中可能出现缺陷,最终导致肿瘤发生。排卵次数越多,发生卵巢癌的危险性也越高,这就是所谓的持续排卵学说。多产、母乳喂养及口服避孕药可减少排卵的次数,对卵巢具有一定的保护作用。Hildreth等更加明确地提出排卵年数（即月经初潮至绝经之间的年数,减去妊娠时间及其他不排卵如口服避孕药或哺乳时间等）与卵巢癌的关系,证明排卵年数与卵巢癌危险性呈正相关,以相对危险度（RR）为衡量指标,其结果如下:排卵不足 25 年,$RR=1$;25～29 年,$RR=2.01$;30～34 年,$RR=1.7$;35～39 年,$RR=2.9$;超过 40 年,则 $RR=4.5$。除此以外,生育因素中尚有学者提出高促性腺激素学说,认为血液中垂体促性腺激素过多时,可过度刺激卵巢上皮细胞,促使卵巢癌的发生,实际上,持续排卵学说与高促性腺激素学说二者之间是相互关联的,在正常生殖期中,妊娠、哺乳以及口服避孕药等是使排卵停止的主要原因,而这些均可抑制垂体促性腺激素的分泌,使排卵年数减少,从而在一定程度上对卵巢起到保护作用,降低卵巢癌的发病风险。

（二）遗传因素

近年来,国内外的许多研究表明,确有一些卵巢癌病例呈家族传递现象。通过详细的家谱分析。现已确定了几种遗传性卵巢癌综合征。Lynch 等定义了 3 种明确的遗传性卵巢癌综合征。

1.遗传性位点特异性卵巢癌综合征

此类综合征相对少见,但发生卵巢癌的危险性较高。

2.遗传性乳腺癌/卵巢癌综合征

遗传性乳腺癌/卵巢癌综合征可存在于一个有卵巢癌和乳腺癌的家族中,影响少数一代或二代血亲。通常妇女在年轻时就容易患这些肿瘤,且乳腺癌是双侧性。如果有两个一代血亲患有遗传性卵巢癌综合征,其家谱和常染色体显性遗传模式一致,家族中的妇女患卵巢癌的相对危险性是普通人群的 2～4 倍。最近研究发现,定位于 17q 的 BRCA 1 基因可能与该综合征的发生有关。

3.遗传性非息肉性结直肠癌

遗传性非息肉性结直肠癌即 Lynch 综合征Ⅱ型,主要表现为结直肠癌,可合并子宫内膜癌、卵巢癌、乳腺癌以及其他泌尿生殖系统的恶性肿瘤。这些家族中的妇女发生卵巢癌的危险性取决于其一代和二代血亲的发病频率,但与普通人群比较,其相对危险性至少是普通人群的 3 倍。对这类卵巢癌的预防办法可以采用口服避孕药或在完成生育于 35～40 岁后考虑切除卵巢。

二、临床特征

（一）症状

大多数卵巢癌患者早期无症状,即使出现一些症状,也通常模糊和非特异性,主要表现为食欲下降、乏力、腹部不适以及体重减轻等,患者不易察觉,容易误认为普通内科疾病而延误就诊。若为绝经前妇女,患者可以出现阴道不规则出血或月经紊乱。绝经后妇女可出现阴道出血的症状,其出血可能有以下 3 种原因:①肿瘤的间质组织分泌雌激素使子宫内膜增生;②卵巢癌同时合并子宫原发性癌;③卵巢癌转移至子宫、宫颈或阴道,转移癌灶发生出血。

当卵巢肿瘤包块较大压迫膀胱或直肠时,患者可以出现尿频或便秘、腹胀症状;晚期患者,当大网膜转移严重而呈饼块状时,可在上腹部扣到有浮球感的大包块,这在晚期卵巢癌较为常见;另外腹痛也是比较常见的症状,大多是由于患者体位改变使包块牵引周围脏器所引起。但是,继发于肿瘤破裂或扭转所致的急性腹痛却并不常见。

在晚期患者中,其症状多与出现腹水,大网膜、腹腔和盆腔发生种植转移或肠道转移有关,包括腹胀、恶心、厌食、便秘、腹泻、下肢肿胀、尿频等症状。

少数卵巢透明细胞癌能产生一种类似甲状旁腺激素的物质而造成高钙血症,患者因此可出现多饮、多尿、消瘦乏力等症状,一旦手术切除肿瘤后,血钙即可恢复正常,上述症状也随之消失。

(二)体征

盆腔包块和腹水是卵巢癌最重要和最常见的两个体征。如果患者盆腔内有一个实质性、大小不规则、活动度差或固定的包块,就应该高度怀疑有卵巢癌的可能性。此外,若患者上腹部出现转移性包块或腹水,则几乎可以明确诊断为卵巢癌。在卵巢癌患者中,有不少的患者是因为腹水或腹水所产生的一系列症状而就诊的,其中有少数患者开始被怀疑为"肝硬化腹水""结核性腹膜炎"等疾病,最后才得以正确诊断为卵巢癌。

另外,卵巢癌患者也可偶尔出现胸腔积液,但是,只有其中少数的胸腔积液中可以发现癌细胞。有报道在有胸腔积液的卵巢癌患者的尸检中,其胸膜和肺并未发现有癌转移,因此,胸腔积液的产生并非全部是因为胸膜或肺转移。有可能是腹水通过食管横膈孔渗透至胸腔而造成的。

正常卵巢绝经前的大小约为 3.5 cm×2.0 cm×1.5 cm,绝经后 1~2 年约为 2.0 cm×1.5 cm×0.5 cm,而绝经后 2 年以上则约为 1.5 cm×0.75 cm×0.5 cm 大小。1971 年,Barber 首先提出绝经后扣及卵巢综合征的概念。在绝经 1 年以上的妇女中,正常情况下卵巢应该萎缩而不能扣及,如果此时在妇科检查时能扣及增大的卵巢,则应引起高度重视,进一步检查以明确诊断,必要时可进行腹腔镜检查或剖腹探查术,避免漏诊卵巢癌。

(三)诊断

1.将症状和体征作为诊断的依据

(1)症状:早期卵巢癌一般无任何典型症状,患者常常由于盆腔包块长大或出现腹水所引起的一系列症状方才就诊,虽然此时做出正确的诊断并不困难,但是大多数患者已发展成为晚期。因此,要达到早期诊断卵巢癌的目的,显然不能单凭患者主诉的症状,应提倡妇女定期进行盆腔检查。值得引起重视的是,有些卵巢癌患者在卵巢肿瘤并不大时即可出现大量腹水,妇科盆腔检查常常扣不清楚有无包块,腹水细胞学检查又为阴性,此时,应行 CT 或 MRI 检查,以排除腹腔内其他脏器的肿瘤而进一步明确诊断。曾有一些这样的患者,因为腹水腹胀、盆腔包块又不确切而被误诊为肝硬化或结核性腹膜炎,从而耽误治疗长达数月之久。

(2)盆腔包块:盆腔包块是卵巢癌的一个重要体征,应引起高度重视。对于绝经前的患者,如果临床检查包块系单侧、活动、囊性、形态规则、大小为≤5 cm,对患者可以观察 2 个月,以区别是生理性囊肿抑或卵巢肿瘤,同时在观察期间,患者可以口服避孕药抑制其激素分泌,若包块不是肿瘤,则会自然消退;若包块不消退甚至反而长大,则应该考虑为卵巢肿瘤。

对于较小的实质性卵巢肿瘤也应高度重视,近年来,越来越清楚地认识到卵巢外腹膜乳头状浆液性癌和正常大卵巢综合征,其卵巢肿瘤大小一般均为正常大小或<5 cm,患者突出的症状和体征是腹胀与腹水,临床极易误诊为内科疾病或其他脏器肿瘤,因此,需行 CT 或 MRI 检查,必要时行剖腹探查术以明确诊断。

(3)盆腔内散在小结节:卵巢癌的转移多首先表现为盆腔腹膜上的小结节转移灶,该体征对于晚期卵巢癌的诊断意义不大,但在早期卵巢癌的诊断中却有着重要的价值。因此,对有盆腔内小结节的患者,应行腹腔镜检查或其他辅助检查以期早期明确诊断,并可与子宫内膜异位症和盆腔结核相鉴别。

(4)宫颈细胞学检查:尽管宫颈细胞学检查在诊断卵巢癌上的作用十分有限,但仍有学者主张对有月经不规则或绝经后有阴道不规则出血的卵巢癌患者行子宫内膜活检或宫颈细胞学检查,以排除子宫内膜癌或子宫颈癌造成的转移性卵巢癌,并可在术前明确卵巢癌有无宫颈转移。

2.辅助诊断方法

(1)卵巢上皮性癌有关的肿瘤标志物的检测:即血清 CA125 及 CA15-3、CA19-9 等标志物的检测。血清 CA125 对诊断卵巢浆液性上皮癌的敏感性较高,而对其他几种上皮性癌如黏液性卵巢癌的敏感性却较低。目前尚有其他几种肿瘤标志物可供选择以弥补 CA125 的不足,常用的有 CA15-3、CA19-9、CA72-4、癌胚抗原、组织多肽抗原、胰蛋白酶抑制物以及铁蛋白等。对上皮性卵巢癌的检测,CA125 敏感性最高,可达 83.6%,其他几种标志物虽不如 CA125,但 CA19-9 和 CA72-4 对诊断黏液性卵巢癌的敏感性却较高,敏感性分别可达 83.3% 和 72.7%,比 CA125 高,癌胚抗原对黏液性卵巢癌的敏感性亦较高。CA19-9 除对黏液性卵巢癌较敏感外,对透明细胞卵巢癌的敏感性亦较高。

为提高诊断的准确性,近来常采用联合测定几种标志物。Lahonsen(1990 年)联合检测几种肿瘤标志物,可使诊断卵巢癌的可靠性提高到 96% 以上。

(2)影像学诊断:主要是超声诊断、CT、MRI、放射免疫显像。

1)超声诊断:超声检查对明确卵巢肿瘤的大小、外形以及囊实性等均比较准确。尤其是近年来,随着超声仪器设备与诊断技术的不断提高,例如阴道超声以及可以测定肿瘤血流量的彩色多普勒仪等,使对早期卵巢癌诊断的可靠性有所提高。最近,vanNagell 等对 14 469 名无症状的妇女应用经阴道超声检查进行卵巢癌普查,所有具有异常卵巢声像图的妇女在 4~6 周后重复经阴道超声检查。对 180 例两次经阴道超声检查均具有异常卵巢声像图者进行了剖腹探查术或腹腔镜检查术。结果 17 例为卵巢癌,其中Ⅰ期有 11 例,Ⅱ期有 3 例,Ⅲ期有 3 例。有学者认为,经阴道超声检查用于卵巢癌普查的敏感性为 81%,特异性为 98.9%;对于卵巢体积正常、不能完全排除卵巢癌的可能性的患者,还应结合临床检查与 CA125 值综合考虑,才能得出正确诊断。应用超声检查对晚期卵巢癌的诊断的准确性极高。因此,超声检查对卵巢癌是一种比较好的辅助诊断方法,而且价格便宜、易于推广普及。

2)CT 扫描:CT 扫描可清晰显示肿瘤的图像和病变范围。CT 扫描除能了解盆腹腔肿瘤原发灶和转移灶大小和部位外,还可较清楚显示肝、肺及膈下以及腹膜后淋巴结的转移灶。因此,CT 扫描对卵巢癌的诊断、鉴别诊断及治疗后的随访有重要的价值。同时有助于治疗方案的选择、手术方式的确立、手术难度和可能的并发症的估计。特别是自单层螺旋 CT 和多层螺旋 CT 应用以来,CT 诊断技术水平得到了进一步提高。

3)MRI:MRI 是一种无创伤性、非放射性检查方法,MRI 是三维空间直接多平面成像,应用于卵巢肿瘤的诊断要比 B 超及 CT 扫描获得的成像更为清楚和准确。目前,由于检查的费用昂贵,因此仅作为补充检查手段和卵巢癌治疗后疗效的判定。

4)放射免疫显像:放射免疫显像是以放射性核素标记肿瘤相关抗原的抗体为阳性显像剂,这种核素标记抗体进入体内后,用 γ 照相机或单光子发射计算机成像,可作为肿瘤的定位诊断。卵巢癌常用的抗体为单克隆抗体 OC125,以及癌胚抗原等作为抗原制备的单克隆抗体。

(3)腹腔镜检查:在临床中,对于盆腔结核、子宫内膜异位症等容易与早期卵巢癌混淆的疾病,腹腔镜检查可以在直视下立即明确诊断,同时还可以对肿瘤组织以及可疑部位进行活检。目前认为腹腔镜用于卵巢癌患者检查有以下优点:①可以明确诊断,并与其他疾病相鉴别;②还可以明确卵巢癌的组织学类型,对鉴别原发性癌与继发性癌也有一定的帮助;③可以确定卵巢癌转移范围,尤其是横膈等隐匿部位的转移。这对于卵巢癌的准确分期有一定益处。

(4)腹水或腹腔冲洗液的细胞学检查:卵巢癌肿瘤包膜虽外观完整,但通常已有癌细胞浸润或早期就很容易穿破包膜向囊外生长,肿瘤细胞极容易脱落在腹腔中,因此,检测腹水或冲洗液中的肿瘤细胞对诊断卵巢癌有一定的价值。文献报道,癌局限在卵巢且包膜完整,其腹腔冲洗液中 50% 可以找到癌细胞。如已有腹水,则发现癌细胞的阳性率更高。

(5)术中快速冷冻病理诊断:卵巢肿瘤类型繁多,术前不易确诊,医师在术中仅凭肉眼观察,难以确定肿瘤的性质。由于良性与恶性肿瘤手术切除范围不同,为防止手术治疗过度或不足,避免不必要的第二次手术,特别是对于生育期Ⅰa期的年轻患者要决定是否保留其生育能力的问题,因此,术中必须对送检组织做冷冻切片行快速病理诊断,这将有助于手术中确定下一步处理方案。Twaalfhoven 等报道冷冻切片诊断卵巢恶性和交界性肿瘤的准确率为 83.5%,良性肿瘤为 92.8%;对恶性肿瘤的预测值为 100%,交界性肿瘤为 62%,良性肿瘤为 92%。国内文献研究结果稍高一些,冷冻切片诊断卵巢恶性肿瘤的准确率为 93.5%,良性肿瘤为 100%,交界性肿瘤为 77.3%;对恶性肿瘤的预测值为 100%,交界性与良性肿瘤分别为 85% 与 89.6%。然而冷冻切片诊断也可能发生错误,造成误诊的主要原因为标本取材错误所致,另外还受时间限制和病理医师诊断经验等因素的影响。因此,临床和病理医师必须认识冷冻切片的局限性,才能根据其结果制订出恰当的治疗方案。

三、预后因素

卵巢癌患者治疗后的结局,可以通过一些预后因素进行评估。这些因素主要包括病理学、生物学和临床 3 个方面。

(一)病理学因素

过去认为卵巢上皮性癌的组织学类型对预后的影响不大,但近年来的研究表明,卵巢上皮性癌中,浆液性癌及黏液性癌两个主要类型相比,浆液性癌 5 年生存率比黏液性癌 5 年生存率低,其差别十分显著。癌细胞的分化程度和组织结构形态与卵巢癌的预后也有一定的关系,根据 Broder 分级标准,组织学分级Ⅰ级者的 5 年生存率为 80%、Ⅱ级者为 47%、Ⅲ级和Ⅳ级者共为 10%。因此,组织学分级应作为预后因素之一。

除组织学分级外,核分裂活性对预后也有重要影响,在每一高倍视野下核分裂数超过 3 个,5 年生存率<10%;每高倍视野下≤2 个者为 25%;每高倍视野下有 1 个者为 51%。

(二)生物学因素

生物学因素主要包括卵巢癌的生物学行为方面的基础研究与转移途径对预后的影响。Fried Lander 等应用流式细胞学技术对卵巢上皮性癌进行研究,发现卵巢癌大多是非整倍体肿瘤;此外,他们和其他学者均发现 FIGO 分期和肿瘤的倍体之间有很高的一致性,例如早期患者,其肿瘤多为二倍体,而晚期患者则多为非整倍体。二倍体肿瘤患者的平均生存时间明显比非整倍体肿瘤患者长,二者分别为 1 年和 6 个月。研究表明,多因素分析证实肿瘤倍体是一个独立预后因素和预测患者存活的重要指标之一。S 期细胞百分率是反映肿瘤细胞增殖活性程度的指标之一,也是一个独立的预后因素,其与倍体联合分析可更好地预测预后。非整倍体肿瘤常常伴有S期细胞百分率增高。二倍体肿瘤伴有S期细胞百分率低时,一般提示预后较好。

卵巢癌的转移途径和部位与预后密切相关。转移途径主要包括肿瘤细胞脱落腹腔内直接种植(经体腔途径转移)、淋巴引流扩散和血行播散。

1.肿瘤细胞直接种植

肿瘤细胞直接种植是卵巢癌最常见和最早的转移方式。癌细胞脱落直接种植于腹腔壁腹膜及腹腔脏器的浆膜,包括横膈、网膜、小肠、结肠、直肠、子宫直肠窝、输卵管以及子宫的浆膜层等。由于重力的原因,癌细胞最容易种植于位于盆腔内最低部位的子宫直肠窝,形成质地较硬的转移结节,这就是在行盆腔检查时很容易触及的后穹隆结节。在正常情况下,随着呼吸运动,横膈上下移动所造成的腹腔内正负压的不断改变,使腹腔内的液体经常保持流动状态;而腹腔内肠系膜,即小肠、横结肠、升降结肠及乙状结肠的系膜将腹腔分为数个部分,使右侧盆腔的液体可以畅通无阻的流向右上腹腔,而左侧盆腔的液体因横膈结肠韧带和其他腹膜反折的限制,流向上腹腔时受到的阻力相对较大。因此,脱落的癌细胞较容易种植于右侧升结肠旁沟、右侧横膈和大网膜(尤其是右半部分),而左侧横膈和左侧的降结肠旁沟的癌细胞种植转移就相对少见一些。同理,右侧卵巢癌发生上腹部转移的概率明显高于左侧,Meleka报道的结果右侧为30%,左侧为15%;郭丽娜等报道右侧卵巢癌转移至上腹部为50%,而左侧仅为27%,由此可见,右侧癌发生上腹部转移的概率约为左侧的2倍。另外由于小肠不断蠕动,肿瘤很少侵犯小肠肠腔,但常常逐渐黏附大肠袢,从而导致功能性肠梗阻,这种情况称之为癌性肠梗阻。

2.淋巴引流扩散

卵巢癌的癌细胞容易随相应的淋巴引流而造成远处扩散。目前认为主要随3条淋巴途径扩散:①随卵巢血管转移,即右侧卵巢癌在右肾下极水平进入腹主动脉淋巴结,左侧则引流至左肾门区域。②从卵巢门引出的淋巴管从阔韧带之间进入闭孔淋巴结,并与髂外及腹主动脉淋巴结之间有交叉吻合支。③一些淋巴管副支引流沿圆韧带至髂外淋巴结与腹股沟淋巴结。卵巢癌的癌细胞主要随着上述3条淋巴途径引流,可以转移至横膈、盆腔淋巴结、腹主动脉淋巴结及腹股沟淋巴结,甚至锁骨上淋巴结。

总结文献得出卵巢癌淋巴转移有以下基本规律:①卵巢癌总的淋巴转移率可以高达50%～60%,说明淋巴转移是卵巢癌扩散的主要途径之一;②卵巢癌向盆腔淋巴结和腹主动脉淋巴结转移的机会基本相等,故术中不能忽略了对腹主动脉淋巴结的切除;③原发于左侧的卵巢癌,其盆腔淋巴结转移的发生率高于右侧。Burghardt等报道,Ⅲ期患者中78%有盆腔淋巴结转移。已有研究证明,卵巢癌发生腹主动脉淋巴结转移,Ⅰ期为18%、Ⅱ期为20%、Ⅲ期为42%、Ⅳ期为67%。

3.血行播散

卵巢癌患者在诊断时,血行播散转移并不常见,仅有2%～3%的患者出现肺和肝脏等主要器官的转移。近年来,随着化学治疗药物和化学治疗方案的进展,卵巢癌患者的近期生存时间有所延长,但是遗憾的是,患者常常在1～2年后又发生复发,故最近文献报道卵巢癌患者发生肝和脾实质转移、脑转移、肺转移、乳腺转移甚至皮肤转移的并不少见。Dauplat等报道在Ⅳ期患者中发生远处转移者为38%,其中1/4患者出现恶性胸腔积液,平均存活6个月。另有研究表明,发生肺转移为7.1%,平均存活9个月;皮肤转移为3.5%,平均存活12个月;胸膜转移2.4%,平均存活2.3个月;中枢神经系统转移2%,平均存活13个月;骨转移为1.6%,平均存活4个月。

发生远处转移的重要危险因素包括腹水中癌细胞阳性、腹膜癌结节形成、腹腔内有大的转移癌灶、初次手术时有腹膜后淋巴结转移等。

（三）临床因素

在较多的临床预后因素中，临床分期、初次手术后残余癌灶的大小、腹水及腹水量、患者的年龄、治疗方式和种族是较为重要的预后因素。

1.FIGO 分期

目前卵巢癌的分期是采用 FIGO 2014 年制定的手术病理分期方法进行分期的，其核心是基于术中探查所见病变范围来划分期别。分期与预后呈明显的负相关，Ⅰ期患者的 5 年生存率为 80%～90%，Ⅱ期为 40%～60%，Ⅲ期为 10%～15%，Ⅳ期<5%。由于卵巢癌病变隐匿，具有早期扩散的生物学行为特征，患者在就诊时就已有 2/3 已属晚期（Ⅲ～Ⅳ期）。因此，术前应根据所作的有关检查综合分析，尽可能地了解病变浸润的范围；术中更应仔细探查大网膜、横膈、肝脏、肠道、子宫直肠窝、盆腔淋巴结和腹主动脉淋巴结等肿瘤易于扩散的部位，以免遗漏病灶，造成分期偏低，从而影响患者的治疗和判断预后。有研究表明，对术前诊断为早期（Ⅰ～Ⅱ期）的卵巢癌患者，手术后发现约有 33% 应归为Ⅲ期。

2.初次手术后残余癌灶的大小

初次手术后残余癌灶的大小是一个重要的预后因素，其大小与预后呈反比。无残余癌灶者，平均可存活 39 个月；残余癌灶大小为 0～0.5 cm 者，平均存活 29 个月；0.6～1.5 cm 者，平均存活 18 个月；>1.5 cm 者，平均存活仅 11 个月。可见残余癌灶的大小与预后密切相关。最近有研究表明，残余癌灶的数目也会影响预后，在手术后无残余癌灶或仅有 1 个残余癌灶者，其二探术阴性率为 60%，明显高于有多个残余癌灶者的 34%。因此，尽可能彻底干净地切除所有肉眼可见的癌性病变，对患者的预后和术后的辅助化学治疗或放射治疗均有积极作用。

3.腹水及腹水量

早年已有报道，腹水阳性也是卵巢癌的一个预后因素，有腹水者的预后较差，其生存率比无腹水者约低一半。最近，有研究指出，卵巢癌的腹水量也可作为一个预后因素，患者的腹水量>500 mL 者，其预后明显差于腹水量<500 mL 或无腹水者。

4.年龄

卵巢癌患者的预后与年龄有一定关系。相同类型的肿瘤采用相同的方法治疗，在不同年龄的患者中疗效不一，年轻的成年妇女患者的生存率较高，这可能与其在诊断时分期早，分化好有关。年轻的成年妇女患者由于期别早、组织分化高、免疫力强，因而复发率较低，其生存率较高，但随着年龄的增长，患者的生存率下降，20～29 岁的浆液性癌患者的 5 年生存率为 83%，<50 岁者为 40%，而>50 岁者仅为 15%。但年龄因素不如分期及残存癌大小那么重要。

5.治疗方式

对晚期卵巢癌患者，术后联合化学治疗较单一药物化学治疗的预后好；采用以铂类药物为基础的联合化学治疗比无铂类药物的联合化学治疗效果好。近年来，抗癌新药紫杉醇、奥沙利铂、拓扑替康等的问世和广泛应用，治疗卵巢癌的效果有希望较其他药物为好。

6.种族

种族对预后有一定的影响。黑人妇女中卵巢癌患者的病死率为白人妇女患者的 2 倍，二者的 5 年生存率分别为 30% 与 60%。

四、治疗

(一)Ⅰ期的治疗

Ⅰ期卵巢上皮性癌以手术治疗为主,应严格按照全面的准确的探查分期手术步骤进行分期。

1.Ⅰa和Ⅰb期高分化癌

经全面的准确的探查分期手术后,对于未发现卵巢外有转移病变者,行经腹全子宫切除术加双侧附件切除术就足够了,术后可不进行化学治疗。年轻的Ⅰa期高分化癌如希望保留生育功能者,可保留子宫和对侧卵巢,对这类行保守性手术治疗者,应严格定期随访,包括盆腔检查、盆腔B型超声检查和血清CA125测定,患者一旦完成生育后,应立即行全子宫和对侧卵巢切除术。

Guthrie等对656例早期卵巢上皮性癌患者进行了研究,发现对于术后未进行辅助化学治疗的Ⅰa期高分化癌患者,无1例因卵巢癌而死亡,因此,认为对Ⅰa期高分化癌患者术后不需要辅助性化学治疗。随后美国妇科肿瘤学组对Ⅰa期和Ⅰb期高分化癌患者进行前瞻性随机对照研究,一组不应用化学治疗,另一组给予米法兰口服化学治疗,两组的5年生存率分别为94%与96%,从而进一步证明该类患者在术后不需要辅助化学治疗。

2.Ⅰa、Ⅰb期中、低分化和Ⅰc期癌

对于Ⅰa、Ⅰb期中、低分化癌或腹腔冲洗液或腹水中癌细胞阳性的患者,术后则应进行辅助性治疗,辅助性治疗包括化学治疗和放射治疗。放射治疗又可分为腹腔内灌注放射性同位素^{32}P与全腹照射。由于对这类患者术后的辅助性治疗多为回顾性研究,因此,化学治疗和放射治疗哪一种治疗方法的效果更佳,目前尚无确切定论。

(1)化学治疗:对Ⅰa、Ⅰb期中、低分化和Ⅰc期卵巢上皮性癌患者,术后可采用单一药物化学治疗或联合化学治疗。单一药物化学治疗中最常应用口服米法兰化学治疗,连服5天,每隔28天重复。该方法的优点是使用方便,容易被患者接受。主要缺点是约有10%的患者在接受了12个疗程以上的烷化剂治疗后,将在随后的5～10年内发生急性非淋巴细胞性白血病,这已经引起了人们的足够重视,过去主张使用米法兰24个疗程,目前多主张应用米法兰不宜超过6个疗程。

也有学者主张对这类患者采用联合化学治疗方案治疗,化学治疗方案多采用环磷酰胺＋顺铂或环磷酰胺＋多柔比星＋顺铂方案,以6个疗程为宜。环磷酰胺＋顺铂与环磷酰胺＋多柔比星＋顺铂方案对Ⅰ期患者的疗效无明显差异。

(2)放射治疗:放射治疗治疗早期卵巢癌有两种方法,包括腹腔内灌注放射性同位素^{32}P与全腹照射。文献报道前者获得的5年生存率为85%,后者为78%,虽较前者低,但该组中具有高危因素的患者却较多。

美国妇科肿瘤学组和意大利的多中心研究指出,应用米法兰和腹腔内灌注放射性同位素^{32}P治疗早期卵巢癌的疗效无明显差异;单一顺铂化学治疗6个疗程和同位素^{32}P治疗比较,获得的无瘤生存率分别为84%与61%。尽管单一顺铂化学治疗的疗效已经比较好了,但要想阻止癌复发,仍建议应用以顺铂为基础的联合化学治疗较为妥当。单独盆腔外放射治疗的疗效不及应用米法兰治疗,故不推荐应用。

综上所述,目前对Ⅰa、Ⅰb期中、低分化和Ⅰc期卵巢癌的术后辅助性治疗取决于患者的全身情况和状态,对年轻和中年患者可采用环磷酰胺＋顺铂或环磷酰胺＋多柔比星＋顺铂方案化学治疗6个疗程;年老患者采用短期口服米法兰(4～6个疗程)则效果更佳。至于腹腔内灌注放

射性同位素^{32}P则可作为一个替代的选择方案,但使用的前提是患者的腹腔内必须无严重的粘连。

(二)Ⅱ、Ⅲ、Ⅳ期的治疗

该类患者的治疗方案相同。采用以手术为主、术后辅助化学治疗的综合治疗方法。卵巢癌的诊断一经确立,即应行剖腹探查术,尽量切除原发肿瘤和相关的转移病变,该手术被称为卵巢癌肿瘤细胞减灭术,其主要目的是为术后的化学治疗打下基础。

1.肿瘤细胞减灭术

卵巢癌肿瘤细胞减灭术的内容主要包括:全子宫、双侧附件、大网膜、阑尾切除术,腹主动脉及盆腔淋巴结切除术以及尽可能地切除肉眼可见的转移病变,从而使残余癌灶<2 cm,为术后的化学治疗提供良好的条件。实践证明,抗肿瘤药物对直径>2 cm的癌灶比对直径<2 cm的癌灶的疗效明显较差。

(1)肿瘤细胞减灭术的理论基础:卵巢癌肿瘤细胞减灭术主要是基于手术切除大的肿瘤包块给患者带来的生理学益处、提高了肿瘤的血氧供给能力,改变了肿瘤细胞的细胞动力学,使肿瘤对化学治疗和放射治疗更加敏感、增强了患者的免疫力这3方面的理论基础而实施的。

1)生理学益处:一般卵巢癌患者在就诊时已为晚期,腹盆腔内的肿瘤包块体积较大,并且通常合并有腹水。手术切除大的肿瘤包块和饼状的大网膜后,患者的腹水常常会有所减少、甚至完全消失。同时,患者的恶心、腹胀及厌食症状能得到较好的改善。如果患者的小肠有转移,那么切除小肠上的肿瘤病变,可以使小肠的吸收功能恢复,从而改善患者的全身营养状态,增强患者对随后化学治疗和放射治疗的耐受能力。

2)肿瘤灌注和细胞动力学:大的肿瘤包块常常有部分区域的血液灌注不良,这些血液灌注不良的肿瘤区域中,化学治疗药物的有效浓度将减少而影响化学治疗的疗效;相同的道理,由于这些区域的血液灌注不够,氧气的供给也将减少,从而使需要充足氧合作用以获得最大的肿瘤细胞杀伤的放射治疗的效果也不理想。因此,手术切除大的肿瘤包块能去除这些对化学治疗与放射治疗不敏感的区域。

此外,大的肿瘤包块中未分化细胞或处于静止期(G_0期)的肿瘤细胞的比例很高,这些细胞对化学治疗和放射治疗均具有抗拒性,极不敏感。手术切除大部分肿瘤,使肿瘤细胞减少到最低限度,促使处于静止期的残余肿瘤细胞进入细胞增殖生长周期,这类细胞对化学治疗和放射治疗最敏感,从而达到消灭肿瘤的作用。这是肿瘤细胞减灭术最主要的理论基础所在。

3)免疫因素:晚期大肿瘤包块比小肿瘤具有更大的免疫抑制作用,除了大肿瘤本身可以引起机体非特异性免疫系统损伤外,机体免疫防御机制也比小肿瘤差。机体识别异常抗原的正常机制可能被大量的癌细胞所屏蔽,癌细胞产生的大量肿瘤抗原与免疫抑制因子阻止了淋巴细胞的免疫功能,从而使机体处于免疫麻痹状态,不仅肿瘤极易扩散,而且使肿瘤细胞对化学治疗与放射治疗极不敏感。肿瘤细胞减灭术可使固定于癌细胞表面的肿瘤抗原清除,并使免疫抑制因子减少,解除了淋巴细胞对肿瘤细胞攻击的封闭作用,从而改善了患者的免疫防御机能,增强了机体的抵抗力,提高了对化学治疗与放射治疗毒性的耐受力。

(2)肿瘤细胞减灭术的目的:卵巢癌肿瘤细胞减灭术的主要目的是尽可能地手术切除所有原发肿瘤以及肉眼可见的转移性病变,使残余癌灶<2 cm,最新的规定为<1 cm。如能达到无肉眼可见病变则最好,这样才能提高肿瘤细胞对化学治疗的敏感性。

大量的临床研究已经证实,术后残余癌灶的大小与患者的生存率直接相关,残余癌灶越小,患者的生存率就越高。Vanlindert 等指出,残余癌灶直径≤5 mm 时患者的生存率较高,平均生存时间为 40 个月;而癌灶直径<1.5 cm 与>1.5 cm 者的平均生存时间则分别为 18 个月与 6 个月。

理论上肿瘤细胞减灭术提倡尽可能地手术切除转移病变,但是,在实际手术操作过程中却很难达到如此理想的程度,转移病灶能否被完整切除通常取决于其所在的位置及与周围组织的粘连程度,如果残余癌灶位于横膈、肝实质、小肠系膜根部、小网膜或肝门处有广泛病变,则很难获得理想的肿瘤细胞减灭术结果。

(3)手术探查:术时大多数患者可以采取仰卧位,对于有盆腔内广泛转移可能行低位结肠切除者,则宜采用膀胱截石位。术时切口绝大多数采取腹部正中切口,由于手术范围广,切口要求必须足够长,以便充分暴露上腹部及盆腔病变,并切除这些部位的转移癌灶。

(4)盆腔肿瘤切除:晚期卵巢癌的肿瘤包块常常较大而充满整个盆腔内,通常肿瘤已穿透包膜,并向邻近组织与器官浸润,原发肿瘤常与子宫、膀胱、肠管甚至大网膜等粘连形成一个形态极不规则的大包块,无法辨认正常的解剖结构与解剖关系,因此,按常规手术步骤进行,往往无法实施手术。如果强行将包块分离切除,又有造成大出血和损伤周围脏器的危险。故目前妇科肿瘤医师认为手术切除盆腔内大包块的关键在于必须经腹膜外间隙实施,具体方法为在骨盆漏斗韧带上方或外侧剪开腹膜,结扎卵巢动、静脉,并将输尿管从腹膜上游离开,沿两侧将腹膜以"卷地毯"或"包饺子"的方式向中线方向游离,依次切断圆韧带、子宫动静脉,并将膀胱腹膜(如果已受累)从膀胱顶部剥下。至此,子宫及主要大包块就已经被切除了。一般卵巢癌浸润腹膜的面积虽广,但多表浅,故腹膜后间隙的界限仍清楚可见,手术游离时的难度并不太大,术时出血也较少。因此,只要熟悉盆腔解剖关系,掌握手术步骤和操作技巧,再加之具有锲而不舍的精神、顽强的毅力与信心,最终大多数能达到减灭术的目的。

由于卵巢癌一般不易浸润结肠肠腔和膀胱黏膜,故在手术切除盆腔内包块时常无须切除低位结肠和膀胱。但是,如果癌灶包绕乙状结肠及其系膜,则需切除该段结肠以达到最大限度的减灭术的目的。

一般在肿瘤细胞减灭术中,有时会遇到膀胱部分受累的情况,此时,需行部分膀胱切除术。极少的情况下,需切除部分输尿管而行输尿管-输尿管吻合术或输尿管-膀胱吻合术。

(5)网膜切除:大网膜是卵巢上皮性癌腹腔内最早和最常见转移的部位,其转移率可高达70%左右。有时这种转移是肉眼和扪诊所不能明确的,仅仅是显微镜下肿瘤细胞种植,故大网膜是卵巢癌肿瘤细胞减灭术中必须切除的组织,这样不仅有助于分期,而且可以减少腹腔内的肿瘤负荷,防止或减少腹水的产生。

晚期卵巢癌的大网膜常常受累非常严重,质地变硬,缩小增厚而形成大网膜饼。有时粘连于腹膜,使手术时进入腹腔比较困难,分离大网膜与腹膜及肠管之间的粘连后,将大网膜自横结肠下完全暴露,仔细锐性分离将其从横结肠浆膜面上松解下来,在横结肠下沿逐步完整切除。

当结肠肝曲和脾曲部位的网膜组织严重受累时,此时几乎很难全部将病变网膜切除,但仍应努力将其绝大部分切除,以减少腹腔内的残余癌灶。有时偶见受累的网膜与脾脏粘连紧密而需切除脾脏来达到切除所有网膜的目的。

(6)阑尾切除:阑尾并不是卵巢癌早期容易转移的部位,主要是由于阑尾的解剖位置与原发癌灶邻近而直接浸润所致,故阑尾转移的同时常常伴有腹腔内其他部位的转移,对分期无影响,切除阑尾主要是为了减少残余癌灶。文献报道阑尾转移的发生率波动的范围较大,为 23%～

83.3%。国内文献报道为 19.8%，一般在 Ⅰ、Ⅱ 期病例中无阑尾转移发生。由于阑尾是一个免疫器官，因此，目前多主张对 Ⅰ、Ⅱ 期患者可以不切除阑尾，而对 Ⅲ、Ⅳ 期患者应将阑尾切除作为肿瘤细胞减灭术的组成部分之一。

(7)肠切除：小肠和大肠是晚期卵巢癌很容易发生转移的部位，小肠转移率为 26%~38%，大肠转移率为 30%~39%。由于卵巢癌肠转移的发生率高，肿瘤浸润肠管并相互粘连，很容易发生对患者生命有严重威胁的癌性肠梗阻，因此，对转移肠段的切除，在肿瘤细胞减灭术中具有极为重要的意义。

卵巢癌的肠转移有其特征性，从而为肠道手术提供了可行性。卵巢癌的肠转移可分为 3 种类型：①浅表的多发性小结节，这是小肠转移的主要类型，也可见于大肠转移。这种小结节癌灶绝大多数直径小于 2 cm，比较容易从肠壁上剥除，但需要术者有足够的手术技巧与耐心。如果病变浸润较深达肌层甚至黏膜层，则需行肠修补术。过多的小结节也可靠术后化学治疗来杀灭。②整个肠道因广泛癌性浸润而僵直变形，肠蠕动减弱，肠系膜缩短甚至消失。这种病变手术是无法切除的。此种类型少见。③肠壁大面积受累。此种类型常发生于直肠、乙状结肠、横结肠或升降结肠，而小肠少见。尽管肠管受累的面积较大，但大多数仅为浆膜面受侵，因此，通过仔细的锐性分离，常可找到分界面，较顺利切除肿瘤而不需切除肠管。如果肠管的深肌层受侵，则需切除部分肠管。如为低位直肠深肌层受侵，当吻合有困难时，应行结肠造瘘术。

Shimada 等对 Ⅲc 期或 Ⅳ 期卵巢癌肠道受累的患者进行肠切除术，结果 24 例行肠切除术后达到满意手术目的者的 3、5 年生存率分别为 46.8% 与 24.2%；而 23 例未行肠切除术即能达到满意手术目的者的 3、5 年生存率分别为 59.1% 与 33.8%。二者比较无显著性差异。有学者认为，尽管包括肠切除术的肿瘤细胞减灭术后患者的并发症可能较高，但是，如果术中判断能达到满意手术的目的，则应进行肠切除术，这有利于改善晚期卵巢癌患者的生存率。

(8)腹膜后淋巴结切除术：腹膜后淋巴结主要包括腹主动脉旁淋巴结与盆腔淋巴结。卵巢癌腹膜后淋巴结转移的发生率为 50%~60%。即使是Ⅰ期患者，淋巴结转移的发生率也可达 10%~20%。因此，对各期的卵巢癌均应行腹膜后淋巴结切除术，才能达到准确分期和减少肿瘤负荷的目的。

(9)其他转移灶切除：腹膜上较大的肿瘤包块也应切除；肝脏上有转移时，可根据患者的实际情况，行肿瘤挖出术或部分肝叶切除术，但风险较大，手术应慎重；脾脏有转移时，可行脾脏切除术。对于横膈上的广泛性种植癌灶，手术切除既不可能也不可行，国外有使用激光来杀灭癌灶的报道。

卵巢癌肿瘤细胞减灭术主要包括上面的内容，通过回顾性研究显示，能够比较顺利完成肿瘤细胞减灭术的为 70%~90%，总的手术并发症发生率<5%，手术死亡率<1%。需要指出的是，既要顺利地完成手术，又要达到理想的肿瘤细胞减灭术的目的，必须遵循以下原则：①妇科肿瘤医师不仅要有熟练的普通外科和泌尿外科等各种手术技能，而且要非常熟悉腹盆腔内的解剖结构与解剖关系。②手术中要有锲而不舍的精神，顽强的毅力，才能达到理想的减灭术的目的，但切忌盲目手术。③术中应根据患者的具体情况来进行手术，如果患者的一般情况较差，又有比较严重的内科并发症，则应相应地缩小手术的范围，保证患者的平安。④术前要准备好充足的血液，一般需备血 2 000 mL 左右；术后要密切观察病情，警惕各种并发症的发生。尤其是对做了肠切除术的患者，更应仔细观察，避免肠瘘的发生。⑤及时纠正晚期癌症患者的电解质紊乱及贫血，争取在术后尽早进行化学治疗，否则将影响手术的效果及今后患者的生存时间。

2.化学治疗

卵巢癌患者在肿瘤细胞减灭术后必须接受多疗程的系统化学治疗,才能杀灭小的残余癌灶,以避免肿瘤复发或延迟复发的时间,这是治疗卵巢癌的基本原则。对于卵巢上皮性癌而言,化学治疗的效果明显优于放射治疗,已经成为卵巢癌患者赖以长期生存的支柱。原因如下:①大多数卵巢癌对化学治疗比较敏感,文献报道至少50%的患者对化学治疗有良好的反应;②卵巢癌患者的腹盆腔内常有很多米粒大小的转移性种植结节,手术中根本不可能完全切净,况且还有许多肉眼无法看见的镜下转移性病变,更需要术后化学治疗来杀灭残余的癌细胞;③有时肿瘤巨大、固定,手术无法切除,化学治疗可以使包块缩小、松动,为手术提供成功的机会;④对于一些一般情况差,年老又合并有严重的内科疾病者,因难以胜任手术,则只有选择化学治疗作为主要的治疗方法;⑤对于腹腔以外的转移性病变,也常常只有通过化学治疗才能消灭它。但需指出的是,正如前面在肿瘤细胞减灭术的理论基础中所述,要想取得理想的化学治疗效果,首先必须进行满意的肿瘤细胞减灭术。

卵巢癌的化学治疗最早是应用烷化剂治疗,至今已有50年的历史。先后使用过的药物有噻替哌、苯丁酸氮芥、环磷酰胺等;20世纪60年代起,开始应用氟尿嘧啶、放线菌素D;70年代则有六甲嘧胺、顺铂以及随后的卡铂问世,自铂类药物治疗卵巢癌以来,卵巢癌的治疗效果已有了明显的改善;90年代初推出的紫杉醇更是为治疗卵巢癌带来了新希望;目前刚开始应用于临床的第三代铂类药物奥沙利铂(草酸铂)以及拓扑替康、吉西他滨等新药则为卵巢癌的化学治疗提供了更多的选择。

化学治疗前,应对患者的一般状况进行量化评价。目前多采用Karnofsky评分法:①100分,正常,无主诉、无疾病征象。②90分,能正常活动,很轻微的症状、体征。③80分,正常活动稍受限,有某些症状与体征。④70分,不能正常活动或工作,生活尚可自理。⑤60分,偶尔需要帮助,但大部分个人需要可以自理。⑥50分,需要相当的帮助和经常的医疗照顾。⑦40分,不能自理,需要特别的照顾和帮助。⑧30分,严重丧失生活能力,住院,但尚不会于近期死亡。⑨20分,非常孱弱,危笃,住院,需支持治疗。⑩10分,濒临死亡。⑪0分,死亡。一般患者需要达到60分及以上,才能进行化学治疗。否则,则需要支持治疗后方可化学治疗。

化学治疗后,为了比较各种药物和方案的疗效,目前主张采用实体瘤的疗效标准进行客观评价,主要包括:①完全缓解,所有肿瘤完全消失并维持时间超过1个月。②部分缓解,肿瘤缩小≥50%,没有疾病进展的表现,并维持时间超过1个月。③稳定,肿瘤缩小<50%,增大≤25%,维持时间1个月以上。④进展,肿瘤增大>50%,或有新的转移灶出现。

对于Ⅱ、Ⅲ、Ⅳ期卵巢上皮性癌患者,术后采用联合化学治疗已经成为标准的治疗方法。在70年代对于晚期卵巢癌仅仅是姑息性的化学治疗,只有5%的患者能够长期生存。自从80年代,开始应用以顺铂为基础的联合化学治疗以来,卵巢癌的治疗效果有了明显的提高。是否选择联合化学治疗基于:①对患者是进行姑息性化学治疗还是治愈性化学治疗;②患者能否耐受组成化学治疗方案的药物的毒性,也就是要注重患者的生活质量。联合化学治疗的目的是为了使患者获得长期的生存和治愈卵巢癌。其疗效明显优于应用单一药物化学治疗者。

(1)无顺铂的联合化学治疗:据国外文献报道,对1 200例卵巢癌术后患者应用无顺铂的联合化学治疗方案,获得的总的缓解率为47%,患者平均生存14个月。这个结果优于应用单一烷化剂化学治疗所获得的40%的缓解率。大多数学者通过临床研究证实,无顺铂的联合化学治疗所获得的总的缓解率、无病变生存时间与单一烷化剂化学治疗比较无明显差异或略有所提高。

(2)以顺铂为基础的联合化学治疗:自顺铂问世以来,其有效的抗癌活性作用,使得以顺铂为基础的联合化学治疗已经成为治疗卵巢上皮性癌最常用和最有效的化学治疗方案。应用以顺铂为基础的联合化学治疗所获得的总的缓解率高达68%,明显高于无顺铂联合化学治疗的47%与单一烷化剂化学治疗的40%的缓解率。说明有顺铂参与的联合化学治疗对于卵巢癌的治疗作用优于其他联合化学治疗方案或单一烷化剂化学治疗。目前,比较常用的是环磷酰胺+顺铂和环磷酰胺+多柔比星+顺铂方案,经过前瞻性的随机对照研究,环磷酰胺+多柔比星+顺铂治疗卵巢癌的疗效虽稍高于环磷酰胺+顺铂方案,但二者并无显著性差异。它们治疗卵巢癌的疗效比较肯定,而且价格相对便宜。

有关以顺铂为基础的常用联合化学治疗方案,在其他一些专著中已经有了详细的介绍,本节不再赘述。这里我们着重介绍目前国外最推崇和常用的化学治疗方案,即顺铂+紫杉醇与卡铂+紫杉醇。这也是美国国家癌症治疗协作中心推荐的治疗卵巢癌的一线化学治疗方案。具体用法如下。①顺铂+紫杉醇方案:紫杉醇 135 mg/m²,静脉滴注 24 小时,随后顺铂 75 mg/m²,静脉滴注。②卡铂+紫杉醇方案:紫杉醇 150～175 mg/m²,静脉滴注 3 小时,随后卡铂 350 mg/m²,静脉滴注。

需要注意:①在顺铂+紫杉醇方案中,为了避免紫杉醇和顺铂的周围神经毒性作用相互累积,紫杉醇的用法是静脉滴注 24 小时,而在卡铂+紫杉醇方案中因卡铂的周围神经毒性较低,紫杉醇则是静脉滴注 3 小时。②为了预防紫杉醇的超敏反应,在应用紫杉醇前 30～60 分钟,应给予患者地塞米松 10～20 mg 静脉注射;苯海拉明 50 mg 静脉注射;西咪替丁 300 mg 或雷尼替丁 50 mg 静脉注射。后者是因为在短时间内给予了较大剂量的激素,所以用来预防发生消化道应急性溃疡。

McGuire 等应用顺铂+紫杉醇方案治疗卵巢癌进行了Ⅲ期临床试验,并与过去认为的"标准联合化学治疗方案"环磷酰胺+顺铂方案进行对比研究。患者总数为 386 例,均为Ⅲ期或Ⅳ期患者,结果顺铂+紫杉醇方案所获得的缓解率明显好于环磷酰胺+顺铂方案,而且大多数患者为完全缓解。更重要的是发现无病变进展生存期有所提高;平均生存期也有所延长。尽管顺铂+紫杉醇组患者的中性粒细胞减少、脱发及周围神经毒性等药物不良反应高于环磷酰胺+顺铂组,但这些毒性作用均可以被很好控制。

Bookman 等对 24 例Ⅲ或Ⅳ期卵巢癌患者应用卡铂+紫杉醇方案进行化学治疗,总的缓解率达75%,其中 66%为完全缓解,无病变进展生存时间为 15 个月。最近,Schink 等应用卡铂+紫杉醇方案治疗术后残余癌灶>1 cm 的卵巢癌患者,患者平均生存时间为 28 个月。这个结果与顺铂+紫杉醇方案相似。应用卡铂+紫杉醇方案有 2 个优点:①紫杉醇静脉滴注的时间短,可适用于门诊化学治疗的患者;②药物的不良反应也比顺铂+紫杉醇方案轻一些,通常情况下接受CT 方案化学治疗的患者的恶心、呕吐、乏力和周围神经毒性症状均轻于顺铂+紫杉醇方案,而且应用卡铂不需水化。也有学者将顺铂+紫杉醇方案中的紫杉醇静脉滴注时间由 24 小时改为3 小时进行了临床研究,结果发现患者的周围神经毒性较大;同时研究显示,紫杉醇化学治疗所获得的缓解率有赖于紫杉醇静脉滴注的时间,而不是紫杉醇治疗的最大浓度,因此,该方法不宜作为临床常规应用。

愈来愈多的临床研究表明,铂类药物+紫杉醇已经成为卵巢上皮性癌术后化学治疗的一线标准方案,其中卡铂+紫杉醇方案已经在患者的耐受性和生活质量方面显示出了一定的优越性。

目前,继顺铂与卡铂之后的第三代铂类抗癌药奥沙利铂刚好问世。其化学名为左旋反式二氨环己烷草酸铂,国际通用名为草酸铂。奥沙利铂的抗癌活性高于顺铂与卡铂,而且无肾毒性,骨髓抑制的毒性也非常轻,并与顺铂和卡铂无交叉耐药性,与氟尿嘧啶、环磷酰胺、丝裂霉素、顺铂及卡铂等药物有明显的协同抗癌作用。其主要的剂量限制性毒性为周围神经炎,但一般患者的症状轻微,停药后可自然恢复。常用治疗剂量为 130 mg/m^2,只能用 5％葡萄糖溶液稀释,不能用生理盐水稀释。奥沙利铂优越的药理学特性和体内外试验结果,使我们有理由相信今后在卵巢癌的治疗中,以奥沙利铂为基础的联合化学治疗方案有着广泛的应用前景。

3.放射治疗

尽管化学治疗在卵巢上皮性癌的治疗中占有重要的地位,但对于在肿瘤细胞减灭术后腹腔内无肉眼病变或残余癌灶直径<2 cm者,仍可采用全腹盆腔放射治疗,这在加拿大等国家比较常用。放射治疗的指征包括以下几方面。

(1)残余癌灶体积必须小:虽然残余肿瘤的最大限度尚未明确,但一般均认为残余癌灶的体积越小越好,目前把残余癌灶<2 cm作为放射治疗的指征。

(2)无腹水:大量腹水常给体外照射的剂量学增加困难,放射剂量不易达到准确标准。另外,由于腹水的流动性,照射野也不够稳定,从而使定位和照射目标不准确。

(3)肝与肾脏表面无转移癌:肝脏和肾脏的放射耐受量很低,肝脏的耐受剂量不能超过25 Gy,肾脏不能超过 20 Gy,否则将导致放射线肝炎和肾衰竭。

(4)无腹腔放射治疗史。

(5)无远处转移病变:全腹盆腔放射治疗的范围仅包括腹腔与盆腔,所以,它只适用于Ⅰ～Ⅲ期患者的术后治疗。

（张　磊）

第七章

输卵管肿瘤

第一节 输卵管良性肿瘤

输卵管良性肿瘤十分罕见,文献中多为个案报道,很难统计其确切的发生率。这类肿瘤少数可因其体积增大,合并炎症或发生扭转、破裂等就诊时发现,而多数仅在其他手术中偶然发现。由于输卵管与子宫、宫颈在胚胎发生上属同一来源,故凡可在子宫和宫颈发生的肿瘤亦可发生于输卵管。

Tatum(1982 年)根据细胞类型将良性输卵管肿瘤分类如下。①上皮细胞瘤:腺瘤、乳头状瘤、息肉;②内皮细胞瘤:血管瘤、淋巴瘤、包涵囊肿;③间叶细胞瘤:平滑肌瘤、脂肪瘤、软骨瘤、骨瘤;④混合性畸胎样肿瘤:囊性畸胎瘤生殖细胞残迹、中肾管甲状腺瘤或其他混合瘤。这些肿瘤手术切除后一般预后良好。本节仅介绍几种主要的类型。

一、输卵管腺瘤样瘤

输卵管腺瘤样瘤是输卵管良性肿瘤中最常见的一种,亦有学者称之为良性间皮瘤。以前报道的输卵管淋巴管瘤亦可能属于此瘤。本病 80% 以上的患者伴有子宫肌瘤,未见有恶变病例。其组织发生一直存在争议,近年来免疫组化和电镜研究认为,其以间皮起源可能性较大。

(一)病理

1.巨检

可看到肿瘤多位于输卵管壁内或近子宫角的浆膜下,偶见双侧。通常肿瘤直径<3 cm,实性,质硬。多数轮廓清楚,但无包膜。切面均匀,呈灰白色、淡粉红色,有时有小的钙化灶。

2.镜下检查

肿瘤组织内有许多大小不等的不规则腺样腔隙,为扁平或立方上皮覆盖,无明显基底膜(图 7-1)。典型的瘤细胞为上皮样,立方或柱状,嗜伊红,核居中,圆形,染色质匀细,核分裂象罕见。瘤细胞可单个或成堆,形成实性或上皮样细胞索。肿瘤间质为疏松纤维结缔组织或平滑肌,以及多量散在的淋巴细胞。淋巴细胞常环绕肿瘤,并可见淋巴滤泡形成。

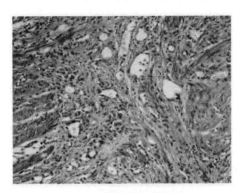

图 7-1　输卵管腺瘤样瘤

输卵管壁平滑肌之间见大小不等的腺样裂隙，被覆扁平及矮立方上皮

HE 染色，×100

（二）临床表现

1.发病年龄

输卵管腺瘤样瘤可发生于不同年龄的妇女，以生育年龄为多。

2.症状

输卵管腺瘤样瘤的临床表现很不典型，多数以其并发疾病如子宫肌瘤、慢性输卵管炎及输卵管周围炎症状出现。在手术中无意被发现者居多数。

3.体征

子宫一侧可触及体积不大的肿瘤，直径多在 3 cm 以下，多数位于输卵管浆膜下，质硬。

（三）诊断和鉴别诊断

术前诊断困难。B 超检查可协助诊断，CT 可明确肿瘤的生长部位、大小、性质。本瘤易与输卵管淋巴管瘤和平滑肌瘤混淆。免疫组化染色有助于鉴别，角蛋白阳性支持腺瘤样瘤的诊断。

（四）治疗和预后

（1）治疗：可通过手术切除患侧输卵管。

（2）预后：预后良好。

二、输卵管乳头状瘤

输卵管乳头状瘤极为少见，生长于输卵管黏膜，常为多发性，与输卵管炎和输卵管积水并发率较高，偶然亦与输卵管结核或淋病并存。

（一）病理

1.巨检

肿瘤一般较小，直径为 1～2 cm，患侧输卵管扩大增粗，切面见肿瘤生长于黏膜，向管腔发展，呈疣状突起或菜花状肿块。

2.镜下检查

镜下检查可见其呈乳头状结构，乳头表面覆有单层（偶为复层）柱状上皮，细胞间质为含有丰富血管的结缔组织，常有一根较大的血管位于乳头长轴上为其特征（图 7-2）。输卵管周围及管壁可见炎性细胞浸润。

181

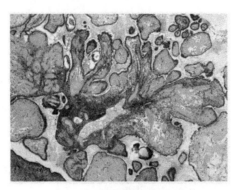

图 7-2　输卵管乳头状瘤

输卵管腔内见乳头状生长肿瘤,表面被覆立方上皮,间质为纤维血管组织

HE 染色,×100

(二)临床表现

1.发病年龄

输卵管乳头状瘤的发生以生育期女性多见。

2.症状

因肿瘤生长于输卵管黏膜,早期可无症状,但由于这种肿瘤常合并输卵管炎及输卵管周围炎,因而常有不孕、下腹部疼痛及月经过多等症状。随着肿瘤的发展,逐渐出现阴道排液,为浆液性或血性分泌物。当较多液体通过部分梗阻的输卵管向阴道排出时,可出现下腹部绞痛。若输卵管通畅时,肿瘤分泌液体可流入腹腔而形成腹水。如合并感染则分泌液体呈脓性。

3.体征

盆腔检查可触及附件实性肿块,多较小。

(三)诊断和鉴别诊断

1.诊断

术前诊断多较困难。

(1)B超:可见附件肿块,但要区分输卵管或卵巢肿块,有时较困难。

(2)CT:可进一步了解肿瘤的部位、大小、形状,以及腹膜上有无种植、转移肿瘤,有无腹水等。

(3)子宫输卵管造影术:虽然可以发现输卵管病灶,但亦有引起癌瘤扩散的可能性,因而不宜随便进行。

(4)病理检查:最后诊断有赖于病理检查。

2.鉴别诊断

本瘤临床表现类似输卵管癌,应注意加以鉴别。

(四)治疗

手术切除患侧输卵管即可达到治疗目的。值得注意的是本瘤偶有恶变,术中最好行冷冻切片检查。如肿瘤有恶变倾向,应根据患者年龄和是否有生育要求适当扩大手术范围;如肿瘤已有恶变,则按输卵管癌的处理原则治疗。

三、输卵管畸胎瘤

输卵管畸胎瘤是较罕见的生殖细胞肿瘤,仅约有 50 例报道。其中绝大多数为良性,只有

1 例为恶性。对于其组织发生来源,目前认为可能是生殖细胞向卵巢移行过程中,误入输卵管胚基而后发展形成。

（一）病理

1.巨检

肿瘤多单侧发生,一般位于输卵管中段或外侧段,多向腔内生长,少数外突或有蒂悬于输卵管。肿瘤体积大小不等,有文献报道其范围多在 0.7～20 cm。切面常为囊性,内含皮脂样物质与毛发,个别肿瘤亦有实性者。

2.镜下检查

镜下与卵巢囊性畸胎瘤相同,可见 3 个胚层来源的组织和细胞。个别肿瘤有时呈单相性发展,迄今有 2 例输卵管甲状腺肿,1 例输卵管类癌的报道。

（二）临床表现

1.发病年龄

文献报道,输卵管畸胎瘤可发生于 20～60 岁,以 40 多岁常见。

2.症状

输卵管畸胎瘤多无症状,少数出现腹痛或月经不规则等,6 例同时合并异位妊娠。

3.体征

妇科检查时可于患侧触及囊实性肿物。

（三）诊断和鉴别诊断

盆腔 B 超检查有助于协助诊断,但多难以于术前与卵巢畸胎瘤区别。

（四）治疗

可手术切除患侧输卵管,如属带蒂畸胎瘤,也可行肿瘤切除术。术中如为可疑恶变或未成熟畸胎瘤,应行冷冻切片检查,病理证实后可按卵巢恶性生殖细胞肿瘤治疗原则处理。

四、输卵管平滑肌瘤

输卵管平滑肌瘤极少见,迄今文献报道仅约 100 例,但在原发于输卵管的软组织肿瘤中属最常见的一种。其来源为输卵管和阔韧带的平滑肌,或二者中的血管壁。

（一）病理

1.巨检

肌瘤一般较小,多发生于输卵管间质部,可生长于输卵管浆膜下、肌层和黏膜下。多为单发,也有多发者。剖视所见与子宫平滑肌瘤相似。

2.镜下检查

输卵管平滑肌瘤的镜下特征与子宫肌瘤的镜下特征相同,并可见与子宫肌瘤相同的各种变性,如玻璃样变性、红色变性等。

（二）临床表现

小的输卵管肌瘤多无临床症状,但有的也可导致不孕。大肌瘤或出现变性、扭转等则可引起腹痛,甚至急腹症。

（三）诊断

输卵管平滑肌瘤在术前难以诊断。

（四）治疗

治疗可行肿瘤切除术或患侧输卵管切除术。

（张　磊）

第二节　原发性输卵管癌

原发性输卵管癌是一种少见的女性生殖道恶性肿瘤。1847 年,首先由 Raymond 报告;1888 年,经 Orthman 详尽描述及病理切片证实后才引起重视。子宫与输卵管皆起源于副中肾管,但输卵管癌的发病率远较子宫体癌低,Janoski 认为输卵管上皮对激素反应较低,故发生输卵管癌的机会少。原发性输卵管癌由于早期诊断困难,在过去,其 5 年生存率仅为 5% 左右。目前改进了治疗措施,生存率达到 40% 左右。只有早期诊断,才能改善预后。

一、发病因素

原发性输卵管癌的病因不明,70% 的患者有慢性输卵管炎病史,50% 有不孕史及以往有过急性输卵管炎。上海医科大学妇产科医院复查 82 例输卵管癌的病理标本发现,每个标本中均有慢性炎症细胞散在,推断慢性炎症刺激可能是原发性输卵管癌发病的诱因。由于慢性输卵管炎患者相当多见,而原发性输卵管癌患者却十分罕见,因此,炎症即使与发病有关,也并非是唯一的诱因。Arye 引证 Doran 的意见认为,输卵管内癌肿可使输卵管呈慢性炎症反应,使输卵管闭塞而形成输卵管积水,因此,炎症是输卵管癌的结果。二者的因果关系尚有争论。另外,输卵管结核有时亦与输卵管癌并存,可能是由于在输卵管结核基础上,上皮过度增生而导致恶变,但两者并发率不高。按 Hameed 和 Vinall 报道及文献记载输卵管癌合并结核约 20 例。故认为输卵管结核是引起输卵管癌的诱因的根据不足。

二、病理检查

（一）巨检

原发性输卵管癌常见单侧性,双侧性约占 33%。病灶多见于输卵管壶腹部,其外形根据病程的早晚可有不同。在早期输卵管局部呈结节状肿大,随着病程的不断进展其形状可如香肠样,在横切面上可见输卵管腔扩大,管壁薄,有灰白色乳头状或菜花状组织,质脆。因输卵管有丰富的肌组织,管壁的伸缩性颇大,即使管腔内充满肿瘤组织,管腔扩大,但管壁仍较完整,与周围器官很少粘连。输卵管伞端有时封闭,内有暗褐色血性液体,外观如输卵管积水。有时肿瘤组织可由伞端突出于管口外,亦可穿出浆膜面。当侵入卵巢时能产生肿块,与输卵管卵巢炎块相似。

（二）显微镜检查

输卵管癌绝大多数为腺癌。1950 年,根据癌组织的分化程度及组织结构,胡志远等在 Sanger 等分类的基础上,将其分为 3 种类型:Ⅰ 级为乳头型;Ⅱ 级为乳头腺泡型;Ⅲ 级为腺泡髓样型。

一般认为乳头型恶性程度较低,而腺泡型及髓样型者恶性程度较高。但病变往往从乳头型开始,然后侵入间质及管壁而形成腺泡型及髓样型,故在同一肿瘤中 3 种类型可同时存在,往往难以严格区分,而只能根据主要成分定型。输卵管癌的预后更多地取决于期别,因此,分期和区分肿瘤是原发性抑或转移性更为重要。转移性输卵管癌远远多于原发性输卵管癌。

输卵管其他类似的癌如内膜样癌、透明细胞癌、移行细胞癌、角化腺癌、鳞腺癌和鳞癌等,都已有报道。

（三）病理诊断标准

原发性输卵管癌病理诊断的重点如下。

（1）局部输卵管上皮必须全部为癌组织所代替。

（2）癌组织局限于输卵管内,而输卵管肌层、输卵管浆膜及输卵管系膜淋巴管很少被侵犯,如有侵犯亦较黏膜轻。原发性输卵管癌大部分癌组织可停留在黏膜层并向管腔内突出,经相当长时间才侵入肌层,而转移性输卵管癌在早期阶段即可发现肌壁的病灶。

（3）癌细胞虽无纤毛,但应与输卵管上皮相似。

（4）子宫内膜及卵巢无癌灶,若出现癌灶时体积应很小,组织学检查可见符合由输卵管转移的癌灶。

（5）原发性输卵管癌早期癌变处可找到正常上皮到癌变上皮的过渡形态。

（四）原发与继发问题

1.对于双侧输卵管癌究竟是原发还是继发问题

双侧输卵管均由副中肾管演化而来,在同一致癌因素下,可以同时发生癌。文献报告0～Ⅱ期输卵管癌双侧性占7%,Ⅲ～Ⅳ期占30%。因此,晚期输卵管癌转移是引起双侧累及的主要原因。转移而来的腺癌首先侵犯间质和肌层,而黏膜皱襞上皮常保持完好。

2.输卵管腺癌合并子宫内膜癌是原发还是继发问题

（1）两者病灶均较早,无转移可能性,应视两者均为原发性。

（2）子宫内膜转移病灶是局灶性侵犯间质,并见有正常腺体夹杂其中,对四周组织常有压迫,无过渡形态。

（五）转移

原发性输卵管癌的转移方式是直接蔓延、种植与淋巴转移,血行转移较少见。

1.局部扩散

通过开放的伞端扩散到盆腔或腹腔种植于腹膜,亦可经过间质部扩散到宫体,穿透输卵管浆膜层扩散到盆腔及邻近器官。

2.淋巴转移

近年来已注意到淋巴转移的重要性。输卵管癌可循髂部、腰部淋巴结转移至主动脉旁淋巴结(图7-3),亦常见转移至大网膜。因子宫及卵巢与输卵管间有密切的淋巴管沟通,故常被累及。偶而亦可见沿宽韧带向上转移至腹主动脉旁淋巴结,或向外转移至圆韧带及腹股沟淋巴结。1990年,Rose报道15例尸解病例,其中10例有腹主动脉淋巴转移,指出淋巴结是复发病灶最常见的部位。

（六）临床表现

1.发病年龄

2/3的原发性输卵管癌发生于绝经期后,以40～60岁的妇女多见。张明珠(1996年)复习文献发现,其平均发病年龄为56.7岁,最小的14岁,最大的85岁。

2.不孕史

1/3～1/2 的输卵管癌患者有原发及继发不孕史。

3.症状及体征

输卵管癌的症状及体征常不典型或早期无症状,故易被忽视而延误诊断。临床上常表现为阴道排液、腹痛、盆腔包块,即所谓输卵管癌"三联症"。

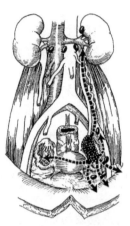

图 7-3　输卵管癌的淋巴扩散

(1)阴道排液或阴道流血:阴道排液是输卵管癌最常见且具特征性的症状。其排液性质不一,排液量或多或少,排液呈浆液性黄水,有时呈血性,这是输卵管上皮在癌组织刺激下所产生的渗液,一般无臭味。当输卵管癌有坏死或浸润血管时,均可产生阴道流血。

(2)下腹疼痛:多发生于患侧,为钝痛。经过一阶段后逐渐加剧而呈痉挛性绞痛。若阴道排出水样或血样液体,以后疼痛缓解。其发生的机制是在癌肿发展的过程中,管腔伞端被肿瘤堵塞,输卵管腔内容物潴留增多,内压上升,引起输卵管蠕动增加,以克服输卵管部分梗塞而使积液排出。

(3)腹部肿块:妇科检查时可扪及肿块,亦有部分患者自己扪及下腹部肿块。肿块可为癌肿本身,亦可为并发的输卵管积水或广泛盆腔粘连形成的包块。肿块小者为 3～4 cm,大者平脐,呈实性或囊实性,一般表面光滑,位于子宫的一侧或后方,活动受限或固定不动。

(4)腹水:输卵管癌并发腹水者较少见,输卵管癌的扩散方式与卵巢有很多相似之处,但有腹水者较少见。可能和输卵管癌的生长先从管腔内开始,而卵巢癌则发生于卵巢表面有关。亦有报道输卵管癌伴腹水者高达 90%。

(5)外溢性输卵管积液:当管腔被肿瘤堵塞,分泌物郁积至一定程度,因压迫引起突然有大量阴道排液,管腔内压力减少,腹痛减轻,肿块缩小,许多学者将此变化过程作为诊断输卵管癌的特征。Peham 报道 63 例中 5 例有此现象,他着重指出此现象对引起注意输卵管疾病有价值,但不是输卵管癌的特殊症状。上海医科大学附属妇产科医院 91 例中仅 2 例表现有外溢性输卵管积液。

(6)其他:当输卵管癌肿增大压迫附近器官或癌肿盆腹腔转移时可出现腹胀、尿频、肠功能紊乱及腰骶部疼痛等。

(七)临床分期

1992 年,FIGO 公布关于输卵管癌的临床分期(表 7-1),按手术发现辅以与预后有关的项目。此分期法为以后的治疗方案及病例比较提供了依据。

（八）诊断

输卵管癌术前常误诊,过去术前诊断率为 2％,近数年来由于认识提高及进一步的辅助诊断,术前诊断率提高到 25％～35％。Dannreuther 是第一位在术前做出诊断者。上海医科大学附属妇产科医院报道的 91 例原发性输卵管癌,其术前诊断率为 34.1％。Cohn 观察术前不易做出确诊的原因如下:①由于输卵管癌少见,常被忽视。②输卵管位于盆腔内,常不能感觉到。③较多患者肥胖,而且由于激素低落而阴道萎缩,所以检查不够正确;肿瘤发展早期症状很不明显,下腹疼痛常伴有其他不同的盆腔疾病,故常误诊为绝经期的功能紊乱。

表 7-1　FIGO 输卵管癌临床分期

期别	分期标准
0 期	癌在原位,局限于输卵管黏膜内
Ⅰ 期	癌肿局限于输卵管内
Ⅰ$_A$ 期	癌肿局限于一侧输卵管,伸入黏膜下和(或)肌层内。但未穿透浆膜层,无腹水
Ⅰ$_B$ 期	癌肿局限于双侧输卵管,伸入黏膜下和(或)肌层内。但未穿透浆膜层,无腹水
Ⅰ$_C$ 期	Ⅰ$_A$ 或 Ⅰ$_B$ 期病灶向输卵管浆膜层发展,或腹水内找到癌细胞或腹腔冲洗液呈阳性
Ⅱ 期	癌肿侵犯一侧或双侧输卵管并有盆腔扩散
Ⅱ$_A$ 期	癌肿向子宫和(或)卵巢扩散和(或)转移
Ⅱ$_B$ 期	癌肿扩散到其他盆腔组织
Ⅱ$_C$ 期	Ⅱ$_A$ 或 Ⅱ$_B$ 期伴有腹水,并找到癌细胞或腹腔冲洗液呈阳性
Ⅲ 期	癌肿侵犯一侧或双侧输卵管伴腹腔转移,有盆腔外和(或)腹膜后淋巴结或腹股沟淋巴结转移,肝表面种植
Ⅲ$_A$ 期	癌肿局限于腹腔内、淋巴结(-),但显微镜下证实腹腔腹膜有癌种植
Ⅲ$_B$ 期	癌肿侵犯一侧或双侧输卵管,腹膜上癌灶种植直径≤2 cm,淋巴结(-)
Ⅲ$_C$ 期	腹腔腹膜种植癌灶>2 cm 和(或)腹膜后淋巴结或腹股沟淋巴结(+)
Ⅳ 期	癌肿侵犯一侧或双侧输卵管并有远处转移,胸腔积液找到癌细胞,肝实质转移

1.临床特征

凡有以下情况者应考虑输卵管癌的可能。

(1)有阴道排液、腹痛、腹块三大特征者。

(2)持续存在不能解释的不规则子宫出血,尤其在 35 岁以上,尽管细胞学涂片阴性,刮出子宫内膜检查阴性。

(3)持续存在不能解释的异常阴道排液,排液呈血性,年龄>35 岁。

(4)持续存在不能解释的下腹和(或)下背疼痛。

(5)在宫颈涂片中出现一种不正常的腺癌细胞。

(6)在绝经前后发现附件肿块。

2.辅助检查

(1)细胞学检查:如在阴道脱落细胞内找到癌细胞,特别是腺癌细胞,而宫腔及宫颈管检查均为阴性,则输卵管癌诊断可成立。但按文献报道,阴道脱落细胞的阳性率在 50％以下,其阳性率低的原因是腺癌细胞在脱落和排出的过程中易被破坏变形。有多量阴道排液者,癌细胞可能被排出液冲走,致细胞学阴性,需重复涂片检查。亦可用子宫帽或月经杯收集排出液,以增加阳性率。宫腔吸出液的细胞学检查,可提高对输卵管恶性肿瘤的诊断。

(2)诊断性刮宫及子宫内膜检查:宫腔内或颈管病变,如黏膜下子宫肌瘤、宫体癌、子宫颈癌均可导致阴道排液增多,因此,宫腔探查及全面的分段诊刮很必要。如宫腔探查未发现异常,刮出内膜检查为阴性,则应想到输卵管癌的可能。若内膜检查发现癌灶,虽然首先考虑子宫内膜癌,但亦不能排除输卵管癌向宫腔转移的可能。

(3)宫腔镜检查:通过宫腔镜检查,一方面观察子宫内膜情况,是否有肿瘤存在,同时还可通过宫腔镜见到输卵管开口处,以便吸取液体做脱落细胞学检查。

(4)腹腔镜检查:应用腹腔镜检查可在直视下了解盆腔内情况,在早期输卵管癌可见到输卵管增粗,外观如输卵管积水呈茄子状。如癌灶已穿破输卵管壁或已转移至周围脏器,可直接见到赘生物。应用腹腔镜检查提高了术前诊断率,但经腹腔镜检查发现的输卵管癌已不是很早期。

(5)B超检查:B超检查是常用的辅助诊断方法,可确定肿块的部位、大小、性质及有无腹水等。近年来常应用高频的阴道探头,分辨率高,图像清晰,能准确显示肿块的形状,大小及其与附近器官的关系。

(6)CT:如有条件可做CT检查。CT检查是结合X线体层摄影原理,通过高灵敏度的探测器测量被X线照射人体不同组织X线的吸收量,再将X线体层扫描所得大量数据经电子计算机处理,最后获得高分辨率的X线影像。在腹部及盆腔能确定肿块的性质、部位、大小、形状,以及种植和转移在腹膜上的肿瘤。并可了解腹膜后淋巴结有无转移。

(7)血清CA125测定:20世纪80年代发现原发性输卵管癌患者CA125升高,并已用于输卵管癌的诊断和检测,以及治疗疗效的评价。Davies(1991年)发现在本病症状出现之前3～11个月即有CA125水平升高,并报告2例原发性输卵管癌血清CA125＞35 U/mL。

(九)鉴别诊断

1.附件炎性肿块

原发性输卵管癌与附件炎性肿块在盆腔检查时很难区分,均为活动受限的包块。两者均有不孕史,如患者年龄偏大,且有阴道排液,量多,要考虑输卵管癌,但必须进一步做各项辅助检查,以协助诊断。

2.卵巢恶性肿瘤

输卵管癌与卵巢癌由于位置相近,从体征方面很难区分,在症状方面输卵管癌多偏于阴道排液。而卵巢癌常为不规则阴道流血,如伴有腹水者多考虑卵巢癌,亦可辅以B超及CT等检查,以资鉴别。

(十)治疗

输卵管癌的治疗应强调首次治疗的彻底性和有计划的以手术为主的综合治疗。

1.手术治疗

一次彻底的手术是最根本的治疗方法。由于输卵管癌的播散方式与卵巢癌相同,即盆腹腔的局部蔓延和淋巴道转移。输卵管癌的双侧发生率为17％～26％,子宫及卵巢转移常见,盆腹膜转移率高,故早期病例行全子宫、双附件、大网膜切除和腹膜后淋巴结切除。晚期病例行肿瘤细胞减灭术。Peters(1988年)报道术后肿瘤完全切除者与术后残存癌＞2 cm的患者相比,其存活率前者明显高于后者,故应尽一切可能切除肿瘤,从而强调肿瘤细胞减灭术的重要性。

在综合治疗后的随诊过程中,如出现局部盆腔复发或原有未切除的残留癌灶经化学治疗后可考虑第二次手术。

2.化学治疗

化学治疗应与手术治疗紧密配合,从输卵管癌的蔓延方式可知,其可种植于腹膜,亦可达髂、腰主动脉旁淋巴结等,故术后辅以放射治疗或化学治疗至为重要。

化学治疗时需应用足够的药量,根据肿瘤细胞的生长规律,当肿瘤细胞遭到破坏时,残余的肿瘤细胞群有可能迅速增殖,因此术后应用大剂量化学治疗以期给癌细胞彻底的杀灭,当术后肠蠕动恢复后,可经腹腔导管给药。近年来实践体会,经腹腔及全身给药比单一途径好。

对输卵管癌的化学治疗是含顺铂的联合化学治疗。Morris 报道手术后应用顺铂 50 mg/m²,多柔比星 50 mg/m²,环磷酰胺 500 mg/m²,每 4 周 1 次,共 12 个周期,治疗 18 例输卵管癌,有效率为 52%。Muntz(1991 年)报道 12 例晚期输卵管癌术后用 PAC 方案治疗,缓解率达 50%。Barakat(1993 年)对 38 例晚期患者在术后用含顺铂的联合化学治疗,有效率达 51%,其中在术时无肉眼所见残余病灶者,经此化学治疗有效率为 83%。Barakat 对晚期患者经上述治疗后行二探术,术中 11 例阴性,随访观察仅 1 例复发。

3.放射治疗

放射治疗作为术后辅助治疗。对术时腹水内找到癌细胞者,可在腹腔内注入³²P。对不能切除的肿瘤患者,放射治疗可使癌块缩小,粘连松动,以便争取获得再次手术机会。大多数学者认为术后放射治疗有助于取得较好疗效,并认为高能射线较一般深度 X 线更为有利。关于放射治疗照射范围及剂量问题,多数学者主张全腹加盆腔照射,由于患输卵管癌就诊者多数为中晚期,术时可见盆腹腔转移灶,术后有残余肿瘤或隐性癌。有的学者发现早期即可出现腹主动脉旁淋巴结转移,因此盆腔及全腹照射有助于消灭转移及残余癌。有学者认为在外照射后再应用放射性胶体³²P 则效果更好。在放射治疗后可再应用化学治疗维持。

近年来亦有学者提出,放射治疗对于输卵管癌的疗效不予肯定,对复发者可作为姑息治疗。

4.激素治疗

Melvin 认为输卵管与子宫均起源于苗勒管,对卵巢激素有周期性效应,所以可用激素治疗。在输卵管癌瘤中含有雌、孕激素受体,故可应用抗雌激素药物如他莫昔芬及长效孕激素如己酸孕酮、甲羟孕酮等治疗。上海医科大学肿瘤医院周美惠等报道 33 例原发性输卵管癌,其中 8 例行雌激素受体检测,7 例阳性;其中 5 例应用抗雌激素药物治疗,3 例获得缓解。故术后在化学治疗的同时加用激素治疗,可能提高综合治疗的效果。

(十一)预后

影响预后的因素如下。

1.症状存在的时间

症状出现距就诊时间相隔越长,预后越差。由于本病早期常误诊,大多数患者确诊时已属晚期。故需早期诊断,及时正确治疗。

2.临床分期

本病的期别愈晚,预后愈差。认为如术时见病变已超出输卵管及术后留有较大残余灶者预后差。Yoonessi 亦认为发病时的肿瘤扩散程度是最主要的预后因素。

3.双侧输卵管病变

双侧输卵管有癌肿时预后差。

4.病理分级

关于肿瘤病理分级对预后的影响尚有争议。Huber-Buchholz(1996 年)认为病理分级与预后有关,但亦有国内外文献报道认为两者关系不大。

5.辅助治疗

有无辅助治疗其后果有显著差别。

输卵管癌不易早期诊断且恶性程度高,20世纪50年代前,治愈率约为2%,随着近代诊疗技术的提高,如CA125测定、B超及腹腔镜检查等使早期诊断成为可能,且手术方式的改进,含顺铂联合化学治疗的应用,改善了预后,5年生存率达50%左右。上海医科大学附属妇产科医院报道91例原发性输卵管癌5年生存率为43.1%,后继续总结了49例,其5年存活率为59.3%。

(张　磊)

第三节　其他输卵管恶性肿瘤

一、原发性输卵管绒毛膜癌

本病极为罕见,多数发生于妊娠后妇女,和体外受精有关,临床表现不典型,故易误诊。输卵管绒毛膜癌大多数来源于输卵管妊娠的滋养叶细胞,少数来源于异位的胚胎残余或具有形成恶性畸胎瘤潜能的未分化胚细胞。来源于前者的绒毛膜癌发生于生育期,临床症状同异位妊娠或伴有腹腔内出血,常误诊为输卵管异位妊娠而手术;来源于后者的绒毛膜癌,多数在7~14岁发病,可出现性早熟症状,由于滋养叶细胞有较强的侵袭性,能迅速破坏输卵管壁,在早期就侵入淋巴及血管而发生广泛转移至肺脏、肝脏、骨及阴道等处。

(一)临床表现

肿瘤在输卵管表面呈暗红色或紫红色,切面见充血、水肿、管腔扩张,腔内充满坏死组织及血块。镜下见细胞滋养层细胞及合体滋养层细胞大量增生,不形成绒毛。

(二)诊断

诊断主要依据临床症状及体征,结合血、尿人绒毛膜促性腺激素的测定,X线胸片等检查,但最终确诊有待病理结果。

(三)鉴别诊断

本病应与以下疾病鉴别。

1.子宫内膜癌

子宫内膜癌可出现阴道排液,但主要临床症状为不规则阴道流血,诊刮病理可鉴别。

2.附件炎性包块

附件炎性包块有不孕或盆腔包块史,妇检可在附件区触及活动受限囊性包块。

3.异位妊娠

两者均有子宫正常,子宫外部规则包块,均可发生大出血,但宫外孕患者的人绒毛膜促性腺激素滴度增高程度低于输卵管绒毛膜癌,病理有助确诊。

(四)治疗

治疗同子宫绒毛膜癌。可以治愈。先采用手术治疗,然后根据预后因素采用化学治疗。如果肿瘤范围局限,希望保留生育功能者可以考虑保守性手术,如输卵管绒毛膜癌来源于输卵管妊娠的滋养叶细胞,其生存率约为 50％,如来源于生殖细胞,预后很差。

二、原发性输卵管肉瘤

原发性输卵管肉瘤罕见,其与原发性输卵管腺癌之比为 1：25,迄今文献报道不到 50 例。主要为纤维肉瘤和平滑肌肉瘤。

(一)临床表现

肿瘤表面常呈多结节状,可见充满弥散性新生物,质软、大小不等的包块。本病可发生在任何年龄妇女,临床症状同输卵管癌,主要为阴道排液,呈浆液性或血性,继发感染时排出液呈脓性。部分患者亦以腹胀、腹痛或下腹部包块为症状。由于肉瘤生长迅速,常伴有全身乏力、消瘦等恶病质症状。

(二)鉴别诊断

此病需与以下疾病相鉴别。

1.附件炎性包块

二者均可表现腹痛、白带多及下腹包块,但附件炎性包块有盆腔炎症病史,抗感染治疗有效。

2.子宫内膜癌

有阴道排液的患者需要与子宫内膜癌鉴别,分段诊刮病理可确诊。

3.卵巢肿瘤

卵巢肿瘤多无临床症状,伴有腹水,B 型超声可协助诊断。

(三)治疗与预后

治疗参考子宫肉瘤治疗方案,以手术为主,再辅以化学治疗或放射治疗,预后差。

三、输卵管未成熟畸胎瘤

输卵管未成熟畸胎瘤极少见。可是本病却可以发生在有生育要求的年轻女性,虽然治愈率高,但进展较快,因此早期诊断、早期治疗十分重要,输卵管未成熟畸胎瘤预后较差。虽然直接决定患者预后的因素是临床分期,但肿瘤组织分化程度、幼稚成分的多少和预后有密切关系。治疗采用手术治疗,然后根据相关预后因素采用化学治疗。如果要保留生育功能,任何期别的患者均可以行保守性手术。化学治疗方案采用卵巢生殖细胞肿瘤的化学治疗方案。

四、转移性输卵管癌

转移性输卵管癌较多见,占输卵管恶性肿瘤的 80％～90％。其主要来自卵巢癌、子宫体癌、子宫颈癌,远处如直肠癌、胃癌及乳腺癌亦可转移至输卵管。

(一)临床表现

临床表现因原发癌的不同而有差异。

(二)病理

镜下其病理组织形态与原发癌相同。

(三)诊断

转移性输卵管癌的诊断标准如下。

(1)癌灶:主要在输卵管浆膜层,肌层、黏膜层正常或显示慢性炎症。若输卵管黏膜受累,其表面上皮仍完整。

（2）癌组织形态：与原发癌相似，最多见为卵巢癌、宫体癌和胃肠癌等。

（3）输卵管肌层和系膜淋巴管内一般有癌组织存在，而输卵管内膜淋巴管很少有癌细胞存在。

（四）治疗

转移性输卵管癌的治疗按原发癌已转移的原则处理。

五、输卵管肿瘤合并妊娠问题

输卵管肿瘤是一种较罕见的女性生殖系统的肿瘤。输卵管良性肿瘤较恶性肿瘤更少见。输卵管肿瘤患者常伴有不孕史，故其合并妊娠仅见个案报道。由于常无临床症状，很少在术前做出诊断。1996 年，周培莉报道 1 例妊娠合并输卵管畸胎瘤扭转。患者 25 岁，因停经 5 个月，反复左下腹疼痛入院，B 型超声检查提示宫内妊娠 5 个月，左侧卵巢肿块为 7 cm×6.5 cm×6 cm 大小，故诊断"中期妊娠，左侧卵巢肿瘤蒂扭转"而手术。术时见子宫增大 5 个月，左输卵管肿物为 10 cm×7 cm×6 cm，呈囊性，灰黑色，蒂长为 1.5 cm，扭转 180°行患侧输卵管切除术。病理检查为输卵管畸胎瘤。

原发性输卵管癌合并妊娠亦罕见。国外文献曾报道 3 例原发性输卵管癌合并足月妊娠：Schinfeld（1980 年）报道一患者 40 岁，当足月妊娠时入院检查胎先露呈臀位而行剖宫产，术时发现左侧输卵管伞端有大小为 4.5 cm×3 cm×2.3 cm、暗色、实质包块，做部分输卵管切除术，病理检查为输卵管腺癌。术后 6 天再行全子宫、双附件及部分大网膜切除术，后继续化学治疗及放射治疗。另 2 例为产后行输卵管结扎术时发现输卵管癌。国内蔡体铮（1980 年）报道 5 例原发性输卵管癌，其中有 1 例因停经 45 天行人流扎管术，术时发现右侧输卵管肿胀积液、粘连，切除右侧输卵管，病理检查为原发性输卵管腺癌，再次手术，术后 5 年随访健在。胡世昌（1982 年）报道原发性输卵管癌 11 例，有不孕史者 9 例占 81.8%，其中 1 例为原发性输卵管癌伴对侧输卵管妊娠破裂。

（张　磊）

第八章

阴道肿瘤

第一节 阴道良性肿瘤

一、中肾管囊肿

（一）概述

中肾管囊肿来自中肾管（午非，Wolffian）系统的遗迹，由于该管不退化，部分囊性扩张而形成。中肾管由输卵管系膜向内沿子宫侧壁、宫颈侧壁及阴道侧壁止于阴道口，沿途任何部位均可因中肾管退化不全，管壁上皮分泌浆液而形成囊肿。残留于阴道内的中肾管囊肿，又称之为Gartner囊肿。

（二）病理检查

1.大体病理

囊肿壁薄，大小不一，内含清亮透明液体。如合并出血，其黏稠度和颜色可有改变。

2.显微镜检查

囊肿内壁为单层立方上皮或带纤毛的低柱状上皮，上皮外有平滑肌组织。

（三）诊断要点

1.症状

中肾管囊肿较小时无症状，多在妇科检查时发现。如囊肿较大，可有坠胀感或异物感，也可引起性生活不适，如囊肿位于前侧壁，并且囊肿较大，也可引起膀胱刺激症状或排尿不畅。

2.体征

妇科检查可见阴道内有圆形或椭圆形囊肿，位于阴道侧壁或前侧壁，有时呈串珠状向上达盆壁。囊肿可单发或多发，多为单发，直径为 2～3 cm，少数也可大至充满阴道。囊壁薄而透明，表面光滑。

（四）治疗

小的中肾管囊肿通常不需治疗。若囊肿较大或有症状可行手术切除，术中注意勿损伤膀胱和尿道，位于穹隆部位的囊肿，手术切除较困难，可行囊肿切开造口术或者用激光治疗。用激光治疗时，先破坏囊肿，放出液体，然后用生理盐水或 3% 过氧化氢冲洗囊腔，挤出腔内残留液体，再用激光对囊腔进行凝固破坏,术后用纱条填塞,压迫创面数天,囊壁可坏死脱落或粘连闭合。

二、副中肾管囊肿

(一)概述

副中肾管囊肿来源于胚胎时期残留的副中肾管。在胚胎发育过程中,泌尿生殖窦的柱状上皮逐渐取代组成阴道索的副中肾管结节,最后化生成鳞状上皮,但有些副中肾管上皮可能残留于阴道黏膜下,日后形成的囊肿即为副中肾管囊肿,又称苗勒氏管囊肿。

(二)病理检查

1.大体检查

大体检查与中肾管完全相同,不同之处为可发生于阴道的各个部位。

2.显微镜检查

囊肿内壁为柱状上皮细胞,过碘酸雪夫反应(PAS)阳性,囊内有黏液。

(三)诊断要点

1.症状

囊肿小无症状,大者可有阴道异物感或阴道分泌物增加。

2.体征

妇科检查见囊肿可位于阴道的任何部位,以阴道下 1/3 及前庭多见,囊肿多较小,直径<2 cm,单发或多发,不活动,囊肿内充满透明液体。

(四)鉴别诊断

1.中肾管囊肿

囊肿部位沿中肾管走行,以阴道侧壁多见,而副中肾管可发生在阴道的任何部位。位于前壁、后壁正中的可能为副中肾管囊肿,但位于侧前壁者需病理检查确诊。

2.包涵囊肿

包涵囊肿多在阴道后壁或侧切伤口部位,有阴道损伤或阴道手术史。

(五)治疗

多数不需要治疗,少数有症状者可行囊肿剥除术或行激光治疗。对手术治疗者,术后标本送病理。

三、包涵囊肿

(一)概述

包涵囊肿是由于阴道创伤或产伤,行修补手术时,将阴道黏膜组织包埋在黏膜下,而被包埋的黏膜组织在阴道壁内继续生长,上皮细胞脱屑、液化而形成囊肿。

(二)病理

1.大体检查

囊肿直径为 1~2 cm,囊内有干酪样黄色内容物。

2.显微镜检查

囊壁为复层鳞状上皮,囊内有角化物质。

（三）诊断要点

1.症状

多无症状,囊肿较大可有异物感。

2.妇科检查

囊肿位于后壁或后侧壁,以阴道下段多见,囊肿多较小,质韧、不活动。

（四）鉴别诊断

需与阴道中肾管囊肿、副中肾管囊肿鉴别,鉴别诊断已如前述,阴道囊肿的确诊最后需靠病理检查。

（五）治疗

通常不需要治疗,如有症状,可行囊肿摘除术,术后标本送病理检查。

四、阴道腺病

（一）概述

正常的阴道壁和宫颈鳞状上皮覆盖部不含有腺体。阴道腺病是指阴道壁和宫颈阴道部的表面或黏膜下结缔组织内出现腺体结构。

（二）病因与发病率

阴道腺病的病因不明,一般认为母亲在妊娠时服用己烯雌酚,其女性后代在青春期可发生阴道腺病。但有一部分阴道腺病与己烯雌酚无关,患者的母亲在孕期无服用己烯雌酚史,可能与青春期卵巢分泌的激素有关,或者与阴道内环境改变有关,碱性的阴道环境有利于阴道腺病的发生。

国内外报道的发生率相差较大,国外报道的发病率较高,在妊娠期尤其是妊娠 8 周以前服用己烯雌酚者,其女性后代阴道腺病的发生率可达 30％～90％,国内报道阴道腺病占同期妇产科门诊患者的 0.21％,明显低于国外报道的发病率,但均无己烯雌酚史。

（三）组织发生

阴道腺病的腺上皮来源于苗勒管上皮的残余,发生机理可能有以下几种。

（1）对于有己烯雌酚史者,受母体应用己烯雌酚的影响,使副中肾管的尾段上皮与泌尿生殖窦上皮转化为成熟的鳞状上皮受到影响,部分腺上皮保留下来而发生阴道腺病。

（2）对于无己烯雌酚史者,可能由于胚胎发育的某种原因,阴道黏膜下潜伏副中肾管上皮,在一些因素的促进下,产生阴道腺病。

（3）少数学者认为阴道腺病是由鳞状上皮基底细胞异常分化而来。

（四）病理检查

1.大体检查

可将阴道腺病分为 4 种类型。

（1）隐匿型:阴道黏膜表面无异常表现,但阴道黏膜含有腺体组织,仅在活组织检查时才发现。

（2）囊肿型:阴道黏膜内有一个或多个大小不等的囊肿结构,囊内含有黏液,组织学上显示副中肾管上皮特点。

（3）腺瘤型:腺上皮增生向外生长,形成阴道肿物如息肉状。

（4）斑点型:阴道黏膜表现为红色斑点、颗粒或糜烂状。此型腺腔与阴道相通,对碘不着色。

2.显微镜检查

腺上皮可呈现3种形态表现。

(1)类似宫颈内膜,腺上皮呈高柱状,最多见。

(2)类似子宫内膜腺上皮细胞,但无内膜间质,可与阴道的子宫内膜异位症相区别。

(3)类似输卵管上皮细胞,较少见。

腺病累及的表层鳞状上皮主要由缺乏糖原的基底细胞和棘细胞组成,因而使碘不着色。

(五)诊断要点

1.病史

应详细询问在胚胎期有无接触己烯雌酚史,如有己烯雌酚史,对诊断有帮助。

2.症状

可有白带增多,阴道血性分泌物,性交不适,接触性出血,但应注意多数患者常无任何症状。

3.体征

妇科检查见阴道黏膜可出现糜烂、红色斑点、溃疡、息肉突起等改变,宫颈可呈鸡冠状或宫颈外翻,触诊时可发现阴道横嵴、阴道黏膜下硬结节及砂粒样病灶。

4.辅助检查

(1)细胞学检查:对阴道腺病的诊断意义不大,但对上皮不典型增生的诊断、随访及早期发现癌变有帮助。

(2)阴道镜:阴道镜下可见病变处有以宫颈表面的转换区,腺体开口,腺囊肿或柱状上皮岛。可见到白色上皮、红色斑点、镶嵌的血管网及不典型病变区。阴道镜对选择活检部位、病变随访、早期发现上皮不典型增生及癌变有很大帮助。

(3)活组织检查:活组织检查是阴道腺病的确诊方法,活检时应做多点活检。

(六)鉴别诊断

1.中肾管囊肿

阴道腺病的囊肿型有时需与中肾管囊肿鉴别,中肾管囊肿多位于阴道的前侧壁,其上皮细胞缺乏黏液和糖原,黏液组化染色呈阴性。

2.阴道子宫内膜异位症

病变突出于阴道壁表面,有时呈暗红色,镜下可见到子宫内膜腺体及间质成分,腺腔内常有陈旧性出血,而阴道腺病仅有子宫内膜腺体,而无间质。

(七)治疗

对无症状者,不需治疗,但因有恶变的可能需要密切随访,每6～12个月随访1次,行阴道细胞学及阴道镜检查,如有异常即做活检,对有症状者采取以下治疗方法。

1.积极治疗并发症

如合并滴虫性阴道炎、霉菌性阴道炎应积极治疗。

2.增加阴道酸度

使阴道 pH 在 1.8～2.4,采用局部冲洗,坐浴或硼酸粉剂(8～10 g)坐浴,保持阴道酸性环境,以促进柱状上皮鳞化,病灶自然愈合。

3.烧灼、冷冻

可用微波、激光、硝酸银等烧灼或冷冻治疗。

五、阴道实性良性肿瘤

阴道实性良性肿瘤包括乳头瘤、平滑肌瘤等。其发病原因尚不明了。可能与慢性感染的刺激、结缔组织增生、阴道壁内肌组织或血管壁内肌组织的平滑肌细胞增生有关。

(一)诊断要点

1.乳头状瘤

(1)一般无症状,合并感染时阴道分泌物增多,或少量血性白带。

(2)妇科检查:阴道内可见小菜花状突起的肿物,系由许多小乳头组成。色白,质脆,触之能脱落,有时可合并存在尖锐湿疣。

(3)病理活检:阴道黏膜下鳞状上皮向外呈乳头状增生,伴有不全角化及过度角化。

2.纤维瘤

(1)肿瘤小时无症状,较大时可有阻塞感性交障碍;若肿瘤位于阴道前庭,可有排尿不畅及阴道刺激症状。

(2)妇科检查:阴道前壁可见 1~2 cm 的有蒂肿物,单发,质硬,表面光滑,可活动。如合并感染,则有坏死、破溃。

(3)病理检查:镜下可见增生的纤维结缔组织,伴以少量肌纤维,属良性。

3.平滑肌瘤

(1)一般无症状,较大时,有下坠、阻塞感及性生活障碍。合并感染时分泌物增多。

(2)妇科检查:阴道前壁黏膜下有结节或息肉状肿物,单发或多发,大小不一,质硬。合并感染时,表面坏死、溃疡。

(3)病理活检:镜下可见增生的平滑肌纤维及纤维结缔组织。

(二)鉴别诊断

阴道实性良性肿瘤应与下列疾病相鉴别。

1.尖锐湿疣

尖锐湿疣常有外阴处病变,自觉瘙痒,局部涂片或活检可找到空泡细胞。

2.阴道原发性癌

肿瘤出现坏死或溃疡时主要根据病理活检区别。

3 种类型的良性肿瘤的鉴别可根据好发部位、形状、质地鉴别,但确诊需做病理活检。

(三)治疗

(1)冷冻、电灼适用于乳头瘤。

(2)局部病灶切除适用于 3 型实性肿瘤。

(3)抗生素如合并感染时,可选用:①青霉素,每次 80×10^4 U,每天 3 次,肌内注射,皮试阴性后使用。②安必仙胶囊,每次 0.5 g,每天 3 次,口服。③安西林胶囊,每次 0.5 g,每天 3 次,口服。④甲硝唑,每次 200 mg,每天 3 次,口服。

(四)注意事项

(1)手术切除时注意防止造成膀胱、尿道、直肠的损伤。

(2)标本应送病理检查以排除恶性肿瘤。

(3)各类治疗前应做宫颈防癌涂片检查。

(李凤立)

第二节 阴道上皮内肿瘤

阴道上皮内肿瘤为一组病变,包括阴道鳞形上皮不典型增生和阴道鳞形上皮原位癌。它是阴道浸润性癌的癌前病变。它的自然发展过程与外阴和宫颈的鳞形上皮一样,可从轻度到中、重度,最后发展为原位癌。阴道上皮内肿瘤准确的发病率及进展为浸润癌的概率并不确切,在所有的上皮内肿瘤中,阴道上皮内肿瘤发病率仅占1%。大约5%的阴道上皮内肿瘤可进展为浸润癌。阴道上皮内肿瘤可以是宫颈、外阴上皮内肿瘤的延续,也可单独存在;可与宫颈、外阴上皮内肿瘤并存,亦可先后发生。

一、病因

阴道上皮内肿瘤的病因至今不明。多见于60岁以上的妇女,平均发病年龄为50岁。近年来发病率趋于年轻化。目前认为人乳头瘤病毒感染是发生阴道上皮内肿瘤最主要的因素,此病毒可导致外阴、阴道和子宫颈上皮非典型增生。另外可能与既往子宫全切术史、放射治疗、全身免疫机制抑制、吸烟、化学生物等多种因素亦有关系。也有学者认为绝经后萎缩的上皮更易发展成阴道上皮内肿瘤。Srodon等研究发现,阴道上皮内肿瘤的发生与人乳头瘤病毒高度恶性型别相关,相比外阴上皮内瘤变,阴道上皮内肿瘤更接近于宫颈上皮内瘤变。Murta等研究发现,以前接受过子宫全切术的患者更容易发生阴道上皮内肿瘤,从手术完成到出现阴道上皮内肿瘤的中位时间是41个月。

二、病理

(一)大体观

大约有一半的病例阴道上皮内肿瘤为多灶性或弥漫性。阴道病灶黏膜可正常、糜烂或呈稍微隆起增厚的白斑。阴道镜下观察,病灶呈扁平或稍隆起,可伴有点状或镶嵌状改变。碘试验阳性。

(二)镜下观

表皮层细胞可部分或全部分层不清、排列失去极向和出现核异型性。按表皮层细胞病变的范围分为以下3种。

1.阴道上皮内肿瘤Ⅰ级

鳞形上皮下1/3层细胞增生,轻度异型性,极性存在,核分裂象少见,中、上层细胞分化成熟。

2.阴道上皮内肿瘤Ⅱ级

鳞形上皮下2/3层以内的细胞有中度异型性,极性稍紊乱,核分裂象多见,上1/3层内的细胞成熟。

3.阴道上皮内肿瘤Ⅲ级

鳞形上皮下2/3层以上的细胞重度异型性,极性丧失,核分裂象多见,可见不典型核分裂,细胞边界不清。当发展到整个上皮层为不典型增生时则为原位癌。

三、临床表现

阴道上皮内肿瘤患者通常无不适感觉,少数患者偶见阴道分泌物增多和(或)接触性阴道出血。妇科检查时阴道黏膜可无异常,或仅呈糜烂、稍微隆起的白斑,也可发现阴道内有边界较清晰的颗粒状病灶。阴道上皮内肿瘤最常见的病灶部位为阴道的上 1/3,发生于中下 2/3 者少于10％,病变常为多灶性,常常在阴道皱褶中。全子宫切除术后,病灶好发于 3 点和 9 点的"角落"处。需注意的是,行妇科检查时,窥阴器需旋转,以便看清整个阴道黏膜,否则会因遗漏而漏诊。

四、诊断

阴道上皮内肿瘤仅靠临床表现和体征很难做出诊断,一定要行活组织检查,根据病理检查结果来确诊。因此,辅助检查非常重要。对于曾因宫颈上皮内瘤变Ⅲ级而行全子宫切除术的患者,每年要行阴道细胞学检查;而对于因良性疾病而行全子宫切除术的患者,每 3～5 年要行阴道细胞学检查,刮片检查有疑问者应行阴道镜检查。诊断主要依靠辅助检查。

（一）阴道细胞学检查

阴道脱落细胞涂片检查是阴道上皮内肿瘤初步筛选的有效方法。如果阴道细胞学涂片异常,应排除该异常细胞是否来自宫颈和外阴。

（二）阴道镜检查

当阴道细胞学出现异常时,需行此项检查。阴道镜下常可发现阴道上皮出现白色镶嵌状、点滴状和微粒状结构。

（三）病理检查

凡阴道黏膜有明显的病灶,可直接取活检送病理检查。如阴道黏膜无明显异常,可在阴道镜或碘液涂抹阳性处取活检送病理检查。

五、鉴别诊断

阴道上皮内肿瘤应与如下疾病鉴别。但由于下述疾病均可有轻度不典型增生,在细胞学和病理上,它们与肿瘤性的非典型增生难以区分,故鉴别诊断的关键在于定期行阴道涂片检查或病理检查,以其发展趋势来判定。

（一）阴道炎或阴道上皮萎缩

阴道炎或阴道上皮萎缩的症状与体征往往与阴道上皮内肿瘤相似。主要靠病理检查鉴别,表现如下:若为炎症,则见细胞增生,同时由于细胞质内糖原减少,核浆比例增大,但整个细胞极性保持,核分裂象少,且多在深层。

（二）人乳头瘤病毒感染

此类感染的症状和体征与阴道上皮内肿瘤常无区别。其病理表现为细胞不典型增生位于中、浅层,并出现挖空细胞。

六、治疗纵观

阴道上皮内肿瘤的恶变是一个缓慢的过程,常发生退变。因此,阴道上皮内肿瘤的治疗是根据其期别的不同进行综合评判来制订。低级别阴道上皮内肿瘤可选用药物及激光治疗,而高级别的阴道上皮内肿瘤则可选用手术治疗、激光治疗及腔内放射治疗。

(一)药物治疗

20世纪80年代,氟尿嘧啶软膏开始用于治疗低级别阴道上皮内肿瘤,Petrili等使用氟尿嘧啶软膏治疗15例阴道上皮内肿瘤,结果治愈12例。Haluk等用氟尿嘧啶涂抹整个阴道,直至黏膜重生,为5～10天。每2周重复一个疗程,共2～3个疗程。治疗27例患者,所有患者均完全转归。3例患者一年后复发,再次治疗后治愈。21世纪初,研究认为采用氟尿嘧啶治疗低级别阴道上皮内肿瘤与激光治疗同样有效,而且相比而言,不良反应小,依从性好。氟尿嘧啶的使用剂量为每周1.5 g,持续10周,并开始提倡采用阴道脱落细胞涂片检查和阴道镜随访至少2年。

随着研究的深入,认识到人乳头瘤病毒感染是阴道上皮内肿瘤的一个重要的病因,因此开始使用低剂量的5%咪喹莫特软膏来治疗低级别阴道上皮内肿瘤。5%咪喹莫特软膏原本是一种治疗外生殖器疣的安全有效方法,可以提高局部对人乳头瘤病毒感染的免疫力。BuckHW等采用5%咪喹莫特软膏治疗56例患者,0.25 g涂到阴道,每周1次,持续3周。除了前4例患者每周2次,36例随访1周后痊愈,剩余6例在治疗了2～3周后痊愈,仅仅有2例患者行外阴和前庭切除,没有阴道溃疡形成。因此认为低剂量的5%咪喹莫特软膏可以有效地治疗低级别的阴道上皮内肿瘤,而且患者的耐受性好。Haidopoulos等研究发现,对于年轻的人乳头瘤病毒阳性、多病灶的患者来说,5%咪喹莫特软膏虽然不能持久治愈,但是也是一种替代方法。Iavazzo C等收集了17篇相关文章,综合分析得出5%咪喹莫特软膏完全治愈率是26%～100%,部分治愈率是0～60%,0～37%复发。最常见的不良反应是局部烧灼感和疼痛,但患者的耐受性好。研究发现咪喹莫特软膏可以诱导单核细胞分泌干扰素-α、白介素-12和肿瘤坏死因子-α,局部激活免疫反应调节器并刺激自然杀伤细胞活性,提高朗格汉斯细胞的功能,增加T细胞的反应性,从而提高局部对人乳头瘤病毒感染的免疫力。

HaoLin等2005年采用三氯醋酸治疗子宫切除术后28例阴道上皮内肿瘤患者,阴道上药,每周1次,共1～4周。每3个月随访1次,至少随访1年。结果为20例消除;11例阴道上皮内肿瘤痊愈;17例阴道上皮内肿瘤Ⅱ/Ⅲ级中,只有9例手术切除。阴道上皮内肿瘤期别是影响带病生存和复发的唯一因子。三氯醋酸没有主要的不良反应,尤其适用于低期别的阴道上皮内肿瘤。对于高期别的作用温和,还有待商榷。

(二)手术治疗

20世纪80年代末,对于高级别的阴道上皮内肿瘤,普遍认为治疗手段以手术切除第一,放射治疗第二。对于由于良性病变或宫颈上皮内瘤变Ⅲ级行子宫切除术后持续重度阴道上皮内肿瘤状态的患者,部分阴道切除术是一种有效的治疗。尤其适用于单个病灶,治疗效果确切,但如果病灶大,切除范围广,可能会使阴道缩短。到了21世纪,Diakomanolis E对52例阴道上皮内肿瘤患者,其中28例采用激光治疗,24例采取阴道上端切除术。研究结果发现子宫切除术后,阴道穹隆部阴道上皮内肿瘤Ⅲ级的患者,阴道上部切除术是适宜的治疗方式。多病灶阴道上皮内肿瘤Ⅱ～Ⅲ级或阴道镜确定的病灶,包括大范围阴道黏膜,应该选择CO_2激光消融。2005年,Indermaur MD等对52例行阴道切除术治疗阴道上皮内肿瘤患者进行了回顾性分析,其中46例没有复发,平均随访25个月,因此认为上述1/3阴道切除术仍是治疗高级别阴道上皮内肿瘤的有效方法。

(三)激光治疗

1983年,罗伯特等首次提出下生殖道上皮内瘤样病变是CO_2激光手术适应证,而且对于阴道上皮内肿瘤,最好的适应证是从未接受盆腔放射治疗的患者。1983年,Vernon用CO_2激光治疗 24 例患者,部分或全部切除,范围根据病变程度决定,其中 15 例阴道上皮内肿瘤Ⅲ级或原位癌,9 例阴道上皮内肿瘤Ⅱ级。在这 24 例患者中有 20 例完整切除治愈,4 例阴道上皮内肿瘤Ⅲ级部分性切除者在随后 6 个月随访中一直带病生存。这些患者随后被激光成功治疗。住院时间平均为 2 天。1984 年,Woodman CB 等采用 CO_2 激光治疗 14 例子宫切除术后的阴道上皮内肿瘤患者,仅仅 6 例无病生存,认为 CO_2 激光治疗对于子宫切除术后的阴道上皮内肿瘤并不适用。JReprod Med 等 1985 年报道 CO_2 激光手术治疗阴道上皮内肿瘤的治愈率为 88.8%。1990 年,Jobson 等报道 CO_2 激光治疗的理想波长是 10 600 nm。Benedet JL 于 1992 年发表文章认为 CO_2 激光治疗的基础是阴道上皮厚度的测量,上皮厚度决定了采用 CO_2 激光治疗时组织破坏的深度,最适宜厚度是 1.5 mm。1996 年,Diakomanolis 等应用 CO_2 激光治疗 25 例阴道上皮内肿瘤患者,其中 12 例原发,13 例为子宫切除术后继发。第 1 次治疗后 8 例复发;第 2 次治疗后总的治愈率是 84%,其余 4 例中,3 例手术切除而 1 例随访。认为 CO_2 激光治疗依从性好,治愈率高,能保存完整的解剖结构,但同时应进行阴道镜随访。Sopracordevole 于 1998 年报道认为 CO_2 适用于阴道上皮内肿瘤Ⅱ～Ⅲ级。CampagnuttaE 研究了 1991 年 6 月到 1998 年 12 月,共有 39 例阴道上皮内肿瘤患者,都接受了激光手术,其中 35 例气化,4 例切除。为了完整地切除病灶,7 例患者接受了 2 次气化,1 例患者接受了 3 次。1 例患者接受了 6 次联合重复治疗。5 例可评估的,3 例持续带病。1 例死于获得性免疫缺陷综合征,剩余 30 例患者接受激光治疗,全部切除病灶。随访结果 7 例 12～24 个月为阴性,10 例 24～36 个月为阴性,13 例 37～90 个月为阴性,均没有发生严重性功能障碍等并发症,认为 CO_2 激光治疗是一种安全有效的治疗阴道上皮内肿瘤的方法。

Robinson 等 2000 年采用超声刀空化抽吸法治疗的患者中,阴道上皮内肿瘤Ⅲ级占 48%,未复发率为 66%,不良反应少。超声刀空化抽吸法是一种安全有效的治疗阴道上皮内肿瘤的方法。Yalcin 在 2003 年报道了 CO_2 激光手术治疗成功消融时间为 $(25.2±10.2)$ 分钟。目前认为 CO_2 激光消融是一种安全有效的阴道上皮内肿瘤治疗方法。然而,目前没有发现可监测预后的有意义因子。所有的患者均应该严密随访是否持续带病、复发或进展。

（四）腔内放射治疗

1988 年,Woodman CB 等对 11 例由于宫颈上皮内瘤变Ⅲ级切除子宫的阴道上皮内肿瘤患者使用腔内放射治疗,其中 9 例性生活受到影响而 6 例未绝经患者治疗后要求激素替代治疗。1998 年,Oginol 等研究发现高剂量率腔内短距离放射治疗对阴道上皮内肿瘤Ⅲ级有效,平均放射治疗剂量是 23.3 Gy,不良反应有直肠流血（3 例）,因此认为对于子宫切除术后的阴道上皮内肿瘤Ⅲ级的患者,腔内放射治疗可以是整个阴道切除术的替代。

2007 年,GrahamK 等对 22 例阴道上皮内肿瘤Ⅲ级腔内放射治疗患者进行了回顾性分析,平均年龄为 56 岁,平均随访时间为 77 个月,患者的主体是无症状的绝经后吸烟者,既往有子宫切除术史。平均剂量为 Z 点 48 Gy,急性毒性作用小。有 5 例发生 RTOG G3,尤其是阴道狭窄,1 例发生阴道溃疡。3 例发生复发或残余癌,其中 1 例激光消融术成功治愈,余 2 例发展为浸润性或微小浸润性阴道癌。第 1 例带病生存 17 年后接受了外照射放射治疗,但第 2 例死于围术期并发症。因此认为中等剂量的腔内放射治疗是治疗阴道上皮内肿瘤Ⅲ级的一种较好的可耐受的治疗形式。但是应告知患者可能存在的毒性。由于晚期复发和二次转移的可能,建议长期随访。

七、治疗方案

既往对阴道上皮内肿瘤的标准治疗方式为放射治疗和部分阴道或全阴道的切除。但近年来阴道上皮内肿瘤的患者趋于年轻化,阴道穹隆部放射治疗照射可引起卵巢功能的衰竭,造成阴道缩短和性交困难。因此,目前常用的治疗方案为药物、激光、手术、放射治疗综合性治疗。治疗中应注意:①必须清除所有的病灶,否则可能导致阴道上皮内肿瘤复发和病灶的进一步的进展;②绝经后患者阴道内要使用雌激素;③治疗后要定期随访。

(一)阴道上皮内肿瘤Ⅰ级治疗方案

对无症状、年轻、范围局限的、低级别的阴道上皮内肿瘤,人乳头瘤病毒检测为 6 或 11 低危型感染的妇女,可局部用雌激素软膏、氟尿嘧啶软膏或干扰素栓,促进其向正常方向转化。

1.雌激素治疗

阴道上皮内肿瘤的发生可能与雌激素缺乏有关。临床上可阴道内使用雌激素,使鳞状上皮向成熟方向转化,早期的上皮内肿瘤病灶可能会逆转。

使用方法:将雌激素软膏置于阴道深处,每 3 晚 1 次,连续使用 3～6 个月。治疗期间应定期做阴道细胞学检查观察治疗效果。如治疗无好转,则改用其他方法治疗。观察期间,需定期做阴道细胞学及阴道镜检查。若病变加重或 6～12 个月无改善,应进一步治疗。

2.局部化学治疗

(1)5%的氟尿嘧啶软膏局部应用:由于其使用方便有效,而且不影响阴道功能,尤其是门诊患者使用方便,所以得到患者的青睐。据报道,局部应用 1～2 个疗程后,80%的患者可痊愈。

将 5%的氟尿嘧啶软膏置阴道内,每次用量相当于氟尿嘧啶 1.5～2.0 g。连续 5～6 次为 1 个疗程,可多疗程应用。每次阴道置药后,需于阴道口和外阴涂抹凡士林软膏或锌氧膏以保护外阴部皮肤。

(2)三氯醋酸局部应用:据报道采用 50%三氯醋酸阴道局部涂抹治疗子宫切除术后的阴道上皮内肿瘤,每周 1 次,连用 4 周,每 3 个月随访 1 次,持续至少 1 年,治愈率为 71.4%。认为50%三氯醋酸可用于治疗低度的阴道上皮内肿瘤且不良反应小。

(3)5%咪喹莫特软膏局部应用:5%咪喹莫特软膏是一种治疗外生殖器疣的安全有效方法,可以提高局部对人乳头瘤病毒感染的免疫力。低剂量的 5%咪喹莫特软膏可有效地治疗低级别的阴道上皮内肿瘤。完全治愈率是 26%～100%。用 5%咪喹莫特软膏 0.25 g 涂抹阴道,每周1 次,持续 3 周。最常见的不良反应是局部烧灼感和疼痛,没有阴道溃疡形成。患者的耐受性好。

(二)阴道上皮内肿瘤Ⅱ～Ⅲ级治疗方案

根据病变部位、范围、年龄,选用手术、放射治疗、光动力学疗法、超声刀空化抽吸法、激光、氟尿嘧啶软膏等治疗。

1.手术治疗

阴道上皮内肿瘤的手术方式包括局部阴道切除、部分或全部阴道切除术。对单灶性的病变可采用局部或部分阴道切除术。Indermaur 等收集 1985－2004 年的 105 例接受了阴道上段切除术的阴道上皮内肿瘤Ⅱ～Ⅲ级患者进行了回顾性分析。平均手术时间和出血量分别是 55 分钟和 113 mL,23 例最终病理组织学检查结果阴性,13 例发现浸润癌,4 例发生术后并发症。随访有效例数 52 例,46 例随访 25 个月时无复发,认为采用阴道上端切除术治疗阴道上皮内肿瘤Ⅱ～Ⅲ级有效,且该方法可提早对浸润癌进行诊断。

建议:①对于子宫切除术后阴道顶端或阴道穹隆部位病变,采用阴道上段切除;②对于多灶性或阴道镜下确诊的病变,采用激光治疗;③对于年老体弱不能耐受手术及无性生活要求的患者,可采用低剂量率或高剂量率后装腔内放射治疗;④对要求保留卵巢功能的年轻患者,宜考虑行手术治疗。

2.激光治疗

CO_2激光治疗是一种简单而有效的治疗方法。凡阴道上皮内肿瘤因上皮过度角化,局部化学治疗不敏感或化学治疗失败的病例,均可采用本法治疗。在激光治疗之前,应排除浸润性病变的存在,如有怀疑,则不能进行激光治疗,而给予手术治疗。

激光治疗时,先用醋酸清洗阴道黏液,再用碘液将病灶的轮廓显现出来,随后采用低能量的激光(相当于治疗宫颈原位癌灶一半的能量)治疗。激光治疗阴道上皮内肿瘤时,为了不对邻近器官造成损伤,可在病灶基底部注入生理盐水或利多卡因,使上皮层与皮下层分层,激光破坏组织的深度不超过1 mm。治疗后应禁止性生活,直至阴道上皮愈合。激光治疗阴道上皮内肿瘤成功率在80%左右。

3.放射治疗

放射治疗是治疗阴道上皮内肿瘤Ⅲ级的常用方法,认为中等剂量近距离放射治疗可以用来治疗阴道上皮内肿瘤Ⅲ级。一般采用腔内短距离放射治疗,给予阴道黏膜表面剂量为35～60 Gy,位置Z点,需告知患者相关的毒性反应,少部分可导致阴道狭窄和粘连,但严重的早期和远期并发症少见。应长期随访以便发现晚期复发和恶化。

八、预后

阴道上皮内肿瘤一般不发生转移、不侵犯邻近器官和组织。经过治疗后的阴道上皮内肿瘤患者,缓解率可达80%。由于阴道解剖毗邻直肠、阴道、膀胱,在治疗上存在一定的困难,仍有20%患者复发,因此需要长期随访。单个微小病灶预后最好,多灶性病变及年轻妇女复发率较高。

(李凤立)

第三节　阴道鳞状上皮癌

阴道鳞状上皮癌是最常见的阴道恶性肿瘤的类型。好发于高年龄组的妇女,发病年龄高峰在50～70岁,60岁以上者占半数。阴道鳞状上皮癌可能均有由阴道上皮内肿瘤期,经微小浸润癌发展为浸润癌的全过程。

一、病因

阴道鳞状上皮癌的病因至今仍不明了。流行病学资料研究认为与如下因素有关。

(一)阴道黏膜长期刺激与损伤

慢性刺激所致原发性阴道鳞癌常发生于后穹隆,可能与子宫脱垂患者使用子宫托长期刺激阴道黏膜导致慢性损伤有关。

(二)盆腔放射治疗

Pride报道,约有20%的患者曾经有盆腔放射治疗史;Boice报道,子宫颈癌经放射治疗后,有 0.18％～1.55％发生原发性阴道癌；Choo 认为子宫颈癌放射治疗后 10～40 年可发生阴道细胞结构不良或阴道癌。40 岁以下盆腔放射治疗的妇女,阴道癌的发生率较高。

（三）病毒感染

由于人乳头瘤病毒在子宫颈癌的发病中可能起着重要作用,Hellman 等认为年轻阴道癌患者主要病因与子宫颈癌一样为人乳头瘤病毒感染。有 1％～3％的子宫颈癌患者可同时或迟发阴道癌,因此人乳头瘤病毒,尤其是人乳头瘤病毒 16 和 18 型被认为是这些癌的启动因子。阴道癌与子宫颈癌的基因表达有相关的同源性。

（四）免疫抑制

凡先天性或后天性获得性和人工性的免疫抑制患者,癌的发生率较高。阴道癌亦不能例外,其发生率在免疫抑制患者较高。

（五）雌激素缺乏

阴道鳞癌好发于绝经后的妇女,可能与绝经后雌激素水平低下,导致阴道黏膜上皮萎缩,为致癌因子创造了有利的条件有关。

二、病理

原发性阴道鳞状上皮癌随病灶的发展可分为早期浸润癌和浸润癌。

（一）阴道微小浸润癌

阴道微小浸润癌临床上罕见,为上皮层的癌细胞突破基底膜,再向下的间质内浸润,浸润深度＜3 mm,间质内血管和淋巴管未受侵犯。肉眼观察病灶的表现与上皮内肿瘤的表现相同。

（二）阴道浸润性鳞状上皮癌

1.大体

阴道常见部位为阴道上 1/3 的后壁和下 1/3 的前壁,病灶大体早期可以是黏膜潮红,粗糙易触或血结节状、扁平状或浅表溃疡状肿块,随之可出现乳头状、菜花状等病灶。

2.镜下

原发性阴道癌组织学 90％以上为鳞癌,多为中度分化。可有角化珠、细胞角化不良和存在细胞间桥。

三、临床表现

（一）症状

阴道微小浸润或早期癌可无明显的症状,或仅有阴道分泌物增多和接触性出血。随着病程的发展,阴道癌灶增大、坏死,可出现阴道排恶臭液、无痛性阴道出血。当肿瘤向周围器官和组织扩展,累及尿道或膀胱可出现尿频、尿急、血尿和排尿困难;累及直肠可出现排便困难或里急后重;阴道旁、主韧带、宫骶韧带受侵犯时,则出现腰骶部的疼痛等。

（二）体征

阴道鳞状上皮癌好发于阴道上 1/3 的后壁和下 1/3 的前壁。原位癌或早期浸润癌病灶可仅为糜烂状。一般浸润癌病灶多为外生型,以乳头状或菜花状为常见,也可以溃疡型、扁平状黏膜下型或阴道旁的浸润型的形式出现。早期阴道病灶较局限,较晚可出现全阴道、阴道旁、主韧带和宫骶韧带的浸润,膀胱或尿道的阴道瘘或直肠阴道瘘,以及腹股沟、盆腔、锁骨上淋巴结的转移,甚至远处转移。

四、诊断

阴道鳞状上皮癌位于体表阴道腔内,诊断不困难,只需用简单的器械,就可窥视全貌,对可疑部位活检。但阴道早期浸润癌,癌灶不明显和曾行全子宫切除术后,在阴道残端两角发生的癌,诊断上较为困难,必须仔细检查才能发现。阴道早期浸润癌诊断时,往往需借助阴道镜或用碘液涂抹阴道壁后观察阴道,于可疑处取活检送病理定性。较明显的浸润癌,只需在癌灶处取活检得以确诊。

在诊断原发性阴道癌时,应仔细检查宫颈、子宫内膜和外阴有无原发癌,原发性阴道癌诊断原则:①肿瘤原发部位位于阴道;②肿瘤侵犯到宫颈阴道部并达宫颈外口区域,应诊断子宫颈癌;③肿瘤限于尿道者应诊断尿道癌。

根据 FIGO 原发性阴道癌的分期,在治疗前需准确估计阴道癌灶的范围。除了对病史和体征进行全面了解和检查外,还需按如下步骤进行辅助检查。

(一)组织活检和阴道细胞学的检查

凡阴道壁上有可疑组织均需进行活检以定性。对无明显病灶的患者,可行阴道细胞学检查,阳性率较低。

(二)诊断性刮宫

诊断性刮宫可了解宫颈管内膜、宫内膜有无癌灶的存在。

(三)内窥镜检查

凡病期较晚者,均需行尿道-膀胱镜、直肠-乙状结肠镜检查,以排除癌灶侵犯这些器官。

(四)影像学检查

影像学检查包括 B 超、CT、MRI、静脉肾盂造影和胸片检查。

(五)血清免疫学检查

术前行癌胚抗原、鳞癌相关抗原和 CA125 检查,有利于对治疗后的患者进行预后评估和随诊监测。

五、鉴别诊断

(一)阴道上皮萎缩

绝经前后妇女雌激素缺乏所致的上皮萎缩,阴道细胞学检查被怀疑为癌;组织学检查因整个上皮可由基底细胞或亚基底细胞构成和上皮顶层细胞缺乏糖原,碘试验阳性,而与阴道上皮内肿瘤相似。但整个上皮层较正常上皮或不典型增生的上皮层薄,细胞间的连接和本身的结构正常,细胞核为单核,无核分裂。此类患者可在阴道内使用雌激素软膏持续 2 周后,再行阴道细胞学的检查或组织学的检查,可恢复为正常的阴道上皮。

(二)阴道尖锐湿疣

肉眼观察此类病灶难以与阴道鳞状上皮癌鉴别,均需依靠组织学的检查。组织学显示尖锐湿疣或扁平湿疣可有轻度到中度不典型的增生,但它们均有过度角化或亚角化,棒状棘皮网脚与管状基质乳头分离,胞质内空泡变性伴胞膜增厚广泛存在,胞核深染。电镜下可能见到人乳头瘤病毒颗粒。

(三)阴道炎症

阴道炎症与早期阴道癌在肉眼上难以分辨,尤其是癌灶为多中心或弥漫性生长时,需借助组织学的检查。炎症不典型增生的特点是上皮内的基底细胞或亚基底细胞层呈反应性增厚,细胞核和核仁明显,偶尔可出现核分裂细胞,但仅局限于上皮的下 1/3,而其余 2/3 的细胞结构、细胞间连接均正常。

六、临床分期

原发性阴道癌的临床分期主要是采用 FIGO 的分期标准(表 8-1)。

表 8-1　原发性阴道癌分期

分期	说明
0 期	肿瘤局限于上皮层(上皮内癌)
Ⅰ 期	癌灶局限于阴道壁
Ⅱ 期	癌灶向阴道下组织扩展,但未达盆壁
Ⅲ 期	癌灶扩展至盆壁
Ⅳ 期	癌的范围超出真骨盆腔或侵犯膀胱或直肠黏膜,但膀胱黏膜水肿不属Ⅳ期
Ⅳa 期	癌侵犯邻近器官,或转移蔓延至真骨盆外
Ⅳb 期	癌扩散到远处器官

七、转移途径

阴道黏膜的淋巴管和血管均极为丰富,黏膜下结缔组织疏松,此结构导致阴道癌的转移方式主要是淋巴转移和直接浸润邻近器官和组织。

(一)淋巴转移

依解剖部位来看,阴道上 1/3 和中 1/3 的淋巴引流入盆腔淋巴结,下 1/3 引流入腹股沟淋巴结。因此,随阴道癌灶的位置不同,其淋巴转移有所不同。

(二)直接浸润

阴道前壁癌灶可累及尿道和膀胱;后壁病灶可累及直肠或直肠旁组织;侧壁病灶常向阴道旁浸润,上 1/3 和下 1/3 病灶可分别累及宫颈和外阴。

(三)血行转移

血行转移常发生于晚期病例。

八、治疗

阴道鳞状上皮癌的治疗应依据临床分期、病灶大小和位置、以往治疗史(有无放射治疗和全子宫切除)以及治疗医院的条件而定。阴道上段癌可参照子宫颈癌治疗原则,阴道下段癌可参照外阴癌治疗原则。

(一)手术治疗

由于阴道鳞状上皮浸润癌与周围器官的间隙小,如需要保留其周围的器官(膀胱、尿道和直肠),切除肿瘤周围组织的安全带很窄,难以达到根治目的。因此,阴道浸润癌的手术治疗是选择性的,手术对象应是年龄较大、无生育要求者,以前有盆腔放射治疗史者和晚期累及直肠和膀胱者。其术式选择原则如下。

1.癌灶位于阴道上段

Ⅰ期患者可行根治性全子宫和阴道上段切除术及盆腔淋巴结清扫术,阴道切缘距病灶 1～2 cm。

2.癌灶位于阴道下 1/3

Ⅰ期患者行阴道大部分切除术及双侧腹股沟淋巴结清扫术,必要时切除部分外阴和尿道,并行阴道下段成形术。

3.癌灶位于阴道中段或多中心

凡癌灶位于阴道中段或多中心患者,行全子宫、全阴道切除及腹股沟、髂、盆腔淋巴结清扫术。但手术创伤大、并发症多,临床多选用放射治疗。

4.癌灶侵及尿道、膀胱或直肠形成瘘

凡癌灶侵及尿道、膀胱或直肠形成瘘者,可行前盆或后盆器官切除术和盆腔或加腹股沟淋巴结清扫术。但此类手术需行人工尿道、人工膀胱或人工肛门重建术。

(二)放射治疗

放射治疗是阴道鳞状上皮癌的最常用的治疗手段。对浸润性阴道癌,除早期微小浸润癌可考虑仅行原发肿瘤灶的治疗外,均需对可能转移的途径区域进行治疗。放射治疗技术包括阴道腔内放射治疗、阴道病灶及其周围的组织内插植放射治疗和体外放射治疗。腔内和组织内插植放射治疗是对原发灶的治疗,放射治疗剂量应达 70～80 Gy。体外放射治疗是对可能转移的继发灶的治疗。凡阴道癌灶位于中上段者,应行髂、盆腔区淋巴结的体外放射治疗;凡癌灶位于阴道下段者,除髂、盆腔区的体外放射治疗外,还应该包括腹股沟区淋巴结的体外放射治疗。盆腔和腹股沟区淋巴结的总剂量应达 50～60 Gy。阴道鳞状上皮癌放射治疗总的 5 年生存率为 69%,其中 0～Ⅰ期为 90%,Ⅱ期为 50%,Ⅲ期为 40%,Ⅳ期为 0。中山医科大学肿瘤医院采用放射治疗手段治疗阴道癌总 5 年生存率为 30%,其中腔内镭疗加体外 ^{60}Co 放射治疗的 5 年生存率为 42.3%,单纯腔内治疗为 33.3%,单纯体外 ^{60}Co 放射治疗为 0。

阴道癌的放射治疗可合并阴道狭窄、阴道黏膜溃疡、膀胱阴道瘘、直肠阴道瘘和小肠粘连或小肠瘘等并发症。

(三)化学治疗

抗癌药物对阴道鳞状上皮癌治疗处于辅助地位,目前认为有效的药物:顺铂、卡铂、博来霉素、长春新碱和丝裂霉素等。

九、预后

阴道鳞状上皮癌的预后较差,影响预后因素如下。

(一)上皮内瘤变

阴道上皮内肿瘤经治疗,仍有 2%～12%发展为浸润癌,故治疗后需长期随访。

(二)临床分期

阴道鳞状上皮癌总的 5 年治愈率为 36.8%～62.3%。Moek 综述报告阴道癌 5 年生存率Ⅰ期为 44%～77%,Ⅱ期为 34%～48%,Ⅲ期为 14%～42%,Ⅳ期为 0～18%;Anderson 肿瘤中心报告,50 例Ⅰ期 5 年生存率为 85%,97 例Ⅱ期 5 年生存率为 78%,46 例Ⅲ～Ⅳ期 5 年生存率为 58%。

（三）肿瘤类型与分级

多数学者认为鳞癌比腺癌好,腺癌局部复发与转移。Otton 等报道,Ⅰ、Ⅱ期阴道鳞癌 5 年生存率为 87%,而腺癌为 22%。Chyle 报道,腺癌比鳞癌差。李孟运等报道阴道鳞癌细胞分化差,通常 75% 以上为 G_3,恶性程度高。Fin 等报道 125 例原发性阴道鳞癌病理分级 G_1、G_2、G_3 5 年生存率分别为 60.9%、53.5%、18.4%。Kucer 报道 110 例原发性阴道癌,阴道上 1/3 生存率为 60%,中 1/3 及下 1/3 为 37.5%。阴道 5 年生存率为 20.8%。Chyle 等报道阴道恶性肿瘤 <5 cm 复发风险低于 >5 cm 者,前者复发率为 20%,后者为 40%。

（四）病灶部位及大小

李孟达报道阴道癌灶位于阴道上 1/3 预后较好,而位于中下 2/3 预后差。其原因是阴道上段和中下段的淋巴引流不同。阴道上段的淋巴引流至盆腔淋巴结,治疗较易成功。而中、下段可引流至腹股沟和盆腔淋巴结区,处理较困难。同时中下段阴道癌与膀胱、直肠间的间隔组织极薄,易累及这些器官,预后差。

（五）不同治疗方法

阴道癌的治疗方式方法应个体化,才能获得较满意的疗效。Tjalma 等报道,原发性阴道癌Ⅰ、Ⅱ期手术疗效优于放射治疗,5 年生存率高,晚期阴道癌无论是腔内还是腔外与体外放射治疗结合均提高生存率及局部控制率。Perzer 等认为Ⅰ期手术与放射疗效无差别,但Ⅱ期手术则明显优于放射治疗,中晚期应首选放射治疗。对较晚期的病例应采用综合疗法,包括放射治疗、手术和盆腔动脉灌注抗癌药,有望能提高疗效。

（六）放射剂量及疗程

Fine 等报道阴道癌放射剂量 >75 Gy 很少局部复发,但有较高的并发症,80 Gy 发生严重并发症为 9%,而 >80 Gy 则为 25%。Stock 等认为放射治疗剂量与 5 年生存率无关,总剂量 ≤75 Gy,5 年生存率为 27%,>75 Gy 则为 25%。Lee 等报道阴道癌放射治疗疗程 9 周者盆腔肿瘤控制率为 97%,而疗程超过 9 周者,控制率降至 54%。

（七）妇科手术史

阴道癌中有近 2/3 病例因某些妇科疾病曾行子宫切除术,病灶位于阴道上 1/3,早期被发现,治疗预后好于未行任何治疗过的病例。

（李凤立）

第四节　阴道腺癌

阴道腺癌少见,占阴道癌的 4%～5%,发生于女性不同年龄段。阴道腺癌可在任何年龄出现。中肾管残留的阴道腺癌见于年轻女性。阴道透明细胞腺癌可在儿童期、青春期,极少发生于 30 岁以上人群。年龄范围为 7～34 岁,中位年龄为 19 岁。

一、病因

阴道腺癌的病因尚未明了。阴道本身无腺体,阴道腺癌可来自残留的中肾管、副中肾管和异位的子宫内膜组织。阴道腺病与阴道腺癌有一定关系。

有学者认为阴道透明细胞腺癌与母亲孕期服用己烯雌酚有关。国外报道青春期和年轻妇女及个别儿童中,阴道和宫颈的透明细胞腺癌发病率较以往同年龄组显著升高。其母亲在怀孕18周前为治疗流产,长期应用了雌激素制剂。子宫内接触己烯雌酚发展为透明细胞癌危险性为1/1 000,这可能是雌激素在胚胎发育时期,己烯雌酚干扰了米勒上皮分化与退化过程,或者抑制了由鳞状上皮替代柱状上皮的过程,米勒细胞残留可导致阴道腺病和透明细胞腺癌。

二、病理

此种肿瘤好发于儿童、青少年或年轻女性,病灶多位于阴道上部前壁或侧壁。

(一)大体

阴道腺癌病灶多数为外生型,呈息肉状或结节状,也可呈斑块状,表面有溃疡、黏液。病灶大小可有 3~10 cm 不等。少数为黏膜下小结节型。

(二)镜下

成人型阴道腺癌组织学上有宫内膜样型、腺样囊腺型、腺鳞癌和中肾管癌。

1.中肾管癌

中肾管癌可有 3 型。

(1)腺癌:癌细胞呈柱状,边界不清,胞质浅染,胞核有程度不等的间变,癌细胞形成小腺管。

(2)"中肾瘤"型的腺癌。

(3)透明细胞癌:胞质含有较多糖原而透亮,核分裂数目不等。

2.阴道透明细胞腺癌

阴道透明细胞腺癌可分为管囊状、乳头状和实性 3 型。

三、临床表现

(一)症状

20%的早期癌可无症状,随着病程的发展,可出现阴道排液、阴道出血。某些阴道腺癌可产生黏液,使阴道分泌物较黏稠。癌侵犯膀胱时出现尿频、尿急、尿血或排尿困难;侵犯直肠时出现里急后重、排便困难;侵犯阴道旁、主韧带、宫骶韧带,可有盆骼两侧或腰骶疼痛。

(二)体征

病灶可始发于经阴道任何部位,多数位于阴道上 1/3,阴道病灶多数呈息肉状或结节状,也可呈扁平斑块状或溃疡状,质地较硬,生长位置较浅,可在阴道表面蔓延以至累及大部分阴道。转移途径与临床分期与原发性阴道癌相同。

四、诊断

凡是阴道肿物或较明显的糜烂灶均应行阴道细胞学检查和活检以确诊。病灶较局限、表浅、细小者,可在阴道镜下进行观察和活检,或用碘液局部涂抹,在不着色(缺乏糖原)处做活检确诊。

五、鉴别诊断

阴道腺癌少见,因此发现阴道腺癌时,应首先排除阴道外的原发癌灶累及阴道,常见的为子宫内膜腺癌、尿道旁腺癌和前庭大腺癌。

（一）子宫内膜腺癌

子宫内膜腺癌阴道转移的部位多在阴道下段左右两侧或尿道下方,孤立结节,位于黏膜或黏膜下,肿瘤结节可破溃形成溃疡、出血和感染。可伴有子宫增大,子宫腔诊刮阳性。

（二）尿道旁腺癌

尿道旁腺癌多累及阴道前庭,可有尿频、尿痛或排尿障碍。

（三）前庭大腺癌

前庭大腺癌多累及阴道下段侧壁,肿块位置较为深在。

（四）阴道的子宫内膜异位

阴道的子宫内膜异位罕见,常好发于穹隆部。病灶可随月经周期性增大,周围呈炎症性浸润状,往往合并盆腔子宫内膜异位症。伴有痛经或性交痛。阴道的子宫内膜异位发生癌变时,在组织学上必须看到正常的子宫内膜和子宫内膜腺癌之间的过渡形态。

（五）阴道腺病

阴道腺病通常分布在阴道上段的前后壁和两侧穹隆,可蔓延到宫颈,很少累及阴道下 1/3 段,只有在上中 1/3 段受累时才在下 1/3 段出现。

（六）恶性滋养细胞肿瘤

恶性滋养细胞肿瘤的阴道转移往往于黏膜下呈紫蓝色结节,溃破时可导致大出血。有流产、正常分娩或葡萄胎史,子宫通常增大,或有卵巢黄素囊肿,尿妊娠试验阳性或血人绒毛膜促性腺激素 β 亚单位测定异常升高。

六、治疗

视其部位和临床期别决定治疗方案,主要采用手术、放射治疗或综合治疗。

（一）手术治疗

阴道透明细胞腺癌患者多数为幼女、少女,病灶趋向浅表生长,因此其治疗要考虑保留生育功能,保留卵巢内分泌功能和一定长度的阴道,以利以后身体第二性征的发育和提高生活质量。

1.早期阴道浅表病灶

早期阴道浅表病灶均做局部切除加局部放射治疗,可保留生育功能和阴道功能,但复发风险较大。

2.病灶侵犯阴道上 1/3

病灶侵犯阴道上 1/3 者,可选择根治性全子宫切除＋盆腔淋巴结切除＋阴道上段切除。

3.病灶累及阴道下 2/3

病灶累及阴道下 2/3 者,可选择根治性全子宫切除＋盆腔淋巴结切除＋全阴道切除,全阴道切除应考虑行皮瓣移植重建阴道,全子宫切除应保留卵巢。

4.晚期或中心型复发

晚期或中心型复发者,可选择盆腔脏器切除术,可能保留卵巢功能及适度阴道长度,提高生存质量。

（二）放射治疗

阴道透明细胞腺癌也可用放射治疗。Ⅰ期患者做组织内插植放射或阴道内照射。Ⅱ期患者除进行以上处理外,加全盆外照射,使肿瘤剂量达 50～60 Gy。常见并发症为阴道狭窄和丧失卵巢功能等。晚期和复发的阴道腺癌常采用放射治疗。

1.Ⅰ期

病灶局部切除,局部腔内照射或组织内插植照射。

2.Ⅱ期以上

选择全盆腔照射(剂量 40～45 Gy)＋腔内照射(剂量 50～70 Gy)。

放射治疗常见并发症多为阴道狭窄、卵巢早衰甚至丧失卵巢功能。

(三)化学治疗

化学治疗有一定疗效,常用药物有多柔比星、放线菌素 D、环磷酰胺、顺铂,联合化学治疗对有肺转移而无盆腔复发者有效;氟尿嘧啶、长春新碱,对复发病例有一定疗效。

老年妇女确诊为原发阴道腺癌之前应做宫颈管和宫内膜活检。确诊后通常按阴道癌治疗。

(四)预后

影响预后的重要因素包括临床期别、区域淋巴结转移和核分裂活跃的程度。Ⅰ期盆腔淋巴结转移率为 10％～12.5％,Ⅱ期为 50％。阴道透明细胞腺癌早期病例做根治性手术治疗,总 5 年生存率Ⅰ期为 76％,Ⅲ期为 37％,Ⅳ期为 0。放射治疗有一定疗效。Fletcher 治疗 34 例,18 例生存,但有阴道狭窄的并发症。

阴道透明细胞腺癌预后与是否接触雌激素史有关。有接触史者较少出现远处转移,远期生存率较高。报道的 318 例阴道透明细胞腺癌中,有雌激素接触史者盆腔淋巴结转移为 18.6％,主动脉旁淋巴结转移为 1.2％,5 年生存率为 84％,10 年生存率为 78％,肿瘤转移部位肺为 9.0％、锁骨上淋巴结为 1.6％;而无雌激素接触史者盆腔淋巴结转移为 17.1％,主动脉旁淋巴结转移为 8.6％,5 年生存率为 69％,10 年生存率为 60％,肿瘤转移部位肺为 24％、锁骨上淋巴结为 8.0％。

阴道透明细胞腺癌的预后尚与病理类型与分级有关,5 年生存率管囊型为 88％,乳头状型、实性型或混合型为 73％。管囊型的患者年龄常常＞19 岁。对于年轻患者,在做阴道切除后用皮瓣重建阴道,已有成功妊娠的报道。

阴道透明细胞腺癌治疗后可有远期复发,甚至长达 10 多年才复发,因此需注意远期随访。

(卢潭敏)

第五节　阴道肉瘤

阴道肉瘤少见,占阴道恶性肿瘤的 1％。最常见为平滑肌肉瘤,少见的有胚胎性横纹肌肉瘤(葡萄状肉瘤)和阴道内胚窦瘤。

一、阴道平滑肌肉瘤

阴道平滑肌肉瘤来源于中胚叶的平滑肌,少见,可见于中老年的妇女。病灶多位于阴道中上段。其发病原因尚不明。

(一)病理检查

1.大体

阴道平滑肌肉瘤可位于阴道前后壁黏膜下间质中,病灶呈实性结节样,溃疡状,切面灰黄或浅红,中心区域有坏死出血,无包膜,呈浸润性生长,大小为 1～10 cm。此瘤以局部扩展为主,也偶有远处转移。

2.镜下

阴道平滑肌肉瘤细胞呈编织状排列,细胞呈圆形或梭形,核大,染色质多而深染,偶见瘤巨细胞。每10个高倍视野有5个以上核分裂象,核分裂象少于5个的,称为富细胞性平滑肌瘤。由于辨别阴道平滑肌肿瘤良、恶性是依据形态学来判断,必须仔细估计肿瘤的核分裂数和细胞异型性,最少从不同平面做10~15个切片,并且在核分裂最活跃处取50个高倍视野观察,取其平均数计算。

(二)临床表现

1.症状

阴道平滑肌肉瘤早期病例无症状,病变进展到一定阶段时,出现阴道肿块。最常见症状为阴道直肠疼痛,约半数病例有此症状。肿块破溃后出现阴道流液(呈血性或脓性)和阴道流血。此外可有尿频或排尿中断,偶有下腹疼痛。部分患者症状不明显。

2.体征

肿瘤常见部位为阴道后壁上段,其次为后壁下段,其他各壁也可出现。肿块较硬实,常呈局部性生长,可有假包膜,晚期会出现淋巴和血行转移。

(三)诊断

根据临床表现和病理组织学检查。如肿瘤侵犯阴道黏膜或已向阴道内生长,可取组织做病理检查。如阴道黏膜表面尚光滑,可做穿刺活检或切取活检,以确定诊断。临床上可将其误诊为阴道脓肿、囊肿或纤维瘤,误诊时间有长达16个月的报道。

(四)鉴别诊断

1.阴道癌

阴道癌多由阴道黏膜始发,主要病灶在阴道黏膜面,可呈糜烂、结节、乳头状、菜花状等形态,组织较脆,同时伴有感染出血。此与阴道平滑肌肉瘤起自阴道黏膜下组织,黏膜完好,肿物呈实性有所不同。

2.前庭大腺恶性肿瘤

发生在接近阴道口侧壁的阴道平滑肌肉瘤,与前庭大腺实性恶性肿瘤有时难以区别。可依据病理组织学进行鉴别诊断。用特殊的组织学染色区别组织学来源,例如 Masson 三色染色剂(结缔组织的三色染色剂)确定平滑肌肉瘤,Laidlaw 网蛋白染色确定米勒间质细胞肉瘤和淋巴肉瘤。电镜检查寻找某些超微细结构以帮助诊断,如平滑肌肉瘤具有平滑肌型的肌丝,横纹肌肉瘤具有横纹肌型的肌丝、微丝、微绒毛凸起,而缺乏基底膜。

(五)治疗

手术治疗是主要的治疗手段,辅助化学治疗和放射治疗可提高疗效。

1.手术治疗

切除范围依据肿瘤生长速度、部位、范围、期别而定。

(1)肿瘤位于阴道下1/2:肿瘤局部广泛切除,术后辅加放射治疗可提高生存率。

(2)肿瘤位于阴道上1/3:根治性子宫切除+阴道肿瘤切除。

(3)肿瘤盆腔扩散:前盆或后盆脏器切除+盆腔淋巴结清扫术,手术范围大,术中术后并发症多,生存质量下降。

2.放射治疗

单纯手术局部治疗复发率高,术后辅加全盆腔外照射或腔内放射治疗,可以减少局部复发,但并不提高生存率。

3.化学治疗

化学治疗为常选择的辅助治疗,可巩固和提高手术治疗效果,减少远处转移,但无高效低毒的化学治疗方案,常用的化学治疗药物和方案有以下几种。

(1)吉西他滨+多西他赛,有效率为53%。

(2)脂质多柔比星+异环磷酰胺,有效率为30%。

(3)脂质多柔比星+达卡巴嗪+顺铂+异环磷酰胺,有效率为54%。

4.预后

阴道平滑肌肉瘤恶性程度高,易发生血行转移,手术、放化学治疗效果有限,预后差,但早期阴道平滑肌肉瘤的治疗中采用区域动脉灌注化学治疗,局部控制率可达80%。用多柔比星动脉灌注化学治疗,全身毒性小,50%肿瘤出现坏死,化学治疗后加用 X 线放射 35 Gy,肿瘤坏死增加到85%。盆腔动脉灌注化学治疗是一种较好的治疗阴道平滑肌肉瘤的化学治疗方法,可以提高局部组织的药物浓度和提高疗效,且全身毒性较低。

阴道后壁平滑肌肉瘤局部发展较晚期时,在行后盆腔内脏切除后,盆底区域加用体外放射,亦取得较好近期疗效。

(六)预后

早期病例广泛切除术后也有长期生存的希望。病理组织学检查如见核分裂活跃,每10个高倍视野核分裂象多于50个,则复发率高,并且预后恶劣。阴道平滑肌肉瘤根治性治疗后生存时间为10~59个月,平均24.9个月,带瘤或无瘤生存8年之久。

二、阴道胚胎性横纹肌肉瘤

阴道胚胎性横纹肌肉瘤(葡萄状肉瘤)为中胚叶起源的恶性肿瘤,少见。通常发生于婴幼儿,可在 6 个月到 16 岁儿童中出现,90%发生于 5 岁以下儿童,偶尔见于出生后数天者。成人的阴道胚胎性横纹肌肉瘤极为罕见。发病因素尚不明了。

(一)病理检查

1.大体

肿瘤由多个质软的息肉状聚集而成似葡萄样的结构,有时可充满整个阴道。主要病变部位在阴道前壁,也可由宫颈向阴道生长,或由宫体向阴道生长,但很少见。当肿物充满阴道,或阴道各壁受累后,很难确定其原发部位。葡萄状肿物可有细蒂或无蒂,质软,含有较丰富的液体成分,切开后流出澄明液体。

2.镜下

肿瘤由胚胎性横纹肌母细胞组成,胞质稀少的小圆形或梭形细胞,位于黏液性间质中,易误认为息肉。间质中有成群深染的梭形或星形的未分化细胞。典型者,这些细胞位于上皮以下的一个区域中,或在间质中,细胞呈带状或蝌蚪状,胞质红染,具有明显的嗜酸性颗粒,可用磷钨酸-苏木素染色显示横纹。在血管周围肿瘤细胞密集,在鳞状上皮下形成致密层具有诊断意义,葡萄状横纹肌肉瘤可能是胚胎性横纹肌肉瘤的一种变型,生长方式为直接扩散而非远处转移。

（二）临床表现

2/3 以上的阴道胚胎性横纹肌肉瘤发生在 5 岁以下女婴，其病变起源于阴道上皮前壁上皮下层，多中心生长并在阴道内扩展。开始时为小的、宽底的息肉状肿块，日渐增大，成为血管性或出血性息肉状肿块，且很快充满阴道并突出于外阴前庭。

1.症状

此瘤初起时可无症状，随着肿瘤的发展，常见症状为血性阴道分泌物或阴道出血。肿瘤伸出阴道口时，可见透亮水肿的葡萄状或息肉状组织块。成年妇女月经不规则或绝经后流血。

晚期可侵犯膀胱、直肠，引起相应受累器官的症状，也可发生区域淋巴结及肺转移。

2.体征

检查可见阴道内有新生肿物，有时充满整个阴道，也可伸出阴道口外。肿物水肿透亮，呈葡萄状或息肉状。

（三）诊断

婴幼儿和少女如有阴道出血或阴道口出现从阴道内伸出的息肉样肿物，应用儿科窥器或尿道镜检查，可初步做出阴道胚胎性横纹肌肉瘤的诊断，但需做活检以确诊。

（四）鉴别诊断

1.阴道息肉

阴道息肉以单发多见，基底有蒂，质地较韧，不易出血。镜下见间质水肿，散在奇异形、巨大多核组织细胞，但缺乏上皮层的新生细胞层。奇异细胞的胞质物质不含有条纹，并且这些细胞不侵入上皮层。

2.表浅的间质反应

表浅的间质反应可在阴道、宫颈出现，肿物苍白水肿、息肉状，大小不等。发展缓慢，多数在妊娠时出现，切除后绝少复发。镜下可见病灶有 0.2～0.5 mm 厚的上皮下黏液样的间质区域带，内有大量的星形细胞，具有相似于放射治疗后的成纤维细胞的奇异核。细胞无横纹，也无核分裂。

3.良性横纹肌瘤

良性横纹肌瘤十分罕见。主要在成年妇女出现，肿瘤硬实结节状，边界清楚，发展缓慢。镜下见大量的梭形或带状胎儿型横纹肌母细胞，呈定向的束状排列。细胞分化好，无核分裂，胞质有条纹。

（五）治疗

阴道胚胎性横纹肌肉瘤以手术治疗为主，辅以放射治疗和抗癌化学治疗。手术范围不统一，应根据肿瘤大小、部位，以及年龄来决定根治性的术式。

1.手术治疗

根治术式：全子宫、部分阴道、全阴道、部分外阴切除，必要时行盆腔淋巴结切除术。晚期或复发病例做盆腔前盆、后盆或全脏器切除术。

2.放射治疗

肿瘤对放射治疗敏感，但单纯放射治疗效果欠佳。

（1）术前放射治疗：可提高手术切除率。

（2）术后放射治疗：适用于手术标本切缘阳性、盆腔淋巴结阳性、亚临床病灶转移者，剂量为 40～60 Gy。

3.化学治疗

化学治疗可增加放射治疗的敏感性,常用的化学治疗方案为长春新碱＋放线菌素 D＋环磷酰胺和长春新碱＋放线菌素 D,另外还有顺铂＋多柔比星或顺铂＋达卡巴嗪。

阴道胚胎性横纹肌肉瘤患者一般年龄很小,需要考虑其在治愈后的正常发育,尤其是内分泌和女性性征的发育问题。采用术前、后化学治疗缩小了手术切除范围,保留了卵巢,或在手术时将卵巢移植到放射治疗区域外,而保留了正常的性发育。凡卵巢全切除者,也可用激素补充治疗维持正常的女性性征。

（六）预后

阴道胚胎性横纹肌肉瘤预后差。随着手术、化学治疗和放射治疗的综合应用,尤其是化学治疗效果的提高,预后已有所改善。5 年生存率为 10％～30％,也有高达 50％的报道。一般认为肿瘤组织扩展超出阴道外,则治愈的机会少。

通常根治性切除的生存率优于局部性切除。有学者报告 29 例阴道胚胎性横纹肌肉瘤做局部切除加或不加放射治疗,3 年生存率为 14％,根治性手术切除 20 例,3 年生存率为 40％。术后加用化学治疗可以提高疗效。

三、阴道内胚窦瘤

阴道内胚窦瘤十分罕见,多在 3 岁以下的幼儿出现,也可在青春期出现,最大年龄 20 岁。国外 1996 年报告 62 例,国内 1997 年为止报告 8 例。

（一）发病因素

阴道内胚窦瘤的真正病因不明。据推测,此瘤可能是在生殖细胞迁移的决定期缺乏胚胎的组织导体,结果导致生殖细胞错位进入阴道上段所致。

（二）病理检查

1.大体

阴道内胚窦瘤呈息肉状或质脆的脑髓样或葡萄状肿物。肿瘤切口柔软,易碎,伴有出血和坏死区。

2.镜下

阴道内胚窦瘤的镜下与卵巢的内胚窦瘤相同。形态具多样性,基本特征包括:①典型的 Schiller-Duval(S-D)小体,即类似于"肾小球血管祥"样的结构,或啮齿类动物的内胚窦结构。②网状结构。③透明球。④抗淀粉酶 PAS 阳性及具嗜酸性基底膜样结构,此瘤能分泌甲胎蛋白。需与透明细胞癌相鉴别,免疫组化染色内胚窦瘤甲胎蛋白阳性,透明细胞癌 Leuml 阳性。

（三）临床表现

1.症状

早期病例可无症状。随着肿瘤的发展,可出现阴道排液、血性分泌物或出血。

2.体征

肿瘤呈息肉状、大小不等,质脆,直径最小为 2 cm,最大为 10 cm,好发于阴道上段。恶性度高,易出现淋巴转移和肺转移。

（四）诊断

幼儿出现以上症状,检查阴道内见息肉状质脆新生物,基底多在上段阴道壁。有 10％～15％来自宫颈,当病变在阴道内累及较广时,则不能确定始发部位。对阴道内新生组织,尤其在婴幼儿期出现者,应做活检确诊。血清甲胎蛋白测定阳性。盆腔 B 超或 CT 检查对诊断原发癌有帮助。

（五）鉴别诊断

阴道内胚窦瘤应与阴道胚胎性横纹肌肉瘤（葡萄状肉瘤）和透明细胞腺癌鉴别。可以通过病理检查确诊。临床上做血清甲胎蛋白检测,可与其他阴道肿瘤区别。

（六）治疗

治疗以手术为主,辅助放射治疗、化学治疗。

1.手术治疗

局部病灶切除、部分阴道切除、前盆腔脏器切除、后盆腔脏器切除,手术并发症严重,可导致生育功能、性功能丢失,影响生存质量。近年来,以化学治疗为主的治疗模式取得了很好疗效,不但可以治疗肿瘤,改善预后,而且还有并发症少等优点,更重要的是可以保留患者的生育功能。

2.化学治疗

化学治疗使得阴道内胚窦瘤的治疗和预后大为改观。化学治疗配合手术治疗可以根治肿瘤,改善预后,保留了年轻患者的生理功能,常用的化学治疗方案:①博来霉素＋长春新碱＋顺铂;②博来霉素＋依托泊苷＋顺铂;③长春新碱＋放线菌素 D＋环磷酰胺。

（七）预后

阴道内胚窦瘤恶性程度高,预后恶劣。由于此瘤甚少,故尚无大宗 5 年生存资料,中数生存期为 11 个月,2 年内死亡 10％～15％,复发者多在 12 个月内出现。50 例的报道中有 3 例存活超过 5 年,最长为 23 年。近年报道 5 年生存率达 18％。由于此瘤可分泌甲胎蛋白,故检测血清甲胎蛋白的数值作为监测治疗效果和肿瘤复发的指标。

四、其他阴道肉瘤

其他极少见的阴道肉瘤有纤维肉瘤、混合性中胚叶肉瘤、淋巴肉瘤、血管肉瘤、腺肉瘤、梭形细胞肉瘤、未分化肉瘤、间质肉瘤、米勒间质细胞肉瘤、恶性施万细胞瘤、恶性纤维组织细胞瘤,以及类似滑膜肉瘤的恶性肿瘤。这些罕见肉瘤可见于中老年患者,也可见于年轻人。

（一）发病因素

发病因素尚不了解。近年认为某些淋巴瘤,如伯基特淋巴瘤可能与病毒感染有关。

（二）病理检查

1.大体

病变位于阴道黏膜或黏膜下的组织中,通常形成肿块。

2.镜下

依不同的肿瘤类型而有不同的组织学图像。淋巴瘤可分为霍奇金病和非霍奇金淋巴瘤,而两者又分为不同的亚型,均有相应的组织学表现。阴道腺泡状软组织肉瘤在过碘酸置换染色后,见瘤细胞中有阳性抗淀粉酶晶体,电镜下也可见此种结晶体。

（三）临床表现

1.症状

表现为月经增多,白带过多,阴道少量出血或大出血,也可有阴道疼痛。

2.体征

均可查到阴道壁的肿块,局限在黏膜或向阴道黏膜下浸润生长。

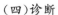

（四）诊断

依据临床表现可初诊为阴道实质性肿瘤,但需做病理组织学检查才能做出最后诊断。

（五）鉴别诊断

腹膜后的软组织肉瘤可以扩展到阴道壁,需注意检查。淋巴类肉瘤常为全身性病变,必须做全面检查。

（六）治疗

根据肿瘤组织类型、病变范围(病期)以选择治疗方式。通常采用手术切除(手术方式同阴道平滑肌肉瘤),术后依具体情况可补充化学治疗和(或)放射治疗。

为提高疗效,减少盆腔复发,化学治疗可采用动脉灌注给药(经股动脉或腹壁下动脉插管介入化学治疗)。淋巴肉瘤常用的化学治疗方案有以下两种。

1.CVP 方案

环磷酰胺 800 mg/m² 静脉注射,第 1、15 天用;长春新碱 1.5 mg/m² 静脉注射,第 1 天;泼尼松 100 mg 口服,第 1～5 天。

2.CHOP 方案

环磷酰胺 750 mg/m² 静脉注射,第 1 天;多柔比星 50 mg/m² 静脉注射,第 1 天;长春新碱 1.5 mg/m² 静脉注射,第 1 天;泼尼松 100 mg 口服,第 1～5 天。

（七）预后

阴道纤维肉瘤、淋巴肉瘤、混合性中胚叶肉瘤等极少见,尚无大宗的生存资料。所报告的资料中可见到,病期早者预后好,采用综合治疗者预后较好,治疗失败者以盆腔复发为常见。

（黄　群）

第六节　阴道恶性黑色素瘤

阴道恶性黑色素瘤是一种恶性程度高,预后极差,特殊类型的阴道恶性肿瘤,发病年龄跨度大,为 22～78 岁,多见于绝经后的女性,中位年龄 62 岁,5 年生存率仅为 5%～21%。

一、病因

阴道恶性黑色素瘤的发病原因不明,可能与下列因素有关。

(1)正常皮肤在某些致癌因素作用下的恶变。

(2)交界性黑痣的恶变。

(3)恶性前期病变(雀斑恶变)来源有关,另外过度光照、种族易感染、家族遗传、个体免疫功能低下或免疫缺陷都与发病相关。

二、病理

阴道黑色素瘤多数发生在绝经后女性的阴道远端的前壁,多为深部浸润,晚期发生远处转移。

（一）大体

常表现为黏膜溃疡性蓝色或黑色的息肉样赘生物或结节。

（二）镜下

细胞间变程度和多形性较皮肤黑色素瘤更为显著。组织学又分为上皮样细胞型和梭形细胞,以上皮性细胞多见,肿瘤细胞内可见黑色素。免疫组化 S-100 蛋白阳性,神经元特异性烯醇化酶阳性,HMB-45 阳性,可辅助诊断。

三、临床表现

（一）症状

阴道黑色素瘤早期无症状,主要表现为绝经后阴道不规则流血,妇科检查发现阴道肿块或肿块溃烂,排柏油样液。

（二）体征

阴道病灶表面黑色或黑灰色,肿块多发生于阴道前壁下 1/3 处,单发或多灶性,体积大小不等,晚期出现疼痛,并外阴或患侧下肢水肿。

四、诊断

如检查发现阴道内结节或赘生物,特别是含色素病变,均应进行组织学诊断,应将色素病灶区,包括病变边缘 1～2 mm 切除,如病灶较大亦可先取活检标本送病理检查,如病灶为少色或无色易误诊,需借助组织化学或免疫组织化学方法 S-100 蛋白与抗黑色素瘤特异性抗体 HMB-45 联合检测,以提高恶性黑色素瘤诊断的准确率。

五、治疗

（一）手术治疗

手术切除病灶是阴道恶性黑色素瘤首选治疗,根据病灶的部位和侵犯深度决定手术范围和是否清扫淋巴结,但无论是根治性切除还是局部广泛切除,手术范围与总体生存率无关。

1.根治性手术

根据病灶部位可选择如下治疗方案。

(1)病灶位于阴道下段者,可选局部病灶广泛切除＋腹股沟淋巴结切除。

(2)病灶位于阴道上段者,可选根治性全阴道切除＋子宫及盆腔淋巴结切除。

(3)病灶位于阴道中段者,可选根治性全阴道切除＋盆腔淋巴结、腹股沟淋巴切除。

2.肿瘤局部广泛切除

病变深度为 1～4 mm 者,可切除肿瘤及边缘 1～2 cm 的正常组织或行区域淋巴切除。

3.姑息性手术

病变深度＞4 mm 的中晚期恶性黑色素瘤可选择姑息性病灶切除,可不做区域性淋巴结切除,局部或区域淋巴结复发可再行姑息性切除术。

（二）化学治疗

恶性黑色素瘤对化学治疗不敏感,治疗作用非常有限,化学治疗药物达卡巴嗪有效率约为 21％,常用联合化学治疗方案:①达卡巴嗪＋卡莫司汀;②达卡巴嗪＋卡莫司汀＋长春新碱;③美法仑＋顺铂;④美法仑＋达卡巴嗪;⑤顺铂＋达卡巴嗪。但各种联合方案均未能明显延长晚期恶性黑色素瘤的生存期。

（三）放射治疗

放射治疗对某些病例有效，只作为辅助或姑息性治疗手段。有报道，高危恶性黑色素瘤患者复发率可高达 30%～50%，如行根治性切除术后局部辅加外照射 30～36 Gy，可提高局部复发控制率并延长生存期，亦有认为，局部广泛切除术后给予盆腔外照射是阴道恶性黑色素瘤较合适的治疗方式。

（四）免疫治疗

免疫治疗是手术治疗后辅助治疗的首选。大剂量干扰素治疗有助于改善预后，美国临床肿瘤学会推荐术后使用：①α-干扰素 $2×10^7$ U/（m^2·d）皮下注射，每周 3 次，共 48 周。②卡介苗注射在黑色素瘤病灶内或周围，通过刺激患者产生免疫反应，使淋巴细胞聚集肿瘤病灶中使之消退。

六、预后

阴道恶性黑色素瘤预后极差，具有很高的局部的复发与转移率，总 5 年生存率为 20%，复发后生存期平均为 8.5 个月。北京协和医院报道的 10 例阴道恶性黑色素瘤中，随访到 5 例患者，其中 3 例分别于术后 6 个月、7 个月和 21 个月死亡；2 例尚在随访中。

（张　娅）

第九章

外 阴 肿 瘤

第一节 外阴良性肿瘤

外阴良性肿瘤较少见,主要有下列几种。

一、乳头状瘤

乳头状瘤是发生于外阴皮肤或黏膜,以上皮增生为主的一种良性肿瘤。病因不清楚,可能与局部慢性刺激或病毒感染有关。

（一）诊断要点

（1）可见于任何年龄,但多发于老年妇女。

（2）常见于大阴唇、阴阜或肛周,呈乳头状或菜花状,单发,有细蒂,质地略硬,生长慢,一般不大,直径偶可达 4～5 cm 大小。

（3）一般症状或伴有外阴瘙痒,发病在老年妇女,常与外阴萎缩性病变并存。

（4）局部活体组织检查:上皮增生,带有短蒂,肿物呈树状结构,向外生长,表面覆盖复层鳞状上皮,细胞分化好,间质为纤维结缔组织,其间含有血管及多少不等的炎性细胞浸润,即可明确诊断。

（二）鉴别诊断

1.外阴尖锐湿疣

有性乱接触史、瘙痒、多发、生长迅速等特点。镜下见棘层细胞增生,细胞内可见空泡。

2.外阴癌

外阴瘙痒、疼痛、出血,病理切片检查可确诊。

（三）治疗

手术治疗:单纯肿瘤切除术。

（四）注意事项

（1）本病偶有继发恶变,故应注意定期复查或随访。

（2）手术切除范围宜稍宽,并应送病理切片检查。

二、色素痣

色素痣又称黑痣,是一种半球形隆起、无毛的肿瘤,或数毫米大小的不高出皮肤的黑褐色素斑,由皮肤色素细胞的过度生长导致。可按生长部位分为交界痣(痣细胞在表皮和真皮交界处,易恶变),皮内痣(痣细胞在真皮浅层)和复合痣(皮内痣与交界痣同时存在)三种。发生于外阴的色素痣是一重要病变,外阴皮肤仅占全身皮肤的1%,而女性恶性黑色素瘤的5%发生于外阴,其中30%起自色素痣的恶变,且以平坦的"周边活跃"的痣恶变机会较大。色素痣对性激素作用较为敏感,往往在青春期增大、变黑,恶变机会增多。

(一)诊断要点

(1)早期可无症状,如受刺激后,局部可出现疼痛、发痒,甚或出血、炎症。

(2)常在大小阴唇处见淡棕、深棕或黑色的斑块,直径为0.1~1 cm,单发表面平坦或略隆起,光滑或粗糙,有的长有毛发。

(3)生长极为缓慢。

(二)鉴别诊断

黑色素瘤:原色素扩大,呈浸润性生长,色素增加,出现溃疡、出血、瘙痒等症状。病理组织学检查可确诊。

(三)治疗

手术治疗:以局部切除为主,切除范围要超过痣的边缘1 cm,深度要达浅筋膜。切除物送病理组织学检查。

(四)注意事项

(1)中医外治法仅局限于外阴皮肤,不得用于外阴黏膜的除痣。

(2)外阴色素痣有潜在恶变可能,尤其是其色泽加深或变浅,呈放射状改变者,应警惕恶变成黑色素瘤,应及早行切除术。

三、汗腺瘤

汗腺瘤是由汗腺管畸形、外阴汗腺阻塞扩大所致的外阴良性肿瘤。大部分起于大汗腺,小汗腺只偶尔发生。好发于阴唇间皱褶、大阴唇及会阴处,小阴唇缺乏腺体故很少发生。多见于40岁以上妇女。其生长缓慢,术后不易复发,少数可发生恶变。

(一)诊断要点

(1)多见于40岁以上的妇女。

(2)常发于阴唇,少数不在阴唇。

(3)生长缓慢,无明显症状,或伴外阴瘙痒。

(4)妇科检查:肿瘤呈坚实结节状、圆形或卵圆形,稍隆起于周围皮肤,境界清楚,较小,直径为0.5~1.5 cm,一般单发。

(5)局部活体组织检查可明确诊断。

(二)鉴别诊断

如肿瘤出现表皮收缩或溃破时,需做活检与外阴癌相区别。

(三)治疗

手术治疗:完整切除肿瘤,送病理切片检查。

（四）注意事项

（1）瘤体表皮出现向下凹陷或溃破时，临床上常误诊为癌，故需特别注意。

（2）病理切片检查时，镜下可见表皮以下囊腔中布满相互交叉的绒毛状突起，酷似腺癌结构，应注意鉴别。

四、纤维瘤

外阴纤维瘤为发生于外阴的纤维组织的良性肿瘤。病因不明，多见于育龄妇女，生长缓慢，一般不恶变。

（一）诊断要点

（1）多见于育龄妇女。

（2）多位于大阴唇，大小差异很大，一般绿豆到樱桃大小，光滑，质硬，可以推动；表面有沟纹，色泽如正常皮肤，呈浅黄色或深红色；以单发为主，生长缓慢。

（3）局部活体组织检查：镜下可见大量的纤维结缔组织。

（二）鉴别诊断

有时需与腹股沟圆韧带肌瘤相鉴别，后者一般发病位置较高，多为多发性，或见于两侧腹股沟。

（三）治疗

手术治疗：单纯肿瘤切除术。

（四）注意事项

瘤体不宜经常挤压。

五、脂肪瘤

脂肪瘤为外阴正常脂肪组织形成的良性肿瘤。发病原因至今尚未明了，肿瘤生长缓慢，发病率不高，恶变机会极小。

（一）诊断要点

（1）一般无明显症状。

（2）妇科检查：大阴唇或阴阜的皮下可见局部稍隆起，大小不一，呈椭圆形或分叶状；境界清楚，质地松软，可有假囊性感；单发为主，生长缓慢，一般无压痛。

（二）鉴别诊断

1. 脂肪肉瘤

活检可以明确诊断。

2. 纤维瘤

瘤体质地硬，病理组织学检查镜下为纤维组织而非成群成熟脂肪细胞。

（三）治疗

手术治疗：局部肿瘤切除。

（四）注意事项

勿经常揉按挤压瘤体，以免加速瘤体生长。

六、血管瘤

血管瘤系由外阴细小血管异常增生所发生的良性肿瘤，多为先天性。肿瘤呈红色，边界清

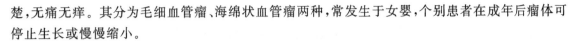

楚,无痛无痒。其分为毛细血管瘤、海绵状血管瘤两种,常发生于女婴,个别患者在成年后瘤体可停止生长或慢慢缩小。

(一)诊断要点

(1)常见于新生女婴。

(2)一般无症状,较大时外阴部有肿胀感。

(3)妇科检查:大阴唇或阴阜处的皮下或皮内可见小红血管痣(或紫蓝色),红海绵状肿物,无蒂,大小不一,直径数毫米到数厘米。

(4)压迫肿物时红色可褪,放松时又可恢复原状,无搏动感。

(5)阴道镜检查:可见增生的血管。

(二)鉴别诊断

血痣:肿块大小不一,手指压迫检查时,色泽和大小都无明显的改变。

(三)治疗

1.手术治疗

单个发生界限清楚的,可行局部切除术。

2.局部冷冻术

其适用于较小病变。

3.同位素^{32}P外敷

其适用于儿童鲜红斑痣及毛细血管瘤。

4.放射线照射

其适用于海绵状血管瘤。

5.其他

较小的海绵状血管瘤可用5%鱼肝油酸钠或40%尿素直接注射于瘤体内,使血管硬化萎缩。

(四)注意事项

(1)外阴皮肤敏感,中西医各类外治疗法注意选择适当,同时积极预防感染。

(2)海绵状血管瘤的实际体积很难从体表确定,故不要轻率地按小手术进行,以免术中无法进行彻底切除,又无法终止手术造成大出血。

(3)勿碰破瘤体,以免出血不止。

(4)少食辛辣、醇酒及炙煿之品。

(5)宜早期治疗,使手术创伤控制在最小范围。

(黄　群)

第二节　外阴恶性肿瘤

外阴恶性肿瘤较少见,约占女性全身恶性肿瘤的1%,占女性生殖系统恶性肿瘤的3%～5%。患病率在女性生殖器癌症中居第4位,仅次于子宫颈癌、卵巢癌、宫体癌。外阴恶性肿瘤主要发生于绝经后妇女,发生率随着年龄的增长而增加。外阴恶性肿瘤按来源可以分为如下几种:来自表皮的恶性肿瘤,外阴鳞状细胞癌、基底细胞癌、佩吉特病、汗腺癌、恶性黑色素瘤;来自特殊腺体的腺癌,前庭大腺癌、尿道旁腺癌;来自表皮以下软组织的肉瘤,纤维肉瘤、平滑肌肉瘤、横纹肌肉瘤、血管肉瘤和淋巴肉瘤等。其中以恶性黑色素瘤和肉瘤的恶性程度较高,腺癌和鳞癌次之,基底细胞癌罕见转移,恶性程度最低。外阴的各种恶性肿瘤中,以鳞状细胞癌最多见,占外阴恶性肿瘤的 80%～90%,占妇科恶性肿瘤的 3.5%。外阴恶性肿瘤好发于绝经后的妇女,但约有40%发生于 40 岁以下的妇女。

一、外阴鳞状细胞癌

外阴鳞状细胞癌是最常见的外阴恶性肿瘤,多见于 60 岁以上妇女。其发展过程为,由外阴上皮内瘤变经外阴浅表性浸润癌发展为浸润癌,浅表性浸润癌的发病年龄在 50～60 岁,近年发病年龄呈降低趋势,考虑与人乳头瘤病毒感染等性传播疾病的增加有关。

(一)病因

外阴鳞状细胞癌的发病原因与其他癌症一样,至今仍未完全明确,但经近几十年的研究,已寻找出一些与病因有关的相关因素。

1.性传播疾病

长期以来认为外阴鳞状细胞癌的发生和外阴上皮内瘤变一样与性传播疾病有关,包括尖锐湿疣、单纯疱疹病毒Ⅱ型、淋病、梅毒和滴虫等。过早性生活、早产、多性伴导致性传播疾病发病率的上升,同时也与外阴癌的患者日趋年轻化有关。

2.病毒感染

人乳头瘤病毒可引起女性下生殖道多中心的感染。人乳头瘤病毒 DNA 整合到宿主细胞基因组中,导致癌蛋白 E6 和 E7 的表达,干扰细胞周期调控,从而导致细胞生长失控,引起癌症的发生。分子生物学的研究显示,人乳头瘤病毒 DNA 在外阴鳞状细胞癌中的检出率达 60%～85%,其中以人乳头瘤病毒 16 型为主。

现已证实单纯疱疹病毒Ⅱ型在外阴鳞状细胞癌的发病中也起一定的作用。Kaufman 等已在外阴癌的病灶内找到单纯疱疹病毒Ⅱ型-DNA 结合蛋白,外阴营养不良及外阴原位癌患者对单纯疱疹病毒Ⅱ型感染细胞特种蛋白及非结构性蛋白有强烈反应。

3.免疫功能降低

机体免疫功能的低下导致肿瘤的发生已得到普遍认同。对于免疫功能低下或受损的患者来说,如肾移植、红斑狼疮、淋巴增生性疾病和妊娠者的外阴癌发生率较高。

4.外阴慢性皮肤疾病

外阴营养不良为慢性皮肤疾病,近年来研究发现,其发展为外阴癌的概率为 5%～10%。外阴的长期慢性刺激、慢性外阴炎症均为外阴癌发生的诱因之一。

5.其他

肥胖、糖尿病、高血压、腹股沟肉芽肿、子宫内膜癌及乳腺癌常与外阴癌合并发生,此外,吸烟也是外阴癌的高危因素之一。

(二)病理

1.大体

外阴鳞状细胞癌多发生在大、小阴唇和阴蒂,也有少数发生在会阴部或大阴唇外侧。外阴可见红色或白色斑块,可出现小的浅表、高起的硬溃疡或小的硬结节,或蕈状乳头状瘤样生长,也可呈现大片融合伴感染、坏死、出血的大病灶。

2.镜下

(1)疣状型癌:有湿疣的表现,在肿瘤基底参差不齐的鳞状上皮细胞巢上方有乳头状的表面,细胞核呈明显多形性和类似于挖空细胞的特征,少数也可见角化珠。

(2)基底细胞样癌:鳞状细胞呈小的、不成熟的片块或条索状,伴核深染和核/浆比例增高,偶有明显的角化珠形成。

(3)角化性癌:表现出明显的角化珠和单个细胞角化。

(4)腺鳞癌:由被覆假腺泡的单层鳞状细胞组成,内含角化不全和棘层松解细胞。此型外阴鳞状细胞癌预后差。

研究发现,疣状型癌和基底细胞样癌多与人乳头瘤病毒感染有关,主要出现在较年轻妇女;而仅有4%角化性癌有病毒存在的证据,多见于老年妇女。

对于外阴鳞状细胞癌的病理检查,应注意肿瘤大小、间质浸润范围和深度、肿瘤病理分级、浸润方式、切缘和淋巴结情况。

(三)临床表现

1.发病年龄

主要发生于绝经后妇女,发病率随年龄增长而增加,近年来有年轻化趋势。

2.发病部位

任何外阴部位均可发生,以大阴唇最多见,其次为小阴唇和阴蒂,前庭部及会阴少见。

3.症状

绝大多数的患者,在病变发生的同时或之前有瘙痒症状,主要是由外阴慢性病灶如外阴营养不良所引起的,而非肿瘤本身造成。近一半的患者有5年以上的外阴瘙痒病史。瘙痒以晚间为重,因搔抓致外阴表皮剥脱,更加重此症状。随病灶的位置不同,也可以出现相应的一些症状,如病灶在前庭处的患者可能出现排尿困难,这可能是排尿时尿液刺激病灶烧灼不适所致。肿瘤并发感染时可出现疼痛、出血、溃疡、分泌物增多并有臭味。癌症晚期可以出现消瘦、贫血等全身症状及转移灶的相应症状。约有10%的微小浸润癌可无症状。

4.体征

早期浸润癌体征不明显,常与外阴慢性病灶共存,表现为白色粗糙斑块或小丘疹、结节、溃疡,逐渐发展为结节状、菜花状、乳头状或溃疡状肿物。如果已转移至腹股沟淋巴结,则可触及单侧或双侧腹股沟淋巴结肿大,质硬而固定不移。

5.转移途径

中晚期外阴鳞状细胞癌可出现转移,以直接浸润和淋巴转移常见,血行转移罕见。

(1)直接浸润:外阴前部癌灶可向尿道、会阴体和阴道蔓延;阴道后部癌灶可向阴道口和肛门侵犯。晚期可侵犯耻骨、延伸到肛门周围或膀胱颈。

(2)淋巴转移:外阴癌最常见的转移途径,即使在原发灶很小的情况下也可能发生淋巴转移。其转移途径一是外阴各部的癌灶均先转移到同侧腹股沟浅淋巴结,经股深淋巴结后到盆腔淋巴结,如髂总、髂内、髂外、闭孔淋巴结等,最后至腹主动脉旁淋巴结。如腹股沟淋巴结广泛浸润导致淋巴管堵塞,肿瘤栓子可伴随逆行的淋巴转移至靠近外阴的大腿、下腹部和腹股沟皮内淋巴结等。如腹股沟浅、深淋巴结无转移则不会转移至盆腔淋巴结。二是阴蒂、前庭部癌灶可以直接转移至腹股沟深部淋巴结,甚至骨盆淋巴结,外阴后部癌灶可直接转移至盆腔淋巴结。

(3)血行转移:罕见,一般晚期患者才出现,可转移至肝、肺等器官。

（四）临床分期

外阴癌的分期采用 FIGO 分期和国际抗癌联盟（union for international cancer control，UICC）分期，目前临床多采用 FIGO 分期，也可采用国际抗癌联盟的 TNM 分期。

1988 年，FIGO 确立了外阴癌的手术病理分期，于 1994 年进行了修改，将Ⅰ期外阴癌，按照肿瘤的浸润深度进一步分为Ⅰ$_A$ 期（肿瘤浸润间质深度≤1.0 mm）和Ⅰ$_B$ 期（间质浸润深度>1.0 mm）。2009 年，FIGO 对外阴癌分期再次进行了修订，此次分期，取消了 0 期，除Ⅰ$_A$ 和Ⅳ$_B$ 期还保持 1994 年的 FIGO 分期标准外，其余各期均发生了变化，并根据腹股沟淋巴结转移的大小、数目和形态将外阴癌进一步分为Ⅲ$_A$、Ⅲ$_B$、Ⅲ$_C$ 和Ⅳ$_{A\|}$。2009 年修订版发表至今，FIGO 外阴癌分期已有 10 多年时间，这就有足够时间评估修订版对其使用和预测的影响。此外，基于 2009 年修订版本，FIGO 妇产科肿瘤委员会具有足够的数据来重新评估分期系统并根据数据进行修订。在 2021 年修订中，对预期收集的数据进行分析，以确定分期和亚分期之间最佳的分期标准，使其成为 FIGO 妇产科肿瘤委员会迄今为止所进行的最具说服性的分期修订（表 9-1）。与 UICC 的 TNM 分期的对照见表 9-2。

表 9-1 外阴癌 FIGO 分期系统(2021 年)

分期	说明
Ⅰ期	肿瘤局限于外阴
Ⅰ$_A$	肿瘤≤2 cm 且间质浸润≤1.0 mm
Ⅰ$_B$	肿瘤>2 cm 或间质浸润>1.0 mm
Ⅱ期	任何大小的肿瘤，侵及尿道、阴道、肛门下 1/3 且无淋巴结转移
Ⅲ期	任何大小的肿瘤，侵及会阴邻近组织结构上部，或伴任意数量非溃疡性淋巴结累及
Ⅲ$_A$	任意大小的肿瘤，侵及尿道、阴道、膀胱黏膜、直肠黏膜的上 2/3，或区域淋巴结转移≤5 mm
Ⅲ$_B$	区域淋巴结转移>5 mm
Ⅲ$_C$	区域淋巴结转移伴淋巴结被膜外扩散
Ⅳ期	任意大小的肿瘤，伴骨转移、溃疡性淋巴结转移或远处转移
Ⅳ$_A$	盆腔骨转移或区域溃疡性淋巴结转移
Ⅳ$_B$	远处转移

注：浸润深度是指从临近浸润性肿瘤、呈异型增生且无肿瘤的表皮突的最深处（或距离浸润性肿瘤最近的异型增生性表皮突）的基底膜到浸润最深处之间的距离；区域淋巴结是指腹股沟和股骨淋巴结

表 9-2 FIGO(2021 年分期)与 TNM 分期的对照

FIGO 分期	UICC 的 TNM 分期		
	T	N	M
Ⅰ期	T_1		M_0
Ⅰ$_A$	T_{1a}		M_0
Ⅰ$_B$	T_{1b}		M_0
Ⅱ期	T_2/T_3		M_0
Ⅲ期			
Ⅲ$_A$	T_1,T_2,T_3	N_{1a},N_{1b}	M_0

FIGO 分期	UICC 的 TNM 分期		
	T	N	M
ⅢB	T_1, T_2, T_3	N_{2a}, N_{2b}	M_0
ⅢC	T_1, T_2, T_3	N_{2c}	M_0
Ⅳ期			
ⅣA	T_4	$N_0 \sim N_3$	M_0
ⅣB	任何 T	任何 N(包括盆腔淋巴结转移)	M_1

注:T 为原发肿瘤,N 为区域淋巴结,M 为远处转移

（五）诊断

1.病史

了解有无长期外阴慢性炎症或外阴营养不良病史,注意询问肿块出现的时间和增长情况,需排除来自其他生殖器官或生殖系统以外的继发肿瘤。

2.症状和体征

详细的妇科检查和全身检查是诊断的关键,注意全身淋巴结尤其是双侧腹股沟及锁骨上淋巴结有无肿大,并检查尿道、阴道及肛门有无肿瘤侵犯。临床型的浸润癌诊断并不困难,可是对浅表浸润癌的诊断存在一定的困难。外阴浅表浸润癌常与外阴慢性良性病变和外阴上皮内瘤变并存,而且浸润癌灶可能不明显,早期易被漏诊。因此对可疑病变应及时做活组织检查。

3.细胞学检查

对可疑病灶行涂片细胞学检查,常可见到癌细胞,由于外阴病灶常合并感染,其阳性率只有50%左右。

（1）阴道镜检查:阴道镜下可见异形血管及坏死组织。

（2）病理检查:活组织病理检查是诊断的金标准。为提高诊断的准确率,可用1%甲苯胺蓝涂抹外阴病灶,待其干后,用1%醋酸溶液洗脱,在蓝染部位取活检。

（3）影像学检查:下腹部 B 超、CT、MRI 等检查有助于了解盆腹腔及腹膜后淋巴结情况,为确定临床分期和治疗方案提供依据。

（六）鉴别诊断

外阴鳞状细胞癌应当与以下疾病进行鉴别。

1.外阴色素脱失病

外阴色素脱失病包括白癜风、放射后或创伤后遗留的瘢痕,是由于细胞代谢异常,引起色素脱失的一类疾病。白癜风为全身性疾病,可在身体其他部位同时发现皮肤病损。放射及创伤均有相应病史可询。

2.外阴湿疣

本病常发生于年轻女性,是一种质地较柔软的乳头状突起,无溃疡、出血等表现,通过活检及病理可以鉴别。

3.外阴营养不良病灶

皮肤病灶广泛和变化多样,既可有角质增厚、变硬,也可呈萎缩,既可有色素沉着,也可呈现灰白色。外阴瘙痒可以反复发作。

需注意的是,外阴湿疣和外阴营养不良同为外阴鳞状细胞癌的癌前病变,可与外阴上皮内瘤变及外阴微小浸润癌同时并存,因此,对此类疾病诊断时,应特别慎重,凡是可疑的病灶均应行活检,以排除外阴癌的可能。

4.外阴汗腺腺瘤

外阴汗腺腺瘤发生于汗腺,具有生长缓慢,肿瘤界限清楚的特点。但是汗腺瘤发生溃烂时就不易与癌区别,必须通过活组织的病理切片检查来确诊。

(七)治疗

外阴鳞状细胞癌的治疗以手术为主,对癌灶组织分化较差及中晚期病例可辅助以放射治疗和化学药物治疗。

1.治疗方案的选择

(1)Ⅰ~Ⅱ期:Ⅰ期外阴鳞状细胞癌的手术治疗应注意个体化差异。ⅠA期行外阴广泛局部切除术,手术切除外阴原发病灶及充分的正常皮肤边缘,切除深度达泌尿生殖膈深筋膜,尽量切除至病变四周2 cm正常组织边缘处,除非危及肛门或尿道。保留正常皮肤、皮肤的淋巴管和局部淋巴结。ⅠB期病灶位于一侧者,行外阴广泛局部切除术加患侧腹股沟淋巴结切除术,病灶位于中线者行外阴广泛局部切除术及双侧腹股沟淋巴结切除术。浸润≤1 mm的较小Ⅰ期病变可仅行局部病灶切除,因为扩散的危险较小,浸润更深一些的肿瘤还需行腹股沟淋巴结切除手术或放疗。Ⅰ期患者采取根治性外阴切除术生存率可达90%或更高。Ⅱ期手术方式同ⅠB期,如有腹股沟淋巴结转移,术后应辅助放疗腹股沟及盆腔淋巴结区域,也可加用化疗。较大的Ⅱ期肿瘤需行根治性外阴切除以获得满意的肿瘤边缘切除效果。根治性外阴切除术虽可有效控制病灶和获得长期生存,但有明显的并发症和性功能缺陷。故有研究采取保守的手术治疗Ⅰ期外阴癌获得较好的疗效及生存率,可大大降低并发症的发生,也适用于某些Ⅱ期患者。重点是对表浅腹股沟淋巴结的精确评价,或用"前哨淋巴结"术中定位以判断淋巴结的扩散情况。伤口处血肿是根治性外阴和腹股沟淋巴结清扫术后的最常见急性并发症。其他急性并发症包括尿道感染、伤口蜂窝织炎、股神经受损、血栓性静脉炎及少见的肺栓塞。腿部水肿是最常见的慢性并发症,但分开行腹股沟淋巴结切除可降低此并发症的发生率。其他慢性并发症还有生殖器脱垂、张力性尿失禁、暂时性股四头肌功能减退和阴道口狭窄等。

(2)Ⅲ~Ⅳ期:Ⅲ期术式同Ⅱ期,同时切除尿道前部和肛门皮肤。Ⅳ期行外阴广泛切除,直肠下端和肛管切除,人工肛门成形术及双侧腹股沟、盆腔淋巴结切除术。如果癌灶浸润尿道上端与膀胱黏膜,则需切除相应部位。对一些有轻微侵犯尿道外口或肛门的Ⅲ期患者,如与关键结构邻近边缘可以被切除又不影响主要器官功能,可先行外阴单纯切除,术后放疗。

(3)区域病变的治疗:满意的区域病变治疗对能否治愈早期外阴癌至关重要。目前认为,放射治疗对控制或根治小体积淋巴结病灶有明显效果,手术切除较大体积的淋巴结同样可以增强局部病灶的控制或提高放射治疗的机会。

(4)转移肿瘤的治疗:许多报道提出对转移性或复发性外阴鳞癌患者行单剂化疗,常采用对治疗子宫颈癌有一定作用的联合化疗方案。然而,化疗对缓解已不适于局部及区域治疗的转移或复发患者的病情方面,尚有待研究。

2.手术方式、手术范围及适应证

(1)同侧根治性外阴切除及同侧腹股沟淋巴结切除术(保守性外阴癌手术):该术式适用于一侧病变距中线≥1 cm的Ⅰ期外阴癌患者。范围包括原发病灶及距病灶1~2 cm的正常边缘皮肤或黏膜,深达外阴深筋膜,同时切除患侧腹股沟浅表淋巴结。此术式又称改良性根治性外阴切除术。如果肿瘤局限在一侧大、小阴唇或会阴,可以保留阴蒂,如果肿瘤位于阴蒂或会阴,则需切除双侧腹股沟淋巴结。

(2)广泛根治性外阴切除及双侧腹股沟淋巴结切除术:该术式称传统性或标准性外阴癌手术,适用于Ⅱ、Ⅲ、Ⅳ期原发性外阴鳞癌及伴有血管、淋巴管受侵犯的Ⅰ期患者。范围包括:侧方达生殖股褶(大阴唇和大腿间沟),向前达阴蒂上方3.5 cm,向后包括3/4的会阴(有时包括肛周区域)。若病变累及阴阜,则向前行更广泛的切口。注意需广泛切除外阴皮下脂肪组织,深达耻骨外或肌肉外的深筋膜。因外阴癌易从淋巴管转移,且首先转移至腹股沟淋巴结,故常规行双侧腹股沟淋巴结切除。

(3)扩大外阴广泛切除术:阴阜、阴蒂包皮及系带和(或)阴蒂体、小阴唇的前1/2、前庭和(或)尿道的受累需切除适当长度的尿道。如外阴癌浸润尿道2~3 cm,则行外阴广泛切除及全尿道切除,保留膀胱内括约肌,再行膀胱肌瓣尿道成形术,保留排尿功能。对浸润尿道>3 cm者,很难保留膀胱内括约肌,则行全尿道及部分膀胱颈切除及腹壁人工尿道术。

(4)盆腔淋巴结切除:是否切除盆腔淋巴结要根据腹股沟淋巴结是否受累而定。近年,多数学者认为不需常规切除盆腔淋巴结。因为外阴癌的盆腔淋巴结转移率较低,为3.8%~16.1%。当腹股沟淋巴结阳性时,盆腔淋巴结转移率为25%左右,而腹股沟淋巴结阴性时,盆腔淋巴结几乎不会受累;盆腔淋巴结切除并不能提高疗效。针对盆腔淋巴结切除的问题有两种意见:一是先行双侧腹股沟淋巴结切除,术中取肿大淋巴结送冷冻病理检查,如为阳性,即行腹膜外同侧盆腔淋巴结清扫;二是认为先行双侧腹股沟淋巴结清扫及外阴广泛切除术,术后病理腹股沟淋巴结若为阳性,则术后2个月经腹膜内行同侧盆腔淋巴结清扫术。

3.放射治疗

外阴癌的治疗是以手术为主。然而手术对患者创伤较大,多数手术伤口不能如期愈合,术后外阴严重变形,影响患者心理健康及性生活质量。老年患者也难以耐受创伤较大的手术,且易产生各种并发症,达不到根治的目的。近年来随着外阴癌临床研究的深入以及放疗设备和技术的改进,放射治疗已成为外阴鳞癌不可缺少的治疗手段之一。外阴癌对放射线有中度敏感性,但外阴组织对放射线耐受性差,一般外阴皮肤受量达到30~40 Gy/3~4 w即可出现充血、肿胀、糜烂、疼痛等明显放疗反应,因此一般认为只能做姑息治疗。采用高能X线及电子线照射后,情况有所改善。让高剂量区集中在肿瘤处,使肿瘤上的皮肤与下面的正常组织损伤较小,从而提高耐受度及治疗效果。有许多报道表明一些不宜手术的晚期病例,经放疗后得到根治。

(1)放疗适应证:外阴癌由于心、肝、肾功能不全,不宜做根治性手术者;病灶较广泛,欲保留器官功能,拒绝手术者;晚期外阴癌病灶大,浸润深,为缩小手术范围,减少癌细胞播散,行术前放疗,可缩小病变范围,增加病变边缘部位手术的彻底性,并有可能保留尿道及肛门;手术不彻底或标本切缘有阳性,淋巴管内有癌栓及深肌层浸润者;外阴癌手术后复发病灶或淋巴结转移者;姑息性放疗,减少患者痛苦,延长生命。

(2)放疗方法:外阴癌的放疗以体外放射为主,必要时可加用腔内放疗或组织间放疗。为了了解肿瘤范围及判断腹股沟淋巴结有否转移,治疗前可做CT或MRI检查。①原发灶放疗:外阴鳞癌是放射敏感性肿瘤,但所在部位对放射线耐受性差,限制了放疗的应用。放疗时所用剂量取决于治疗目的。放射野应包括全部肿瘤及病灶边缘外2 cm。原发灶放疗现常采用高能电子束或X线摄片,外阴部垂直照射,照射野面积视病灶大小而定。采用5 cm×7 cm或6 cm×8 cm,

避开肛门照射。电子束照射根据肿瘤浸润深度而采用不同能量的电子线,高剂量区集中在肿瘤处。也可先用X线照射,待肿瘤变小变薄后改用电子线照射。每天照射1.5 Gy,每周5次,或隔天照射1次,每次3 Gy,每周3次。照射总量为60 Gy/6 w左右。如照射30～40 Gy时有明显皮肤反应,可休息2～3周后继续照射,给予20～30 Gy,2～3周。休息期间可用化疗来提高疗效。治疗期间尽量保持外阴皮肤干燥,以减少放射反应。对局部病灶外突较大者亦可采用切线照射,照射摆放体位时注意应将肿瘤基底切入,不要包括太多的外阴组织,以减少放疗反应。②区域淋巴结放疗:对于一些淋巴结阳性而未行淋巴结清扫的病例,给予淋巴引流区照射。采用左右两个腹股沟野,野中轴相当于腹股沟韧带,上、下界平行于该韧带,内侧达耻骨结节,野大小为(8～10) cm×(10～12)cm,两野每天照射,每次1.5～2 Gy,每周照射5次,照射总量为40～50 Gy/4～5 w。最好采用加速器合并电子束照射。盆腔腹股沟区的放疗,其照射野上界为耻骨联合上缘上8～10 cm,相当于第5腰椎上缘;下界为耻骨联合上缘下4～5 cm,相当于闭孔膜处;外界为股骨头中线,内界为脐耻连线外2 cm。整个放射野为7 cm×15 cm的左右前后四野。③复发灶放疗:以局部病灶处照射50～60 Gy/5～6 w为宜,当局部皮肤有明显反应时,可先照射30～40 Gy后休息2～3周再继续剩下的治疗。若局部病灶放疗未愈,可缩小照射野,适当增加照射剂量,也可置入组织间治疗作为体外照射的补充。④组织间置入放疗:用放射源针^{60}Co、^{192}Ir、^{225}Ra、^{137}Cs,置入病灶组织内进行放射治疗。一般用于体外放疗后残留病灶的补充治疗。置入组织间放疗应按组织间置入放疗原则布源、计算,通常行后装治疗。⑤阴道模型治疗:针对有阴道浸润的患者,可采用阴道圆柱形容器(阴道塞子)行后装治疗,阴道受累部基底术前、术后均可给20 Gy,分3次照射,2周内完成。

4.化学治疗

外阴癌对化疗药物不够敏感。以前认为化疗对外阴癌无效,近年来随着对铂类等化疗药物的研究应用,一些学者提出将化疗作为高危外阴癌患者的辅助治疗。主要用于晚期或复发外阴癌的综合治疗中,配合手术及放疗,可缩小手术范围,提高放疗效果,减轻手术创伤等。临床上治疗外阴癌的抗癌药物有阿霉素、博来霉素、甲氨蝶呤、顺铂、丝裂霉素C、氟尿嘧啶和环磷酰胺等。以博来霉素、阿霉素和甲氨蝶呤疗效较好,有效率在50%左右。常用的化疗方案有以下几种。

(1)BOMP方案:博来霉素3.3 U/m^2,静脉滴注,第1～6天;长春新碱0.67 mg/m^2,静脉注射,第6天;丝裂霉素0.7 mg/m^2,静脉注射,第6天;顺铂66.7 mg/m^2,静脉滴注,第6天。4周重复1次。

(2)PBM方案:顺铂100 mg/m^2,静脉滴注,第1天;博来霉素15 mg,静脉注射,第1天、第8天;甲氨蝶呤300 mg/m^2,静脉滴注,第8天;从用甲氨蝶呤算起,24小时后用四氢叶酸解毒,每6小时1次,每次15 mg,连续5次。3周后重复。

(3)PF方案:顺铂100 mg/m^2,静脉滴注,第1天;氟尿嘧啶1 000 mg/m^2,静脉滴注,第4天、第5天。3周重复1次。可作为放疗增敏药,用2个疗程后再放疗。

(4)FM方案:氟尿嘧啶750 mg/m^2,静脉滴注24小时,第1～5天;丝裂霉素15 mg/m^{2}静脉注射,第1天。3周重复1次。此方案可用于手术加放疗加化疗的综合治疗。

5.综合治疗

(1)手术与放疗综合治疗。①术前放疗:对于病灶较大、浸润较深、活动度差的肿瘤,单纯手术难以切除干净或者边缘可能阳性,或病变累及尿道口或肛门口及其他邻近组织时,术前放疗有助于缩小肿瘤,增加肿瘤活动度,使切缘尽量干净,保留邻近器官的功能。照射剂量一般在25～

30 Gy/3 w,放疗后休息2～3周,待放射反应消退或减轻后再行手术。②术后放疗:手术不彻底、标本切缘阳性、淋巴管内有癌栓、深肌层浸润者可于术后辅助放疗,并可预防复发。体外照射剂量为40～50 Gy/4～5 w。

(2)放疗与化疗综合治疗:对于有些肿瘤过于广泛,且无法手术切除,如Ⅳ期、Ⅲ期的晚期外阴癌患者,或合并有严重内科疾病而无法耐受手术的患者,根治性放疗也可以取得一定的疗效,许多患者仍然可以获得长期的存活。如同时合并化疗,效果更好。最常用的化疗药物是氟尿嘧啶、博来霉素、丝裂霉素、顺铂等,给药方法有静脉或介入途径。

(3)手术与化疗综合治疗:对于晚期外阴癌患者,给予术前辅助化疗也能使病情得到缓解,缩小瘤体,利于手术的进行。有报道采用BOMP方案治疗1例不能手术的Ⅳ期外阴癌患者,化疗3个疗程后完全缓解,随后进行根治性外阴切除及双侧腹股沟淋巴结切除,术后病理仅见微小病灶,术后追加2个疗程化疗,无瘤生存20个月。

(4)手术、放疗及化疗综合治疗:制订个体化的治疗方案,对手术困难者,术前辅助放、化疗,可有效缩小癌灶,利于病灶边缘的彻底切除,可一定程度地减少手术的并发症。同时,因外阴局部皮肤对放射治疗的耐受性低,辅以化疗可对手术及放疗起到补充治疗的作用。

(八)预后

外阴鳞状细胞癌的预后与肿瘤大小、部位、浸润范围、分化程度、有无淋巴结转移及治疗方法有关。外阴癌的淋巴结转移率为27%～46%,文献报道淋巴结阳性者5年生存率为21%～66%,淋巴结阴性者5年生存率为69%～100%。原发病灶大、病理分化不好的外阴癌的淋巴结转移率亦高,预后差;中线部位的肿瘤发展快,转移迅速,预后差。侵及阴道、子宫及直肠黏膜的外阴癌患者5年生存率为70%,而侵及膀胱者5年生存率仅为25%,当尿道、阴道或肛门被浸润时,5年生存率明显下降。

二、外阴基底细胞癌

外阴基底细胞癌为一种进展缓慢的外阴恶性肿瘤,占外阴恶性肿瘤的2%～13%,临床少见。本病多发于绝经后的妇女,平均发病年龄在58～59岁。

(一)病因

外阴基底细胞癌真正病因不明。有报道称可能与局部放射治疗有关。

(二)病理

组织学特征与皮肤其他部位的基底细胞癌相同。

1.大体

可分为两种最基本类型,即表浅斑块型和侵蚀溃疡型。表浅斑块型表面粗糙,带有黑色素或呈微红色,质地硬。侵蚀溃疡型呈局限性硬结,边缘隆起呈围堤状,中心为表浅溃疡状,或出现坏死组织或表面结痂。肿瘤周围可出现卫星结节,也可为多中心起源。

2.镜下

瘤组织自表皮的基底层长出,特征为瘤组织边缘总有一层栅栏状排列的基底状细胞。无间变的基底细胞呈多样化结构,常呈浸润性生长。癌细胞呈椭圆形或多边形,紧密排列融合成团,细胞核呈卵圆形,染色质细小,呈深蓝色,核分裂象稀少,胞质不明显。有时癌细胞团中心可见小量、偶有大量黑色素和鳞状上皮角化珠。角化珠表明基底细胞向成熟发展,而不是恶化。

基底细胞层由毛囊或表皮的幼稚细胞发生,可向多方向分化。由于肿瘤发展阶段、分化程度和分化方向不同,可发展为许多型:实性或髓样型、梁柱型或角化型、硬化型或纤维型、表浅扩展型、色素型或黑色素型。常以一种类型为主,伴有其他一二种类型。以实性型或髓样型为常见,其余4种较少见。

（三）临床表现

1.症状

主要症状为局部瘙痒或烧灼感,也可无症状。若出现溃疡、感染,则有局部疼痛和分泌臭味的血性分泌物。

2.体征

常见部位为大阴唇,也可在小阴唇、阴蒂和阴唇系带出现。病灶早期呈灰色,位于变薄的上皮下,小结节直径一般不超过2 cm。外阴基底细胞癌病灶多为单发,偶为多发。约有20％的患者伴有其他癌瘤,如外阴鳞状细胞癌、恶性黑色素瘤、子宫颈癌及皮肤癌等。外阴基底细胞癌以局部浸润为其特点,很少发生远处转移,区域淋巴结转移少见。合并鳞状细胞癌则淋巴结转移率较高。

（四）诊断

根据临床表现和妇科检查所见,一般不难诊断。但需做病理组织学检查以确诊。

（五）鉴别诊断

1.未分化鳞状上皮癌

通常病情进展快,病史较短,易出现区域淋巴结转移。

2.恶性黑色素瘤

有时与黑色素型基底细胞癌难以区别。恶性黑色素瘤有痣的病史和恶变过程,恶变后发展快,易出现区域淋巴结转移。

（六）治疗

1.手术治疗

外阴基底细胞癌以手术为主要治疗手段。因其恶性程度低,转移罕见,多采用病灶局部广泛切除。术后标本边缘阴性才认为是切除完全。对较广泛病灶,应做外阴广泛切除。有尿道、阴道或肛门的浸润时,应做相应部分的切除。一般不需外阴根治术及腹股沟淋巴结清扫术。但若怀疑腹股沟淋巴结转移,应做活检,病理证实有转移者应做腹股沟淋巴结清扫术。

2.放射治疗

基底细胞癌对放疗敏感,但由于外阴部正常皮肤对放射线耐受性差,故放疗仅适用于早期单纯的基底细胞癌。目前所有的抗癌化疗药对基底细胞癌疗效不佳,对较晚期的病例,化疗仍可作为综合治疗的一种补充手段。

（七）预后

外阴基底细胞癌恶性程度低,预后好。5年生存率为80％～90％。然而如处理不当,可有10％～20％的复发率。

三、外阴腺癌

外阴腺癌非常少见,主要来自外阴的腺体组织,包括前庭大腺、尿道旁腺和汗腺,以前庭大腺发生的腺癌较易见。

前庭大腺癌约占外阴恶性肿瘤的5％。前庭大腺的原发癌50％以上为腺癌,30％为鳞状细

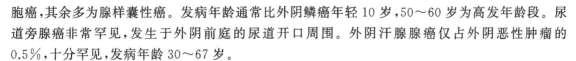

胞癌,其余多为腺样囊性癌。发病年龄通常比外阴鳞癌年轻 10 岁,50～60 岁为高发年龄段。尿道旁腺癌非常罕见,发生于外阴前庭的尿道开口周围。外阴汗腺腺癌仅占外阴恶性肿瘤的 0.5%,十分罕见,发病年龄 30～67 岁。

（一）病因病机

外阴腺癌的真正病因不明,前庭大腺癌患者常有前庭大腺炎病史。

（二）病理

1.前庭大腺癌

前庭大腺癌通常是局限性的,切面苍白,呈分叶状。晚期出现溃疡,常合并感染,分叶中有黏液和脓液。镜下见前庭大腺发生的癌瘤常为腺癌。因前庭大腺导管在近阴道部分,其内衬以鳞状上皮,故鳞状上皮癌也多见。前庭大腺的鳞癌在组织学上与外阴鳞癌相似,根据完整的被覆鳞状上皮和邻近肿瘤有残留的正常腺泡可判断肿瘤来源于前庭大腺。其分化程度分为分化良好、中度分化和分化差 3 类。前庭大腺的腺癌在组织学上腺体和细胞多数分化不良。大部分腺癌产生大量黏液。前庭大腺癌比外阴鳞状细胞癌更易出现腹股沟和盆腔淋巴结转移,而导致预后不良。

2.尿道旁腺癌

尿道旁腺癌主要为腺癌结构,有透亮细胞型和乳头状型。尿道口可有鳞癌出现,尿道可有移行细胞癌出现。

3.外阴汗腺癌

外阴汗腺癌组织形态极像正常汗腺。癌灶侵入表皮并与旁边的大汗腺有形态学上的过渡,也可向深部浸润。癌细胞胞质丰富、嗜酸性,可产生黏液。

（三）临床表现

1.前庭大腺癌

前庭大腺癌最常见症状为阴道疼痛和肿胀。体检时,于小阴唇内侧可见肿胀,能触及深部实性结节状的肿块,表面皮肤完好。中晚期患者,前庭大腺肿物溃破,出现溃疡,合并感染可出现渗液或出血。癌灶向周围直接蔓延可累及阴道直肠隔或会阴,可有阴道或会阴的疼痛和肿胀。前庭大腺癌可发生淋巴结转移,多数先转移至腹股沟淋巴结,也有少数直接转移至盆腔淋巴结。同时出现双侧原发性前庭大腺癌者极为罕见。

2.尿道旁腺癌

尿道旁腺癌早期症候为排尿困难、尿道出血和尿道口肿物。当瘤灶增大时,可阻塞尿道或向外阴前庭、阴道口扩散,肿瘤表面溃疡、出血、疼痛,可出现腹股沟、盆腔淋巴结的转移。

3.外阴汗腺癌

外阴汗腺癌常见外阴局部瘙痒,也可无症状。溃疡面常合并感染,可产生渗液及液性分泌物,体检可见肿瘤常位于大阴唇,病灶常为单发,偶见多发,多数为实性。直径通常<1 cm,少数可达 5 cm,表面皮肤完整,也可出现表浅溃疡或湿疹样改变。汗腺癌恶性度低,进展缓慢,晚期病灶可直接浸润肌层或累及阴道,或出现腹股沟淋巴结转移和血行转移至肺部。

（四）诊断

1.前庭大腺癌

原发性前庭大腺癌的诊断:肿瘤位于前庭大腺部位时应怀疑本病。前庭大腺癌可发生淋巴结转移,除腹股沟淋巴结转移外,也可直接到达盆腔淋巴结,出现闭孔淋巴结转移,因此应行盆腔淋巴结的 CT 扫描或淋巴造影检查以了解有无淋巴结转移。

2.尿道旁腺癌

尿道旁腺癌根据临床表现的症状和体征,可初步做出诊断,病理活检可确诊。

3.外阴汗腺癌

外阴汗腺癌罕见,一般需进行活检才能确诊。

(五)鉴别诊断

1.前庭大腺癌

前庭大腺癌主要需与前庭大腺囊肿鉴别。后者为常见的外阴良性囊性病变。囊肿边界清楚,多年不变,或生长缓慢。并发感染时,局部出现红肿热痛,或排出脓液,抗菌治疗有效。诊断有困难时,常需做病理组织学检查确诊。

2.尿道旁腺癌

早期尿道旁腺癌应与尿道肉阜区别,对有怀疑恶变的尿道肉阜,均应做活检以明确诊断。中、晚期的尿道旁腺癌应排除转移癌,原发者为腺癌,转移者为鳞状细胞癌。

3.外阴汗腺癌

外阴汗腺癌依据病理组织学才能进行最后诊断。

(六)治疗

1.前庭大腺癌

前庭大腺癌以手术治疗为主,对中晚期病例应综合应用化疗和放疗。传统术式为根治性外阴切除和腹股沟淋巴结清扫术或盆腔淋巴结清扫术。前庭大腺的腺样囊腺癌恶性程度稍低,早期患者可考虑仅做广泛性外阴切除术。化疗的有效药物有顺铂、卡铂和环磷酰胺等。凡对其他部位的黏液腺癌有效的药物,对前庭大腺癌也有效。对外阴鳞癌有效的药物,同样适用于前庭大腺起源的和转移的鳞癌。高能放射治疗对前庭大腺鳞状细胞癌有一定作用,但对前庭大腺腺癌疗效差。

2.尿道旁腺癌

尿道旁腺癌与尿道癌的治疗相同,放疗为主要治疗方法。由于尿道组织能耐受较高的放射剂量(通常耐受剂量可达每 5 周 150～180 Gy),使该处的癌灶可达到足够的治疗剂量(一般癌灶剂量为每 5 周70～80 Gy)。早期的尿道旁腺癌采用组织内置入放疗可获得好的效果。较晚期的病灶,除组织内置入放疗外,还需补充病灶区的体外放疗。除了放射治疗外,手术治疗也能达到相似的疗效。早期尿道旁腺癌还可采用外阴广泛切除及部分前庭尿道切除术,如有淋巴结转移应做相应的腹股沟和(或)盆腔淋巴结的清除术。中、晚期患者视病灶范围而定术式。

3.外阴汗腺癌

外阴汗腺癌手术治疗:早期病灶可行病灶广泛切除术,肿瘤完整切除则可治愈。中晚期病灶应行外阴广泛切除,腹股沟淋巴结肿大者,需行腹股沟淋巴结清扫术。中晚期外阴汗腺癌手术后辅助化疗可能会改善预后,药物的选择同外阴前庭大腺癌。

四、外阴肉瘤

外阴肉瘤很罕见,占外阴恶性肿瘤的 $1.1\%\sim3\%$,包括平滑肌肉瘤、脂肪肉瘤、横纹肌肉瘤、纤维肉瘤、恶性神经鞘瘤、淋巴肉瘤、血管肉瘤和表皮样肉瘤等一大组恶性肿瘤。此外尚有更罕见的隆突性皮肤纤维肉瘤、恶性纤维黄色瘤、恶性纤维组织细胞瘤、滑膜肉瘤等。此类癌瘤年龄分布较广,平均年龄 45 岁。好发于大阴唇、阴蒂和尿道周围。

（一）病因病机

外阴肉瘤的病因不明。

（二）病理

1.大体

外阴肉瘤为实性肿块,直径通常＞5 cm。切面可呈鱼肉样,淡红色、灰白色或暗黄色,质地糟脆,但有些纤维较多的肿瘤则质地较韧实。较大的病灶可伴有出血和坏死。

2.镜下

依病变的组织学来源不同而有不同的表现。平滑肌肉瘤的瘤细胞细长,呈梭形,偶尔并有上皮样形态。胞质嗜伊红,染色质增多,胞核较大。核不典型性和多形性,核分裂象＞10 个/10 个高倍视野。肿瘤细胞呈栅栏状或漩涡状排列,肿瘤存在浸润性边缘。脂肪肉瘤的细胞呈梭形、星形或圆形。胞质中可见脂滴或空泡。恶性淋巴瘤的瘤细胞多有不同程度的间变,瘤细胞呈散在或密集分布,并有核分裂象,肿瘤与周围组织分界不清。横纹肌肉瘤的瘤细胞,随分化程度的不同而具有不同数量的核分裂象。在细胞质中用磷钨酸-苏木素染色能找到清晰的横纹。纤维肉瘤的瘤细胞呈梭形,有异常核分裂,呈不规则的栅栏束状排列,并有数量不等的胶原纤维。

（三）临床表现

多见于 30~50 岁妇女,常见于大阴唇和阴蒂,很少发生于小阴唇。主要表现为外阴结节或肿物。初起时肿块较小,位于皮下,可无任何症状。随着肿块逐渐增大可出现疼痛,侵犯皮肤形成溃疡,合并感染时出血或有脓性分泌物。患者往往因肿块、出血和疼痛而就诊。通常无外阴瘙痒和外阴白色病变史。晚期肿瘤可能侵犯深部组织,固定于耻、坐骨上或出现远处转移。

（四）诊断

凡发展较快的外阴皮下实性肿块,均应怀疑为软组织恶性肿瘤,依据病理组织学检查进行诊断。对皮肤破溃者,可钳取组织活检;对皮肤完整者,可做针吸活检或穿刺活检,也可做切取活检或切除活检。

（五）鉴别诊断

与外阴软组织良性肿瘤鉴别:良性肿瘤一般发展缓慢,恶性者发展较快。外阴的肿块,尤其位于皮下、质地较实者,通常都要做病理组织学检查才能做出最后诊断。

（六）治疗

外阴肉瘤以手术治疗为主,辅以化疗或放射治疗可望提高疗效。

1.手术治疗

采用根治性外阴切除和腹股沟淋巴结清扫术。必须彻底切除原发灶,切除不够常会导致局部复发。腹股沟淋巴结阳性则行髂盆区淋巴结清扫术。采用肿瘤挖出术或保守性手术者,80％的患者出现局部复发。

2.化疗

病期稍晚、组织上核分裂活跃的肉瘤,根治术前后结合化疗可改善预后。目前常用的化疗方案有 VAC 方案、ADIC 方案、CYVADIC 方案。恶性淋巴瘤病灶局限者,先行手术切除,术后辅助化疗,常用方案为 COP 方案和 CHOP 方案。

3.放疗

过去认为外阴肉瘤放射治疗无效。然而软组织肉瘤于根治性手术后补充放射治疗是有益的,可减少术后局部复发率,与化疗综合应用也可达到近期治愈的目的。

（七）预后

外阴肉瘤少见,属高度恶性肿瘤,5 年生存率在 25％左右。治疗后 1～2 年出现局部复发,80％以上复发者最终会出现肺转移。单纯肿瘤挖出术局部复发率可达 80％,而根治性外阴切除术仅 30％。肿瘤直径＞5 cm,边缘呈浸润性而非膨胀性生长,核分裂象＞10/10 个高倍视野,是预后不良的最危险因素。其中横纹肌肉瘤预后最差。

五、外阴黑色素瘤

外阴黑色素瘤是一种少见的恶性程度高的肿瘤,占外阴恶性肿瘤的2％～3％。

（一）病因病机

日光(紫外线辐射)是外阴黑色素瘤发生的主要病因。美国的一项研究资料表明,臭氧层每减少 1％,发病率就增加 2％。黑色素瘤多由色素痣恶变而来,慢性刺激和外伤常成为恶变的诱因。

（二）病理

外阴黑色素瘤呈深蓝、蓝黑、棕黑或淡棕色,也有无色素性。镜下见瘤细胞呈圆形、多边形、梭形或多形性的混合型。细胞核大,深染,有核分裂象,偶尔可见核内空泡。细胞内黑色素分布不均。

（三）临床表现

外阴黑色素瘤可发生于任何年龄,最常见于 60～70 岁妇女,平均年龄 55 岁。60％外阴黑色素瘤发生于小阴唇和阴蒂,40％发生于大阴唇。主要临床表现为外阴有色素沉着的肿块伴瘙痒,破溃后有出血和疼痛。有继发感染者可见味臭的脓血性分泌物流出。晚期患者可扪及肿大的腹股沟淋巴结。

（四）诊断

根据症状、体征不难诊断,需做病理活检以确诊。取活检时应注意,切忌在病灶局部咬取组织,以免加速癌细胞扩散,应将病灶连同周围 0.5～1 cm 正常皮肤及皮下脂肪整块切除后送病理,以便全面评估病变深度、切缘是否适当以及该病的组织学特征。对于范围大的病灶,则可行咬取活检。

国际妇产科协会对外阴癌的分期并不适用于黑色素瘤,相反这种分期却可用于其他皮肤癌。Clark 根据肿瘤的浸润深度提出了黑色素瘤的组织分类法;Breslow 分期则是根据病变的垂直深度,即从皮肤的颗粒层到病变侵袭的最深部位;还有一种用淋巴结标记作为分期的方法。但目前大多数临床医师都倾向于 Breslow 分期,因为垂直深度对淋巴结转移和复发都很有预测意义。

（五）鉴别诊断

应与其他色素沉着性疾病相鉴别,通过病理活检不难鉴别。

（六）治疗

1.手术治疗

(1)局部广泛切除术:适用于病变厚度＜1 mm 的早期患者,手术切缘距离病灶 2 cm,可不做淋巴结切除。

(2)根治性手术:适用于病变厚度为 1～4 mm 者,包括局部广泛切除和双侧腹股沟淋巴结切除,如腹股沟淋巴结阳性,需同时行盆腔淋巴结清扫。

（3）姑息性手术：中晚期黑色素瘤患者可行姑息性手术治疗。对于病变厚度＞4 mm 者，可暂不做淋巴结清扫，经辅助化疗或免疫治疗后，效果明显者，可行分期淋巴结切除。

2.化疗

化疗作为手术的辅助治疗可减少复发。对播散型黑色素瘤来说，化疗则为重要的治疗手段。目前常用化疗药物为环磷酰胺、氟尿嘧啶、甲氨蝶呤、长春新碱、达卡巴嗪等。

3.免疫治疗

黑色素瘤的自然消退早已被学者们注意到，这种现象提示宿主的免疫反应在疾病的发生发展中起到重要作用。因此，免疫治疗受到重视并取得较好的疗效。免疫治疗包括：卡介苗治疗、白细胞介素-2 治疗和干扰素治疗等。

（七）预后

外阴黑色素瘤的预后较差，5 年生存率在 28.6%～35%。影响黑色素瘤预后的因素包括患者年龄、性别、诊断时期、原发肿瘤的厚度、侵犯的水平、淋巴结有无转移和治疗手段等。

（黄　群）

第三节　外阴鳞状上皮内瘤变

外阴鳞状上皮内瘤变（squamous vulvar intraepithelial neoplasia，VIN）局限于外阴表皮内，未发生向周围间质浸润及转移的癌前病变。多见于 45 岁左右妇女。近年来 VIN 发生率在性生活活跃的年轻妇女中有所增加，患者年龄也趋于年轻化（＜35 岁）。约 50% 的 VIN 患者伴有其他部位的上皮内瘤变。年轻患者的 VIN 常自然消退，但 60 岁以上患者或伴有免疫抑制的年轻患者，其 VIN 可能转变为浸润癌。

一、命名

VIN 的命名一度比较混乱，曾被称为鲍文病、Queyrat 增殖性红斑、单纯性原位癌。1986 年，国际外阴疾病研究学会将其统一命名为 VIN，并分为 VIN Ⅰ、Ⅱ 和 Ⅲ。然而，随着对 VIN 病程认识的逐渐加深，VIN Ⅰ～Ⅲ 的分级标准并不能很好地反映其自然病程发展。一方面，临床研究并无证据表明 VIN 在病程中也是经历由 VIN Ⅰ 至 VIN Ⅲ 的发展过程。

多数 VIN Ⅰ 为一种反应性改变或是受到人乳头瘤病毒感染的影响，并无证据表明 VIN Ⅰ 是一种癌前病变。另一方面，VIN Ⅰ 的诊断在不同的病理学家之间重复性极差；VIN Ⅱ、VIN Ⅲ 的形态学变化的差异较能明确区分。此外，近来研究证实，VIN 也分为人乳头瘤病毒感染相关型与人乳头瘤病毒感染不相关型，它们在流行病学、临床表现、组织病理学以及分子生物学特性上均有所不同。因此，2004 年，国际外阴疾病研究学会对 VIN 分类定义进行了重新修正（表 9-3）。

2004 年 VIN 新的定义仅指高级别 VIN 病变（即原 VIN Ⅱ 及 VIN Ⅲ）。依据病理形态学、生物学及临床特点将 VIN 分为两类。

（一）普通型 VIN

普通型 VIN 与高危型人乳头瘤病毒感染相关，多发生于年轻女性，超过 30% 的病例合并下生殖道其他部位瘤变（以 CIN 最常见），与外阴浸润性疣状癌及基底细胞癌有关。普通型 VIN 包括以下 3 种亚型:疣型 VIN、基底细胞型 VIN、混合型 VIN。

表 9-3　外阴鳞状上皮内瘤变分类及特征(2004 年,国际外阴疾病研究学会)

分类		与人乳头瘤病毒关系	特征	
			肉眼	镜下
普通型 VIN	疣型 VIN	与人乳头瘤病毒感染有关,皮肤病损界限清晰	呈湿疣样外观	见凹空细胞、角化不全及角化过度细胞,细胞棘层肥厚,细胞异型性明显
	基底细胞型 VIN		呈扁平样增生改变或非乳头瘤病变	上皮层增厚,表皮内见大量增殖的、呈基底细胞样的未分化细胞,从基底层向上扩展,凹空细胞少于疣型 VIN
	混合型 VIN			兼有疣型和基底细胞型 VIN 两种表现
分化型 VIN		与人乳头瘤病毒感染无关	局部隆起、溃疡、疣状丘疹或过度角化斑片	细胞分化好,细胞异型性局限于上皮基底层,基底细胞角化不良,表皮网脊内常有角蛋白形成
未分化型 VIN		其他不能归入普通型或分化型的 VIN,包括外阴 Paget 病(乳头乳晕湿疹样癌)等		

(二)分化型 VIN

分化型 VIN 与人乳头瘤病毒感染无关,病变在苔藓硬化基础上发生,形态主要为溃疡、疣状丘疹或过度角化斑片。多发生于绝经后女性,多不伴其他部位病变,与外阴角化性鳞状细胞癌有关。

此外,外阴 Paget 病等其他不能归入上述两类的 VIN 病变归入未分类型 VIN。

二、病因

病因不完全清楚。DNA 检测发现 VIN 病变细胞 DNA 多为单倍体;利用显微分光光度计做多发性病灶 DNA 分析,结果显示不同病灶起源于不同的干细胞;大的融合病灶可起源于单一的干细胞或是不同散在病灶的融合。普通型 VIN 常与人乳头瘤病毒感染相关,尤其与人乳头瘤病毒 16 型感染关系密切。*P53* 基因异常则可促进分化型 VIN 向鳞癌发展。其他的危险因素有性传播疾病、肛门-生殖道瘤变、免疫抑制以及吸烟等。

三、临床表现

VIN 的症状无特异性,多表现为外阴瘙痒、烧灼感、皮肤破损及溃疡,程度轻重不一。部分患者无症状。病变可发生于外阴任何部位,最常见于会阴、阴蒂周围及小阴唇,可累及肛周、尿道周围。病灶可表现为表皮隆起的丘疹、斑点、斑块或乳头状赘疣,单个或多个,融合或分散,呈灰白、粉红色、黑色素沉着,或者红白相间的片状,严重者可呈弥漫状覆盖整个外阴。通常,多中心病灶更常见于较年轻妇女(<40岁者);绝经后妇女多为单发病灶。

四、诊断

确诊需依据病理学检查。对任何可疑病灶应做多点活组织病理检查。为排除浸润癌,取材时需根据病灶情况决定取材深度。为了提高活检阳性率,可采用局部涂抹3%～5%醋酸或1%甲苯胺蓝,阴道镜下观察外阴、会阴及肛周皮肤组织的血管情况,在血管不典型处取材。有条件者,应行阴道内人乳头瘤病毒检测协助诊断。

五、治疗

治疗的目的在于消除病灶,缓解临床症状,预防VIN向恶性转化。选择治疗方案应综合考虑以下3个因素。①患者因素:包括年龄、症状、一般情况、手术并发症、随诊情况、心理状态等。②疾病有关因素:病灶的病理类型、大小、数量、位置、发生浸润的风险,病变是否侵犯黏膜及阴毛生长区。③治疗疗效:对于外阴外观、结构、功能的影响。

(一)局部药物治疗

可采用抗病毒、化疗、免疫治疗药物外阴病灶涂抹。例如:①1%西多福韦,广谱抗DNA病毒药物;②5%咪喹莫特;③5%氟尿嘧啶软膏;④干扰素凝胶等。

(二)物理治疗

物理治疗前对患者进行准确的评估,排除浸润癌。浸润癌高危者与溃疡者禁用。目前临床应用的物理治疗主要有激光汽化、激光切除、冷冻、电灼以及光动力学治疗。治疗后能保留外阴外观,尤其适用于累及小阴唇或阴蒂的病灶,多用作年轻患者病灶广泛时的辅助治疗。

(三)手术治疗

手术目的在于将病灶完全切除并对病灶进行彻底的组织病理学评定。术式包括以下几种。

1.局部扩大切除

局部扩大切除适用于病灶局限者。外阴两侧的病灶切除范围应在病灶外0.5～1.0 cm处。手术时切除组织边缘需行冷冻切片以确定无残留病灶。若无病灶累及,可保留阴蒂及其正常功能。

2.外阴皮肤切除

外阴皮肤切除适用于年轻患者。切除部分或全部外阴和会阴的皮肤,保留皮下组织,维持外阴形态,缺损区需大腿或臀部皮肤移植,该方法可较满意地维持外阴的结构和功能。

3.单纯外阴切除

单纯外阴切除适用于治疗老年、广泛性VIN病变患者,切除范围包括外阴皮肤及部分皮下组织,与根治性手术的区别在于其不需切除会阴筋膜。

综上所述,VIN的治疗强调个体化。尽管2004年国际外阴疾病研究学会提出VIN新分类已逐步应用于临床,但尚未有充足的临床研究用以评估、指导各分类的治疗。目前国内外均未提出针对2004年VIN新分类的治疗规范。但以下几点需要强调:①普通型VIN与人乳头瘤病毒感染有关,70%～93%的普通型VIN中可检测到人乳头瘤病毒,因此,普通型VIN治疗中应注意人乳头瘤病毒感染的检测、治疗、随诊。普通型VIN的临床表现及预后均好于分化型,通常局部扩大切除手术治疗效果基本满意。②分化型VIN不伴有人乳头瘤病毒感染,基本上检测不到人乳头瘤病毒。其临床表现及预后与普通型VIN差异很大,其经常同时合并有外阴鳞癌。治疗前应仔细检查,除外浸润癌。③约35%的 VIN 患者同时有阴道和子宫颈病变,故所有 VIN 患者均应行子宫颈刮片检查,并仔细检查阴道、子宫颈等。

六、预后

约38%的 VIN 可自然消退,治疗后 VIN 的复发率为 10%～20%(多在未经治疗的部位)。其术后复发的高危因素包括高危型人乳头瘤病毒感染、多发病灶、切缘阳性等。任何 VIN 均需进行长期随访:一般于治疗后 3 个月、6 个月各检查一次,此后每 6 个月检查一次,至少随访 5 年。

七、预防

避免不洁性生活,预防人乳头瘤病毒感染,及时治疗外阴炎,避免吸烟,长期应用免疫抑制剂时注意外阴病变。

（黄　群）

第十章

妊娠滋养细胞疾病

第一节 葡 萄 胎

葡萄胎因妊娠后胎盘绒毛滋养细胞增生、间质水肿,而形成大小不一的水泡,水泡间以蒂相连成串,形如葡萄而命名之,也称水泡状胎块。葡萄胎可分为完全性葡萄胎(complete hydatidiform mole,CHM)和部分性葡萄胎(partial hydatidiform mole,PHM)两类。

一、病因

葡萄胎发生的确切原因虽尚未完全清楚,但已取得一些重要进展。

(一)完全性葡萄胎

1.流行病学

流行病学调查显示,亚洲和拉丁美洲国家的发生率较高,如韩国和印度尼西亚约 400 次妊娠中发生 1 次,而北美和欧洲国家发生率较低,如美国约 1 500 次妊娠仅发生 1 次。根据我国 23 个省、市、自治区的调查,平均每 1 000 次妊娠中可发生 0.78 次,其中浙江省最高为 1.39 次,山西省最低为 0.29 次。即使是同一种族,因其居住在不同地域,其葡萄胎的发生率也不相同,如居住在北非和东方国家的犹太人后裔的发生率是居住在西方国家的 2 倍,提示造成葡萄胎发生地域差异的原因除种族外,尚有多方面的因素。

2.营养学说

营养状况与社会经济因素是可能的高危因素之一。饮食中缺乏维生素 A 及其前体胡萝卜素和动物脂肪者发生葡萄胎的概率显著升高。

3.年龄及前次妊娠史

年龄是另一高危因素,>35 岁和>40 岁的妇女妊娠时葡萄胎的发生率分别是年轻妇女的 2 倍和7.5 倍。相反<20 岁妇女的葡萄胎发生率也显著升高,其原因可能与该两个年龄段容易发生异常受精有关。前次妊娠有葡萄胎史也是高危因素,有过 1 次和 2 次葡萄胎妊娠者,再次葡萄胎的发生率分别为 1%和 15%～20%。既往自然流产史和不孕史也被认为可增加葡萄胎的发生率。

4.遗传学因素

细胞遗传学研究表明,完全性葡萄胎的染色体核型为二倍体。根据基因来源可分为两组染色体均来源于父系的完全性葡萄胎及两组染色体分别来自父亲和母亲的双亲来源的完全性葡萄胎。研究表明,胚胎的正常发育需要基因组印迹正常。基因组印迹指哺乳动物和人类的某些基因位点,其父源性和母源性等位基因呈现不同程度的表达,即在一方的单等位基因表达时,另一方沉默。显然,父母双亲染色体的共同参与才能确保基因组印迹的正常调控。

5.其他

如地理环境、气候、温度、病毒感染及免疫等方面,在葡萄胎发病中也起作用。

(二)部分性葡萄胎

传统认为部分性葡萄胎的发生率远低于完全性葡萄胎,但近年资料表明,部分性葡萄胎和完全性葡萄胎的比例基本接近或者更高,如日本和英国的报道分别为 0.78 和 1.13,其原因可能与完全性葡萄胎发病率的下降和对部分性葡萄胎诊断准确性的提高有关,许多伴有三倍体的早期流产其实为部分性葡萄胎。有关部分性葡萄胎高危因素的流行病学调查资料较少,一项病例对照研究显示,与部分性葡萄胎发病有关的高危因素有不规则月经、前次活胎妊娠均为男性和口服避孕药超过 4 年等,但与饮食因素无关。

细胞遗传学研究表明,90%以上部分性葡萄胎的核型为三倍体,如果胎儿同时存在,其核型一般也为三倍体。最常见的核型是 69,XXY,其余为 69,XXX 或 69,XYY,为一看似正常的单倍体卵子和两个单倍体精子受精,或由一看似正常的单倍体卵子(精子)和一个减数分裂缺陷的双倍体精子(卵子)受精而成,所以一套多余的染色体多来自父方。已经证明,不管是完全性还是部分性葡萄胎,多余的父源基因物质是造成滋养细胞增生的主要原因。另外尚有极少数部分性葡萄胎的核型为四倍体,但其形成机制还不清楚。

二、病理

(一)完全性葡萄胎

大体检查水泡状物形如串串葡萄,大小自直径数毫米至数厘米不等,其间有纤细的纤维素相连,常混有血块蜕膜碎片。水泡状物占满整个宫腔,虽经仔细检查仍不能发现胎儿及其附属物或胎儿痕迹。镜下见绒毛体积增大,轮廓规则,滋养细胞增生,间质水肿和间质内胎源性血管消失。

(二)部分性葡萄胎

仅部分绒毛变为水泡,常合并胚胎或胎儿组织,胎儿多已死亡,合并足月儿极少,且常伴发育迟缓或多发性畸形。镜下可见部分绒毛水肿,轮廓不规则,滋养细胞增生程度较轻,且常限于合体滋养细胞,间质内可见胎源性血管及其中的有核红细胞。此外,还可见胚胎和胎膜的组织结构。

完全性葡萄胎和部分性葡萄胎的核型、病理及临床特征鉴别要点见表10-1。

表 10-1　完全性和部分性葡萄胎核型、病理和临床特征比较

特征	完全性葡萄胎	部分性葡萄胎
核型	常见为 46,XX 和 46,XY	常见为 69,XXX 和 69,XXY
病理特征		
胎儿组织	缺乏	存在

续表

特征	完全性葡萄胎	部分性葡萄胎
绒毛组织	弥漫	局限
滋养细胞增生	弥漫,轻至重度增生	局限,轻至中度增生
羊膜、胎儿红细胞	缺乏	存在
临床特征		
诊断	葡萄胎妊娠	易误诊为流产
子宫大小	大于停经月份	小于停经月份
黄素化囊肿	15%～25%	少
并发症	<25%	少
GTN 发生率	6%～32%	<5%

三、临床表现

（一）完全性葡萄胎

近 30 年来,由于超声诊断及血 HCG 的检测,完全性葡萄胎的临床表现发生了变化,但停经后阴道流血仍然是最常见的临床表现,90％的患者可有阴道流血。而其他症状如子宫异常增大、妊娠剧吐、子痫前期、甲状腺功能亢进、呼吸困难等却已少见,但若出现,支持诊断。完全性葡萄胎的典型症状如下。

1.停经后阴道流血

停经后阴道流血为最常见的症状。停经时间 8～12 周开始有不规则阴道流血,量多少不定,时有时无,反复发作,逐渐增多。若葡萄胎组织从蜕膜剥离,母体大血管破裂,可造成大出血,导致休克,甚至死亡。葡萄胎组织有时可自行排出,但排出之前和排出时常伴有大量流血。葡萄胎反复阴道流血如不及时治疗,可导致贫血和继发感染。

2.子宫异常增大、变软

有半数以上葡萄胎患者的子宫大于停经月份,质地变软,并伴有血清 HCG 水平异常升高,其原因为葡萄胎迅速增长及宫腔内积血。由于大部分葡萄胎在妊娠早期得以诊断,子宫异常增大已较少见。另有少数子宫大小小于停经月份,其原因可能与水泡退行性变、停止发展有关。

3.腹痛

腹痛因葡萄胎增长迅速和子宫过度快速扩张所致,表现为阵发性下腹痛,一般不剧烈,能忍受,常发生于阴道流血之前。若发生卵巢黄素囊肿扭转或破裂,可出现急腹痛。

4.妊娠呕吐

妊娠呕吐多发生于子宫异常增大和 HCG 水平异常升高者,出现时间一般较正常妊娠早,症状严重,且持续时间长。发生严重呕吐且未及时纠正时可导致水电解质平衡紊乱。

5.妊娠期高血压疾病征象

其多发生于子宫异常增大者,出现时间较正常妊娠早,可在妊娠 24 周前出现高血压、水肿和蛋白尿,而且症状严重,容易发展为子痫前期,但子痫罕见。

6.卵巢黄素化囊肿

由于滋养细胞显著增生,产生大量 HCG 刺激卵巢卵泡内膜细胞,使之发生黄素化而形成囊肿,称卵巢黄素化囊肿。常为双侧性,但也可单侧,大小不等,最小仅在光镜下可见,最大直径可在 20 cm 以上。囊肿表面光滑,活动度好,切面为多房,囊肿壁薄,囊液清亮或琥珀色。光镜下见囊壁为内衬 2~3 层黄素化卵泡膜细胞。黄素化囊肿一般无症状。由于子宫异常增大,在葡萄胎排空前一般较难通过妇科检查发现,多由 B 超检查做出诊断。黄素化囊肿常在水泡状胎块清除后 2~4 个月自行消退。

7.甲状腺功能亢进征象

约 7% 的患者可出现轻度甲状腺功能亢进表现,如心动过速、皮肤潮湿和震颤,但突眼少见。

(二)部分性葡萄胎

可有完全性葡萄胎的大多数症状,但一般程度较轻。子宫大小与停经月份多数相符或小于停经月份,一般无腹痛,妊娠呕吐也较轻,常无妊娠期高血压疾病征象,一般不伴卵巢黄素化囊肿。有时部分性葡萄胎在临床上表现不全流产或过期流产,仅在对流产组织进行病理检查时才发现。有时部分性葡萄胎也和完全性葡萄胎较难鉴别,需刮宫后经组织学、遗传学检查和 $P57KIP2$ 免疫组化染色方能确诊。

四、自然转归

了解葡萄胎排空后 HCG 的消退规律对预测其自然转归非常重要。在正常情况下,葡萄胎排空后,血清 HCG 稳定下降,首次降至正常的平均时间大约为 9 周,最长不超过 14 周。若葡萄胎排空后 HCG 持续异常要考虑妊娠滋养细胞肿瘤。完全性葡萄胎发生子宫局部侵犯和(或)远处转移的概率约为 15% 和 4%。研究发现,出现局部侵犯和(或)远处转移的危险性增高约 10 倍的高危因素包括:①HCG >100 000 IU/L;②子宫明显大于相应孕周;③卵巢黄素化囊肿直径>6 cm。另外,年龄>40 岁者发生局部侵犯和(或)远处转移的危险性达 37%,>50 岁者高达 56%。重复葡萄胎局部侵犯和(或)远处转移的发生率增加 3~4 倍。因此,有学者认为年龄>40 岁和重复葡萄胎也应视为高危因素。

部分性葡萄胎发生子宫局部侵犯的概率约为 4%,一般不发生转移。与完全性葡萄胎不同,部分性葡萄胎缺乏明显的临床或病理高危因素。发生为妊娠滋养细胞肿瘤的部分性葡萄胎绝大多数也为三倍体。

五、诊断

停经后不规则阴道流血是较早出现的症状,要考虑葡萄胎可能。若有子宫大于停经月份、严重妊娠呕吐、子痫前期,双侧卵巢囊肿及甲亢征象等,则支持诊断。若在阴道排出物中见到葡萄样水泡组织,诊断基本成立。常选择下列辅助检查以进一步明确诊断。

(一)超声检查

超声检查是诊断葡萄胎常用的辅助检查方法,最好采用经阴道彩色多普勒超声检查。完全性葡萄胎的典型超声影像学表现为子宫明显大于相应孕周,无妊娠囊或胎心搏动,宫腔内充满不均质密集状或短条状回声,呈"落雪状",若水泡较大而形成大小不等的回声区,则呈"蜂窝状"。子宫壁薄,但回声连续,无局灶性透声区。常可测到两侧或一侧卵巢囊肿,多房,囊壁薄,内见部分纤细分隔。彩色多普勒超声检查可见子宫动脉血流丰富,但子宫肌层内无血流或仅有稀疏"星点状"血流信号。但早期葡萄胎妊娠可不出现典型的"落雪状"超声图像,无胎儿回声、胎盘囊性改变、妊娠囊变形提示葡萄胎可能。

部分性葡萄胎宫腔内可见由水泡状胎块所引起的超声图像改变及胎儿或羊膜腔,胎儿常合并畸形。

(二)血清 HCG 测定

正常妊娠时,孕卵着床后数天便形成滋养细胞并开始分泌 HCG。随孕周增加,血清 HCG 滴度逐渐升高,在孕 8~10 周达高峰,持续 1~2 周后血清 HCG 滴度逐渐下降。但葡萄胎时,滋养细胞高度增生,产生大量 HCG,血清中 HCG 滴度通常高于相应孕周的正常妊娠值,而且在停经 8~10 周以后,随着子宫增大仍持续上升,利用这种差别可作为辅助诊断。但也有少数葡萄胎,尤其是部分性葡萄胎因绒毛退行性变,HCG 升高不明显。常用的 HCG 测定方法是放射免疫测定和酶联免疫吸附试验。因 HCG 由 α 和 β 两条多肽链组成,其生物免疫学特征主要由 β 链决定,而 α 链与黄体生成素、卵泡刺激素、促甲状腺激素的 α 链结构相似。为避免抗 HCG 抗体与其他多肽激素发生交叉反应,临床上也用抗 HCG-β 链单克隆抗体检测。葡萄胎时,血 HCG 多在200 000 IU/L以上,最高可达 2 400 000 IU/L,且持续不降。但在正常妊娠血 HCG 处于峰值时较难鉴别,可根据动态变化或结合超声检查做出诊断。

近年发现,HCG 分子在体内经各种代谢途径生成各种 HCG 结构变异体,除规则 HCG 外,还有其他 HCG 结构变异体,包括高糖基化 HCG、缺刻 HCG、游离 α 亚单位、游离 β 亚单位和 β 亚单位核心片段等。在正常妊娠时,血液中的主要分子为规则 HCG,尿中为 β 核心片段,而葡萄胎及滋养细胞肿瘤则产生更多的 HCG 结构变异体,尤其是高糖基化 HCG。因此,同时测定血液和尿中规则 HCG 及其结构变异体,有助于葡萄胎及滋养细胞肿瘤的诊断和鉴别诊断。

(三)组织学诊断

组织学诊断是葡萄胎的确诊方法,所以葡萄胎每次刮宫的刮出物必须送组织学检查。

(1)完全性葡萄胎组织学特征:①可确认的胚胎或胎儿组织缺失;②绒毛水肿;③弥漫性滋养细胞增生;④种植部位滋养细胞呈弥漫和显著的异型性。

(2)部分性葡萄胎的组织学特征:①有胚胎或胎儿组织/细胞存在的证据,如胎儿血管或有核红细胞;②局限性滋养细胞增生;③绒毛大小及其水肿程度明显不一;④绒毛呈显著的扇贝样轮廓,间质内可见明显的滋养细胞包涵体;⑤种植部位滋养细胞呈局限和轻度的异型性。

(四)细胞遗传学诊断

染色体核型检查有助于完全性和部分性葡萄胎的鉴别诊断。完全性葡萄胎的染色体核型为二倍体,部分性葡萄胎为三倍体。

(五)母源表达印迹基因检测

部分性葡萄胎拥有双亲染色体,所以表达父源印迹、母源表达的印迹基因,而完全性葡萄胎无母源染色体,故不表达该类基因,因此检测母源表达印迹基因可区别完全性和部分性葡萄胎。

六、鉴别诊断

(一)先兆流产

流产葡萄胎病史与先兆流产相似,容易相混淆。先兆流产有停经、阴道流血及腹痛等症状,妊娠试验阳性,B超见胎囊及胎心搏动。葡萄胎时 HCG 水平持续高值,B超显示葡萄胎特点。难免流产有时与部分性葡萄胎较难鉴别,即使印迹基因 *P57KIP2* 检测也不能鉴别,需要刮宫后标本做仔细组织学检查。

（二）剖宫产术后子宫瘢痕妊娠

剖宫产术后子宫瘢痕妊娠是剖宫产术后的一种并发症，胚囊着床于子宫瘢痕部位，表现为停经后阴道流血，容易与葡萄胎相混淆，B超检查有助于鉴别。

（三）双胎妊娠

双胎妊娠子宫大于相应孕周的正常单胎妊娠，HCG水平也略高于正常，容易与葡萄胎相混淆，但双胎妊娠无阴道流血，B超检查可以确诊。

七、治疗

（一）清宫

葡萄胎一经确诊，应及时清宫。但清宫前首先应仔细做全身检查，注意有无休克、子痫前期、甲状腺功能亢进、水电解质紊乱及贫血等。必要时先对症处理，稳定病情。清宫应由有经验医师操作。一般选用吸刮术，其具有手术时间短、出血少、不易发生子宫穿孔等优点，比较安全。由于葡萄胎子宫大而软，清宫出血较多，也易穿孔，所以清宫应在手术室内进行，在输液、备血准备下，充分扩张宫颈管，选用大号吸管吸引。待葡萄胎组织大部分吸出、子宫明显缩小后，改用刮匙轻柔刮宫。为减少出血和预防子宫穿孔，可在术中应用缩宫素静脉滴注（10 U加入5％葡萄糖500 mL中，可根据情况适当调整滴速），但缩宫素可能把滋养细胞压入子宫壁血窦，导致肺栓塞和转移，所以一般在充分扩张宫颈管和开始吸宫后使用缩宫素。若第一次刮宫后有持续性出血或术中感到一次刮净有困难时，可于一周后行第二次刮宫。

在清宫过程中，有极少数患者因子宫异常增大、缩宫素使用不当或操作不规范等原因，造成大量滋养细胞进入子宫血窦，并随血流进入肺动脉，发生肺栓塞，出现急性呼吸窘迫，甚至急性右心衰竭。及时给予心血管及呼吸功能支持治疗，一般在72小时内恢复。为安全起见，建议子宫大于妊娠16周的葡萄胎患者应转送至有治疗妊娠滋养细胞疾病经验的医院进行清宫。

由于组织学诊断是葡萄胎最重要和最终的诊断，所以需要强调葡萄胎每次刮宫的刮出物必须送组织学检查。取材应注意选择近宫壁种植部位新鲜无坏死的组织送检。

（二）卵巢黄素化囊肿的处理

因囊肿在葡萄胎清宫后会自行消退，一般不需处理。若发生腹痛、怀疑有扭转可能时，可先予观察，如腹痛不缓解，可在超声引导下或腹腔镜下进行囊肿抽液。如扭转时间过久，已发生变性坏死，则宜将患侧附件切除。

（三）预防性化疗

不推荐常规预防性化疗，因为常规应用会使约80％的葡萄胎患者接受不必要的化疗。有前瞻性随机对照研究显示，对高危葡萄胎患者给予预防性化疗可使妊娠滋养细胞肿瘤的发生从50％下降至10％～15％，因此预防性化疗仅适用于随访困难和有高危因素的完全性葡萄胎患者，但也并非为常规。化疗方案选择建议采用甲氨蝶呤、氟尿嘧啶或放线菌素D等单一药物，HCG正常后停止化疗。实施预防性化疗的时机尽可能选择在葡萄胎清宫前2～3天或清宫时。预防性化疗不能完全防止葡萄胎恶变，所以化疗后仍需定期随访。部分性葡萄胎不做预防性化疗。

（四）子宫切除术

子宫切除术已很少应用。若同时存在其他切除子宫的指征时，可考虑行全子宫切除术，绝经前妇女应保留卵巢。对于子宫大小小于妊娠 14 周者,可直接切除子宫。与刮宫相比,子宫切除术虽能使葡萄胎恶变的机会从 20% 减少到 3.5%,但单纯子宫切除只能去除葡萄胎侵入子宫肌层局部的危险,而不能预防子宫外转移的发生,术后仍应随访和监测血 HCG。

八、随访

葡萄胎患者作为高危人群,其随访有重要意义。通过定期随访,可早期发现妊娠滋养细胞肿瘤并及时处理。随访应包括以下内容。

(一)HCG 定量测定

第一次测定应在清宫后 24 小时内,以后每周 1 次,直至连续 3 次正常,然后每个月 1 次,持续至少半年。

(二)症状体征

每次随访时除必须 HCG 测定外,应注意月经是否规则,有无异常阴道流血,有无咳嗽、咯血及其转移灶症状,并做妇科检查,可选择一定间隔定期或必要时做 B 超、X 线胸片或 CT 检查。

葡萄胎随访期间应可靠避孕,由于葡萄胎后滋养细胞肿瘤极少发生于 HCG 自然阴性以后,故葡萄胎后 6 个月如果 HCG 已降至阴性者可以妊娠。即使发生随访不足 6 个月的意外妊娠,只要 HCG 已阴性,也不需考虑终止妊娠。再次葡萄胎的发生率在一次葡萄胎妊娠后为 0.6% ~ 2%,但在连续葡萄胎后更高,所以对于葡萄胎后的再次妊娠,应在早孕期间做 B 超和 HCG 测定,以明确是否正常妊娠。分娩后也需 HCG 随访直至阴性。

避孕方法首选避孕套,也可选用口服避孕药,一般不选用宫内节育器,以免子宫穿孔或混淆子宫出血的原因。

(张　娅)

第二节　侵蚀性葡萄胎

侵蚀性葡萄胎指葡萄胎组织侵入子宫肌层局部,少数转移至子宫外,因具恶性肿瘤行为而命名。侵蚀性葡萄胎来自良性葡萄胎,多数在葡萄胎清除后 6 个月内发生。侵蚀性葡萄胎的绒毛可侵入子宫肌层或血管或两者皆有,起初为局部蔓延,水泡样组织侵入子宫肌层深部,有时完全穿透子宫壁,并扩展进入阔韧带或腹腔,半数病例随血运转移至远处,主要部位是肺和阴道。预后较好。

一、病理

大体可见水泡状物或血块,镜检时有绒毛结构,滋养细胞过度增生及不典型增生的程度不等,具有过度的侵蚀能力。组织学分为 3 型:①1 型。肉眼见大量水泡,形态似葡萄胎,但已侵入子宫肌层或血窦,很少出血坏死。②2 型。肉眼见少量或中等量水泡,滋养细胞中度增生,部分细胞分化不良,组织有出血坏死。③3 型。肿瘤几乎全部为坏死组织和血块,肉眼仔细观察才能见到少数水泡,个别仅在显微镜下找到残存肿大的绒毛,滋养细胞高度增生并分化不良,形态上极似绒毛膜癌。

二、临床表现

(一)原发灶表现

最主要症状是阴道不规则流血,多数在葡萄胎清除后几个月开始出现,量多少不定。妇科检查子宫复旧延迟,葡萄胎排空后4~6周子宫未恢复正常大小,黄素化囊肿持续存在。若肿瘤组织穿破子宫,则表现为腹痛及腹腔内出血症状。有时触及宫旁转移性肿块。

(二)转移灶表现症状、体征

视转移部位而异。最常见部位是肺,其次是阴道、宫旁,脑转移少见。在肺转移早期,胸片显示肺野外带单个或多个半透明小圆形阴影为其特点,晚期病例所见与绒毛膜癌相似。阴道转移灶表现为紫蓝色结节,溃破后大量出血。脑转移典型病例出现头痛、呕吐、抽搐、偏瘫及昏迷,一旦发生,致死率高。

三、诊断

(一)病史及临床表现

根据葡萄胎清除后半年内出现典型的临床表现或转移灶症状,结合辅助诊断方法,即可确立临床诊断。

(二)HCG 连续测定

葡萄胎清除后8周以上 HCG 仍持续高水平,或 HCG 曾一度降至正常水平又迅速升高,临床已排除葡萄胎残留、黄素化囊肿或再次妊娠,可诊断为侵蚀性葡萄胎。

(三)超声检查

B超显示宫壁局灶性或弥漫性强光点或光团与暗区相间的蜂窝样病灶,应考虑为侵蚀性葡萄胎或绒毛膜癌。

(四)组织学诊断

单凭刮宫标本不能作为侵蚀性葡萄胎的诊断依据,但在侵入子宫肌层或子宫外转移的切片中,见到绒毛结构或绒毛退变痕迹,即可诊断为侵蚀性葡萄胎。若原发灶与转移灶诊断不一致,只要任一标本中有绒毛结构,即应诊断为侵蚀性葡萄胎。

四、治疗

治疗原则以化疗为主,手术为辅。侵蚀性葡萄胎化疗几乎已完全替代了手术,但手术治疗在控制出血、感染等并发症及切除残存或耐药病灶方面仍占重要地位。

(一)化学药物治疗

1.所用药物

药物包括氟尿嘧啶(5-FU)、放线菌素 D(Act-D)、甲氨蝶呤及其解救药亚叶酸钙(CF)、环磷酰胺(CTX)、长春新碱(VCR)、依托泊苷(VP-16)、顺铂(CDDP)等。

2.用药原则

Ⅰ期通常用单药治疗;Ⅱ~Ⅲ期宜用联合化疗;Ⅳ期或耐药病例则用 EMA-CO 方案,完全缓解率高,不良反应小。

3.不良反应

不良反应以造血功能障碍为主,其次为消化道反应,肝功能损害也常见,严重者可致死,治疗过程中应注意防治。脱发常见,停药后可逐渐恢复。

4.停药指征

化疗须持续到症状、体征消失,HCG 每周测定 1 次,连续 3 次在正常范围,再巩固 2～3 个疗程,随访5年无复发者为治愈。

(二)手术治疗

病变在子宫、化疗无效者可切除子宫,手术范围主张行次广泛子宫切除及卵巢动静脉高位结扎术,主要切除宫旁静脉丛。年轻未育者尽可能不切除子宫,以保留生育功能;必须切除子宫时,仍应保留卵巢。

五、预后

一般均能治愈,个别病例死于脑转移。病理分型中 3 型常发展为绒毛膜癌,预后较差。

六、随访

临床痊愈出院后应严密随访,观察有无复发。第 1 年内每月随访 1 次,1 年后每 3 个月随访 1 次,持续至 3 年,再每年随访 1 次至 5 年,此后每 2 年随访 1 次。随访内容重点同葡萄胎。

(张 娅)

第三节 绒 毛 膜 癌

妊娠性绒毛膜癌是一种继发于正常或异常妊娠之后的滋养细胞肿瘤。其中 50％发生于葡萄胎之后,25％发生于流产后,22.5％发生于足月妊娠之后,2.5％发生于异位妊娠之后。绒毛膜癌多数发生于生育期年龄,但也有少数发生于绝经之后。绒毛膜癌的恶性程度极高,在化疗药物问世以前,其病死率高达 90％以上。之后由于诊断技术的进展及化疗的发展,绒毛膜癌患者的预后已得到极大的改善。

一、病理

绝大多数绒毛膜癌原发于子宫,但也有极少数可原发于输卵管、宫颈、阔韧带等部位。肿瘤常位于子宫肌层内,也可突向宫腔或穿破浆膜,单个或多个,大小在 0.5～5 cm,但无固定形态,与周围组织分界清,质地软而脆,海绵样,暗红色,伴出血坏死。镜下特点为滋养细胞不形成绒毛或水泡状结构,成片高度增生,并广泛侵入子宫肌层和破坏血管,造成出血坏死。增生的滋养细胞通常位于病灶边缘,以滋养细胞为轴心,周围合体滋养细胞包绕,但也可两种细胞相互混杂,排列紊乱。肿瘤中不含间质和自身血管,瘤细胞靠侵蚀母体血管来获取营养物质。

二、临床表现

前次妊娠至绒毛膜癌发病时间长短不一,继发于葡萄胎的绒毛膜癌绝大多数在 1 年以上发病,而继发于流产和足月产的绒毛膜癌约 1/2 在 1 年内发病。

（一）无转移绒毛膜癌

大多数继发于葡萄胎以后，少数继发于流产或足月产后。其临床表现与侵蚀性葡萄胎相似。

1.阴道流血

在葡萄胎排空、流产或足月产后，有持续的不规则阴道流血，量多少不定。也可表现为一段时间的正常月经后再停经，然后再出现阴道流血。长期阴道流血者可继发贫血。

2.假孕症状

由于肿瘤分泌的 HCG 及雌、孕激素的作用，出现乳房增大，乳头及乳晕着色，甚至有初乳样分泌，外阴、阴道、宫颈着色，生殖道质地变软。

3.腹痛

绒毛膜癌一般并无腹痛，但当癌组织造成子宫穿孔或子宫病灶坏死感染等，可出现急性腹痛。

4.体征

子宫增大，质地软，形态不规则，子宫旁两侧可触及子宫动脉搏动。有时可触及两侧或一侧卵巢黄素化囊肿。

（二）转移性绒毛膜癌

大多数继发于非葡萄胎妊娠以后。绒毛膜癌主要经血行播散，转移发生早而且广泛。最常见的转移部位是肺（80%），其次是阴道（30%），以及盆腔（20%）、肝（10%）和脑（10%）等。由于滋养细胞的生长特点之一是破坏血管，所以各转移部位症状的共同特点是局部出血。

转移性绒毛膜癌可以同时出现原发灶和继发灶症状，但也有不少患者原发灶消失而转移灶发展，仅表现为转移灶症状，如不注意常会误诊。

1.肺转移

其通常表现为胸痛、咳嗽、咯血及呼吸困难。这些症状常呈急性发作，但也可呈慢性持续状态达数月之久。在少数情况下，可因肺动脉滋养细胞瘤栓形成，造成急性肺梗死，出现肺动脉高压和急性肺衰竭。但当肺转移灶较小时也可无任何症状，仅靠 X 线胸片或 CT 做出诊断。

2.阴道转移

转移灶常位于阴道前壁，呈紫蓝色结节，破溃时引起不规则阴道流血，甚至大出血。一般认为系宫旁静脉逆行性转移所致。

3.肝转移

肝转移为不良预后因素之一，多同时伴有肺转移，表现为上腹部或肝区疼痛，若病灶穿破肝包膜可出现腹腔内出血。

4.脑转移

脑转移预后凶险，是绒毛膜癌主要的致死原因。一般同时伴有肺转移和（或）阴道转移。脑转移的形成可分为 3 个时期。首先为瘤栓期，表现为一过性脑缺血症状，如猝然跌倒、暂时性失语、失明等；继而发展为脑瘤期，即瘤组织增生侵入脑组织形成脑瘤，患者出现头痛、喷射样呕吐、偏瘫、抽搐，直至昏迷；最后进入脑疝期，因脑瘤增大及周围组织出血、水肿，造成颅内压进一步升高，脑疝形成，压迫生命中枢，最终死亡。

5.其他转移

绒毛膜癌的其他转移部位尚有脾、肾、膀胱、消化道、骨等。

三、诊断

(一)临床诊断

根据葡萄胎排空后或流产、足月分娩、异位妊娠后出现阴道流血和(或)转移灶及其相应症状和体征,应考虑绒毛膜癌可能,结合 HCG 测定等辅助检查,绒毛膜癌临床诊断可以确立。对于葡萄胎排空后发病 1 年以上者,一般临床诊断为绒毛膜癌,半年以内者多诊断为侵蚀性葡萄胎。半年至 1 年者,绒毛膜癌和侵蚀性葡萄胎均有可能,但一般来说时间间隔越长,绒毛膜癌可能性越大。临床上还常根据症状轻重、有无转移和转移部位及结合 HCG 测定等各项辅助检查结果,综合分析,做出诊断。

1.β-HCG 测定

在葡萄胎排空后 9 周以上或流产、足月产、异位妊娠后 4 周以上,血 β-HCG 水平持续在高水平,或曾经一度下降后又上升,已排除妊娠物残留,结合临床表现可诊断绒毛膜癌。

当疑有脑转移时,可测定脑脊液 β-HCG,并与血清 β-HCG 比较。当血清：脑脊液 β-HCG <20：1时,有脑转移可能。

2.超声检查

在声像图上,子宫可正常大小或不同程度增大,肌层内可见高回声团块,边界清但无包膜;或肌层内有回声不均区域或团块,边界不清且无包膜;也可表现为整个子宫呈弥散性增高回声,内部伴不规则低回声或无回声。彩色多普勒超声主要显示丰富的血流信号和低阻力型血流频谱。

3.X 线胸片

X 线胸片是诊断肺转移的重要检查方法。肺转移的最初 X 线征象为肺纹理增粗,以后发展为片状或小结节阴影,典型表现为棉球状或团块状阴影。转移灶以右侧肺及中下部较为多见。

4.CT 和磁共振检查

CT 对发现肺部较小病灶和脑、肝等部位的转移灶有较高的诊断价值。磁共振主要用于脑和盆腔病灶诊断。

(二)组织学诊断

如有病理检查,凡在送检的子宫肌层或子宫外转移灶的组织切片中,仅见成片滋养细胞浸润及坏死出血,未见绒毛结构者,诊断为绒毛膜癌。

四、鉴别诊断

绒毛膜癌容易与其他滋养细胞疾病及胎盘部位反应(合体细胞子宫内膜炎)、胎盘残留等相混淆,鉴别要点见表 10-2。

表 10-2　绒毛膜癌与其他疾病的鉴别

鉴别要点	葡萄胎	侵蚀性葡萄胎	绒毛膜癌	胎盘部位滋养细胞肿瘤	胎盘部位反应	胎盘残留
先行妊娠	无	葡萄胎	各种妊娠	各种妊娠	各种妊娠	流产、足月产
潜伏期	无	多在 6 个月以内	常超过 6 个月	多在 1 年内	无	无
绒毛	有	有	无	无	无	有、退化
滋养细胞增生	轻→重	轻→重,成团	重,成团	中间型滋养细胞	散在,不增生	无

续表

鉴别要点	葡萄胎	侵蚀性葡萄胎	绒毛膜癌	胎盘部位滋养细胞肿瘤	胎盘部位反应	胎盘残留
浸润程度	蜕膜层	肌层	肌层	肌层	浅肌层	蜕膜层
组织坏死	无	有	有	无	无	无
转移	无	有	有	少	无	无
肝、脑转移	无	少	较易	少	无	无
HCG	(＋)	(＋)	(＋)	(＋)或(－)	(－)	(＋)或(－)

五、临床分期和预后评分

实体瘤的分期大多以解剖学为基础,理想的分期法能准确反映肿瘤的生物学行为特征和临床进程,可用于估计预后和指导治疗方案的制订。GTT是一类独特实体瘤,起源于胎盘滋养层,其父源成分决定了其独特的免疫源性。肿瘤细胞靠侵蚀宿主血管而直接获取营养,血行转移是其主要转移方式。因此,与一般实体瘤不同,以解剖学为基础的分期法应用于GTT尚欠理想,也因此出现了各种分类方法,形成了GTT独特分期分类系统。

（一）FIGO分期

GTT的分期最早始于20世纪60年代。1962年北京协和医院根据大量临床病理资料,总结病变发展过程,首次提出了一个以解剖学为基础的临床分期(表10-3)。后经WHO详细讨论并推荐给FIGO,成为当时国际统一临床分期。临床实践证明,FIGO分期简单方便,特别适用于发展中国家,可反映病变的范围,并且其他实体瘤分期法相一致。但GTT的临床进程和预后有时与FIGO分期并不一致,肺等盆腔外转移可发生于无盆腔转移者,单纯肺转移者的预后也并非较仅盆腔内转移者差。在指导治疗方面,Smith等比较FIGO分期(1982年)和Bagshawe预后评分系统应用价值,结果表明,在207例GTT中如果采用FIGO分期,有17例治疗不足,9例治疗过度。

表10-3　北京协和医院分期

Ⅰ期	病变局限于子宫
Ⅱ期	病变转移至盆腔或阴道
Ⅱa期	转移至宫旁组织或附件
Ⅱb期	转移至阴道
Ⅲ期	病灶转移至肺
Ⅲa期	单个病灶直径＜3 cm或片状阴影不超过一侧肺的1/2
Ⅲb期	肺转移超过Ⅲa范围
Ⅳ期	病变转移至脑、肝、肠、肾等处(全身转移)

因此,FIGO于1991年修订了原有临床分期,在每一期别下,根据有无或多少危险因素,分别设A、B、C3个亚期,形成了解剖学和危险因素相结合的临床分期(表10-4)。新的FIGO分期优点是继续保持了与其他实体瘤一致的分期法,并结合危险因素以估计预后。但该分期中仅包括尿HCG＞100 000 mU/mL(血清β-HCG＞40 000 mU/mL)和距先行妊娠的病程＞6个月

两项危险因素。这两项危险因素是否能涵盖 GTT 的全部特征尚有待继续观察。如何依据 FIGO 分期制订治疗方案,FIGO 也未明确说明。

表 10-4　FIGO 分期(1991 年新加坡国际绒毛膜癌会议)

Ⅰ期	病变局限于子宫
Ⅰa 期	无高危因素 *
Ⅰb 期	具有 1 个高危因素
Ⅰc 期	具有 2 个高危因素
Ⅱ期	病变超出子宫,但局限于生殖系统
Ⅱa 期	无高危因素
Ⅱb 期	具有 1 个高危因素
Ⅱc 期	具有 2 个高危因素
Ⅲ期	病变累及肺,伴或不伴随生殖系统受累
Ⅲa 期	无高危因素
Ⅲb 期	具有 1 个高危因素
Ⅲc 期	具有 2 个高危因素
Ⅳ期	所有其他部位转移
Ⅳa 期	无高危因素
Ⅳb 期	具有 1 个高危因素
Ⅳc 期	具有 2 个高危因素

注:* 高危因素指治疗前尿 HCG≥100 000 U/L 或血 HCG≥40 000 U/L,病程≥6 个月

(二)WHO 预后评分系统

1976 年 Bagshawe 通过对伦敦 Charing 红十字医院收治的 GTT 进行多因素分析,发现年龄、先行妊娠、病程等 9 个因素为影响预后的独立因素,并提出一个预后因素评分系统。这一评分系统于 1983 年被 WHO 做适当修改后采用(表 10-5)。大量临床实践证明,这一预后评分系统不仅可用于估计预后,而且可用于预测 GTT 对化疗的敏感性和指导制订治疗方案。其缺点包括:①完全脱离了传统的以解剖为基础的分期法,而且较为复杂,其中部分危险因素不易获取,如配偶的 ABO 血型。②分类中所列的危险因素是否确为独立危险因素尚有争议。如 Lurian 等对 391 例 GTT 做多因素分析,只有先前化疗失败、确诊绒毛膜癌、多部位转移及阴道或肺以外转移为独立危险因素。Azab 等对162 例GTT 做多因素分析,只有先行妊娠、多部位转移、确诊绒毛膜癌、初次化疗失败为独立危险因素。Soper等对 138 例 GTT 做多因素分析,只有先行化疗失败、绒毛膜癌和病程为独立危险因素。有趣的是,在所有这些研究中,治疗前 HCG 水平均不是独立的预后因素。③对危险因素评分时,所给的权重是否合适也有争议。如肝转移时常伴有其他部位的广泛转移,其生存率仅 35%,而脑转移的生存率可达 55%,所以肝转移和脑转移至少应给予相同的权重。进一步分析还发现,治疗前出现的脑转移与化疗期间出现的脑转移不同,前者预后更好。Bagshawe 本人也于 1988 年又提出修改意见,把最高权重从 4 分提高到 6 分,并建议<6 分为低危,6~8 分为中危,>8 分为高危(表 10-6)。但 Bagshawe 的建议尚未被 WHO 采纳。

表 10-5　WHO 预后评分

预后因素	评　　分			
	0 分	1 分	2 分	4 分
年龄(岁)	$\leqslant 39$	>39		
先行妊娠	葡萄胎	流产	足月产	
病程(月)	<4	$4\sim6$	$7\sim12$	>12
治疗前 HCG(U/L)	$<10^3$	$<10^4$	$<10^5$	$>10^5$
ABO 血型(女×男)		O×A,A×O	B,AB	
肿瘤最大直径(cm)		$3\sim5$	>5	
转移部位	肺	脾、肾	消化道	肝、脑
转移个数		$1\sim4$	$5\sim8$	>8
以前治疗复发			单一药物	2 或 2 种以上药物

注:低度危险≤4 分,中度危险 5~7 分,高度危险≥8 分

表 10-6　预后评分(Bagshawe,1988)

预后因素	评　　分*			
	0	1	2	6
年龄(岁)	<39	>39		
先行妊娠	葡萄胎	流产	足月产	
先行妊娠至开始化疗间隔月数	4	$4\sim6$	$7\sim12$	>12
HCG(mU/mL)	10^3	$10^3\sim10^4$	$10^4\sim10^5$	$>10^5$
ABO 血型(女方×男方)		O×A,A×O	B,AB	
最大肿瘤直径,包括子宫(cm)		$3\sim5$	>5	
转移部位		脾,肾	胃肠道,肝	脑
转移灶数目		$1\sim4$	$5\sim8$	>8
以前化疗			单药	两药以上

注:* <6 分为低危,6~8 分为中危,>8 分为高危

尽管目前对 WHO 预后评分系统尚存不同理解及部分内容有待完善,但绝大多数国外学者认为,该系统是当今用于估计病变进程和预后及指导制订治疗方案的最佳系统。

(三)其他分期分类系统

目前尚有各种其他 GTT 分期分类系统在世界各地应用,其中在美国较为通用,并据此把 GTT 分为无转移、低危转移和高危转移 3 个类别(表 10-7)。这一分类系统经修改后已被美国国家癌症研究院采纳。Soper 等于 1994 年分别用 NCI 分类法(表 10-8)、FIGO 分期和 WHO 评分结果对 454 例 GTT 进行比较,发现 NCI 分类简便且易于掌握,对预计化疗失败的敏感性也最高。

六、治疗

治疗原则以化疗为主,手术和放疗为辅。在制订治疗方案以前,必须在明确诊断的基础上,做出正确的临床分期、预后评分,从而制订合适的治疗方案。目前国外大多学者建议采用 FIGO

分期结合 WHO 预后评分系统作为治疗前评估,并以此作为分层次或个体化治疗的依据。Berkowitz 等提出的分层治疗方案(表 10-9)较好地体现了这一治疗原则。

表 10-7　GTT 临床分期(Hammond 等,1973)

1.病变无转移

2.病变有转移

　　低危

　　　　(1)尿 HCG<100 000 U/24 h,或血清 HCG<40 000 mU/mL

　　　　(2)病程<4 个月

　　　　(3)无脑或肝转移

　　　　(4)未曾化疗

　　　　(5)非足月分娩(如葡萄胎,异位妊娠,或自然流产)

　　高危

　　　　(1)尿 HCG>100 000 U/24 h,或血清 HCG>40 000 mU/mL

　　　　(2)病程>4 个月

　　　　(3)出现脑或肝转移

　　　　(4)先前化疗失败

　　　　(5)先行足月妊娠

表 10-8　GTD 的 NCI 分期

Ⅰ.良性 GTD

　　(1)完全性葡萄胎

　　(2)部分性葡萄胎

Ⅱ.恶性 GTD

　　(1)无转移:无子宫外转移的证据

　　(2)有转移:任何子宫外病变

i.预后良性(无危险因素)

ii.预后恶性(存在危险因素)

　　(1)尿 HCG>100 000 U/24 h,或血清 HCG>40 000 mU/mL

　　(2)病程>4 个月

　　(3)出现脑或肝转移

　　(4)先前化疗失败

　　(5)先行足月妊娠

表 10-9　GTT 患者分层治疗方案

Ⅰ期		
	首选	单药化疗或子宫切除＋辅助化疗
	耐药	联合化疗
		子宫切除＋辅助化疗

续表

		局部病灶切除
		盆腔动脉插管化疗
Ⅱ和Ⅲ期		
低危	首选	单药化疗
	耐药	联合化疗
高危	首选	联合化疗
	耐药	二线联合化疗
Ⅳ期	首选	联合化疗
		脑转移:全脑放疗、开颅手术
		肝转移:病灶切除
	耐药	二线联合化疗
		肝动脉插管放疗

一般而言,Ⅰ期属于低危,Ⅳ期属于高危,Ⅱ期和Ⅲ期则通过 WHO 预后评分进一步明确其低危还是高危。

(一)治疗方案的选择

1.Ⅰ期

治疗方案的选择主要依据患者有无保留生育功能的要求。若不要求保留生育功能,则首选手术＋辅助化疗;相反者,则首选化疗。

(1)手术＋辅助化疗:术式为子宫切除术。辅助化疗选择单一药物化疗,通常为一个疗程,与手术同时开始。其目的包括:①减少手术时肿瘤细胞播散的机会;②在外周血和组织中保持一定的药物浓度,以防万一发生的术时播散;③治疗业已存在的隐匿性转移。

(2)化疗:选择单一药物化疗,Ⅰ期经单一药物化疗后,其完全缓解率可达 92％。

2.Ⅱ期和Ⅲ期

对于低危病例首选单一药物化疗,其中Ⅱ期的完全缓解率为 84.2％,Ⅲ期为 81.3％。对于高危病例选择联合化疗,其方案有甲氨蝶呤/放射菌素 D,MAC,EMA 等。但当 WHO 评分＞7 分时,这些化疗方案的缓解率仅为 50％左右。所以目前对 WHO 评分＞7 分者,推荐首选 EMA-CO 方案,完全缓解率可达70％～90％。

阴道转移是Ⅱ期中最常见的转移部位,一般通过化疗可得以有效控制。若肿瘤侵蚀血管并破溃出现大出血时,可采用缝扎止血或病灶切除,有时髂内动脉栓塞也有效。肺转移是Ⅲ期中最常见的转移部位。除非为持续耐药病灶,一般不考虑手术治疗。Tomoda 等提出肺叶切除的指征:①可以耐受手术;②原发灶已控制;③无其他转移灶;④肺转移局限于一侧;⑤HCG 滴度＜1 000 mU/mL。

子宫切除对控制大出血或感染,缩小肿瘤体积并缩短化疗疗程有意义,可在特定的情况下考虑实施。手术范围为全子宫切除或次广泛子宫切除,后者对切除宫旁血管内瘤栓有意义。生育期妇女应保留卵巢。对于有生育要求的年轻妇女,若血 HCG 水平不高,子宫外转移灶控制及耐药病灶为单个,可考虑做病灶剜除术。

3.Ⅳ期

Ⅳ期均需强烈联合化疗,首选 EMA-CO 方案。适时联合放疗和手术有助于改善预后。在Ⅳ期中预后最差的是肝、脑转移。肝转移治疗的基本手段是联合化疗。有报道,肝转移可通过单纯化疗达到62.5%的完全缓解率。对于出血或耐药病灶,可选择肝叶切除、肝动脉栓塞/灌注化疗等。脑转移的基本治疗手段也是化疗,其完全缓解率可达86%。脑部放疗可达到止血和杀瘤双重作用,可选择与化疗联合应用。开颅手术仅在控制颅内出血、降低颅内压时急诊实施,开颅手术有时也可用于耐药病灶的切除。

(二)化疗方案

1.单一药物化疗

(1)化疗方案:目前国外学者对无转移和低危转移 GTT 患者的化疗方案选择比较一致,均采用单一药物化疗。常用的化疗方案见表 10-10。

表 10-10　常用几种化疗方案

方案	剂量、给药途径、疗程天数	疗程间隔
甲氨蝶呤	0.4 mg/(kg·d)肌内注射,连续 5 天	2 周
KSM	8~10 μg/(kg·d)静脉滴注,连续 8~10 天	2 周
5-FU	28~30 mg/(kg·d)静脉滴注,连续 8~10 天	2 周
甲氨蝶呤＋	1 mg/(kg·d)肌内注射,第 1,3,5,7 天	2 周
四氢叶酸(CF)	0.1 mg/(kg·d)肌内注射,第 2,4,6,8 天(24 小时后用)	
EMA-CO		2 周

第一部分 EMA

第 1 天　VP-16 100 mg/m² 静脉滴注

　　　　Act-D 0.5 mg 静脉注射

　　　　甲氨蝶呤 100 mg/m² 静脉注射

　　　　甲氨蝶呤 200 mg/m²,静脉滴注 12 小时

第 2 天　VP-16 100 mg/m²,静脉滴注

　　　　Act-D 0.5 mg 静脉注射

　　　　四氢叶酸(CF)15 mg,肌内注射

　　　　(从静脉注射甲氨蝶呤开始算起 24 小时给,每 12 小时 1 次,共 2 次)

第 3 天　四氢叶酸 15 mg,肌内注射,每 12 小时 1 次,共 2 次

第 4~7 天　休息(无化疗)

第二部分 CO

第 8 天　VCR 1.0 mg/m²,静脉注射

　　　　环磷酰胺 600 mg/m²,静脉滴注

(2)化疗疗程数:对低危 GTT 多数的国内文献仍遵循经典的停药指征,即需进行多疗程的化疗。一般认为化疗应持续到症状体征消失,原发和转移灶消失,HCG 每周测定 1 次,连续 3 次正常,再巩固 2~3 个疗程方可停药。但近年国外有较多研究者认为在第 1 次疗程化疗结束后,可根据 HCG 下降趋势决定是否进行下一个疗程化疗。只要 HCG 持续下降,可进行单药单疗程化疗。第 1 个疗程化疗结束后开始第 2 疗程化疗的指征:①第 1 个疗程化疗结束后持续 3 周

HCG 水平不下降或再次上升；②第 1 个疗程化疗结束 18 天内 HCG 下降不足 1 个常用对数。HCG 持续下降是指 HCG 每周测定 1 次，每次测定的 HCG 值低于上一次 10％以上；HCG 水平不下降是指每周测定的 HCG 比上次下降≤10％或上升≤10％；HCG 值上升指每周测定的 HCG 比上次上升≥10％。由于根据 HCG 下降趋势决定第 2 个疗程化疗的开始时间，所以两个疗程之间的间隔时间也不再固定。使用 MTX-FA 方案时，如第 1 个疗程甲氨蝶呤治疗疗效不满意，第 2 个疗程可将甲氨蝶呤的剂量从 1 mg/(kg·d)提高到 1.5 mg/(kg·d)。

（3）补救化疗方案：如果在单药化疗期间出现新的病灶或 HCG 持续 2 周下降不足 10％或 6 周后下降不足 1 个常用对数，应考虑对已用方案耐药，需更改化疗方案。更改方案原则一般为先单药，后联合化疗。如甲氨蝶呤治疗失败，可改用 Act-D 或 VP-16 单药做二线化疗；如 Act-D 治疗失败，可改用甲氨蝶呤或 VP-16 单药做二线化疗。当两种单药化疗均失败后，再改为联合化疗。Dobson 等认为，EA 方案是低危 GTT 患者较理想的二线联合化疗方案（表 10-11）。

表 10-11　EA 方案

VP-16	100 mg/m²静脉注射	1～3 天
Act-D	0.5 mg/d 静脉注射	1～3 天
疗程间隔 7 天		

2.联合化疗

（1）高危首选化疗方案 EMA-CO：对高危病例选择联合化疗已得到共识，但联合化疗方案的选择也经过了一个探索过程。早在 20 世纪 70 年代中期，Bagshawe 提出了 CHAMOCA 方案用于高危病例的治疗，可取得 82％的缓解率。但由于所用药物较多，包括羟基脲、Act-D、VCR、多柔比星等，不良反应较大，已应用不多。在 20 世纪 70－80 年代，应用较普遍的是 MAC 方案，据报道可达 95％的缓解率。由于认识了 VP-16 对 GTT 的治疗效果，20 世纪 80 年代初 Bagshawe 首先应用包括 VP-16、甲氨蝶呤和 Act-D 在内的多种对 GTT 有效的细胞毒药物组合（EMA-CO 方案），经许多研究证明，其完全缓解率和远期生存率均在 80％以上，已成为当今高危病例的首选方案。有关 EMA-CO 方案治疗 GTT 高危患者的疗效，见表 10-12。

表 10-12　EMA-CO 方案治疗 GTT 高危患者的疗效

学者	初次化疗			二线化疗		
	例数	CR(％)	生存率(％)	例数	CR(％)	生存率(％)
Bolig 等	17	94	88	14	71	64
Newlands 等	76	80	82	72	79	89
Schink 等	12	83	100			
Soper 等	6	67	—	16	81	68
Bower 等	151	78	85	121	79	90
向阳等	—	—	—	51	64.7	81.8
叶大风等	17	88.2*	—	15	73.3*	—

注：* 有效率包括完全有效和部分有效

一般来说 EMA-CO 不良反应不大，最常见的不良反应为骨髓抑制，其次为肝肾毒性。由于化疗辅助治疗手段主要是细胞因子骨髓支持和预防性抗吐治疗的实施,使 EMA-CO 方案的计划化疗剂量强度得到保证。随着对 EMA-CO 方案应用的广泛,一些研究者在 Bagshawe 原方案的基础上进行了改良,对一些不十分高危的 GTT 患者(WHO 预后评分 8～11)可选择 EMA 方案,化疗间隔 14 天。而对一些十分高危患者可选择 EMA 与其他对骨髓抑制轻的药(如顺铂和依托泊苷)联合应用(EMA-EP)。

最近日本学者 Matsui 等认为,EMA-CO 方案中的 CTX 和 VCR 对 GTT 患者疗效存在不确定性,因而采用 EMA(去掉 EMA-CO 方案中的 CO)治疗高危 GTT 患者,结果初次治疗患者有效率达 70.6%,而耐药患者有效率也达 63.6%,与既往报道的 EMA-CO 方案结果相一致,因而认为对于高危 GTT 患者可以率先选择 MEA 方案。最近也有报道可用 PEA 作为高危病例的首选方案(表 10-13),但对其能否作为高危一线化疗方案尚需积累病例待进一步探讨。

表 10-13　PEA 方案

药物	用法 1	用法 2
DDP	100 mg/m^2,静脉推注,第 1 天	100 mg/m^2,静脉推注,第 1 天
VP-16	100 mg/m^2,静脉推注,第 1～3 天和 14～16 天,或 200 mg/m^2,口服,第 1～3 天和 14～16 天	100 mg/m^2,静脉推注,第 1、3、5 天
Act-D	300 μg/m^2,静脉推注,第 1～3 天和 14～16 天,疗程间隔 28 天	500 μg/m^2,静脉推注,第 1、3、5 天,疗程间隔 28 天

高危患者的化疗一般认为应持续到症状体征消失,原发和转移灶消失,HCG 每周测定 1 次,连续 3 次正常,再巩固 2～3 个疗程方可停药。随访 5 年无复发者称为治愈。

(2)高危病例的二线化疗方案:尽管目前大多数学者认为 EMA-CO 方案是治疗高危、耐药 GTT 患者的首选化疗方案,但仍有部分患者无效。Kim 等通过对 165 例高危 GTT 患者可能影响 EMA-CO 方案治疗效果的因素进行了多因素分析,发现存在以下情况时,EMA-CO 治疗疗效将降低:①病程≥12 个月;②转移器官超过 2 个;③不适当的治疗,包括无计划的手术治疗和不规范的先前化疗。

对 EMA-CO 方案耐药的病例如何治疗是当今世界的一大难题,目前主要对策包括:①选择新的化疗药物和方案;②采用化疗、手术、放疗等综合治疗。目前可供选择的高危二线化疗方案,见表 10-14。随着造血干细胞移植技术的成熟,最近提出可采用超大剂量化疗(表 10-15)治疗耐药和复发高危 GTT。

表 10-14　高危 GTT 二线放疗方案

方案	药物用法	疗程间隔
EP	VP-16 100 mg/m^2,静脉推注,第 1～5 天	14 或 21 天
	顺铂 20 mg/m^2,静脉推注,第 1～5 天	
BEP	博来霉素 30 U,静脉推注,第 1、8、15 天	21 天
DDP	20 mg/m^2,静脉推注,第 1～4 天	
	VP-16 100 mg/m^2,静脉推注,第 1～4 天	
VIP	VP-16 75 mg/m^2,静脉推注,第 1～4 天	21 天

续表

方案	药物用法	疗程间隔
	IFO 1.2 g/m²,静脉推注,第 1～4 天	
	Mesna 120 mg,静脉推注;1.2 g/m²,静脉推注,每天 1 次	
	顺铂 20 mg/m²,静脉推注,第 1～4 天	
ICE	IFO 1.2 g/m²,静脉滴注,第 1～3 天	21 天
	Mesna 120 mg,静脉推注;1.2 g/m²,静脉推注	
	卡铂 300 mg/m²,静脉滴注,第 1 天	
	VP-16 75 mg/m²,静脉滴注,第 1～3 天	

表 10-15 二线超大剂量化疗

方案	用法	备注
VC	VP-16 4 200 mg/m²,静脉滴注＞60 小时	造血干细胞移植
	环磷酰胺 50 mg/kg,静脉推注,第 1～4 天	
ICE	IFO 1 500 mg/m²,静脉推注,第 1～5 天	
	卡铂 200 mg/m²,静脉推注,第 1～5 天	
	VP-16 250 mg/m²,静脉推注,第 1～5 天	

(3)疗效评判:在每 1 个疗程结束后,应每周 1 次测定血 β-HCG,结合妇科检查、超声、胸片、CT 等检查。在每个疗程化疗结束至 18 天内,血 β-HCG 下降至少 1 个对数称为有效。

(4)毒副反应防治:化疗主要的毒副反应为骨髓抑制,其次为消化道反应、肝功能损害、肾功能损害及脱发等。所以用药期间严密观察,注意防治。

七、随访

患者治疗结束后应严密随访,第 1 年每个月随访 1 次,1 年后每 3 个月 1 次直至 3 年,以后每年随访 1 次共 5 年。随访内容同葡萄胎。随访期间应严格避孕。

(张　娅)

第四节　妊娠滋养细胞肿瘤

妊娠滋养细胞肿瘤(gestational trophoblastic neoplasia,GTN)60％继发于葡萄胎,30％继发于流产,10％继发于足月妊娠或异位妊娠。继发于葡萄胎排空后半年以内的妊娠滋养细胞肿瘤的组织学诊断多数为侵蚀性葡萄胎,而 1 年以上者多数为绒毛膜癌,半年至一年者,绒毛膜癌和侵蚀性葡萄胎均有可能,但一般来说时间间隔越长,绒毛膜癌可能性越大。继发于流产、足月妊娠以及异位妊娠后者,组织学诊断应为绒毛膜癌。侵蚀性葡萄胎恶性程度一般不高,大多数仅造成局部侵犯,仅 4％的患者并发远处转移,预后较好。绒毛膜癌恶性程度极高,在化疗药物问世以前,其病死率高达 90％以上。现由于诊断技术的进展及化疗的发展,绒毛膜癌患者的预后已得到极大的改善。

一、病理

侵蚀性葡萄胎的大体检查可见子宫肌壁内有大小不等、深浅不一的水泡状组织,宫腔内可有原发病灶,也可以没有原发病灶。当侵蚀病灶接近子宫浆膜层时,子宫表面可见紫蓝色结节。侵蚀较深时可穿透子宫浆膜层或阔韧带。镜下可见侵入肌层的水泡状组织的形态与葡萄胎相似,可见绒毛结构及滋养细胞增生和分化不良。但绒毛结构也可退化,仅见绒毛阴影。

二、临床表现

(一)无转移妊娠滋养细胞肿瘤

大多数继发于葡萄胎后,仅少数继发于流产或足月产后。

1.阴道流血

在葡萄胎排空、流产或足月产后,有持续的不规则阴道流血,量多少不定。也可表现为一段时间的正常月经后再停经,然后又出现阴道流血。长期阴道流血者可继发贫血。

2.子宫复旧不全或不均匀性增大

常在葡萄胎排空后 4～6 周子宫未恢复到正常大小,质地偏软。也可因受肌层内病灶部位和大小的影响,表现出子宫不均匀性增大。

3.卵巢黄素化囊肿

其由于 HCG 的持续作用,在葡萄胎排空、流产或足月产后,两侧或一侧卵巢黄素化囊肿可持续存在。

4.腹痛

一般无腹痛,但当子宫病灶穿破浆膜层时可引起急性腹痛及其他腹腔内出血症状。若子宫病灶坏死、继发感染也可引起腹痛及脓性白带。黄素化囊肿发生扭转或破裂时也可出现急性腹痛。

5.假孕症状

由于受到肿瘤分泌的 HCG 及雌、孕激素的作用,出现乳房增大,乳头及乳晕着色,甚至有初乳样分泌,外阴、阴道、宫颈着色,生殖道质地变软。

(二)转移性妊娠滋养细胞肿瘤

转移性妊娠滋养细胞肿瘤大多为绒毛膜癌,尤其是继发于非葡萄胎妊娠后绒毛膜癌。肿瘤主要经血行播散,转移发生早而且广泛。最常见的转移部位是肺(80％),其次是阴道(30％),以及盆腔(20％)、肝(10％)和脑(10％)等。由于滋养细胞的生长特点之一是破坏血管,所以各转移部位症状的共同特点是局部出血。

转移性妊娠滋养细胞肿瘤可以同时出现原发灶和继发灶症状,但也有不少患者原发灶消失而转移灶发展,仅表现为转移灶症状,若不注意常会误诊。

1.肺转移

当转移灶较小时可无任何症状,仅靠 X 线胸片或 CT 检查做出诊断。当病灶较大或病变广泛时表现为胸痛、咳嗽、咯血及呼吸困难。这些症状常呈急性发作,但也可呈慢性持续状态达数月之久。在少数情况下,可因肺动脉滋养细胞瘤栓形成,造成急性肺梗死,出现肺动脉高压和急性肺功能衰竭。

2.阴道转移

转移灶常位于阴道前壁,呈紫蓝色结节,破溃时引起不规则阴道流血,甚至大出血。一般认为系宫旁静脉逆行性转移所致。

3.肝转移

肝转移为不良预后因素之一,多同时伴有肺转移,表现上腹部或肝区疼痛,若病灶穿破肝包膜可出现腹腔内出血,导致死亡。

4.脑转移

脑转移预后凶险,为主要的致死原因。一般同时伴有肺转移和(或)阴道转移。脑转移的形成可分为3个时期:首先为瘤栓期,初期并无症状,仅由 CT 或 MRI 诊断,进一步表现为一过性脑缺血症状如猝然跌倒、暂时性失语、失明等;继而发展为脑瘤期,即瘤组织增生侵入脑组织形成脑瘤,出现头痛、喷射样呕吐、偏瘫、抽搐直至昏迷;最后进入脑疝期,因脑瘤增大及周围组织出血、水肿,造成颅内压进一步升高,脑疝形成,压迫生命中枢,最终死亡。

5.其他转移

其他转移包括脾、肾、膀胱、消化道、骨等,其症状视转移部位而异。

三、诊断

(一)临床诊断

根据葡萄胎排空后或流产、足月分娩、异位妊娠后出现阴道流血和(或)转移灶及其相应症状和体征,应考虑妊娠滋养细胞肿瘤可能,结合 HCG 测定等检查,妊娠滋养细胞肿瘤的临床诊断可以确立。

1.血清 HCG 测定

对于葡萄胎后妊娠滋养细胞肿瘤,HCG 水平是主要诊断依据,如有可能可以有影像学证据,但不是必要的。凡符合下列标准中的任何一项且排除妊娠物残留或妊娠即可诊断为妊娠滋养细胞肿瘤。

(1)升高的血 HCG 测定 4 次呈平台状态(10%),并持续 3 周或更长时间,即 1、7、14、21 天。

(2)血 HCG 测定连续上升(>10%)达 3 次,并至少持续 2 周或更长时间,即 1、7、14 天。

(3)血 HCG 水平持续异常达 6 个月或更长。

对非葡萄胎后妊娠滋养细胞肿瘤,以 HCG 水平为单一诊断依据存在不足,需结合临床表现综合考虑。当流产、足月产、异位妊娠后,出现异常阴道流血或腹腔、肺、脑等脏器出血,或肺部症状、神经系统症状等时,应考虑滋养细胞肿瘤可能,及时行血 HCG 检测。

当 HCG 低水平升高(<200 mIU/mL)时,应注意排除 HCG 试验假阳性,也称幻影 HCG。有条件的医疗单位可采用下列方法鉴别 HCG 假阳性:①尿液 HCG 试验,若血 HCG>50 mIU/mL,而尿液阴性,可考虑假阳性;②血清稀释试验,若血清稀释倍数与检测值之间无线性关系,则可能为异源性抗体干扰;③应用异源性抗体阻断剂,在 HCG 检测进行前,使用阻断剂预处理待测定血清,若结果为阴性,判断为异源性抗体导致的假阳性;④不同实验室、不同实验方法重复测定;⑤测定 HCG 结构变异体,包括高糖基化 HCG、HCG 游离 β 亚单位及其代谢产物 β 亚单位核心片段等。

2.X 线胸片检查

X 线胸片检查是诊断肺转移的重要检查方法,并被用于预后评分中的肺转移灶的计数。肺转移的最初 X 线征象为肺纹理增粗,以后发展为片状或小结节阴影,典型表现为棉球状或团块状阴影。转移灶以右侧肺及中下部较为多见。

3.CT 和 MRI 检查

CT 对发现肺部较小病灶有较高的诊断价值。在胸片阴性而改用肺 CT 检查时,常可发现肺微小转移。对胸部 X 线阴性者应常规做肺 CT 检查以排除肺转移。对胸片或肺 CT 阳性者应常规做脑、肝 CT 或 MRI,以排除脑、肝转移。

4.超声检查

在声像图上,子宫可正常大小或不同程度增大,肌层内可见高回声团块,边界清但无包膜;或肌层内有回声不均区域或团块,边界不清且无包膜;也可表现为整个子宫呈弥漫性增高回声,内部伴不规则低回声或无回声。彩色多普勒超声主要显示丰富的血流信号和低阻力型血流频谱。

(二)组织学诊断

侵蚀性葡萄胎的镜下表现为保留绒毛结构的葡萄胎组织侵入子宫肌层和(或)血管;而绒毛膜癌的镜下表现为肿瘤细胞呈弥漫性、大片状侵入子宫肌层并伴出血、坏死,但不形成绒毛结构,常有淋巴血管浸润。凡在子宫肌层内或子宫外转移灶组织中若见到绒毛或退化的绒毛阴影,则诊断为侵蚀性葡萄胎;若仅见成片滋养细胞浸润及坏死出血,未见绒毛结构者,则诊断为绒毛膜癌。若原发灶和转移灶诊断不一致,只要在任一组织切片中见有绒毛结构,均诊断为侵蚀性葡萄胎。为避免出血风险,转移灶的活检既不是必需的也不被推荐。

滋养细胞肿瘤可仅根据临床做出诊断,影像学证据和组织学证据对于诊断并不是必需的。影像学证据支持诊断。若有组织获得时,应做出组织学诊断并以组织学诊断为准。

四、临床分期

我国宋鸿钊教授根据妊娠滋养细胞肿瘤的发展过程,于 1962 年即提出了解剖学临床分期法,并于 1985 年由 WHO 推荐给 FIGO,经修改后于 1992 年被 FIGO 正式采用,该分期基本反映了疾病的发展规律和预后。1976 年 Bagshawe 首先提出了主要与肿瘤负荷有关的预后评价指标,随后 WHO 对 Bagshawe 的评分标准进行修改,于 1983 年提出了一个改良预后评分系统。并根据累加总分将患者归为低、中、高危 3 组,依次指导化疗方案的选择及进行预后判断。但由于 FIGO 分期(1992 年)与 WHO 预后评分系统(1983 年)在临床实际应用过程中存在一定程度的脱节,临床医师常不能有机地将其结合起来,故国际滋养细胞肿瘤学会于 1998 年提出了新的妊娠滋养细胞肿瘤分期与预后评分修改意见,并提交 FIGO 讨论,FIGO 于 2000 年审定并通过了新的分期,该分期由解剖学分期和预后评分两部分组成(表 10-16、表 10-17),解剖学分期基本框架仍按宋鸿钊教授提出的标准,分为 Ⅰ、Ⅱ、Ⅲ、Ⅳ 期,但删除了原有的 A、B、C 亚期。修改后的评分标准与原 WHO 评分系统的区别为,ABO 血型作为危险因素被去掉,肝转移的评分由原来的 2 分上升至 4 分,删除了原来 WHO 评分系统中的中危评分,总评分≤6 分者为低危患者,≥7 分者为高危患者。例如,一患者为妊娠滋养细胞肿瘤肺转移,预后评分为 5 分,此患者的诊断应为妊娠滋养细胞肿瘤。2000 年的 FIGO 分期客观地反映了妊娠滋养细胞肿瘤患者的实际情况,在疾病诊断的同时更加简明地指出了患者除分期之外的病情轻重及预后危险因素,更有利于患者治疗方案的选择及对预后的评估。

表 10-16　妊娠滋养细胞肿瘤解剖学分期(FIGO,2000 年)

期别	定义
Ⅰ	病变局限于子宫
Ⅱ	病变扩散,但仍局限于生殖器官(附件、阴道、阔韧带)
Ⅲ	病变转移至肺,有或无生殖系统病变
Ⅳ	病变转移至脑、肝、肠、肾等其他器官

表 10-17　妊娠滋养细胞肿瘤 FIGO 预后评分标准(2000 年)

评分	0	1	2	4
年龄(岁)	<40	≥40	—	—
前次妊娠	葡萄胎	流产	足月产	—
距前次妊娠时间(月)	<4	4~6	7~12	>12
治疗前血 HCG(IU/L)	$<10^3$	$10^3\sim10^4$	$10^4\sim10^5$	$\geq10^5$
最大肿瘤大小(包括子宫)	—	3~5 cm	≥5 cm	—
转移部位	肺	脾、肾	肠道	肝、脑
转移病灶数目	—	1~4	5~8	>8
先前失败化疗	—	—	单药	两种或两种以上联合化疗

注:临床分期标准说明如下。①总分≤6 分者为低危,≥7 分者为高危;②诊断书写:例如一患者为肺转移,预后评分为5 分,则该患者的诊断描述为妊娠滋养细胞肿瘤(Ⅲ:5);③解剖学分期中的肺转移根据 X 线胸片或肺 CT 检查,评分系统中的肺部病灶数目以 X 线胸片计数;④肝转移根据超声或 CT 检查,脑转移根据 CT 或 MRI 检查

　　2015 年 FIGO 癌症报告在高危滋养细胞肿瘤中又分出超高危滋养细胞肿瘤,后者特指预后评分≥12 分及对一线联合化疗反应差的肝、脑或广泛转移的高危病例,预后差。

五、治疗

　　在滋养细胞肿瘤诊断成立后,必须在治疗前对患者做全面评估。评估内容包括两个方面:第一,评估肿瘤的病程进展和病变范围,确定 GTN 的临床分期和预后评分,为治疗方案的制订提供依据;第二,评估一般状况及重要脏器功能状况,以估计患者对所制订的治疗方案的耐受力。

　　(一)用于治疗前评估的手段和方法

　　1.必要的检查手段和方法

　　必要的检查手段和方法如下:①仔细询问病情;②全面体格检查(包括妇科检查),尤其注意阴道转移灶;③血、尿常规;④心电图检查;⑤肝肾功能;⑥血清 HCG 测定,必须测定其最高值;⑦盆腔超声,注意测量子宫原发病灶和盆腔转移灶的大小和数目;⑧胸部 X 线摄片,应为常规检查,阴性者再行肺 CT 检查。对肺转移或阴道转移者或绒毛膜癌患者应选择颅脑及上腹部 CT 或 MRI 检查,以除外肝、脑转移。肝功能检查异常者也应选择腹部超声或 CT 检查以除外肝转移。

　　2.可选择的检查手段和方法

　　可选择的检查手段和方法如下:①血和脑脊液 HCG 测定有助于脑转移诊断,其比值在 20

以下时有脑转移可能,但由于血 HCG 变化快于脑脊液,所以不能单凭 1 次测定做出判断;②存在消化道出血症状时应选择消化道内镜检查或动脉造影;③存在血尿症状时应选择静脉肾盂造影和膀胱镜检查;④盆腔、肝等部位动脉造影有助于子宫原发病灶和相关部位转移病灶的诊断;⑤腹腔镜检查有助于子宫病灶及盆、腹腔转移病灶的诊断。

治疗原则为采用以化疗为主、手术和放疗为辅的综合治疗。在制订治疗方案之前,必须在明确临床诊断的基础上,根据病史、体征及各项辅助检查的结果,做出正确的临床分期,治疗方案的选择应根据 FIGO 分期与评分、年龄、对生育的要求和经济情况综合考虑,实施分层或个体化治疗。

（二）化疗

可用于妊娠滋养细胞肿瘤化疗的药物很多,目前常用的一线化疗药物有甲氨蝶呤、氟尿嘧啶、放线菌素 D 或国产放线菌素 D、环磷酰胺、长春新碱、依托泊苷等。化疗方案的选择目前国内外已基本一致,低危患者选择单一药物化疗,而高危患者选择联合化疗。

1.单一药物化疗

低危患者（通常包括 Ⅰ 期和评分≤6 分的 Ⅱ～Ⅲ 期病例）可首选单一药物化疗,常用的一线单一化疗药物有甲氨蝶呤、氟尿嘧啶和放线菌素 D。来自 Cochrane 的综述资料,放线菌素 D 的疗效可能优于甲氨蝶呤。当对一线药物有反应但 HCG 水平不能降至正常或出现不良反应阻止化疗的正常实施时,应更换另一单一药物。当对一线单一药物无反应（如 HCG 水平上升或出现新的转移灶）或对两种单药化疗 HCG 不能降至正常,应给予联合化疗。目前常用的单药化疗药物及用法见表 10-18。

表 10-18　推荐常用单药化疗药物及其用法

药物	剂量、给药途径、疗程天数	疗程间隔
甲氨蝶呤	0.4 mg/(kg·d),肌内注射,连续 5 天	2 周
Weekly 甲氨蝶呤	50 mg/m²,肌内注射	1 周
甲氨蝶呤＋	1 mg/(kg·d),肌内注射,第 1 天、第 3 天、第 5 天、第 7 天	2 周
四氢叶酸(CF)	0.1 mg/(kg·d),肌内注射,第 2 天、第 4 天、第 6 天、第 8 天,24 小时后用	
甲氨蝶呤	250 mg,静脉滴注,维持 12 小时	2 周
放线菌素 D	10～12 μg/(kg·d),静脉滴注,连续 5 天	2 周
氟尿嘧啶	28～30 mg/(kg·d),静脉滴注,连续 8～10 天	2 周

注:疗程间隔一般指上 1 个疗程化疗的第 1 天到下 1 个疗程化疗的第 1 天之间的间隔时间。这里特指上 1 个疗程化疗结束至下 1 个疗程化疗开始的间隔时间

2.联合化疗

联合化疗适用于高危病例（通常为≥7 分 Ⅱ～Ⅲ 期和 Ⅳ 期）,首选的方案是 EMA-CO 方案。EMA-CO 方案初次治疗高危转移妊娠滋养细胞肿瘤的完全缓解率及远期生存率均在 80% 以上。该方案耐受性较好,最常见的不良反应为骨髓抑制,其次为肝肾毒性。由于粒细胞集落刺激因子骨髓支持和预防性抗吐治疗的应用,EMA-CO 方案的计划化疗剂量强度已能得到保证。EMA-CO 方案的远期不良反应是可诱发骨髓细胞样白血病、黑色素瘤、结肠癌和乳腺癌等,其中继发白血病的发生率高达 1.5%。宋鸿钊教授首创的氟尿嘧啶为主的联合化疗方案对高危病例也有较好的疗效。此外,也有采用 BEP、EP 等铂类为主的方案。

3.疗效评估

在每1个疗程结束后,应每周测定1次血清 HCG,结合妇科检查、超声、胸片、CT 等检查。在每个疗程化疗结束至 18 天内,血清 HCG 下降至少 1 个对数称为有效。

4.不良反应防治

化疗主要的不良反应为骨髓抑制,其次为消化道反应、肝功能损害、肾功能损害及脱发等。

(1)骨髓抑制:是最常见的一种。主要表现为外周血白细胞和血小板计数减少,对红细胞影响较少。在上述规定剂量和用法下,骨髓抑制在停药后均可自然恢复,且有一定规律性。在用药期间细胞计数虽有下降,但常在正常界线以上,但用完 10 天后即迅速下降。严重的白细胞可达 $1 \times 10^9/L$ 左右,血小板可达 $20 \times 10^9/L$ 左右。但几天后即迅速上升,以至恢复正常。白细胞计数下降本身对患者无严重危害,但如白细胞缺乏则可引起感染。血小板减少则引起自发性出血。

(2)消化道反应:最常见的为恶心、呕吐,多数在用药后 2~3 天开始,5~6 天后达高峰,停药后即逐步好转。一般不影响继续治疗。但如呕吐过多,则可因大量损失胃酸而引起代谢性碱中毒和钠、钾和钙的丢失,出现低钠、低钾或低钙症状,患者可有腹胀、乏力、精神淡漠、手足搐搦或痉挛等。除呕吐外,也常见有消化道溃疡,以口腔溃疡为最明显,多数是在用药后 7~8 天出现。抗代谢药物常见于口腔黏膜,放线菌素 D 常见于舌根或舌边。严重的均可延至咽部,以至食管,甚至肛门。一般于停药后均能自然消失。除影响进食和造成痛苦外,很少有不良后患。但由于此时正值白细胞和血小板减少,细菌很易侵入机体而发生感染。氟尿嘧啶除上述反应外,还常见腹痛和腹泻,一般在用药 8~9 天开始,停药后即好转,但如处理不当,并发假膜性小肠结膜炎,后果十分严重。

(3)药物中毒性肝炎:主要表现为用药后血转氨酶值升高,偶见黄疸。一般在停药后一定时期即可恢复,但未恢复时不能继续化疗,而等待恢复时肿瘤可以发展,影响治疗效果。

(4)肾功能损伤:甲氨蝶呤和顺铂等药物对肾脏均有一定的毒性,肾功能正常者才能应用。

(5)皮疹和脱发:皮疹最常见于应用甲氨蝶呤后,严重者可引起剥脱性皮炎。脱发最常见于应用国产放线菌素 D。1 个疗程往往即为全秃,但停药后均可恢复生长。

为预防并发症的发生,用药前需先检查肝、肾和骨髓功能及血、尿常规,正常才可开始用药。用药时应注意血常规变化,宜隔天检测白细胞和血小板计数,必要时每天检测。如发现血常规低于正常线即应停药,待血常规恢复后再继续用药。疗程完成后仍要检查血常规至恢复正常为止。如血常规下降过低或停药后不及时回升,应及时使用粒细胞集落刺激因子,粒细胞集落刺激因子不与化疗同时使用,距离化疗至少 24 小时。如患者出现发热,应及时给予有效抗生素。有出血倾向者可给止血药物以及升血小板药物。呕吐严重者引起脱水、电解质紊乱或酸碱平衡失调时,可补给 5%~10% 葡萄糖盐水。缺钾时应加氯化钾。因缺钙而发生抽搐时可静脉缓慢注射 10% 葡萄糖酸钙 10 mL(注射时需十分缓慢)。为防口腔溃疡发生感染,用药前即应注意加强口腔卫生,常用清洁水漱口。已有溃疡时要加强护理,每天用生理盐水清洗口腔 2~3 次。用氟尿嘧啶发生腹泻时要注意并发假膜性小肠结膜炎。一般应用氟尿嘧啶药物后,大便次数不超过 4 次,大便不成形。但如见有腹泻应立即停药,严密观察。如大便次数逐步增多,应勤做大便涂片检查(每半小时 1 次),如涂片经革兰氏染色出现革兰氏阴性杆菌(大肠埃希菌)迅速减少,而革兰氏阳性球菌(成堆)或阴性菌增加,即应认为有假膜性小肠结膜炎可能,宜及时给予有效抗生素(如万古霉素、盐酸去甲万古霉素及口服甲硝唑)。

5.停药指征

HCG 阴性后,低危患者继续 2～3 个疗程的化疗,高危患者继续至少 3 个疗程化疗。

也有国外学者提出对低危患者,可根据 HCG 下降速度决定是否给予第 2 个疗程化疗,其指征是第 1 个疗程化疗结束后,HCG 连续 3 周不下降或上升,或 18 天内下降不足 1 个对数。

（三）手术治疗

手术治疗主要作为辅助治疗,对控制大出血等各种并发症、消除耐药病灶、减少肿瘤负荷和缩短化疗疗程等方面有一定作用,在一些特定的情况下应用。

1.子宫切除术

子宫切除术主要适用于:①病灶穿孔出血;②低危无转移且无生育要求的患者;③耐药患者。

由于妊娠滋养细胞肿瘤具有极强的亲血管性,因而子宫肌层病灶含有丰富的肿瘤血管,并常累及宫旁血管丛。如肿瘤实体破裂,易发生大出血而难以控制,因而需要进行急诊子宫切除。化疗作为妊娠滋养细胞肿瘤主要的治疗手段,其不良反应也是很明显的,因此,对于低危无转移且无生育要求的患者,为缩短化疗疗程,减少化疗的不良反应,可选择切除子宫,子宫切除能明显降低化疗药物的总剂量。对于已经发生耐药的妊娠滋养细胞肿瘤患者,如果耐药病灶局限于子宫,而其他部位转移灶明显吸收,可行子宫切除术,以改善治疗效果,提高缓解率。

2.肺切除术

肺转移是妊娠滋养细胞肿瘤最常见的转移。绝大多数患者经化疗药物治疗后效果较好。对少数局限性肺部耐药病变、HCG 水平接近正常者可考虑肺叶切除。为防止术中扩散,需于手术前后应用化疗。

3.其他手术

腹部手术适用于肝、胃肠道、肾、脾转移所致的大出血,开颅手术适用于颅内出血所致的颅内压升高或孤立的耐药病灶。

（四）介入治疗

介入治疗指在医学影像设备指导下,结合临床治疗学原理,通过导管等器材对疾病进行诊断治疗的一系列技术,其中动脉栓塞以及动脉灌注化疗对耐药性妊娠滋养细胞肿瘤的治疗具有一定的应用价值。

1.动脉栓塞

动脉栓塞在妊娠滋养细胞肿瘤治疗中主要用于:①控制肿瘤破裂出血;②阻断肿瘤血运,导致肿瘤坏死;③栓塞剂含有抗癌物质,起缓释药物的作用。动脉栓塞治疗用于控制妊娠滋养细胞肿瘤大出血常取得较好效果。Garner 等通过选择性子宫动脉栓塞成功地治疗了妊娠滋养细胞肿瘤所致的子宫大出血,同时保留了生育功能并成功地获得足月妊娠。动脉栓塞治疗操作时间短、创伤小,在局麻下行股动脉穿刺,通过动脉造影可快速找到出血部位并准确地予以栓塞以阻断该处血供,达到及时止血目的。

2.动脉灌注化疗

不仅可提高抗癌药物疗效,而且可降低全身不良反应,是由于:①药物直接进入肿瘤供血动脉,局部浓度高,作用集中;②避免药物首先经肝、肾等组织而被破坏、排泄;③减少了药物与血浆蛋白结合而失效的概率。目前,动脉灌注化疗多采用 Seldinger 技术穿刺股动脉,依靠动脉造影,插管至肿瘤供血动脉,再进行灌注化疗。采用超选择性动脉插管持续灌注合并全身静脉用药治疗绒毛膜癌耐药患者有较满意的疗效。

（五）放疗

目前应用较少，主要用于肝、脑转移和肺部耐药病灶的治疗。

（六）超高危滋养细胞肿瘤的治疗

超高危滋养细胞肿瘤的治疗以综合治疗为主。可直接选择 EP-EMA 等二线方案，但这类患者一开始采用强烈化疗可能引起出血、败血症，甚至器官衰竭，可在标准化疗前先采用低剂量强度化疗，如依托泊苷 $100\ mg/m^2$ 和顺铂$20\ mg/m^2$，每周 1 次，共 1～3 周，病情缓解后，转为标准化疗。综合治疗措施包括脑部手术、栓塞介入、全身化疗＋鞘内注射甲氨蝶呤。

六、随访

治疗结束后应严密随访，第一年每月随访 1 次，1 年后每 3 个月随访 1 次直至 3 年，以后每年随访 1 次共 5 年。随访内容同葡萄胎。随访期间应严格避孕，一般于化疗停止≥12 个月才可妊娠。

（张　娅）

参 考 文 献

[1] 薛晓英.妇科肿瘤放射治疗[M].哈尔滨:黑龙江科学技术出版社,2020.

[2] 尹娟.现代妇科疾病诊治实践[M].天津:天津科学技术出版社,2018.

[3] 曹燕花.现代妇科肿瘤诊断与防治[M].长春:吉林科学技术出版社,2019.

[4] 孙建衡,盛修贵,白萍.妇科肿瘤学[M].北京:北京大学医学出版社,2019.

[5] 刘炜.现代肿瘤综合治疗学[M].西安:西安交通大学出版社,2018.

[6] 刘珺.临床常见恶性肿瘤的诊治[M].南昌:江西科学技术出版社,2018.

[7] 卢淮武,陈勃.妇科肿瘤诊治流程[M].北京:人民卫生出版社,2019.

[8] 李连伟.现代肿瘤治疗[M].北京:中国纺织出版社,2020.

[9] 李占胜.恶性肿瘤的预防与控制[M].长春:吉林科学技术出版社,2020.

[10] 干晓琴.新编妇科肿瘤诊疗精粹[M].昆明:云南科技出版社,2019.

[11] 杨春梅.实用临床肿瘤疾病诊断与治疗[M].长春:吉林科学技术出版社,2018.

[12] 张慧珍.妇科恶性肿瘤诊断与治疗[M].北京:科学技术文献出版社,2019.

[13] 周琦.妇科肿瘤[M].天津:天津科技翻译出版公司,2018.

[14] 王烈宏.现代妇科肿瘤诊疗精粹[M].天津:天津科学技术出版社,2018.

[15] 栗安刚,张峻青,刘乃杰.肿瘤疾病综合诊疗学[M].南昌:江西科学技术出版社,2018.

[16] 张玉灿.现代妇科病诊疗精粹[M].北京:科学技术文献出版社,2020.

[17] 包丽红.妇科肿瘤临床诊断与治疗新进展[M].成都:四川大学出版社,2018.

[18] 林劼,刘洋.妇科常见肿瘤诊治策略[M].北京:科学技术文献出版社,2018.

[19] 刘文娟.临床常见肿瘤综合救治[M].长沙:湖南科学技术出版社,2020.

[20] 王超.临床妇科病诊治[M].长春:吉林科学技术出版社,2019.

[21] 孟芹.现代肿瘤综合治疗进展[M].北京:科学技术文献出版社,2020.

[22] 王秀明.子宫恶性肿瘤的基础和临床对策[M].南京:东南大学出版社,2019.

[23] 张辉,王建英,陈书成,等.卵巢肿瘤[M].北京:科学技术文献出版社,2018.

[24] 李明梅.临床妇产科疾病诊治与妇女保健[M].汕头:汕头大学出版社,2020.

[25] 虞向阳.肿瘤诊断与治疗实践[M].长春:吉林科学技术出版社,2019.

[26] 王晓丽.实用临床妇科常见疾病诊疗[M].北京:科学技术文献出版社,2020.

[27] 刘静,赵佩汝,刘迪.妇科常见病诊治[M].济南:山东科学技术出版社,2018.

［28］俞晶.肿瘤治疗学新进展［M］.长春:吉林科学技术出版社,2020.

［29］吴隆秋.现代肿瘤临床诊治［M］.天津:天津科学技术出版社,2018.

［30］杨艳.临床常见妇科疾病诊断与治疗［M］.长春:吉林科学技术出版社,2020.

［31］徐燃.新编肿瘤临床诊治［M］.天津:天津科学技术出版社,2020.

［32］张可.现代临床肿瘤学诊治［M］.北京:科学技术文献出版社,2019.

［33］易子寒.实用肿瘤诊断与治疗决策［M］.长春:吉林科学技术出版社,2019.

［34］宋晓燕,姜睿,王晓彬.新编肿瘤诊疗学［M］.南昌:江西科学技术出版社,2018.

［35］王雷.肿瘤疾病常见问题及治疗［M］.北京:科学技术文献出版社,2018.

［36］朱莉,郭玉琪.原发性输卵管癌的临床特征及预后影响因素［J］.河南医学研究,2021,30(9):1569-1572.

［37］梁庄,姜桂艳.子宫内膜癌经阴道超声诊断的价值探讨［J］.中国实用医药,2021,16(17):61-63.

［38］王丽燕,王兴红.非手术治疗子宫肌瘤的研究进展［J］.中外医学研究,2021,19(5):182-185.

［39］陈欢欢.子宫肌瘤患者发病的影响因素分析［J］.现代医学与健康研究电子杂志,2021,5(11):143-144.

［40］邓贤,朱炜.子宫内膜癌的MRI诊断［J］.医学理论与实践,2021,34(8):1387-1389.